F. van der Linden · H. Duterloo

Die Entwicklung des menschlichen Gebisses · Ein Atlas

Die Entwicklung des menschlichen Gebisses

Ein Atlas

Frans P.G.M. van der Linden, D.D.S., Ph.D.
Professor, Leiter der orthodontischen Abteilung
Universität Nijmegen, Holland
Mitarbeiter des „Center for Human Growth and Development"
Universität von Michigan, Ann Arbor, Michigan USA

Herman S. Duterloo, D.D.S., Ph.D.
Professor, Leiter der orthodontischen Abteilung
Universität Groningen, Holland

Aus dem Englischen übertragen von
Armin J. Frey

quintessenz bibliothek

Quintessenz Verlags-GmbH
Berlin, Chicago, Tokio 1980

Titel der Originalausgabe:
Development of the Human Dentition · An Atlas

quintessenz bibliothek

Fotografien: Jos. L.M. van de Kamp
Zeichnungen: Henry C.M. Reckers
Druck: Westkreuz-Druckerei und Verlag Berlin/Bonn
Bindearbeiten: Godry, Berlin
Printed in Germany

ISBN 3 87652 516 0

Vorwort

Die Entwicklung des menschlichen Gebisses ist ein kontinuierlicher Prozeß, der in eine Anzahl von Phasen eingeteilt werden kann. *Die Entwicklung des menschlichen Gebisses – Ein Atlas* – veranschaulicht die Charakteristiken dieser Phasen mit dem Hauptaugenmerk auf diejenigen Aspekte, die der Behandler am Patienten selbst leider nicht feststellen kann. Neun Kapitel stellen das spezifische Bild der sukzessiven Entwicklungsstadien im Schädel, im Zahnschema und besonders in der dentoalveolären Struktur dar. Obwohl sich die Darstellung auf die typische Morphologie konzentriert, werden auch einige der bekanntesten Variationen aufgezeigt.

Im allgemeinen werden zuerst die Hauptaspekte, die Zahnbildung und die sie umgebende skelettale Struktur in ihrer vollständigen Form dargestellt. Nachfolgende Illustrationen zeigen, nach Entfernung der bukkalen alveolären Kortikalis, die Lage der Wurzeln und der noch durchbrechenden Zähne. Zusätzlich wird das Zahnbild in seiner räumlichen Beziehung ohne die umgebende Knochenstruktur demonstriert. Die Darstellung ist hauptsächlich visuell, der Text beschränkt sich auf Erklärungen von Merkmalen oder Auffassungen, die für ein besseres Verständnis der Illustrationen notwendig sind. Es ist unmöglich, im Aufbau eines solchen Atlasses den Versuch einer Vollständigkeit in bezug auf Auffassungen, Variationen und Abweichungen zu machen. Andererseits wird der Leser auf manche Aspekte mehrmals aufmerksam gemacht, weil gewisse Charakteristiken in verschiedenen, aufeinanderfolgenden Entwicklungsphasen erscheinen, und andere – je nach der Betrachtungsweise – leicht verändert wieder auftauchen.

Vom pränatalen Zustand bis zum Alter zeigen die abgebildeten Schädel die fortschreitenden Phasen der dentalen Entwicklung. Meist aus Indien stammend, weisen einige für die indische Bevölkerung typische Merkmale auf: Protrusion und Engstand. Bei der Präparation der Schädel mußten deshalb manchmal die Lager einzelner Zähne abgeändert werden, um sie in eine als normal zu bezeichnende Stellung in die sie umgebende Knochenstruktur zu bekommen. Die Abbildungen entstanden aus photographischen und röntgenographischen Aufnahmen der Schädel vor und nach der Entfernung der alveolären Kortikalis respektive der Zähne. Gelegentlich mußten auch einzelne Photographien retuschiert werden, um gewisse Artefakte zu eliminieren. Zusätzlich wurden noch Zeichnungen verwendet, um Charakteristiken, die sonst kaum sichtbar wären, besonders hervorzuheben.

Wir hoffen, daß die nachfolgenden Informationen dazu beitragen, die Kenntnisse und das Verständnis für die Entwicklung des menschlichen Gebisses denen, die an diesem faszinierenden Thema interessiert sind, zu erleichtern. Dieser Atlas sollte von besonderem Interesse für Zahnärzte sein, aber auch für Pädodontisten, Kieferorthopäden, Anatomen und Anthropologen sowie Kinderärzte oder für Studenten, die Vorlesungen über Anatomie, Entwicklung und Wachstum der Zähne oder Anthropologie besuchen.

Danksagung

Die Autoren möchten folgenden Mitwirkenden ihren aufrichtigen Dank für ihre Hilfe beim Entstehen dieses Werkes zum Ausdruck bringen: den Herren Rob Maters, Bernard Bouwman, Joop Siepermann und Serve Nottet, die beim Präparieren des Skelettmaterials behilflich waren; Frau Prof. Dr. Eveline Meyer für ihre wesentliche Unterstützung bei der Durchsicht des Manuskriptes. Außerdem danken die Autoren dem Quintessenz-Verlag und seinem Verleger, Herrn Horst Wolfgang Haase, für die Veröffentlichung dieses Buches in deutscher Sprache, sowie Herrn Bernd-M. Seyffarth für die Herstellung.

Inhaltsverzeichnis

1

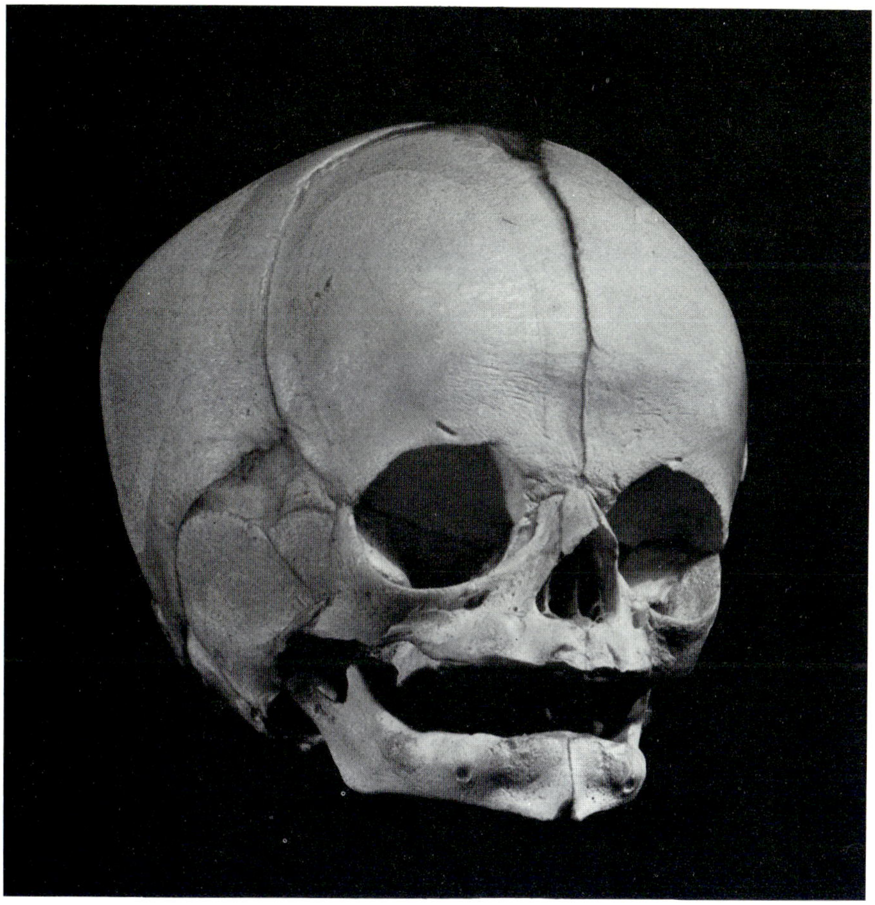

Das pränatale Stadium

Die Morphogenese der Zähne, die Entwicklung des Gebisses und das Wachstum des Gesichtsschädels sind sehr nahe verwandt, da sie auf verschiedene Art aufeinander einwirken.
Die erste lokale Veränderung in Richtung Zahnbildung kann bereits in der sechsten Woche des pränatalen Lebens beginnen, d.h., wenn die Kiefer ihre initiale Form annehmen. Das orale Epithel im Ober- und Unterkiefer verdickt sich und formt die sogenannte Zahnleiste. Auf dieser erscheinen örtliche knospenartige Erhöhungen, und zwar genau dort, wo sich später ein Zahn bildet[49]. Individuelle Zahnbildung geht durch mitotische Aktivität vor sich; ganz besonders im inneren Schmelzepithel, und zwar so lange, bis sich Adamantoblasten und Odontoblasten differenzieren. Anschließend bilden sich Schmelz und Prädentin.
Frontzähne und Eckzähne haben mehrere Stellen für die Schmelzbildung[3]. Diese verbinden sich bald, worauf sich die Verkalkung langsam ausdehnt. Daher wird die mesiodistale Kronengröße bei Frontzähnen bereits in einem frühen Entwicklungsstadium bestimmt. Dies ist dagegen bei der Entwicklung der Molaren nicht der Fall. Nachdem Schmelzbildungen an verschiedenen Stellen aufgetreten sind, behalten die inneren Schmelzepithele zwischen den einzelnen verkalkenden Höckern ihre fruchtbare Aktivität noch für längere Zeit bei und tragen dadurch in starkem Maße zu einer Vergrößerung der mesiodistalen und bukkolingualen Dimension der Zahnkrone bei[32].
Die Ablagerung von Schmelz an der Peripherie – bald nur noch der einzige Faktor für die Vergrößerung der mesiodistalen Dimension der Zahnkrone der Frontzähne – ist für die Seitenzähne fast nur von sekundärer Bedeutung. Dies stimmt mit Beobachtungen überein, daß im frühen Verkalkungsstadium die Frontzähne des Milchgebisses wie des bleibenden Gebisses eine relativ größere mesiodistale Dimension aufweisen als die Molaren[60]. Letztere scheinen sich mehr oder weniger in Übereinstimmung mit dem Wachstum der entsprechenden Stellen des Kiefers zu vergrößern. Dies ist vielleicht der Grund, warum die knospenartigen Erhöhungen im Frontzahnbereich deutlich in einer überlappenden Position orientiert sind, während diejenigen im Seitenzahnbereich wesentlich regelmäßiger ausgerichtet sind. Das gilt für die pränatale Entwicklung der Milchzähne ebenso wie für die Entwicklung des permanenten Gebisses.

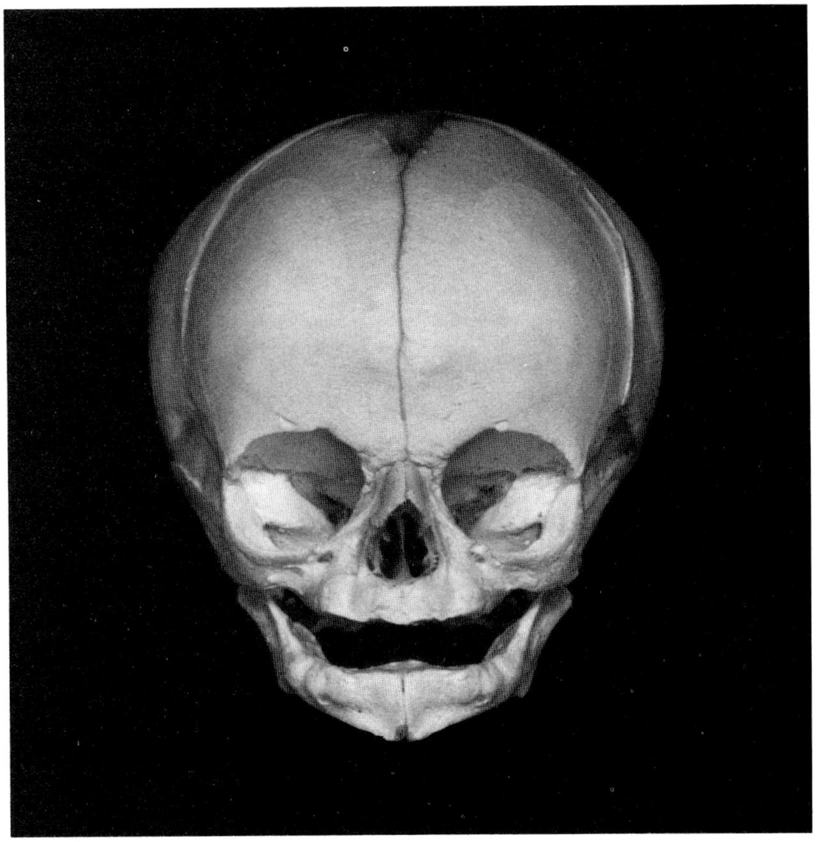

Abbildung 1

Ungefähr im siebten Monat des pränatalen Lebens ist der Gehirnschädel wesentlich weiter entwickelt als das Splanchnocranium. Die Hirnschale und die Augenhöhlen sind verhältnismäßig groß, die Höhe des unteren Gesichtsteils dagegen klein. Der Teil des Oberkiefers, der sich unter dem Jochbogen befindet, sowie der Nasenboden sind erst wenig entwickelt, ebenso der Teil des Unterkiefers, der später die Zähne tragen muß. Der untere Rand des Unterkiefers ist schmal und zerbrechlich. Die Zahnknospen sind in einer fortlaufenden Knochenrille enthalten.
Der Schädel wurde derart fotografiert, daß die Kiefer ziemlich genau die Situation vor der Geburt darstellen. Betrachten Sie den Abstand zwischen den Kiefern. Die Zunge füllt die Mundhöhle aus; sie liegt zwischen den Kiefern und ist im direkten Kontakt mit den Wangen.

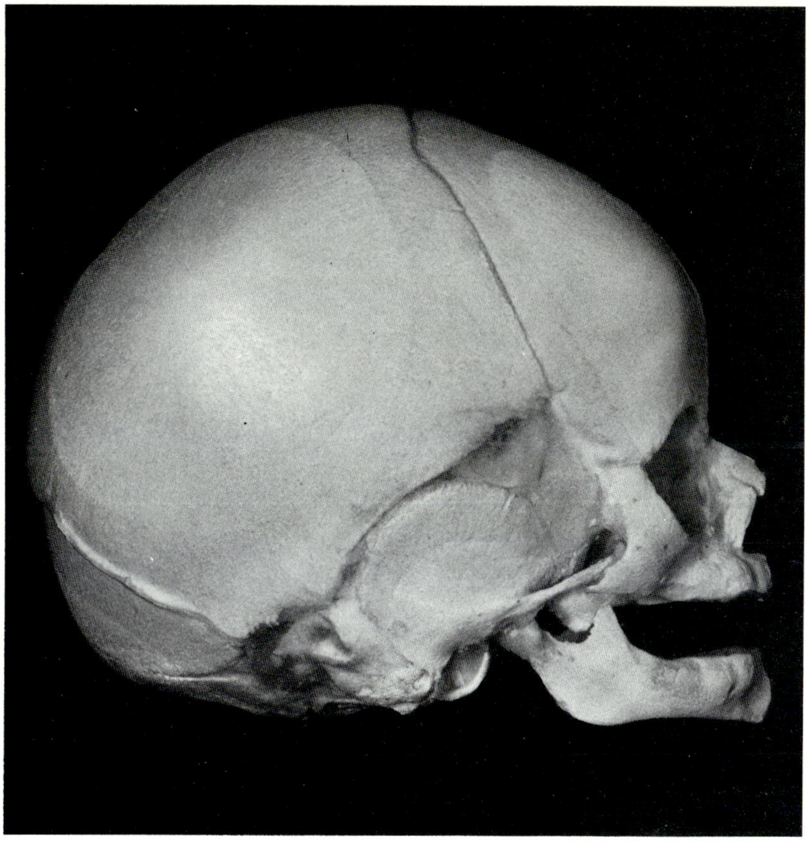

Abbildung 2

In Übereinstimmung mit der begrenzten Höhenentwicklung des dentofazialen Komplexes ist der aufsteigende Ast des Unterkiefers kaum vorhanden. Der Unterkieferkondylus und der Processus coronoideus liegen etwas höher als die Ebene, die aus der Oberseite des restlichen Teiles des Unterkiefers gebildet wird. Die vergleichbare untere Ebene des Oberkiefers ist ungefähr in gleicher Höhe wie der Wangenfortsatz.

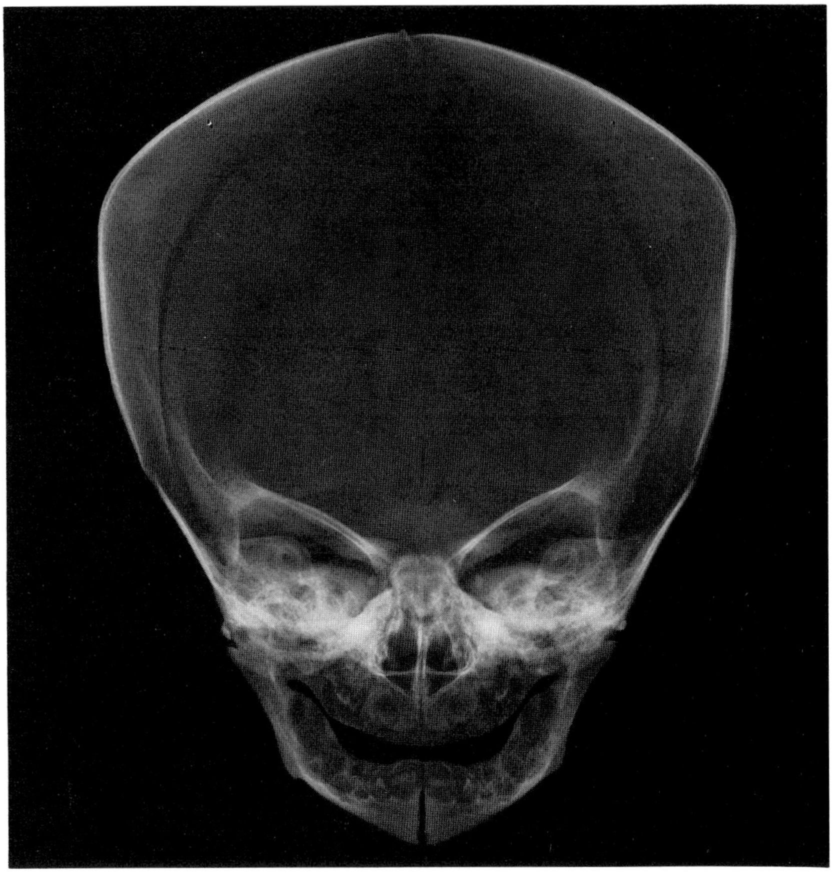

Abbildung 3

Die Röntgenaufnahmen und Skizzierungen der Abbildungen 3 bis 6 zeigen, daß die sich entwickelnden Zähne während des pränatalen Entwicklungsstadiums beide Kiefer ausfüllen.
Die frontale Röntgenaufnahme (Abb. 3) zeigt die überlappende Ausrichtung der Frontzähne in beiden Kiefern. Die sich entwickelnden Zähne im Seitenzahnbereich haben ausreichend Platz, wie deutlich auf der seitlichen Röntgenaufnahme zu sehen ist (Abb. 5).

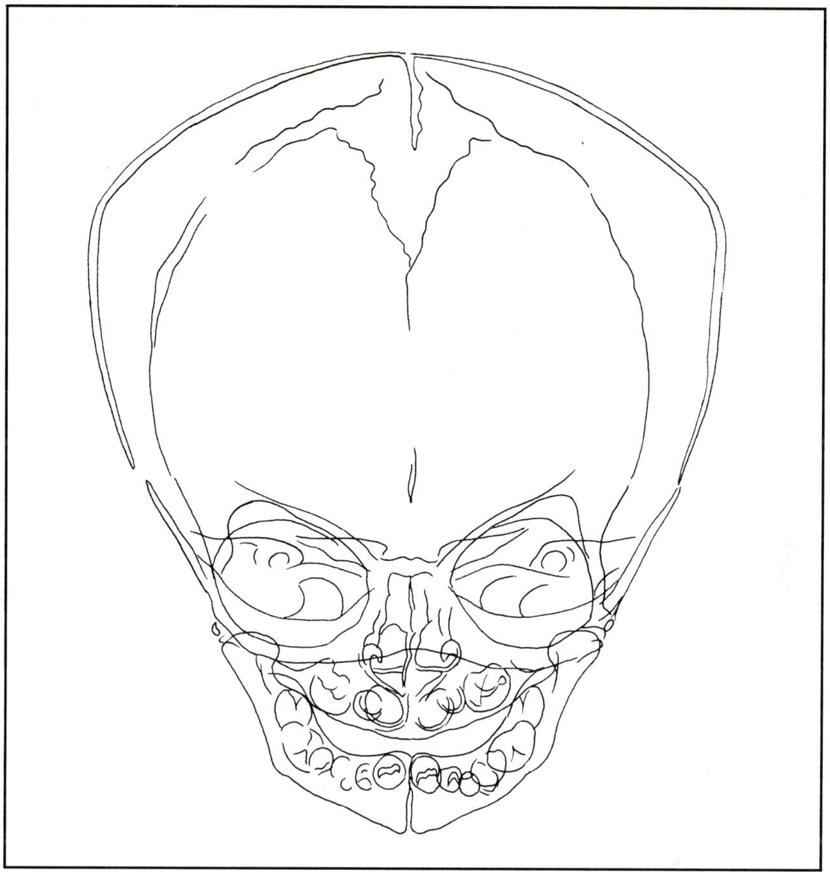

Abbildung 4

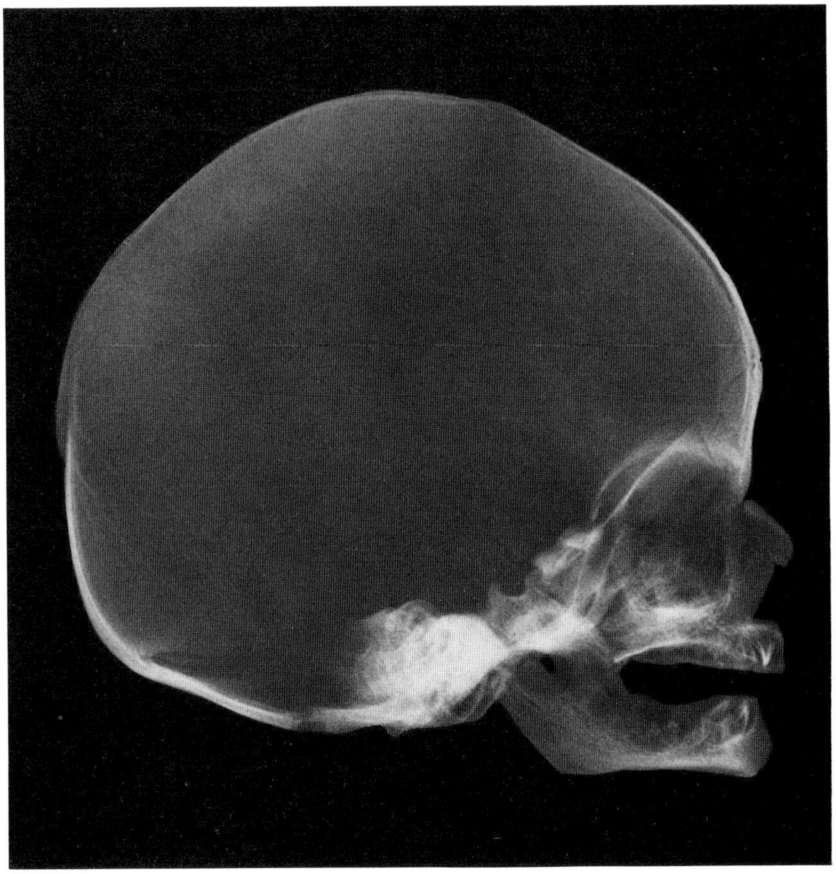

Abbildung 5

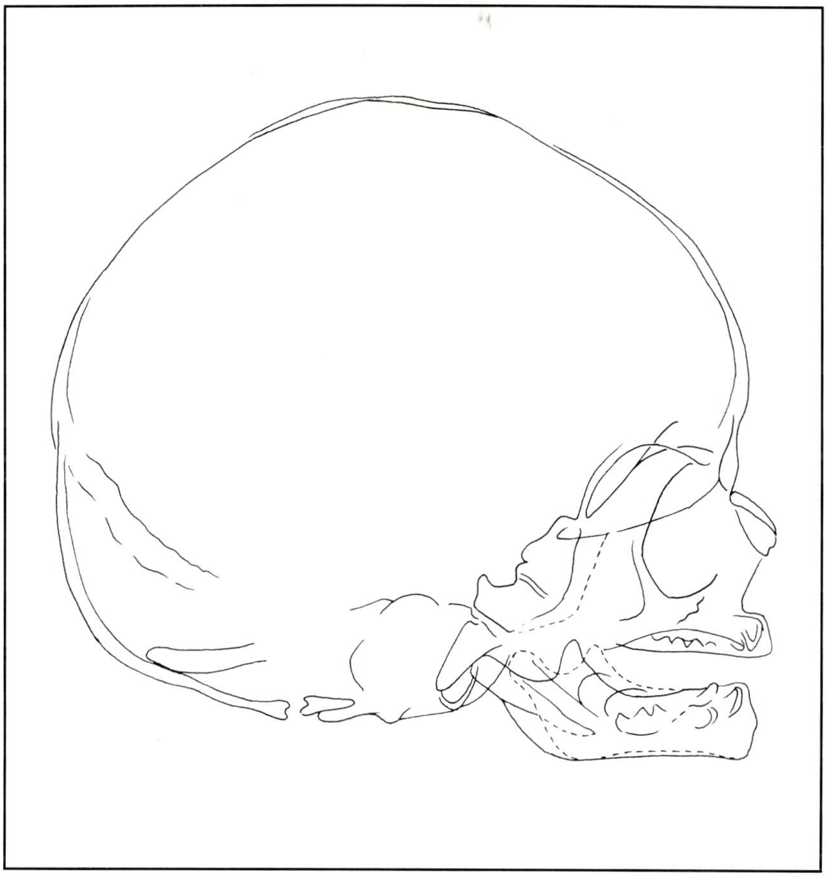

Abbildung 6

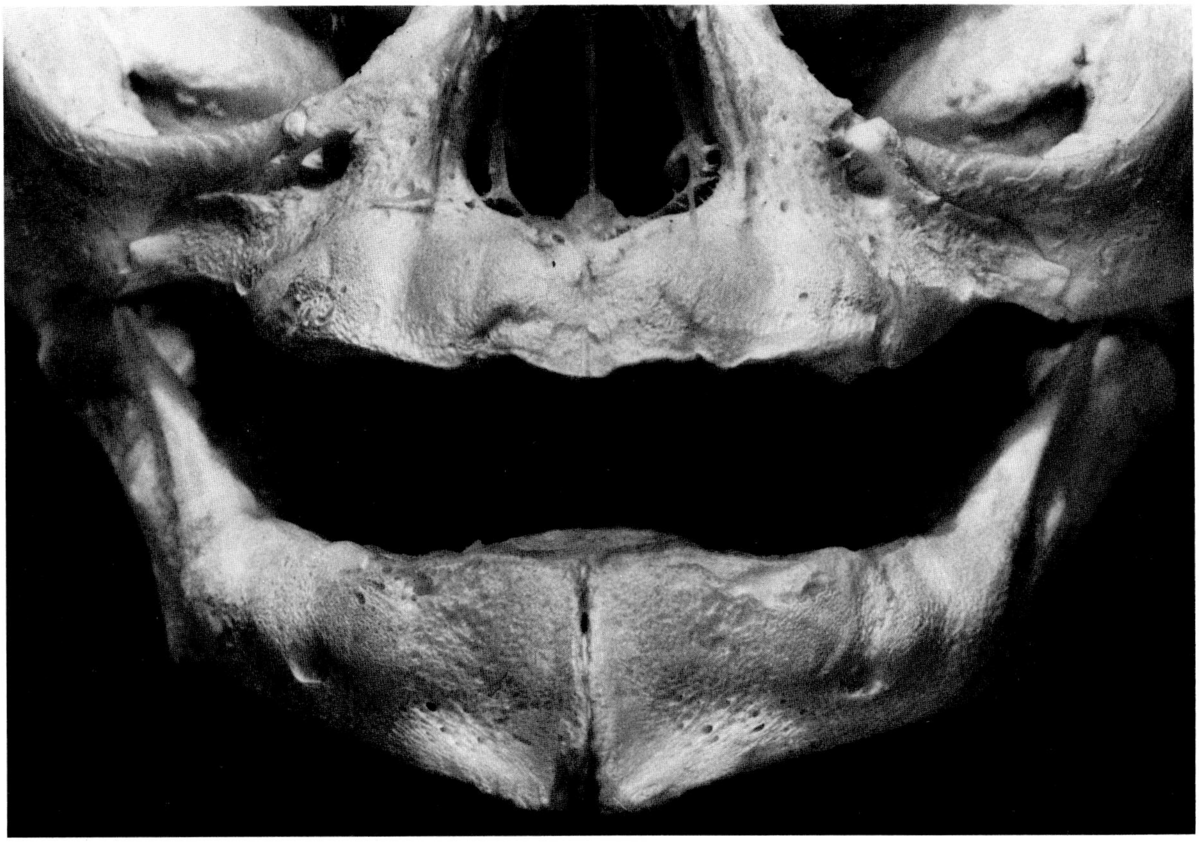

Abbildung 7

Vertikal betrachtet nehmen die sich entwickelnden Zähne den meisten Platz im Frontzahngebiet des Oberkiefers ein. Nur eine dünne Knochenschicht befindet sich zwischen den Zahnkeimen und dem Nasenboden respektive den Augenhöhlen. Die Situation im Unterkiefer ist wesentlich anders. Eine knöcherne Struktur – der untere Rand des Unterkiefers – unterstützt das Gebiet der sich entwickelnden Zähne. Dieser Trägerteil des Unterkiefers ist transversal breiter dimensioniert als der ihm entsprechende Teil des Oberkiefers. Die sich entwickelnden Zähne sitzen in einem breiteren Bogen als diejenigen im Oberkiefer.

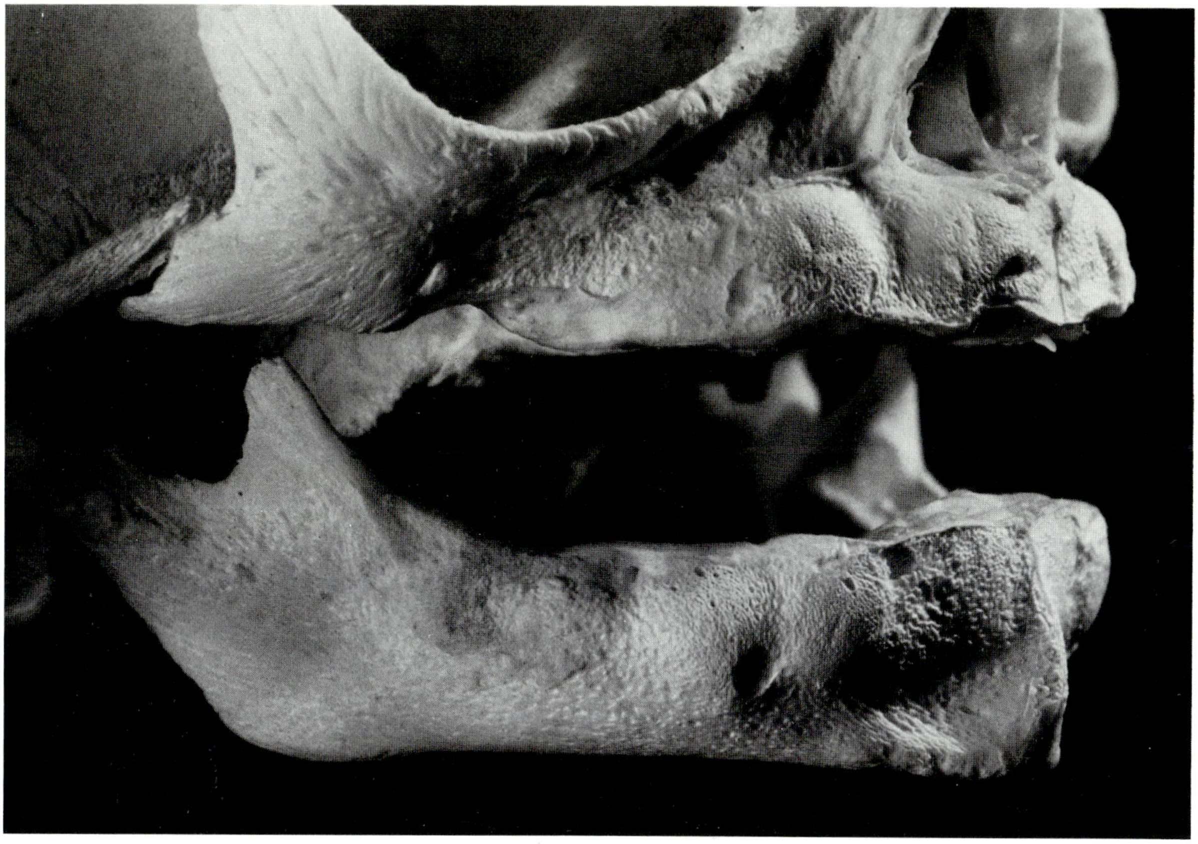

Abbildung 8

Die Oberflächen des Oberkiefers und des Unterkiefers sind keinesfalls glatt. Die Anwesenheit der Milchzähne ist durch deutlich markierte Schwellungen der sie noch in beiden Kieferhälften bedeckenden Knochenstruktur gekennzeichnet. Die Lage der späteren Zähne kann schon wahrgenommen werden. Der die Zähne tragende Teil des Oberkiefers ist an der darüberliegenden Knochenpartie befestigt und benötigt, im Gegensatz zum Unterkiefer, keine besondere Verstärkung. Der Unterkiefer ist ein sich frei bewegender Körper, der lediglich durch die beiden Kiefergelenke mit dem Rest des Schädels verbunden ist. Der Unterkiefer wird durch einen Wulst längs des unteren Randes des Kiefers merklich verstärkt und behält dadurch seine Einheitlichkeit.

Zusammenfassung

Der pränatale Schädel weist weit offene Schädelnähte an der Schädeldecke auf, die funktionell bedeutsam für die Kopfformung während der Geburt sind[45]. Es gibt viele Variationen des pränatalen Kopfes[35]. Das morphologische Vorbild, wie von *Brodie*[14] definiert, ist wahrscheinlich nach Beendigung der morphogenetischen Periode des intrauterinen Lebens entstanden.
Es besteht keine Gleichförmigkeit in der Anordnung der Milchzähne vor der Geburt. Es gibt auch keine Hinweise, die darauf schließen ließen, daß das Wachstum des Kiefers vor der Geburt zur mesiodistalen Dimensionsvergrößerung der Zahnkrone der Milchzähne führt oder daß diese Zähne einen geringeren Engstand in späteren pränatalen Stadien aufweisen[61].

2

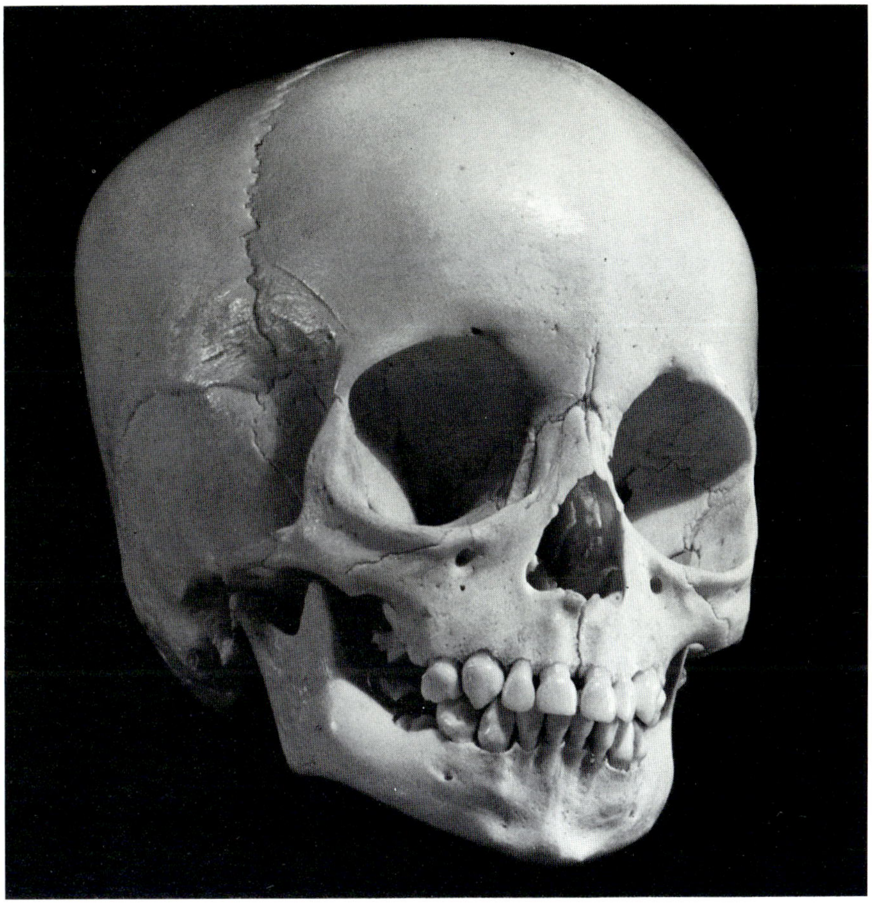

Von der Geburt bis zum vollständigen Milchgebiß

Starkes Wachstum und wesentliche Veränderungen finden in dieser Periode statt. Der Hirnschädel wird größer, bedingt durch den starken Zuwachs an Gehirnmasse. Das Splanchnocranium übertrifft in der Dimensionsvergrößerung sogar die der Hirnschale. Die Zahnbildung schreitet fort, die Milchzähne und die bleibenden Zähne verkalken. Das Kieferwachstum korrespondiert mit den Veränderungen während der Zahnbildung. Bilden sich zusätzliche Zähne, entsteht auch der notwendige Raum im distalen Teil des Kiefers. Vertikal steht die Vergrößerung der alveolären Höhe in Beziehung zur Bildung und Verlängerung der Milchzähne und der bleibenden Zähne.
Die postnatale Entwicklungsperiode der Milchzähne dauert ungefähr zweieinhalb Jahre. Die zuerst durchbrechenden Zähne im Alter von sechs Monaten sind die unteren mittleren Schneidezähne. Anschließend folgen die restlichen Frontzähne. Ungefähr im Alter von einem Jahr sind alle acht Milchfrontzähne durchgebrochen. Meist sechzehn Monate nach der Geburt erscheinen die ersten Milchmolaren, deren Okklusion sich nach einigen weiteren Monaten einstellt. An diesem Punkt bildet sich dann eine dentale okklusale Relation zwischen beiden Kiefern. Ungefähr im Alter von zwanzig Monaten erscheinen die Milcheckzähne und im Alter von etwa zweieinhalb Jahren die zweiten Milchmolaren. Als Regel kann gelten, daß die unteren Milchzähne vor den entsprechenden oberen Zähnen erscheinen; dies allerdings mit einer Ausnahme: Die oberen seitlichen Schneidezähne erscheinen vor den unteren seitlichen Schneidezähnen.
Das Gesicht des Kindes verändert sich merklich in den ersten zweieinhalb Jahren: die großen Augen dominieren weniger; es resultiert nun eine relativ starke Vergrößerung des craniofazialen Komplexes, der zahnlose Zustand verschwindet mit dem Durchbruch der Milchzähne. Die Muskulatur und ihre nervale Kontrolle entwickelt sich in diesem Zeitraum, was zu einer Belebung des Gesichtes führt.
In diesem Kapitel werden sechs Beispiele aufgeführt, die die verschiedenen Etappen der Entwicklung des menschlichen Gebisses, die in dieser Periode auftreten, aufzeigen.

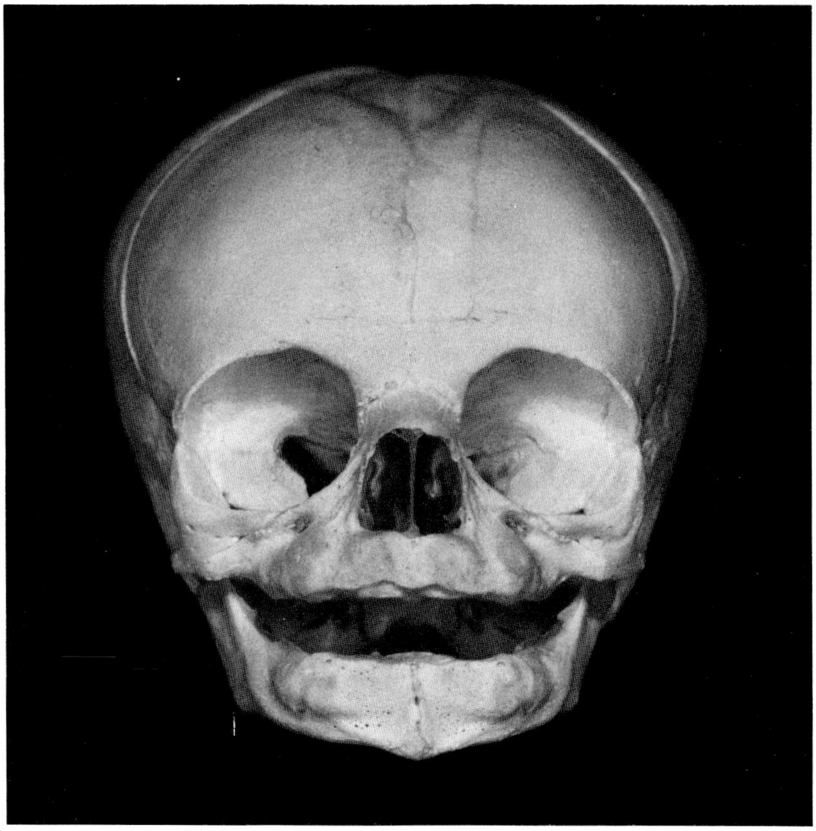

Abbildung 9

Im Schädel des Neugeborenen nehmen die Hirnschale und die Augenhöhlen einen wesentlichen Teil des Volumens ein; das Neurocranium ist in allen Dimensionen größer als das Splanchnocranium. Die Apertura piriformis ist zwischen den beiden Augenhöhlen nicht so hoch wie im pränatalen Stadium; die Symphyse ist immer noch in der Mittellinie des Unterkiefers. Die Anatomie des temporomandibularen Gelenkes ist noch unfertig. Eine ausgereifte, neuromuskulär kontrollierte Bewegung des Unterkiefers ist noch nicht vorhanden, da sie von dem proprioceptiven periodontalen System abhängig ist, einem System, das sich erst später im artikulierenden Gebiß entwickelt. In diesem Stadium haben die Kiefer keinen Kontakt miteinander; die Zunge liegt immer noch zwischen beiden Kiefern. Der vertikale Teil des Ober- und Unterkiefers ist noch wenig entwickelt.

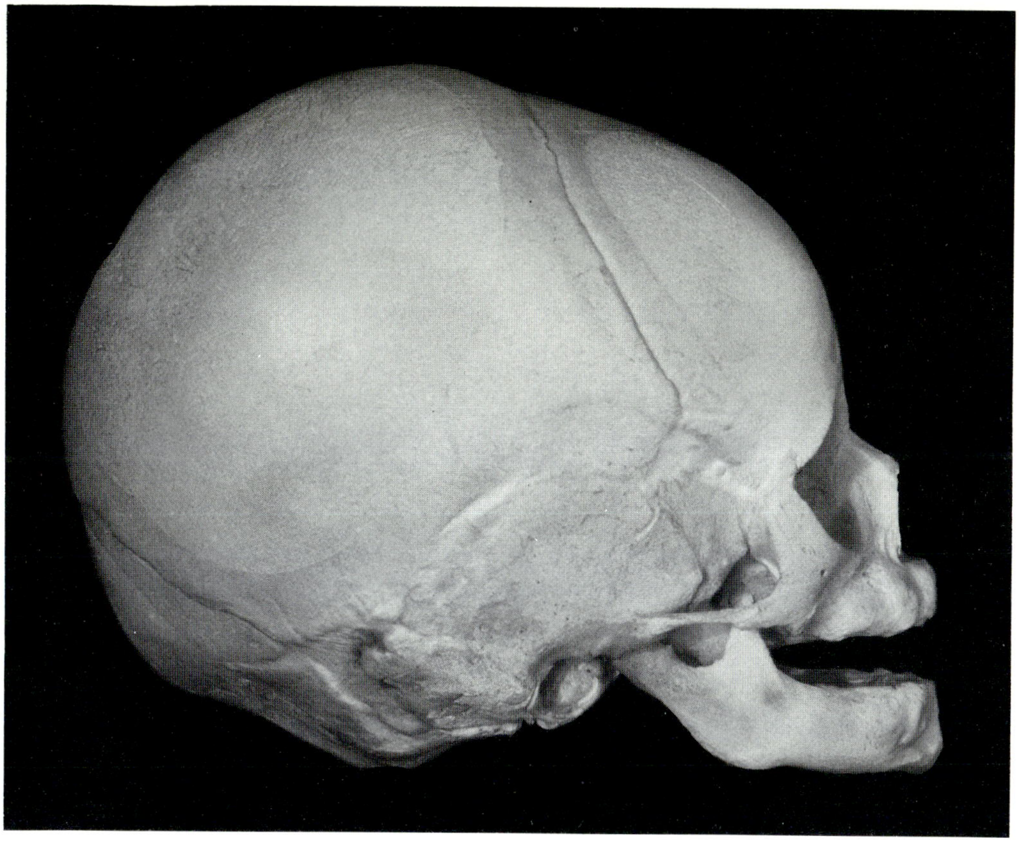

Abbildung 10

Die Morphologie der die Zähne tragenden Teile des Kiefers geben schon früh Größe, Form und Lage der sich bildenden Zähne an. Das postnatale Wachstum des vorderen Kieferabschnittes in sagittaler und transversaler Richtung ist hauptsächlich auf die Zeit zwischen dem achten und zwölften Monat nach der Geburt beschränkt[15, 47]. Die Frontzähne, anfänglich in überlappender Position, stellen sich nun durch die obenerwähnte Erweiterung des die Zähne tragenden Bogens korrekt aus. Im allgemeinen richten sich die Frontzähne schon vor ihrem Durchbruch richtig aus.
Sehr oft ist das postnatale Wachstum der Frontpartie der Kiefer größer als der Platz, der für eine harmonische Ausrichtung der Milchzähne benötigt wird. Die meisten Milchzähne brechen mit Lücken durch. Diastemata sind also eine normale Erscheinung beim Milchgebiß. Nur sehr selten ist das Wachstum des Kiefers ungenügend, um den durchbrechenden Frontzähnen eine gute Ausrichtung zu gestatten.

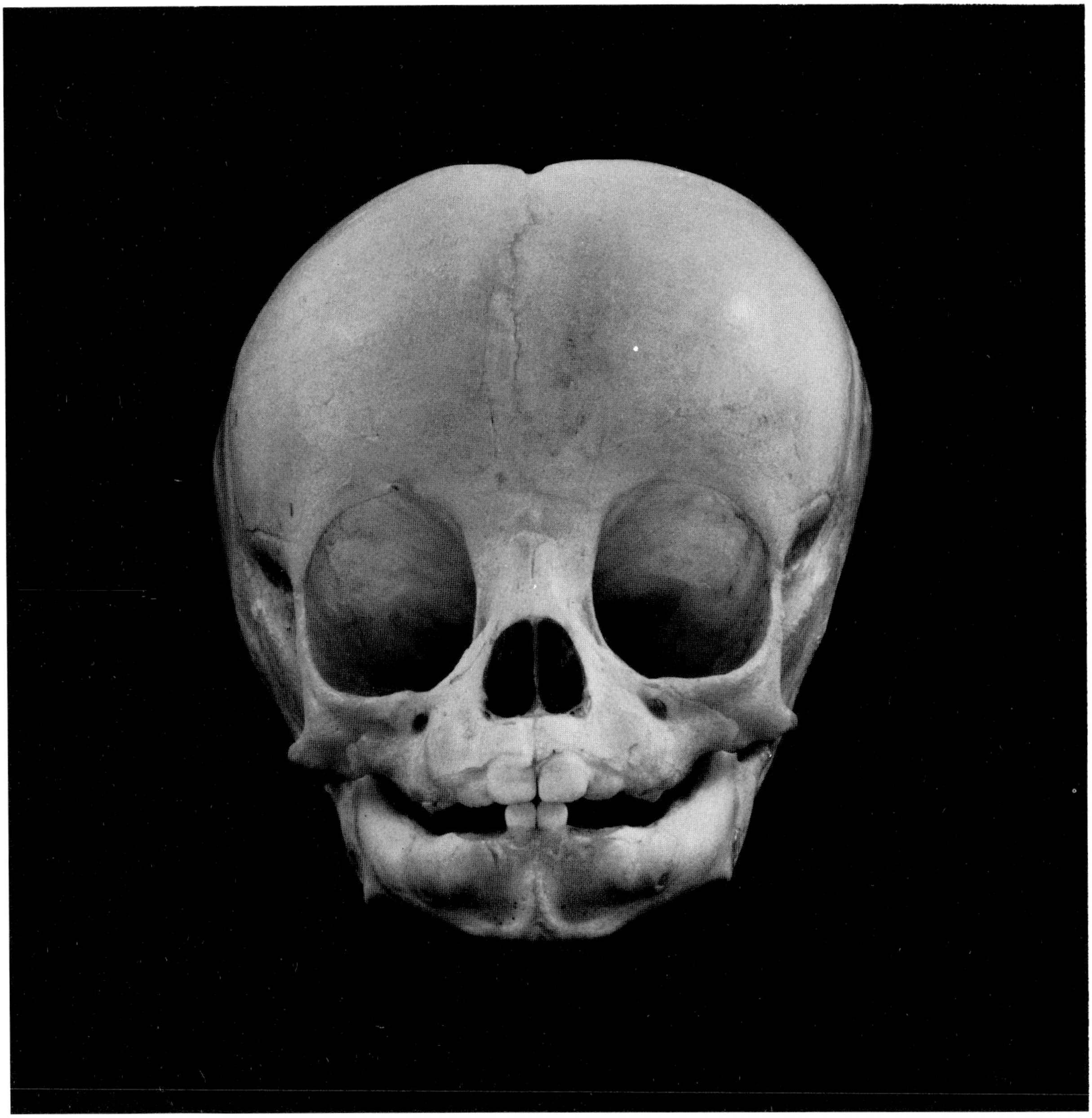

Abbildung 11

Die transversale Breite des die Zähne tragenden Teiles des Kiefers im Schädel eines acht Monate alten Kindes ist, im Vergleich zur Hirnschale, relativ größer als in der pränatalen und perinatalen Periode. Die Wulst am unteren Rand des Unterkiefers ist wesentlich schmaler, befindet sich mehr oder weniger in der Mitte unter den sich entwickelnden Zahnknospen und verstärkt dadurch den mandibularen Körper. Der Gonionwinkel ist stärker ausgeprägt und Knochenkerben sind sichtbar. Die Nähte des Schädels sind schmal. Die Form der Hirnschale zeigt Einkerbungen an den Nahtzonen, was bedeuten könnte, daß die Umbildung an den inneren und äußeren Flächen des Schädelknochens in Höhe der Schädelnähte verzögert ist.

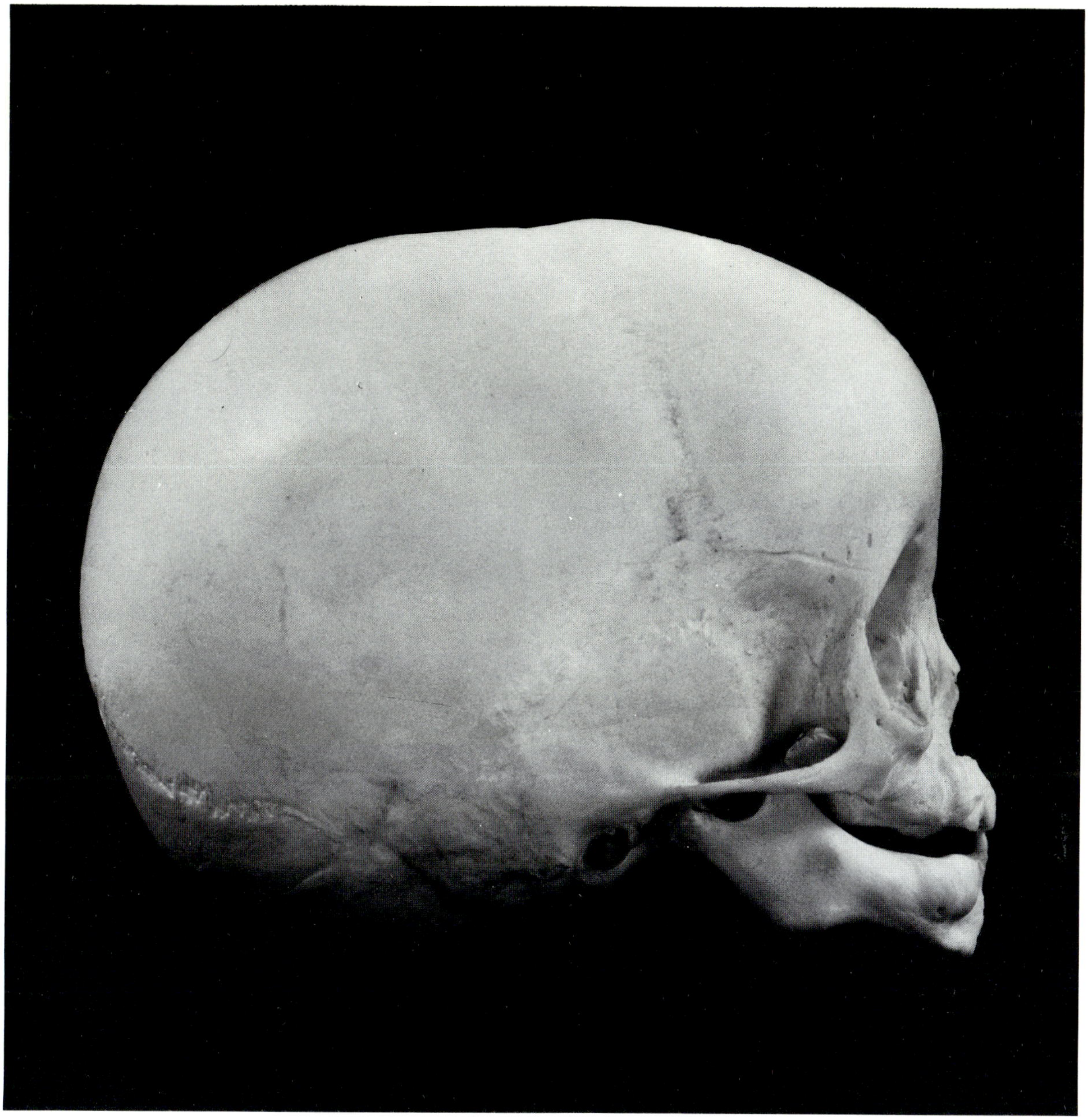

Abbildung 12

Im Oberkiefer brechen die seitlichen Schneidezähne kurz nach den mittleren durch. In diesem Schädel sind zwar die mittleren Schneidezähne bereits sichtbar, während die seitlichen noch mit Periost und Gingivalgewebe bedeckt sind; trotzdem befinden sich die Schneidekanten der seitlichen und mittleren Schneidezähne auf gleicher Höhe. Das Erscheinen der seitlichen Inzisivi ist nicht so sehr eine Frage des aktiven Durchbruches als viel eher eine Frage der Retraktion des Periostes und des die Zähne bedeckenden Zahnfleisches. Die Zahnkronen der unteren mittleren Schneidezähne sind zur Hälfte eruptiert. Die seitlichen dagegen befinden sich noch innerhalb des Kiefers und müssen weiter durchbrechen, bevor sie sichtbar werden. Die Kauflächen der ersten Milchmolaren rücken nach oben, sind aber noch mit Gewebe bedeckt.

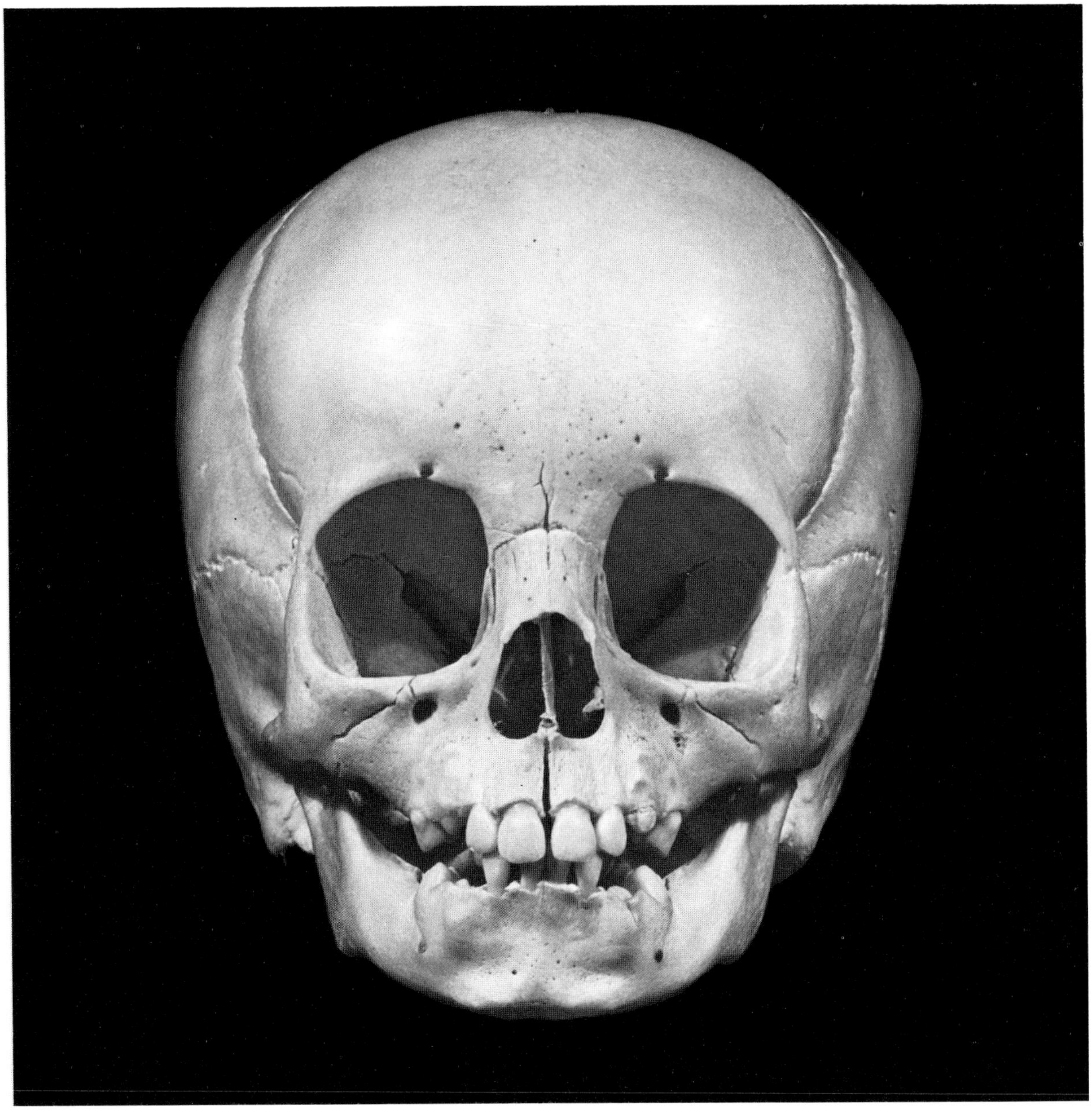

Abbildung 13

Der Schädel eines sechzehn Monate alten Kindes gibt die anhaltende Progression der Veränderungen der Proportionen und Dimensionen deutlich wieder. Die Höhe der die Zähne tragenden Teile des Kiefers ist jetzt schon viel ausgeprägter. Die Morphologie der Knochenoberflächen unterscheidet sich je nachdem, ob Milchzähne bereits durchgebrochen sind oder nicht. Wenn die Zahnkronen sichtbar sind, und dies gilt für alle Milchfrontzähne, spiegelt die Form der bukkalen Flächen des alveolaren Knochens das Vorhandensein sowie die Morphologie der Wurzeln wider. Selbst wenn die Kronen der Milchzähne sich noch innerhalb der Kieferknochen befinden, sind deutlich sichtbare Ausbuchtungen wahrnehmbar.

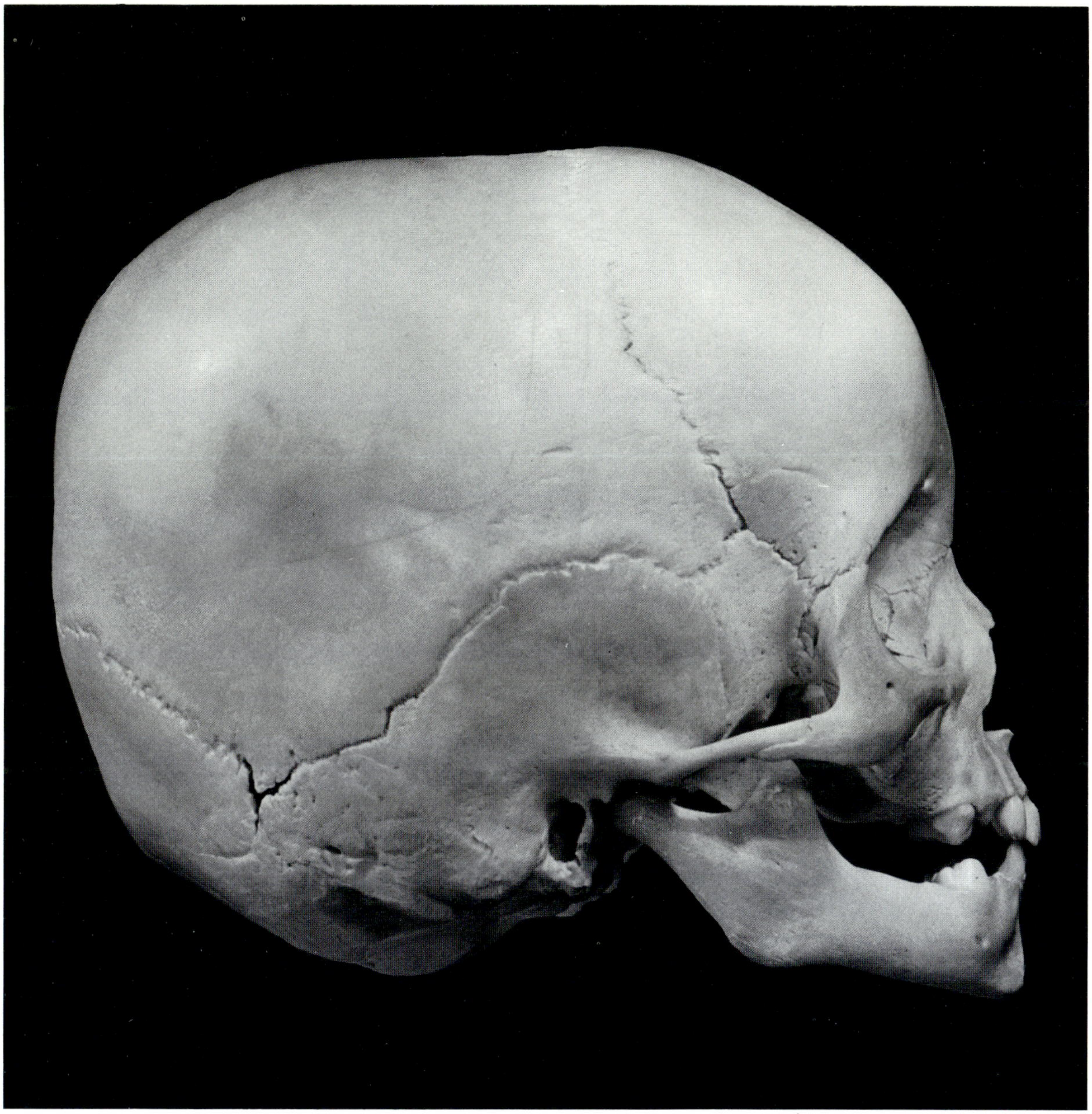

Abbildung 14

Die ersten Milchmolaren okkludieren noch nicht. Wenn dies dann geschieht, rastet der große palatinale Höcker des ersten oberen Molaren in die kraterförmige Kaufläche des unteren ein. Wenn der erste Kontakt stattfindet, verändern sich die Zähne in ihrer Relation zur tragenden Struktur, sei es durch Anbau oder Resorption des sie umgebenden Knochens. Es ist noch nicht klar, ob und inwieweit die Beziehungen der Strukturen des Kiefergelenkes untereinander durch die Entstehung der Okklusion der ersten Milchmolaren zu diesem Zeitpunkt beeinflußt werden.

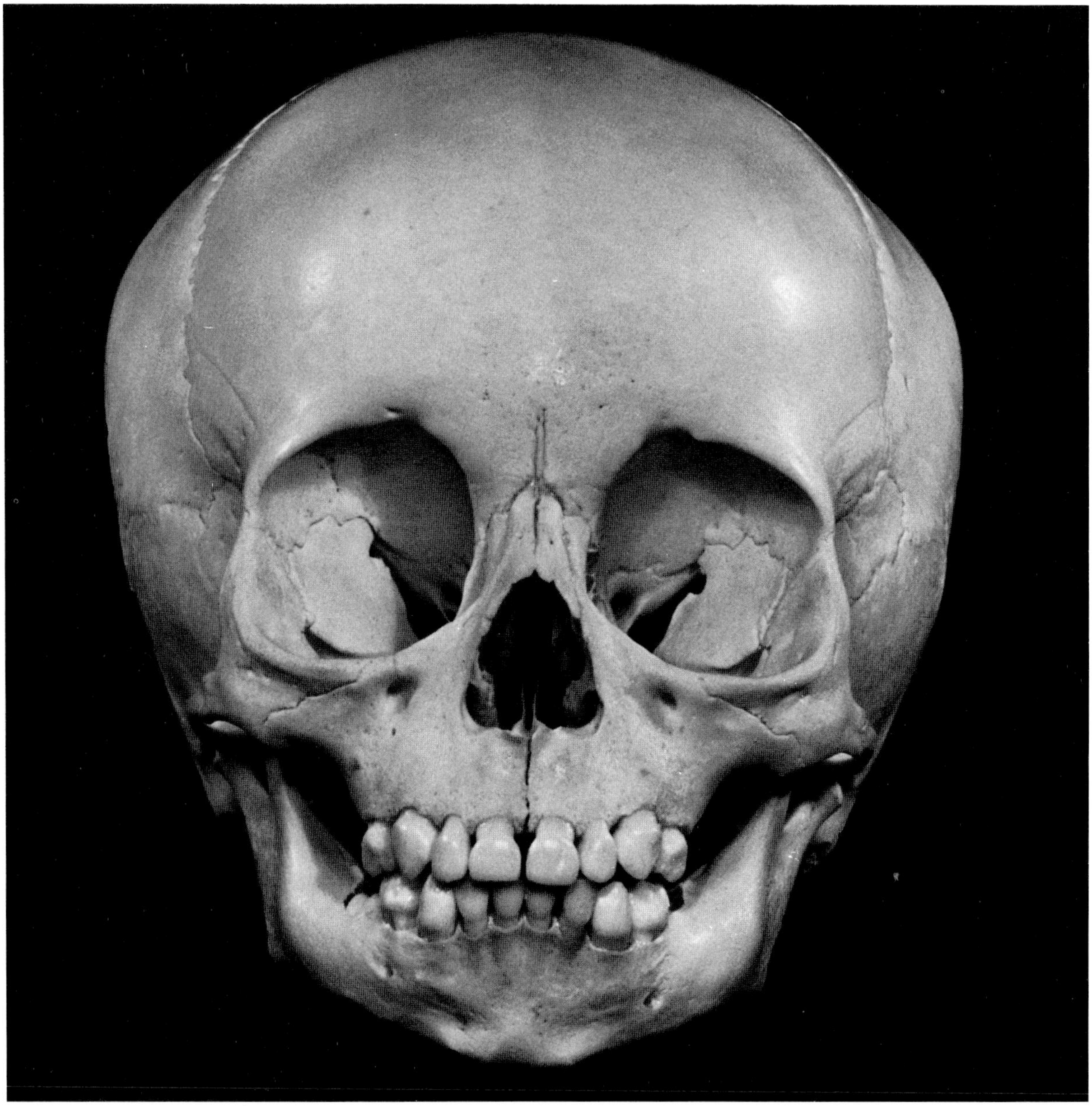

Abbildung 15

Im Schädel eines zwanzig Monate alten Kindes sind die Eckzähne durchgebrochen und die Zahnreihe nun vollständig. Üblicherweise ist genügend Platz vorhanden, damit die vier Eckzähne ihre korrekte Stellung im Zahnbogen einnehmen können. Bukkalstehende obere Eckzähne, wie man sie oft im dysgnathen bleibenden Gebiß antrifft, treten im Milchgebiß nur höchst selten auf. Im Bereich der Tubera maxillaria entwickelt sich bereits Platz für die zweiten Milchmolaren. Das gleiche gilt auch für den Unterkiefer im vorderen und lingualen Bereich des aufsteigenden Astes. Der erste bleibende untere Molar entwickelt sich, teilweise im aufsteigenden Ast, direkt unter dem Processus coronoideus.

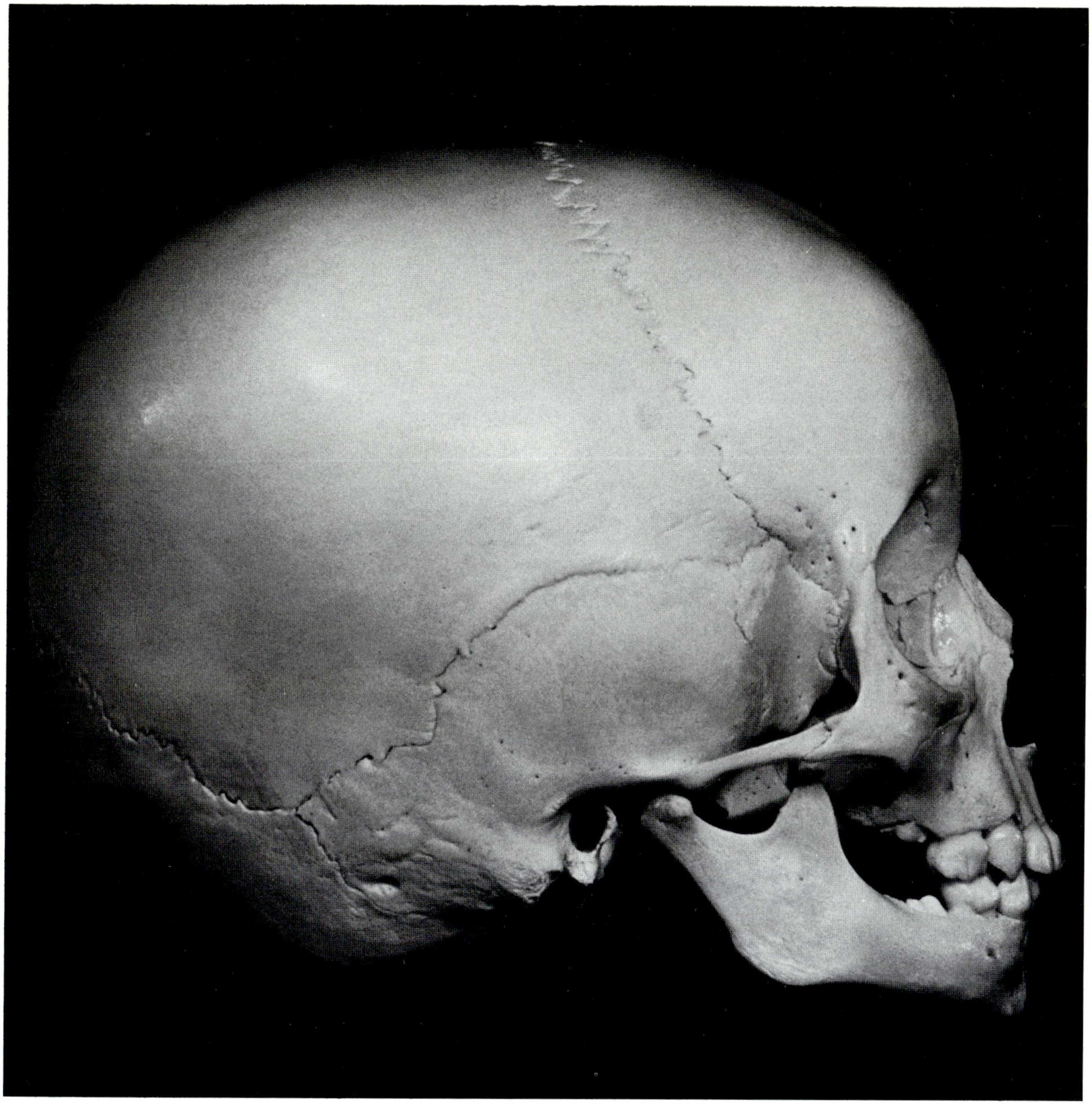

Abbildung 16

Der knöcherne Wulst am unteren Rand des Unterkiefers ist nun schon wesentlich größer als in der frühen postnatalen Periode, einer Periode, in der die Funktion der beiden Kiefer mehr durch Daumenlutschen und andere weniger Kraft erfordernde Aktionen als Beißen oder Kauen bestimmt wurde. Die untere Partie des Unterkiefers besteht nun aus dichterer, kompakter Knochenstruktur, die den ganzen Bereich bedeckt. Es ist anzunehmen, daß das typisch trajektorielle System des Unterkiefers deutlicher hervortritt, sobald die Milchmolaren einwandfrei okkludieren. Ferner wird angenommen, daß diese typische Orientierung unter dem Einfluß funktioneller Kräfte entsteht.

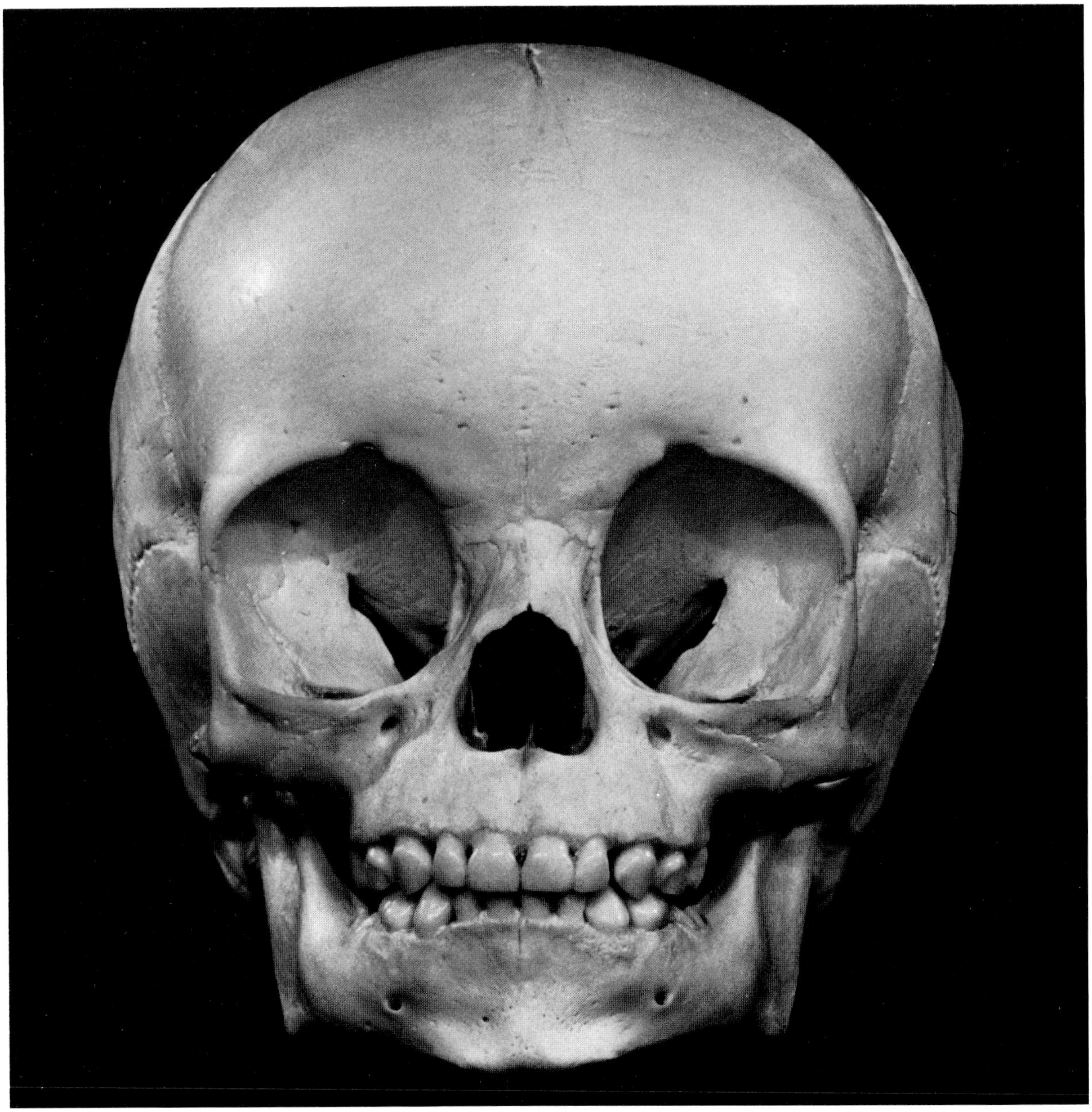

Abbildung 17

In diesem Schädel eines Kindes im Alter von ungefähr 28 Monaten brechen gerade die zweiten Milchmolaren durch. Hier ist der Oberkiefer verhältnismäßig zu breit für einen so jungen Menschen.

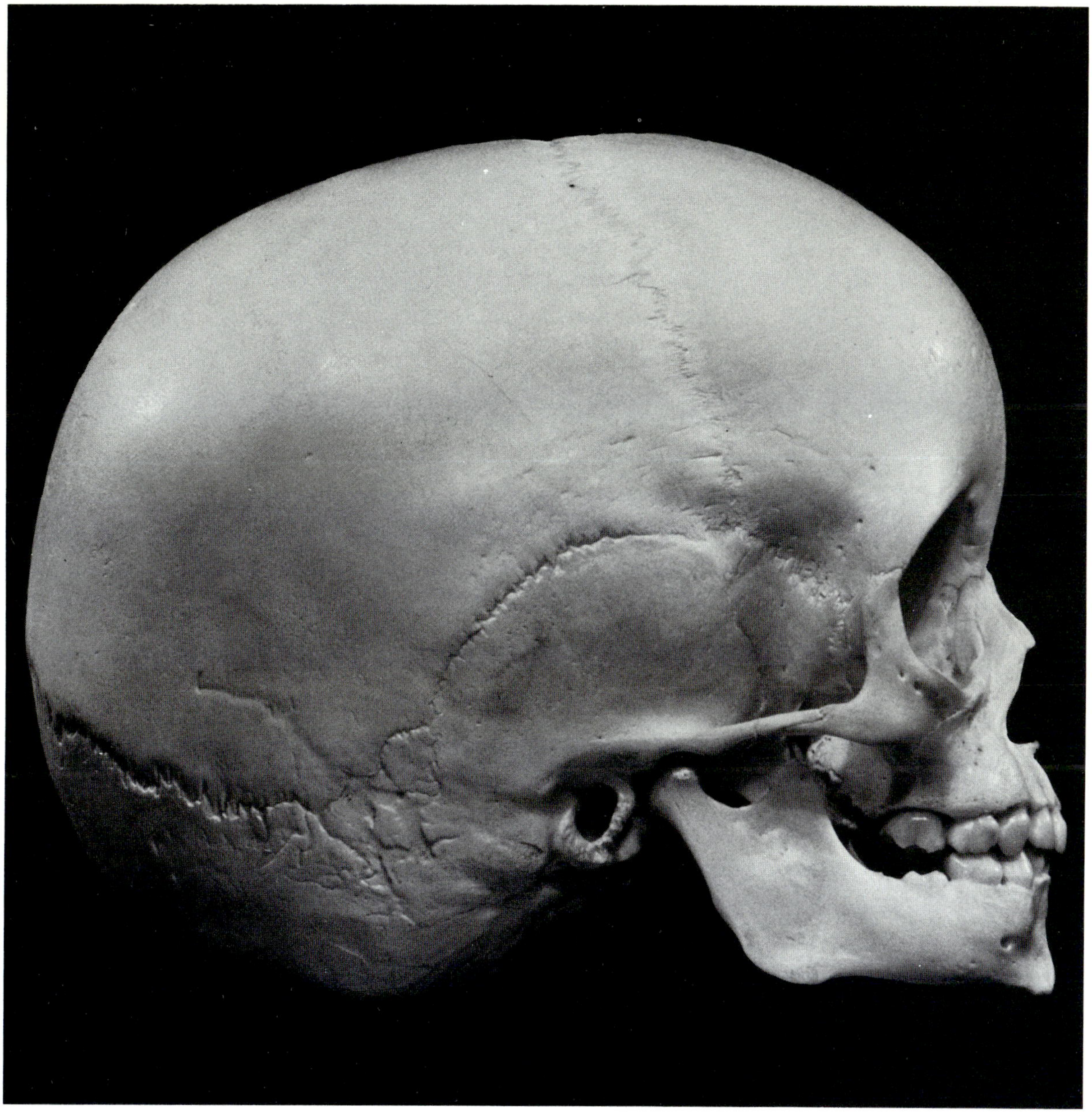

Abbildung 18

Es ist genügend Platz für den Durchbruch der zweiten Milchmolaren vorhanden. Der obere Molar ist in seinem Durchbruch weiter fortgeschritten als der untere.
Beachten Sie, daß die Distalflächen der oberen und unteren ersten Milchmolaren auf derselben Vertikalebene liegen.
Das Kiefergelenk, bei der Geburt anatomisch noch unausgereift, zeigt nun die typischen Merkmale. Da die ersten Milchmolaren einwandfrei okkludieren, beginnen nun die Zahnreihen in kontrollierter Art und Weise zu funktionieren.

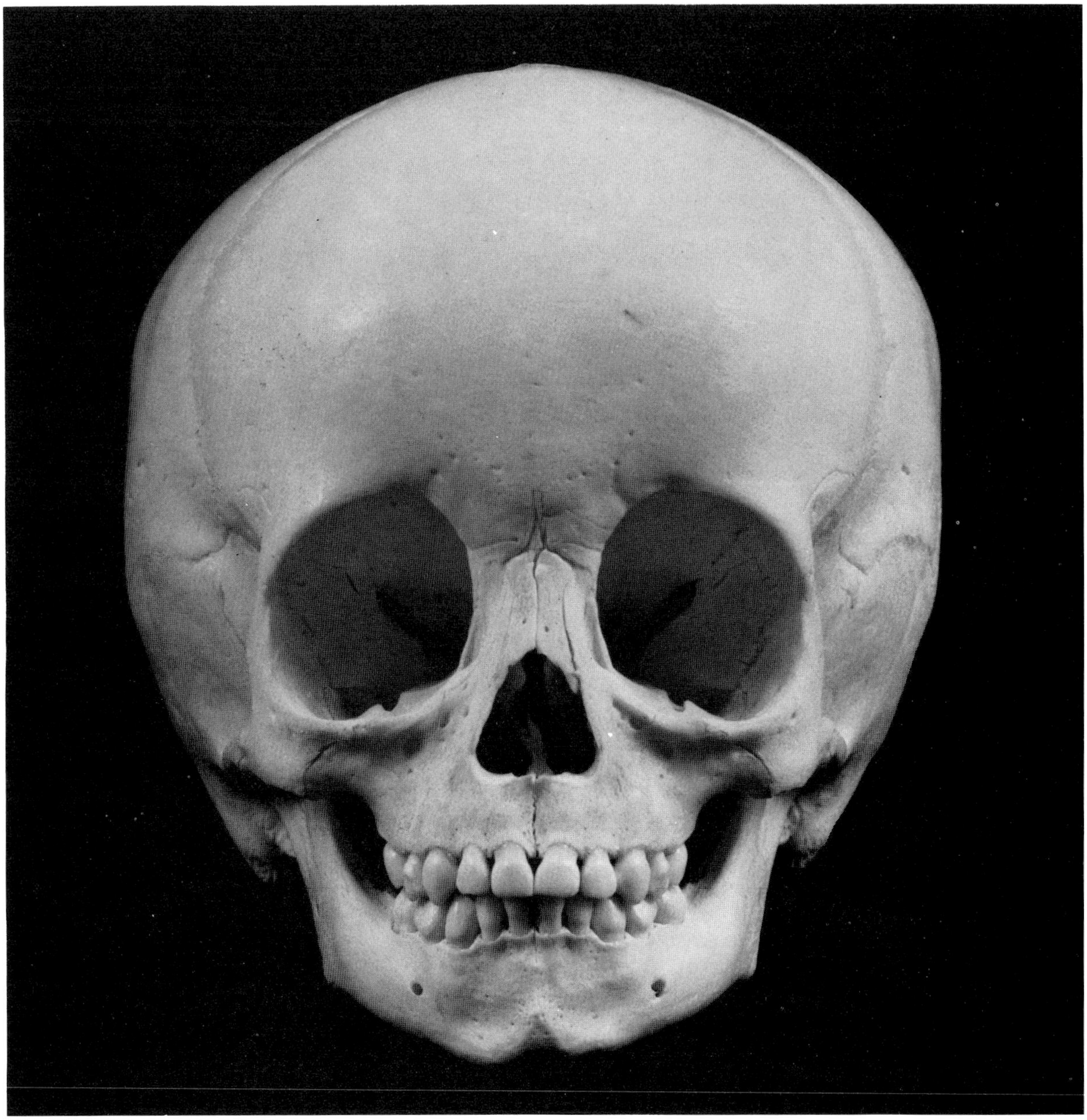

Abbildung 19

Der Schädel des Kindes im Alter von ungefähr zweieinhalb Jahren zeigt ein vollständiges, funktionstüchtiges Milchgebiß. Die beiden Kiefer sind im Vergleich zum übrigen Schädel allerdings noch verhältnismäßig klein; ganz besonders, wenn man das Ganze mit dem Schädel eines Erwachsenen vergleicht. Der Nasenboden liegt geringfügig tiefer als die Orbitaböden. Der aufsteigende Ast ist besser entwickelt und die Okklusionsebene liegt deutlich tiefer als die Kieferköpfchen. Die Morphologie der bukkalen Wände ist hauptsächlich durch die Wurzeln der Milchzähne bestimmt. Jedoch beeinflussen an manchen Stellen des apikalen Bereiches die sich im Innern des Knochens bildenden Zähne auch die äußeren Konturen; so ruft die Krone des unteren bleibenden Eckzahnes bereits eine deutliche Anschwellung der Knochenstruktur hervor.

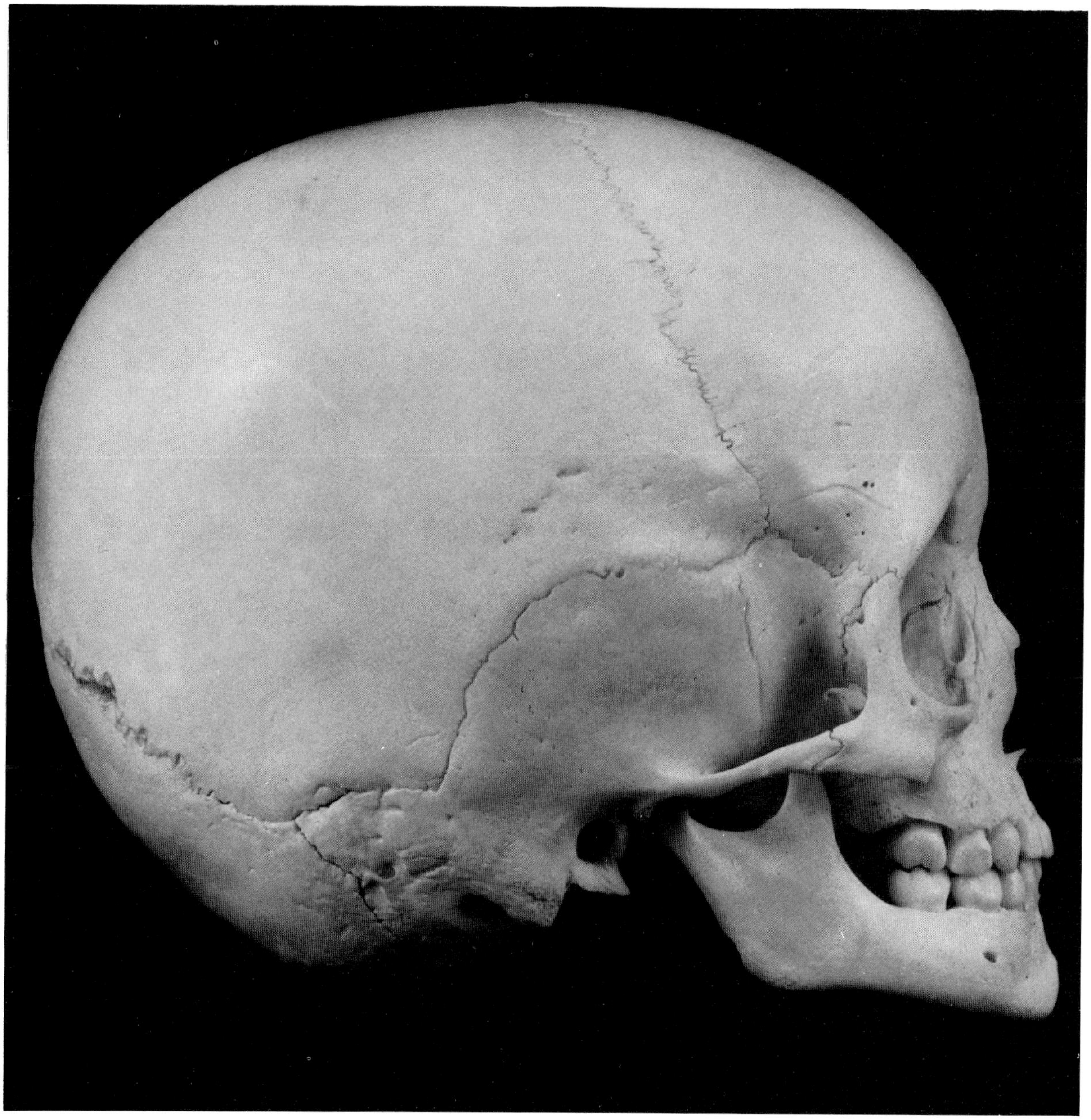

Abbildung 20

Die Zahnstellung der Milchzähne im Frontzahnbereich gleicht derjenigen der bleibenden Zahnreihe. Jedoch sind die Kronen der sechs Frontzähne des Milchgebisses in mesiodistaler Ausdehnung wesentlich symmetrischer gestaltet als diejenigen der entsprechenden bleibenden Zähne. Außerdem stehen die Milchzähne senkrechter zur Okklusionsebene. Diastemen sind oft bei den Frontzähnen des Milchgebisses anzutreffen, wobei diese Lückenbildung im Oberkiefer wesentlich häufiger auftritt als im Unterkiefer.
Die Kronenform der Milchmolaren zeigt mehr Ähnlichkeit mit derjenigen der bleibenden Molaren als mit den an ihre Stelle tretenden Prämolaren. Die Milchmolaren sind breiter als die Prämolaren und okkludieren mit ihren Antagonisten breitbasig.

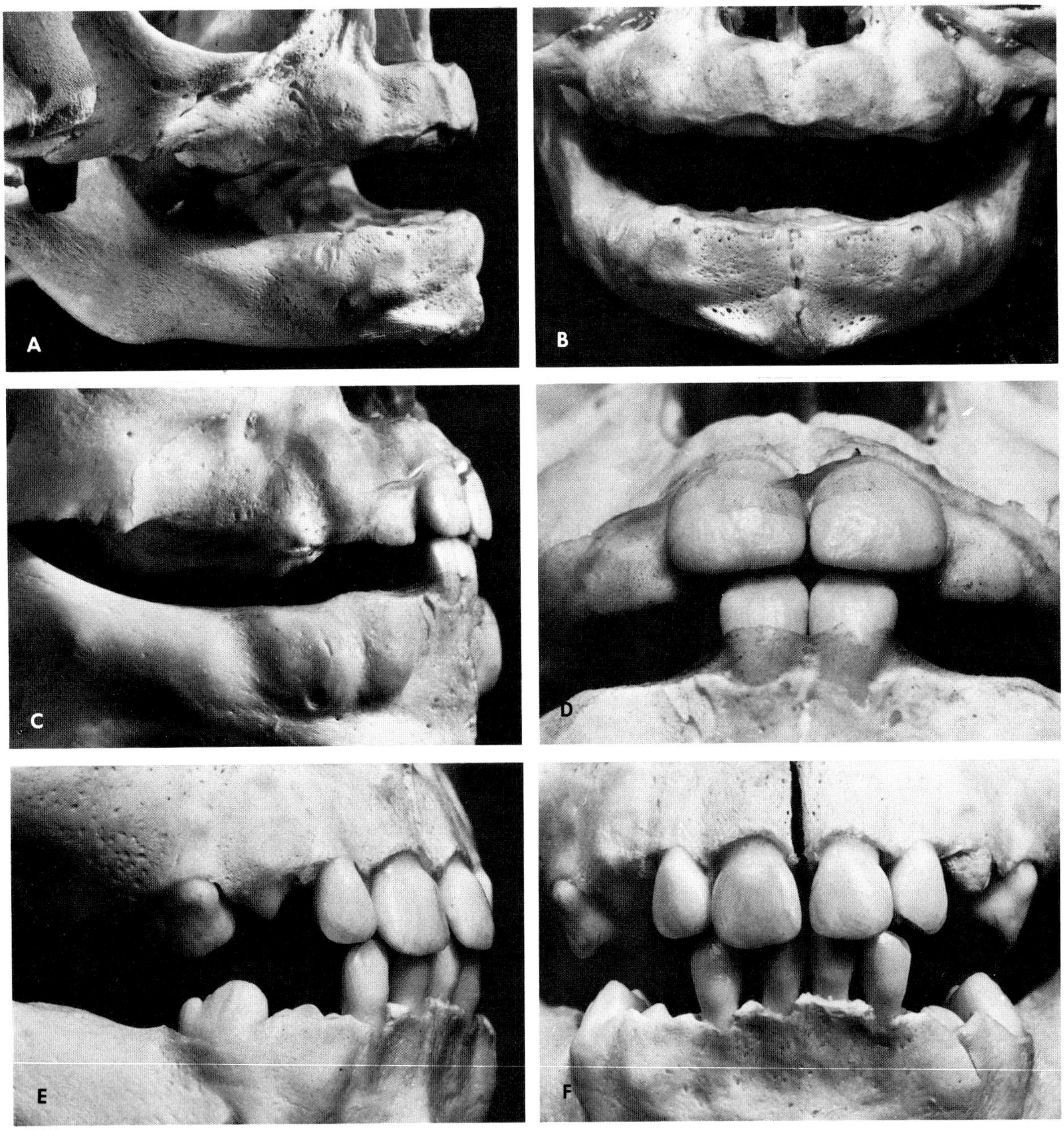

Abbildung 21

Die Front- und Seitenansicht der alveolodentalen Teile der hier gezeigten sechs Schädel zeigen – als ein Überblick – die geradezu faszinierenden Veränderungen, die von der Geburt bis zum vollständigen Milchgebiß im Frontzahnbereich stattgefunden haben. Im Anfang wurde die Form des Kiefers lediglich durch die Zahnkeime der Milchzähne, die mit einer dünnen Knochenschicht bedeckt waren, bestimmt. Die entstandenen Erhöhungen verschwinden mit dem Durchbruch der Milchzähne.

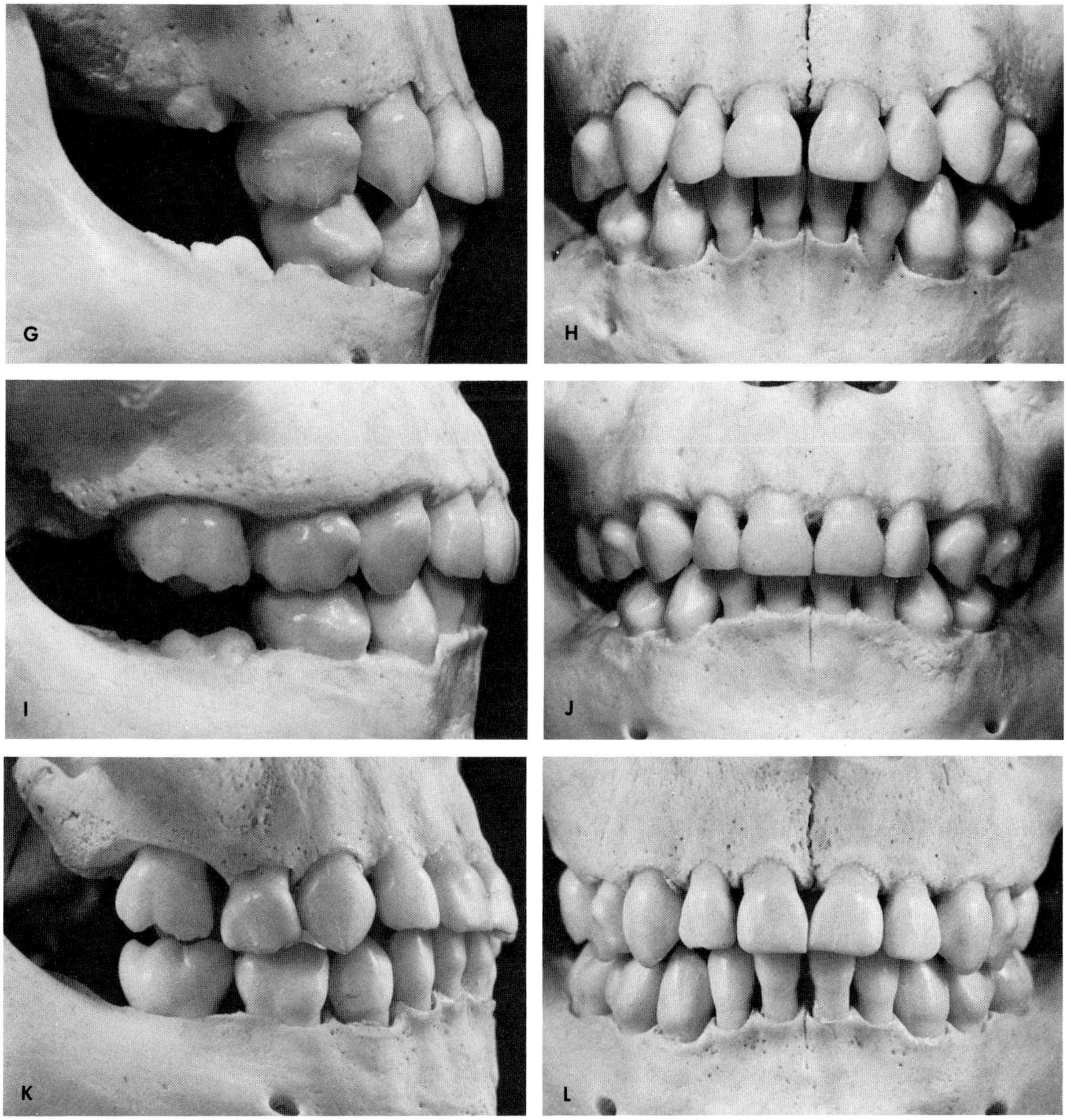

Abbildung 21 (Fortsetzung)

Bei der Geburt zeigt die Form des Oberkiefers noch nicht seine typischen Merkmale; er ist verhältnismäßig klein.
Der Unterkiefer ist ein Knochen, dessen Form bei der Geburt eher rudimentär ist und dessen typische Form erst in den kommenden zweieinhalb Jahren entstehen wird. Der aufsteigende Ast nimmt Form an. Der Gonionwinkel zeigt sich, die Zähne entwickeln sich und brechen durch. Sie sind dann im wesentlichen für das Aussehen und die Form des Kiefers verantwortlich. Außerdem formt sich die untere Begrenzung des Unterkiefers von einer kleinen, schmalen Knochenwulst zu einer breiten stabilen Struktur, die funktionellen Kräften Widerstand leisten kann.

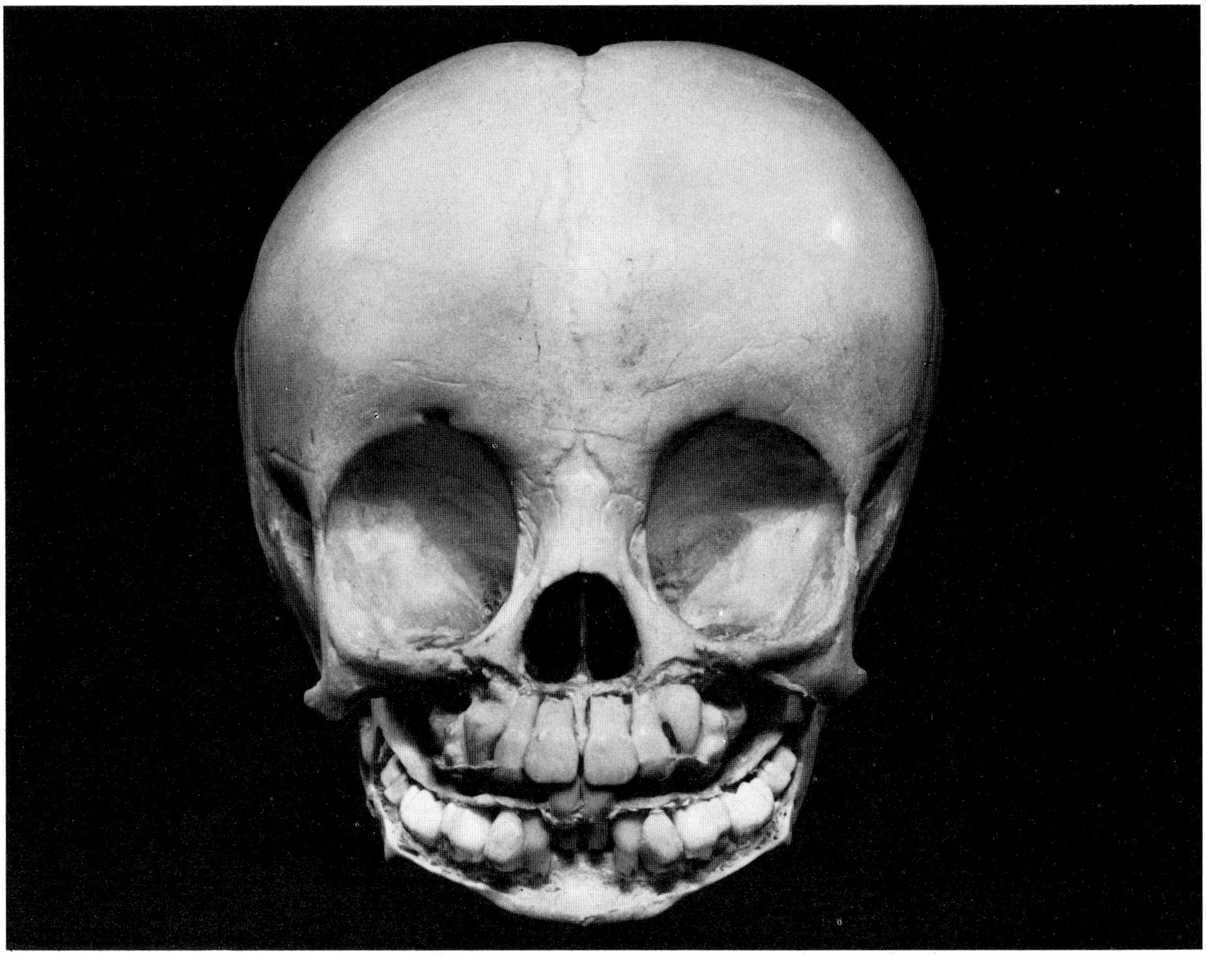

Abbildung 22

Die alveolobukkale Wand wurde an dem Schädel dieses acht Monate alten, bereits in der Abbildung 11 vorgestellten Kindes, entfernt. Die sich entwickelnden Zähne füllen den Bereich zwischen Augenhöhlen und Nasenboden im Oberkiefer respektive bis zur Begrenzung im Unterkiefer voll aus. Die sich entwickelnden Anteile der vier oberen Milchfrontzähne befinden sich genau unterhalb des Nasenbodens. Die Kauflächen der noch nicht durchgebrochenen Zähne liegen jedoch schon nahe der äußeren Oberfläche und befinden sich in beiden Kiefern mehr oder weniger in einer Ebene. Die unteren Zähne stehen in einem breiteren Bogen als die oberen; letztere haben für ihre Entwicklung weniger Platz.

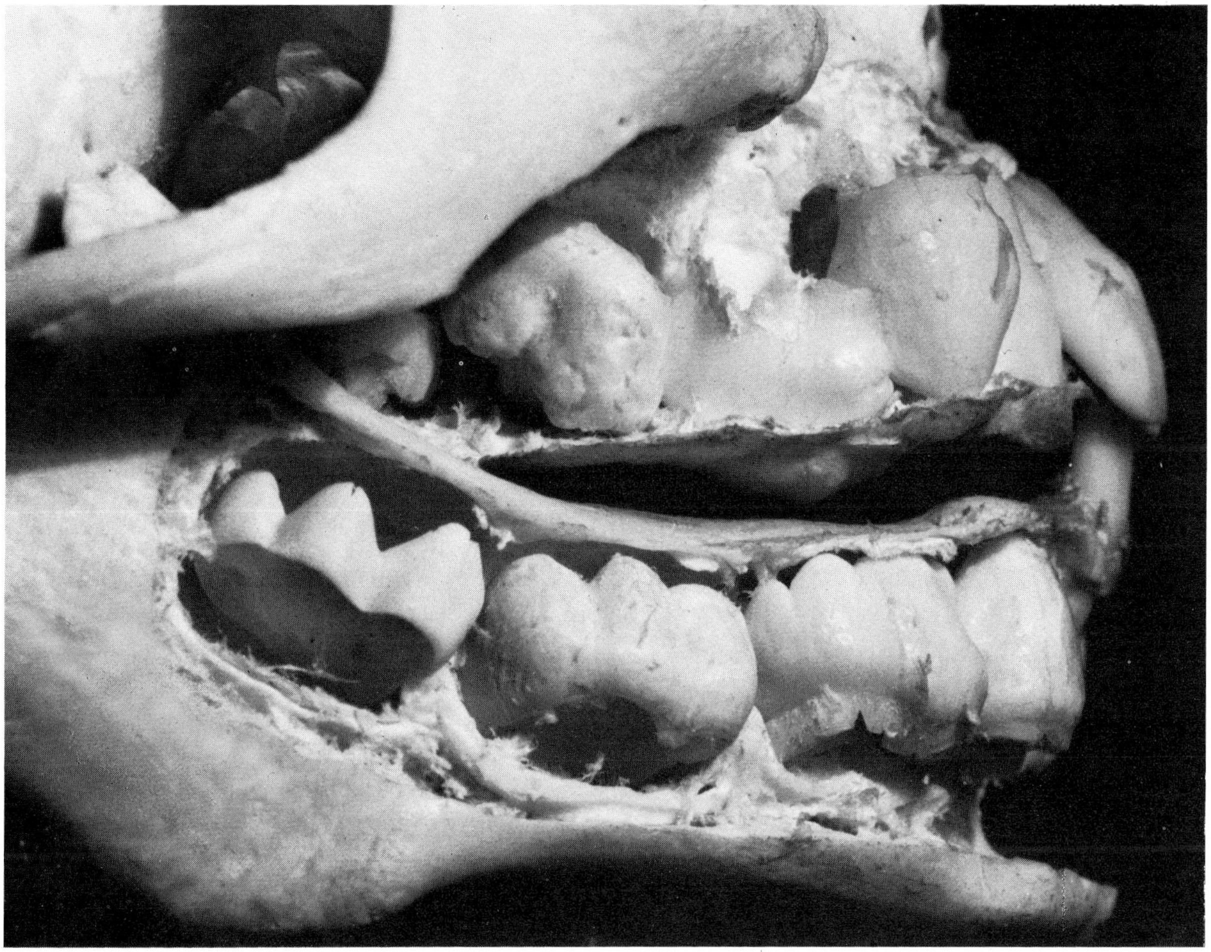

Abbildung 23

Die sich bildenden Anteile der oberen Milcheckzähne befinden sich etwa auf der gleichen Ebene wie die der mittleren und seitlichen Schneidezähne, was die vergleichbare Wurzellänge der fertig ausgebildeten Schneide- und Eckzähne erklärt. Das steht im Gegensatz zu der Situation beim bleibenden Gebiß. Im hier gezeigten Schädel sind die beiden unteren mittleren Schneidezähne nicht nur durchgebrochen, sondern bereits zu einer gewissen Länge gewachsen. Dagegen befinden sich die unteren seitlichen Schneidezähne noch immer innerhalb des Kiefers, wobei sich deren Wurzeln noch sehr nahe an der unteren Begrenzung des Unterkiefers befinden. Im Oberkiefer stehen die mittleren und seitlichen Milchschneidezähne in einer vertikalen Position, und zwar in einem Stadium, das ungefähr der Hälfte des Entwicklungsstadiums der soeben beschriebenen unteren Frontzähne entspricht.
Als das bedeckende Periost und das Zahnfleisch sich zurückzogen, konnten die mittleren Schneidezähne durchbrechen; die seitlichen dagegen, zwar auf gleicher Höhe, konnten bisher noch nicht durchbrechen. Die Wurzeln der ersten Milchmolaren entwickeln sich nun; die Kronen der zweiten Milchmolaren sind schon vollständig ausgebildet. Auch die ersten bleibenden Molaren beginnen sich am distalen Ende des Zahnbogens zu entwickeln, wobei bereits schon mehr als die Hälfte der Zahnkronen kalzifiziert ist.
Im Unterkiefer sind die spitzen Höcker der permanenten ersten Molaren deutlich sichtbar. Bei der Weiterentwicklung der Zahnkronen werden die Neigungsflächen der Höcker allerdings noch an Steilheit verlieren.
Der Mandibularkanal verläuft genau unter den sich bildenden Molaren.

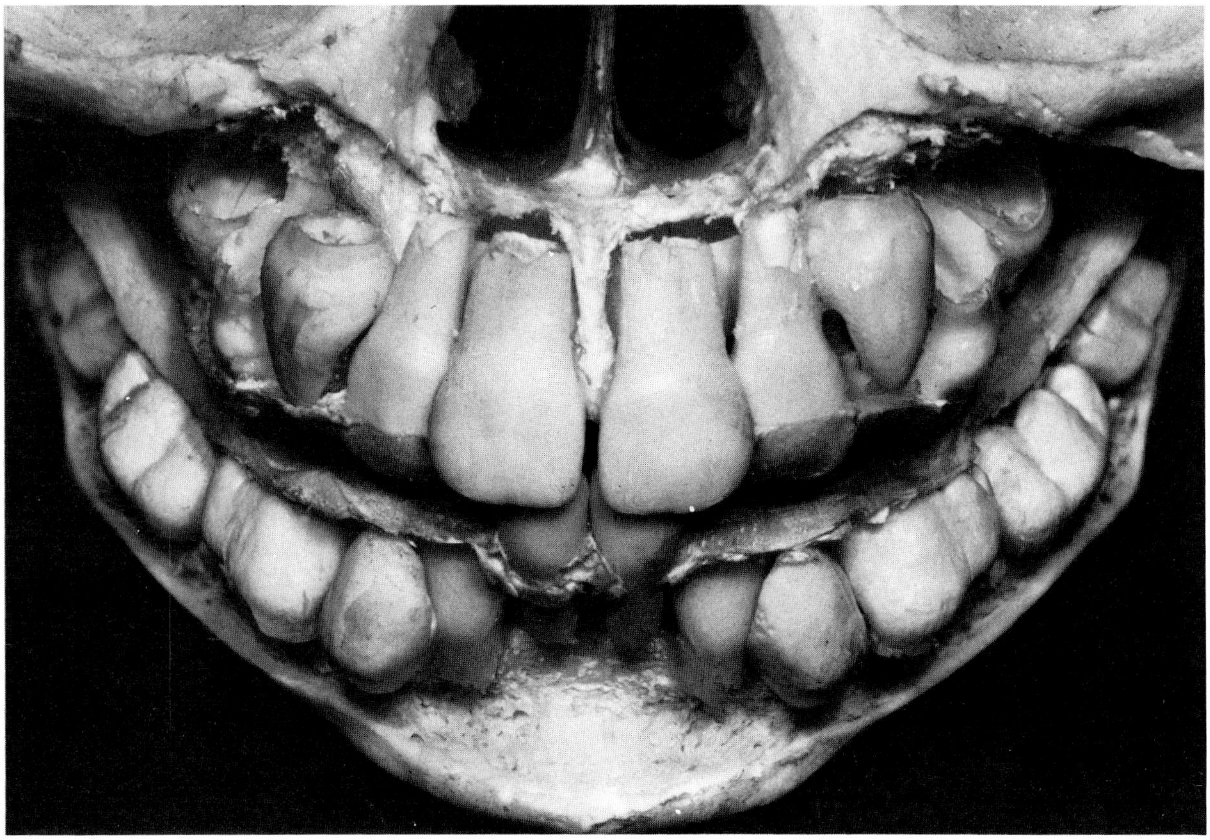

Abbildung 24a

Die Schneidekanten der mittleren und seitlichen Schneidezähne des Oberkiefers befinden sich fast auf gleicher Ebene. Die sich weiter entwickelnden Wurzeln dieser Frontzähne sind nahe am Nasenboden. Die Bildungszone der bleibenden oberen mittleren Schneidezähne liegt auf gleicher Höhe, also ebenfalls sehr nahe am Nasenboden. Die Lage der entstehenden bleibenden Frontzähne kann besser bei der Abbildung 26 erkannt werden, da bei dieser Illustration die Milchfrontzähne entfernt wurden. Die sich bildenden Seitenzähne des Unterkiefers stehen in einem größeren Bogen als diejenigen im Oberkiefer.

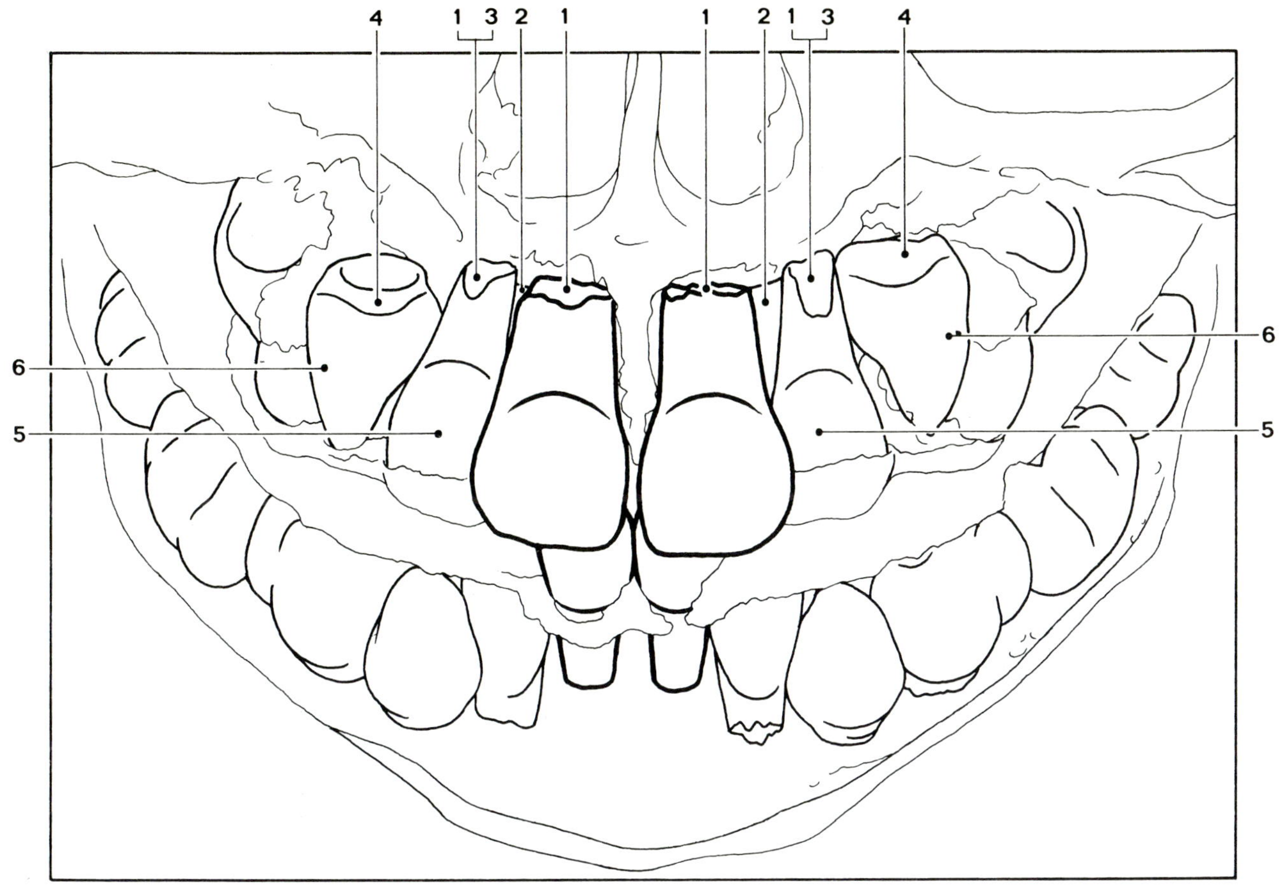

Abbildung 24b

1. Bei den oberen vier Schneidezähnen der Milchbezahnung sind alle Wurzeln im selben Entwicklungsstadium.
2. Die teilweise ausgebildeten Zahnkronen der bleibenden oberen mittleren Schneidezähne befinden sich palatinal hinter den Wurzeln der mittleren und seitlichen Schneidezähne der Milchbezahnung und auch sehr nahe am Nasenboden.
3. Die palatinalen Teile der Wurzeln der oberen seitlichen Milchschneidezähne sind in ihrem Aufbau weiter fortgeschritten als die bukkalen Teile.
4. Die Kronen der Milcheckzähne sind vollständig ausgebildet; die Wurzelentwicklung hat bereits begonnen.
5. Bei diesem Schädel befinden sich die oberen seitlichen Milchschneidezähne vor ihrem Durchbruch in einer leicht palatinalen Position und genau hinter den mittleren Milchschneidezähnen.
6. Die Krone des Milcheckzahnes liegt weiter bukkal. Der Aufbaubereich der Milcheckzähne unterhalb der Apertura piriformis befindet sich auf einer Ebene, die mit der der Schneidezähne verglichen werden kann.

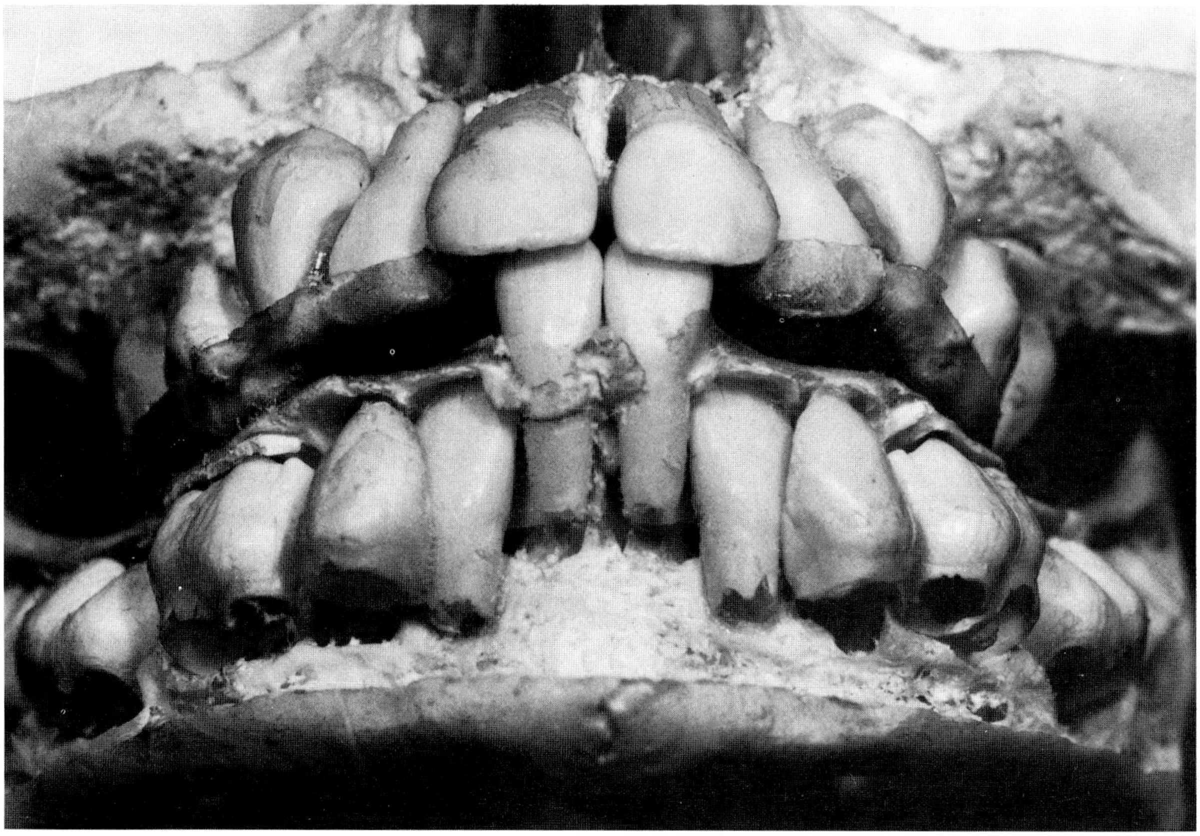

Abbildung 25 a

Die Entwicklung der Wurzeln der unteren seitlichen Schneidezähne hinkt hinter den danebenstehenden mittleren sichtlich nach. Letztere sind schon durchgebrochen und demzufolge auch weitergewachsen. Die seitlichen Inzisivi zeigen dagegen noch keine Anzeichen für eine vertikale Bewegung.
Die Lage der bleibenden Frontzähne kann man besser in der Abbildung 26 betrachten, da dort zu diesem Zweck die Frontmilchzähne entfernt wurden.
Die Kronen der unteren Zähne im Molarenbereich sind leicht nach lingual geneigt. Sie liegen in einem Bogen, der breiter ist als die Okklusionsflächen der Zahnkronen selbst.

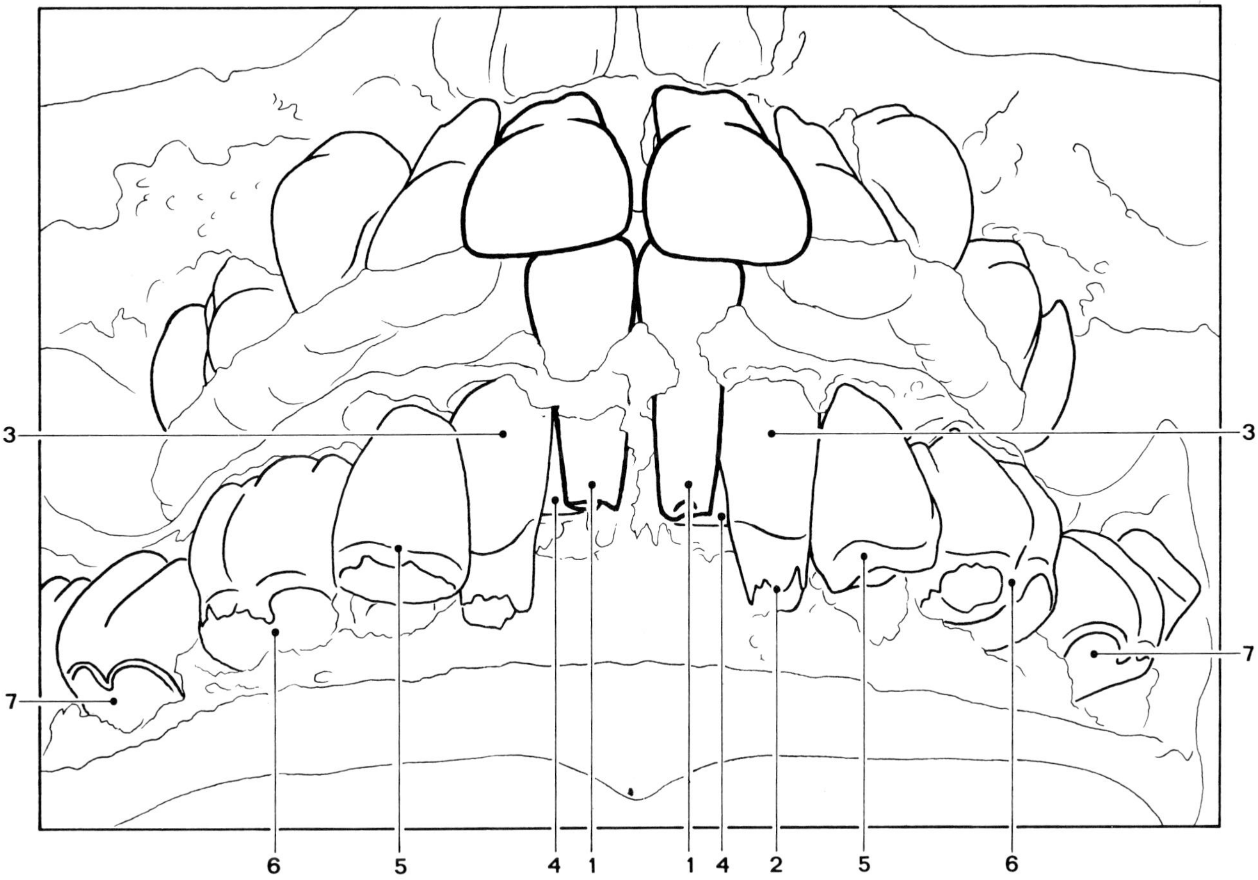

Abbildung 25b

1. Die unteren mittleren Frontzähne stehen parallel und in Okklusion mit den oberen mittleren Frontzähnen. Der Unterschied in der Höhe zwischen den Schneidekanten der unteren mittleren und seitlichen Schneidezähne zeigt gut die Durchbruchsaktivität der mittleren Schneidezähne.
2. Die Wurzelbildung an den unteren seitlichen Inzisivi ist ziemlich unregelmäßig, verglichen mit den Eckzähnen und den ersten Molaren; hier ist der Rand wesentlich glatter.
3. Die Kronen der seitlichen Schneidezähne liegen leicht lingual geneigt zu den mittleren Schneidezähnen und Eckzähnen.
4. Die sich entwickelnden Kronen der bleibenden mittleren Schneidezähne stehen lingual der Milchfrontzähne.
5. Die Kronen der Milcheckzähne sind fertig ausgebildet, die Wurzelbildung hat begonnen.
6. Auch die Kronen der ersten unteren Milchmolaren sind fertig entwickelt; die Wurzeln beginnen ebenfalls mit ihrer Entwicklung. Beachten Sie, daß die Bifurkation des linken Molaren ausgebildet ist, nicht aber die des rechten Molaren.
7. Die Kronen der zweiten Milchmolaren sind fertig entwickelt; die Wurzelbildung allerdings ist noch nicht so weit fortgeschritten wie bei den ersten Milchmolaren.

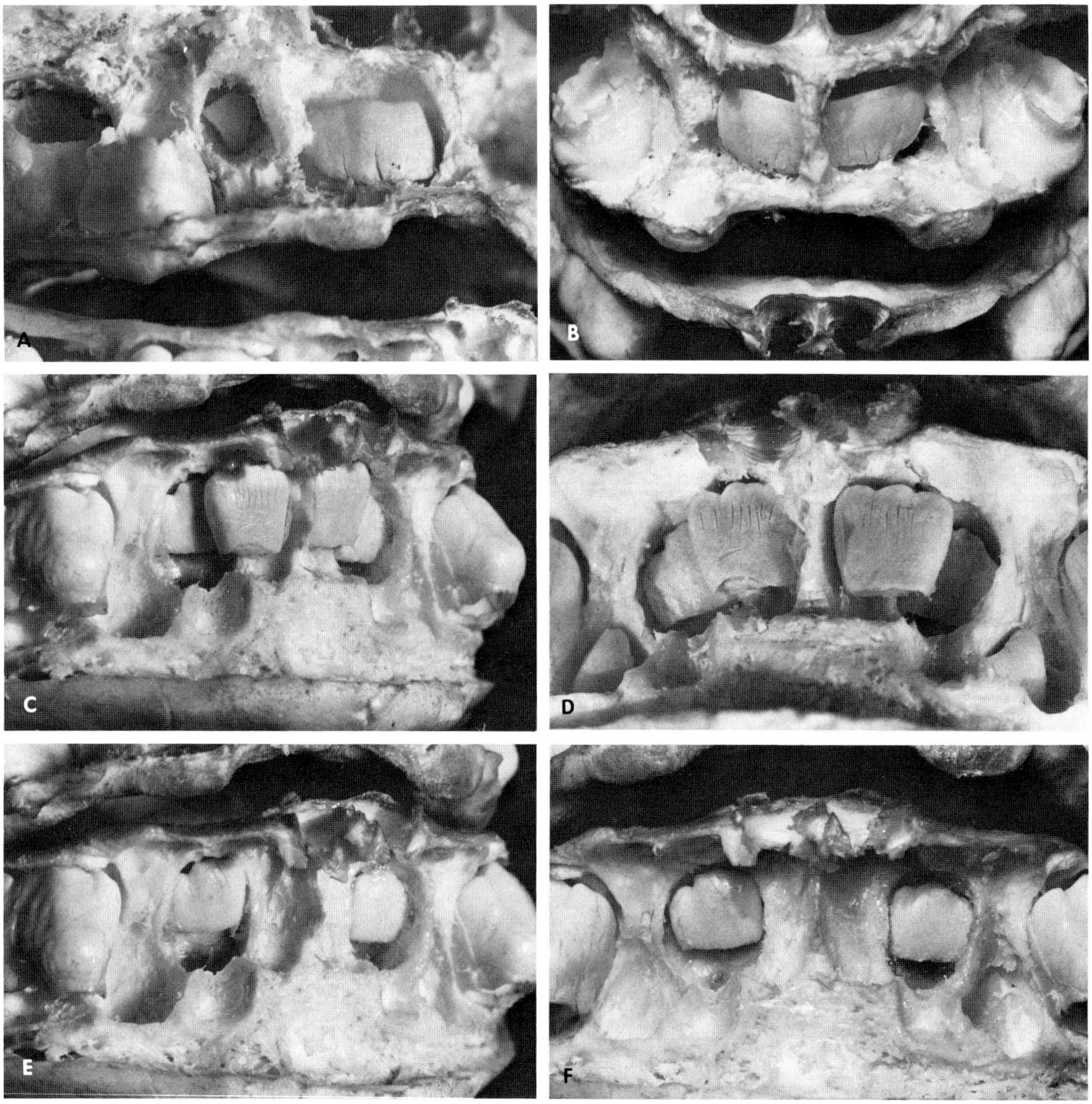

Abbildung 26

Um die Lage der bleibenden Frontzähne innerhalb der alveolären Knochenstruktur besser zu veranschaulichen, wurden sämtliche Milchzähne in den Abbildungen 26A bis 26D entfernt. In den Abbildungen 26E und 26F dagegen wurden die bleibenden unteren mittleren Schneidezähne entfernt.
Beachten Sie die kleinen Höcker der bleibenden oberen Eckzähne (A) und die noch unentwickelten Konturen der unteren Schneidezahnkronen sowie die Einkerbungen an den Kanten zwischen den Tuberkula (D). Die bleibenden mittleren Schneidezähne im Unterkiefer stehen labial der seitlichen.
Die bleibenden oberen seitlichen Schneidezähne fehlen. Das bedeutet wahrscheinlich eine Agenesie, also fehlende Anlage zur Entwicklung dieser Zähne.

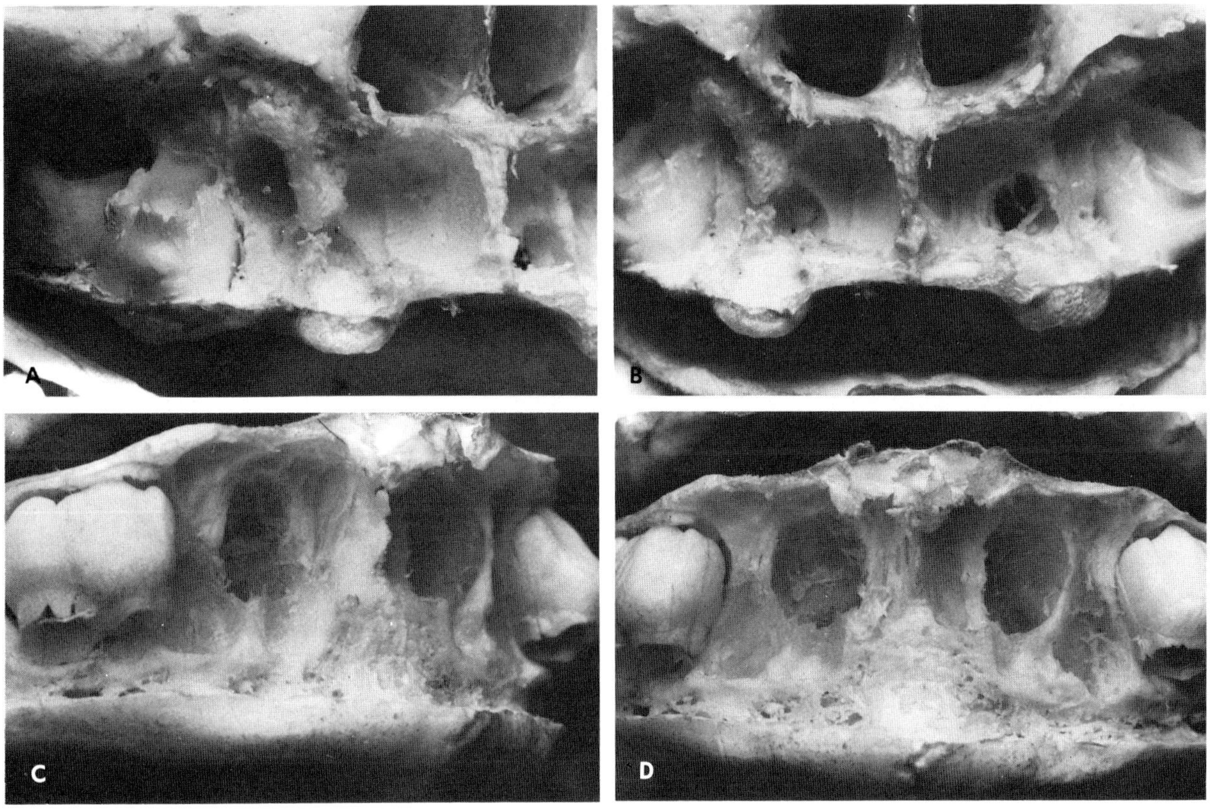

Abbildung 27

Als Fortsetzung zeigen wir – nach Entfernung aller Zähne im Frontzahnbereich des Ober- und Unterkiefers – die Details der alveolären Knochenstruktur. Die Stärke der Knochenschichten in den verschiedenen Bereichen ist primär durch die Lage der sich entwickelnden Zähne sowie ihre Relation zu den Außenflächen bestimmt.

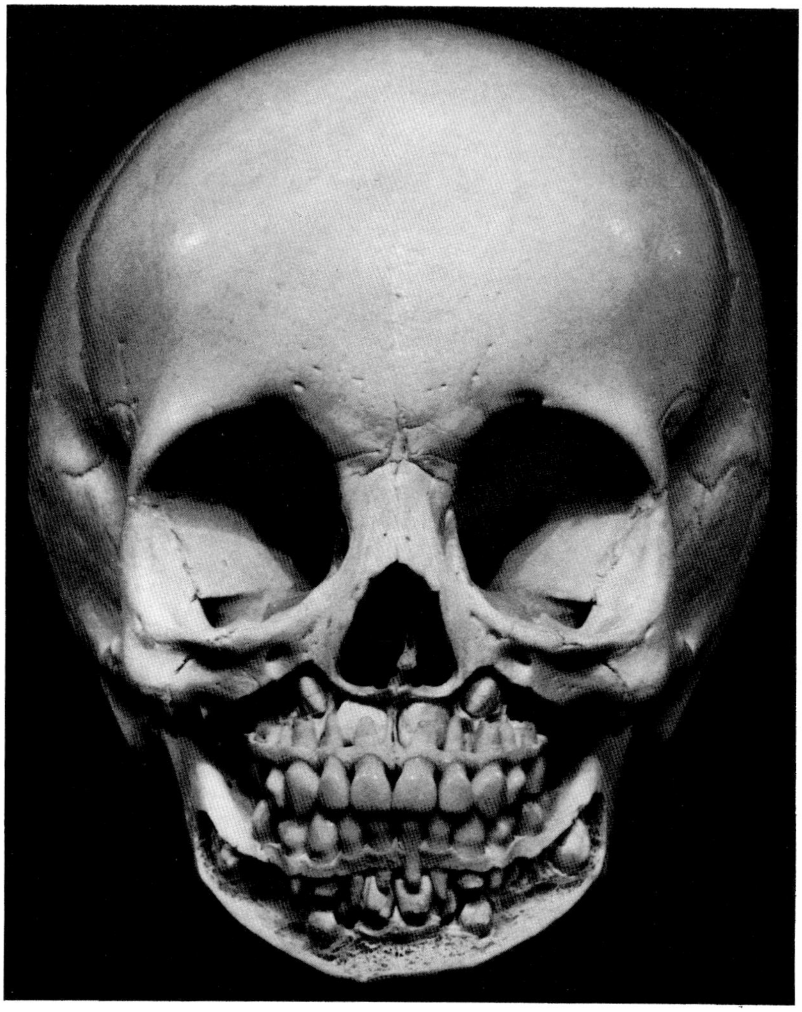

Abbildung 28

Der Schädel eines ungefähr zweieinhalb Jahre alten Kindes nach Entfernen der bukkalen Knochenwände (zum Vergleich siehe Abb. 19). Im Oberkiefer befinden sich nun die Wurzelspitzen der Milchzähne bereits wesentlich weiter vom Nasenboden entfernt; im Unterkiefer ist der Abstand zwischen Wurzelspitzen und dem unteren Kieferrand auch größer geworden. Die sich entwickelnden Teile der bleibenden Zähne stehen im Oberkiefer oberhalb, im Unterkiefer dagegen mehr unterhalb der Wurzelspitzen ihrer Vorgänger. Dies führt bereits zu einer größeren Höhe der unteren Gesichtspartie (zum Vergleich siehe Abb. 18, 25a und 25b).

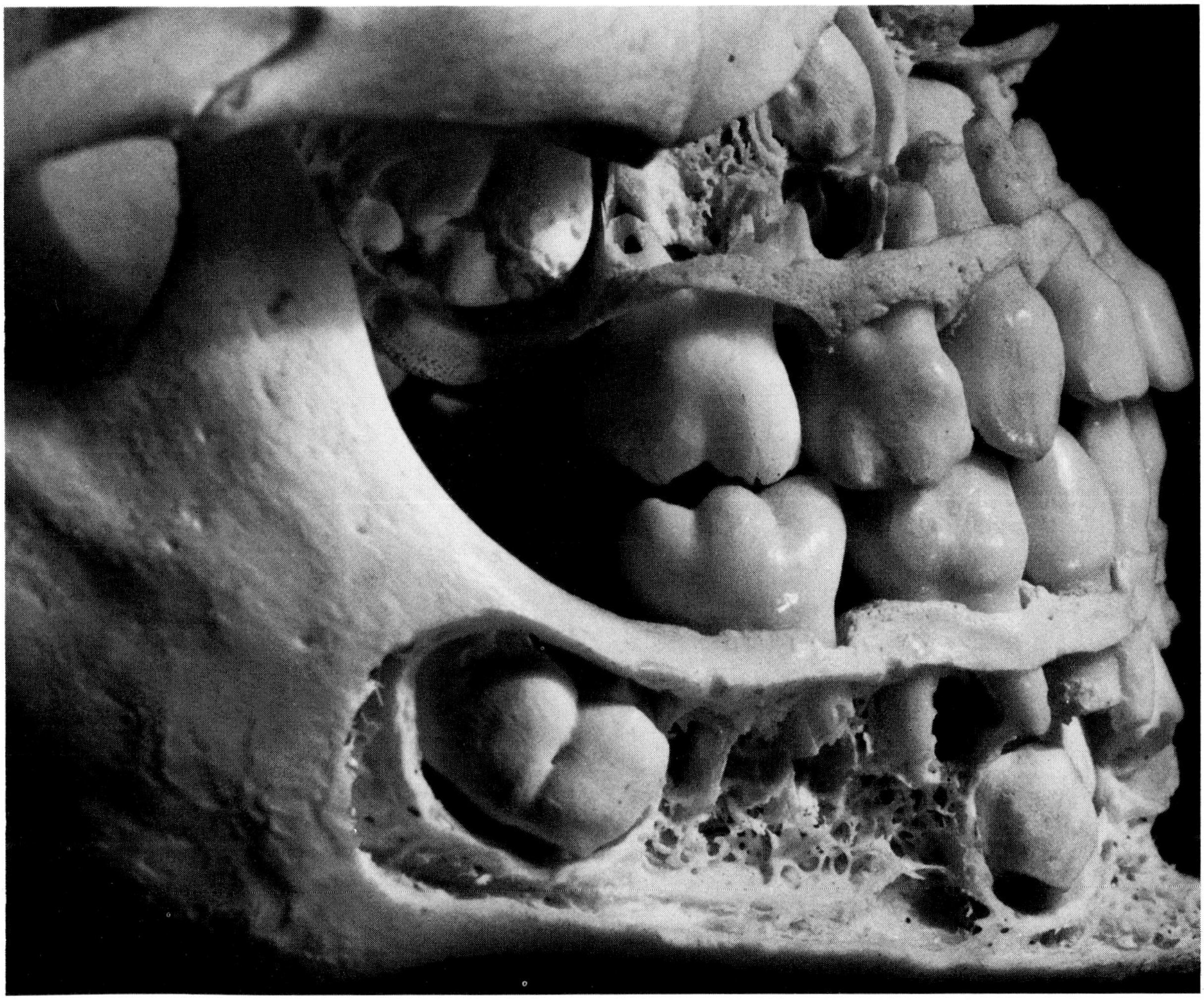

Abbildung 29

Die Wurzeln der zweiten Milchmolaren sind nur teilweise ausgebildet, und ihre Kauflächen haben noch keinen vollständigen Okklusionskontakt. Die bleibenden Eckzähne im Oberkiefer und Unterkiefer stehen etwas distal von ihren Vorgängern und sehr nahe an den mesialen Wurzeln der ersten Milchmolaren. Vom ersten oberen Prämolaren ist nur seine Alveole und sein Entwicklungsbeginn zu sehen.
Die Kronen der bleibenden ersten Molaren sind zu $^2/_3$ ausgebildet. Der erste untere Molar liegt vor dem Gonionwinkel, und seine Alveole ist kaum größer als die Zahnkrone selbst. Die Knochenstruktur des Unterkiefers ist stabiler als diejenige des Oberkiefers.
Der Verlauf des Alveolarknochens an den zervikalen Rändern der durchgebrochenen Zähne folgt genau der Schmelzzementgrenze. Nicht alle Teile der Wurzeln sind mit Knochen bedeckt. Der knöcherne Alveolarkamm weist im Bereich der mittleren und seitlichen Schneidezähne bereits einen gewissen Schwund auf; bei letzteren allerdings in einem etwas geringerem Maße. Dies ist bei den Eckzähnen nicht der Fall. Beachten Sie auch, daß die Bifurkation der Milchmolaren innerhalb der alveolären Knochenstruktur liegt.

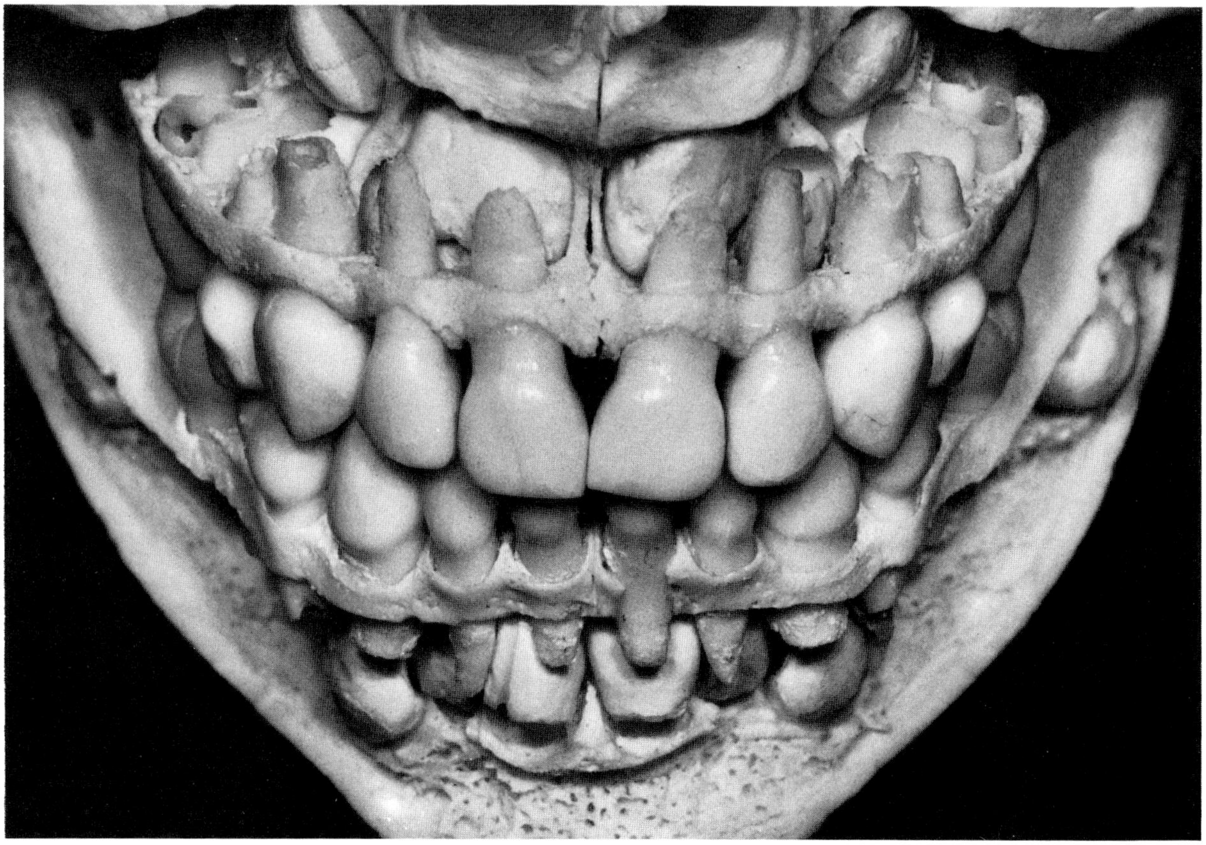

Abbildung 30 a

Die Vorderansicht zeigt die Wurzeln der Milchzähne sowie die sich bildenden Kronen der bleibenden Zähne. Ungefähr $^2/_3$ der Länge der Zahnwurzeln der oberen mittleren und $^3/_4$ der Länge der seitlichen Schneidezähne stehen im Knochen.
Die Kronen der bleibenden oberen mittleren Schneidezähne sind noch sehr nahe dem Nasenboden und liegen palatinal der Wurzelspitzen ihrer Vorgänger. Die Kronen der oberen Eckzähne sind seitlich der Apertura piriformis gelagert; sie befinden sich oberhalb aller sich im Oberkiefer entwickelnden bleibenden Zähne.
Durch Entfernung der Milchzähne könnte man die Lage der bleibenden Zähne innerhalb des Kiefers noch wesentlich besser abschätzen (siehe Abb. 34).

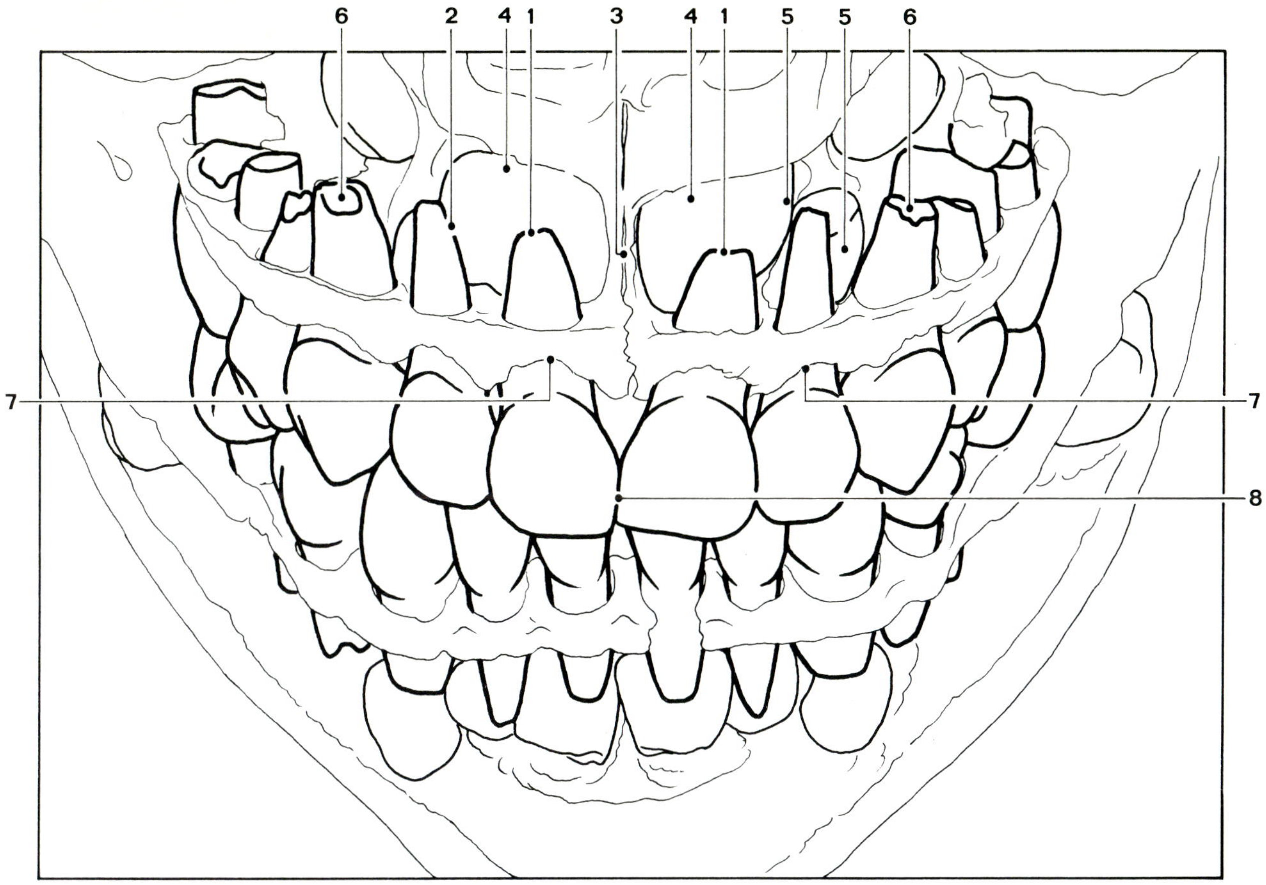

Abbildung 30 b

1. Resorption an den Wurzelspitzen der oberen mittleren Milchschneidezähne.
2. In Abhängigkeit von der nebenstehenden Krone des bleibenden mittleren Schneidezahnes ist hier eine Resorption an der palatinalen Seite der Wurzel des oberen rechten seitlichen Schneidezahnes deutlich sichtbar.
3. Beachten Sie die intermaxilläre Naht und das starke Knochenseptum zwischen den Alveolen der bleibenden mittleren Schneidezähne.
4. Die Kronen der bleibenden oberen mittleren Schneidezähne sind ungefähr zur Hälfte entwickelt.
5. Beachten Sie die Drehung der linken bleibenden oberen mittleren und seitlichen Schneidezähne, deutlich darauf hinweisend, daß sich hier ein primärer Engstand der permanenten Zahnreihe entwickelt[59].
6. Die Wurzeln der Milcheckzähne bauen sich weiter auf; sie sind noch nicht voll entwickelt.
7. Resorption am bukkalen Alveolarkamm.
8. Beachten Sie die approximale Abrasion der Inzisivi.

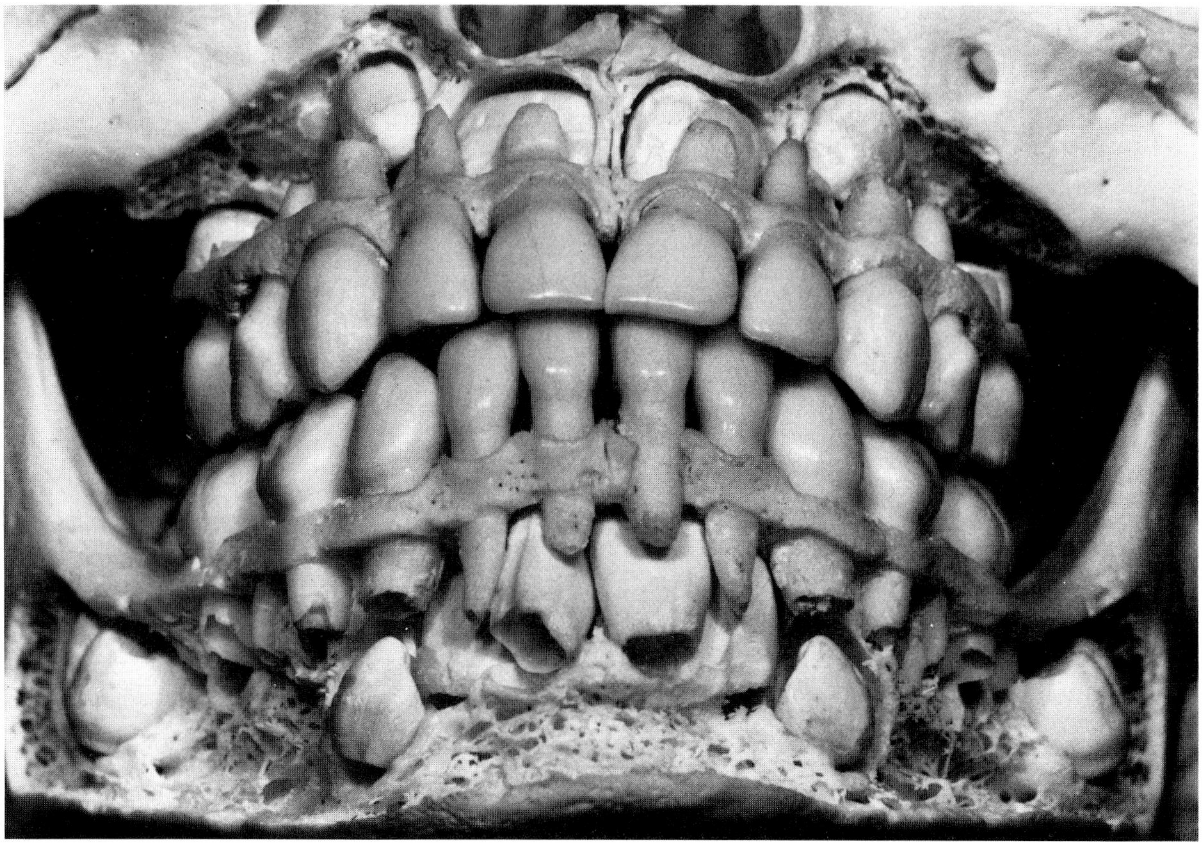

Abbildung 31 a

Im allgemeinen sind die Milchzähne – wie in diesem Schädel – gut im Zahnbogen ausgerichtet. Das Fehlen jeglichen Diastemas läßt jedoch darauf schließen, daß der spätere Umfang der Kieferkämme nicht ausreichend sein könnte, um den bleibenden Zähnen eine harmonische Einordnung zu ermöglichen. Die anormale Stellung des bleibenden rechten unteren Schneidezahnes ist ein weiteres Zeichen, das für einen späteren Engstand spricht; ähnlich übrigens die Drehung der oberen bleibenden Schneidezähne der Abbildung 30 b.
Marginale Knochenresorption ist an den labialen Zervikalflächen der Alveolarränder, die die Wurzeln der unteren Schneidezähne bedecken, entstanden; dies ganz besonders an den beiden mittleren Schneidezähnen.
Die Wurzeln der unteren mittleren Milchschneidezähne sind schon teilweise resorbiert. Die seitlichen Schneidezähne des Milchgebisses haben bereits vollständig oder fast vollständig ausgebildete Wurzeln, während die Eckzahnwurzeln noch weit offen sind.
Die Kronen der bleibenden unteren Eckzähne liegen nahe am Unterkieferrand. Beachten Sie auch, daß die Eckzahnspitzen unterhalb der sich noch entwickelnden Wurzelfläche ihrer Vorgänger liegen. Die Kronen der bleibenden Eckzähne sind in lateraler Richtung protrudiert und für die Ausbuchtung der sie bedeckenden Knochenstruktur (in der Abbildung entfernt) verantwortlich.

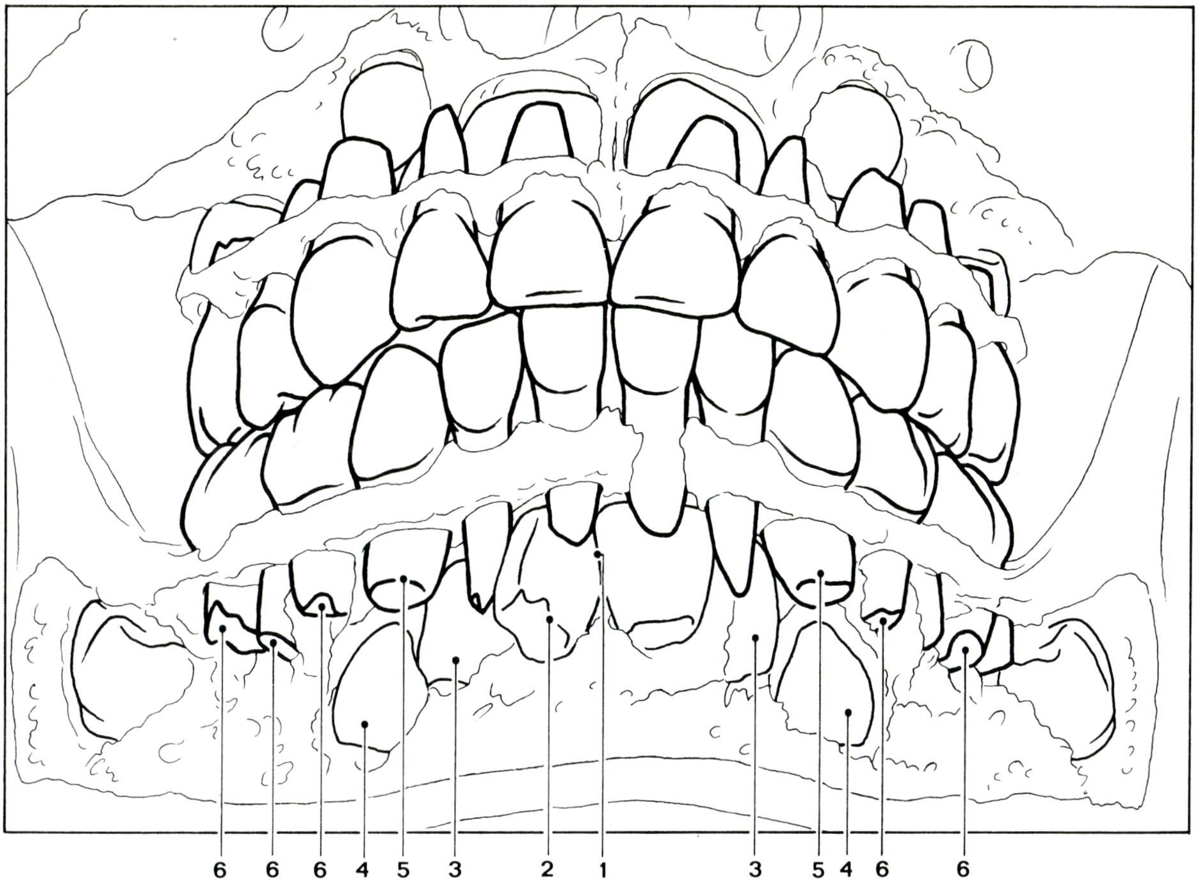

Abbildung 31 b

1. Die bleibenden mittleren Schneidezähne des Unterkiefers stehen in engem Kontakt; zwischen beiden ist keine Knochenstruktur vorhanden.
2. Beachten Sie die Rotation der Krone des bleibenden unteren rechten mittleren Schneidezahnes.
3. Die Kronen der bleibenden seitlichen Schneidezähne sind schon halbwegs entwickelt und liegen lingual von denjenigen der mittleren Schneidezähne.
4. Die sich aufbauenden Kronen der bleibenden unteren Eckzähne.
5. Der Aufbau der Eckzahnwurzeln des Milchgebisses. Beachten Sie, daß die Stellung der sich bildenden Teile dieser Zähne und die der bleibenden Zähne sich nach dem Durchbruch der Milchzähne verändert hat. Die bleibenden unteren Eckzähne sind nicht mehr in einer lingualen Position zu den Milcheckzähnen, sondern eher direkt unter den Wurzeln.
6. Die Wurzelbildung der Molaren des Milchgebisses.

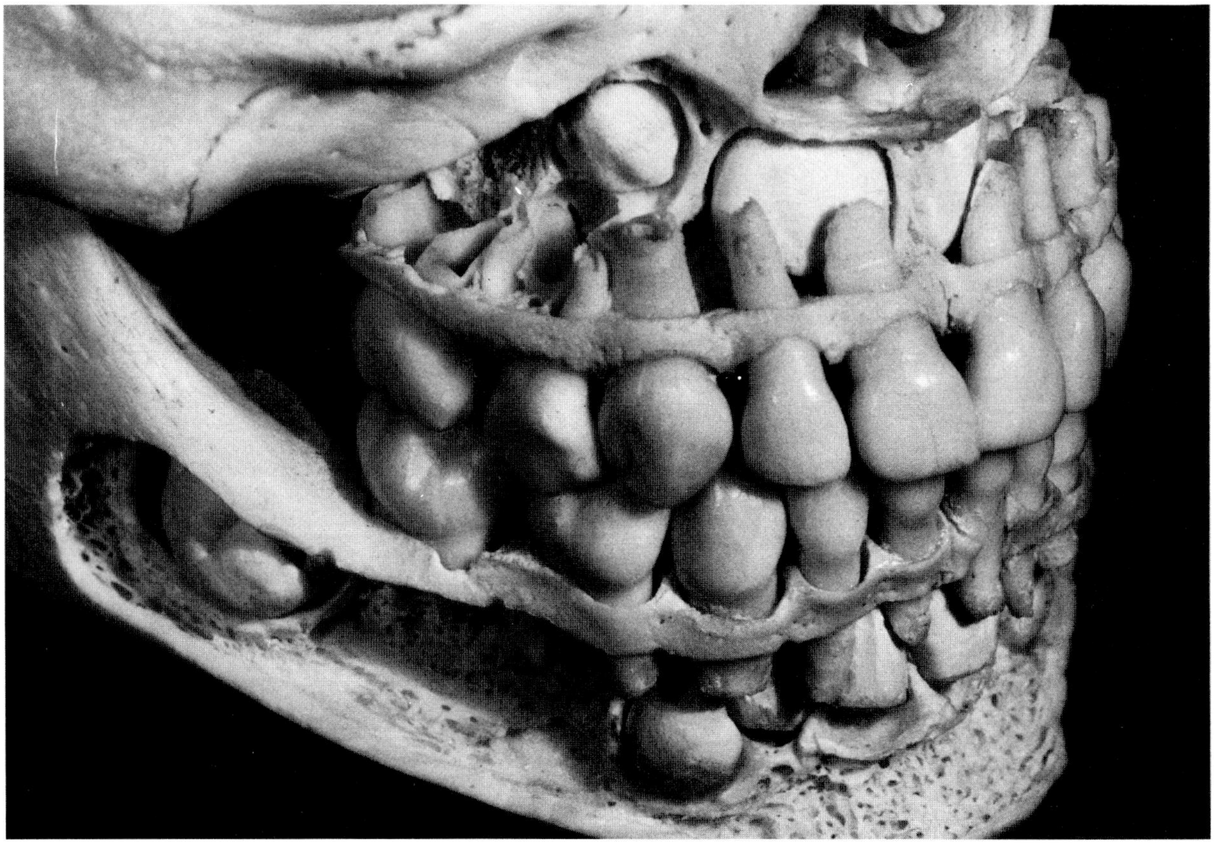

Abbildung 32a

Die Krone des permanenten oberen mittleren Schneidezahns entwickelt sich palatinal der Wurzeln der beiden Schneidezähne des Milchgebisses. $^1/_3$ der Originallänge der Wurzel des oberen mittleren Milchschneidezahnes ist resorbiert, weniger beim seitlichen. Die Wurzel des oberen Milcheckzahnes ist noch weit offen.
Die Krone des bleibenden Eckzahnes liegt hoch und seitlich der Apertura piriformis. Seine Höckerspitze liegt oberhalb, distal und lingual der sich entwickelnden Wurzel seines Vorgängers, seine Krone ist nach mesial geneigt.
Die Bifurkation an den Milchmolaren liegt sehr nahe an den Zahnkronen selbst. Der zweite obere Milchmolar hat die Okklusion mit den Antagonisten noch nicht vollständig erreicht; er weist auch noch eine leichte Distalneigung auf. Die Wurzeln sind in ihrer Länge eher beschränkt. Ein Diastema zeigt sich zwischen den ersten und zweiten Molaren des Milchgebisses.

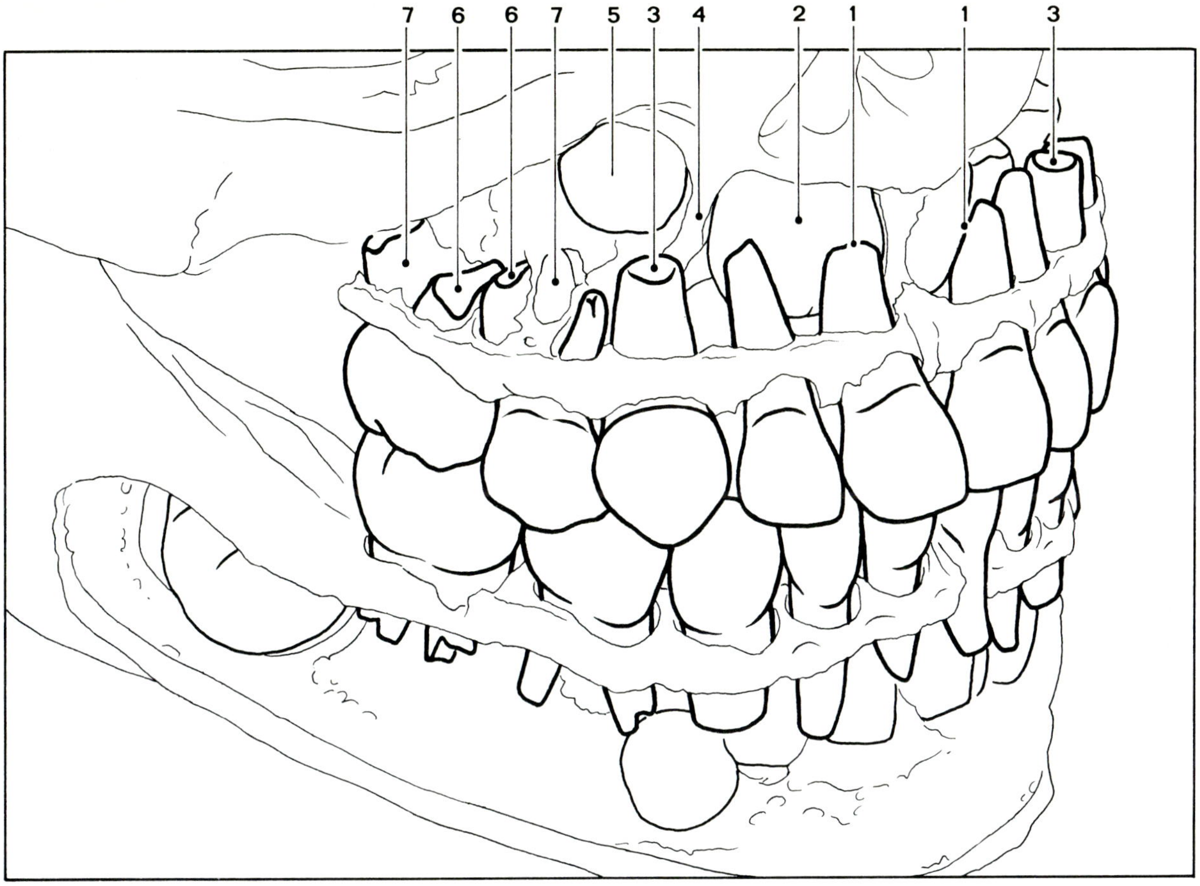

Abbildung 32b

1. Resorption an den Wurzelspitzen der beiden mittleren Schneidezähne des Milchgebisses.
2. Die Bildungszone des bleibenden oberen mittleren Schneidezahns liegt direkt unter dem Nasenboden. Jedoch haben die Wurzelspitzen der vier Schneidezähne des Milchgebisses ihre Relation zum Nasenboden wesentlich verändert: ein Beweis für eine noch nach dem Durchbruch gemachte Bewegung!
3. Die Wurzeln der Milcheckzähne sind noch in der Entwicklung.
4. Beachten Sie die enge Beziehung zwischen den Kronen der bleibenden oberen mittleren Schneidezähne und der Eckzähne, die durch ein starkes Knochenseptum getrennt sind. Die Krone des bleibenden seitlichen Schneidezahnes liegt palatinal hinter derjenigen des bleibenden mittleren Schneidezahns. Diese Lage ist ein deutlicher Hinweis für einen späteren Engstand innerhalb der Zahnreihe.
5. Die Krone des bleibenden Eckzahnes liegt seitlich direkt neben der Apertura piriformis.
6. Die Wurzeln der Milchmolaren sind noch nicht vollständig entwickelt.
7. In den Einbuchtungen zwischen den Wurzeln der Milchmolaren konnten keine Spuren sich bildender Prämolaren festgestellt werden.

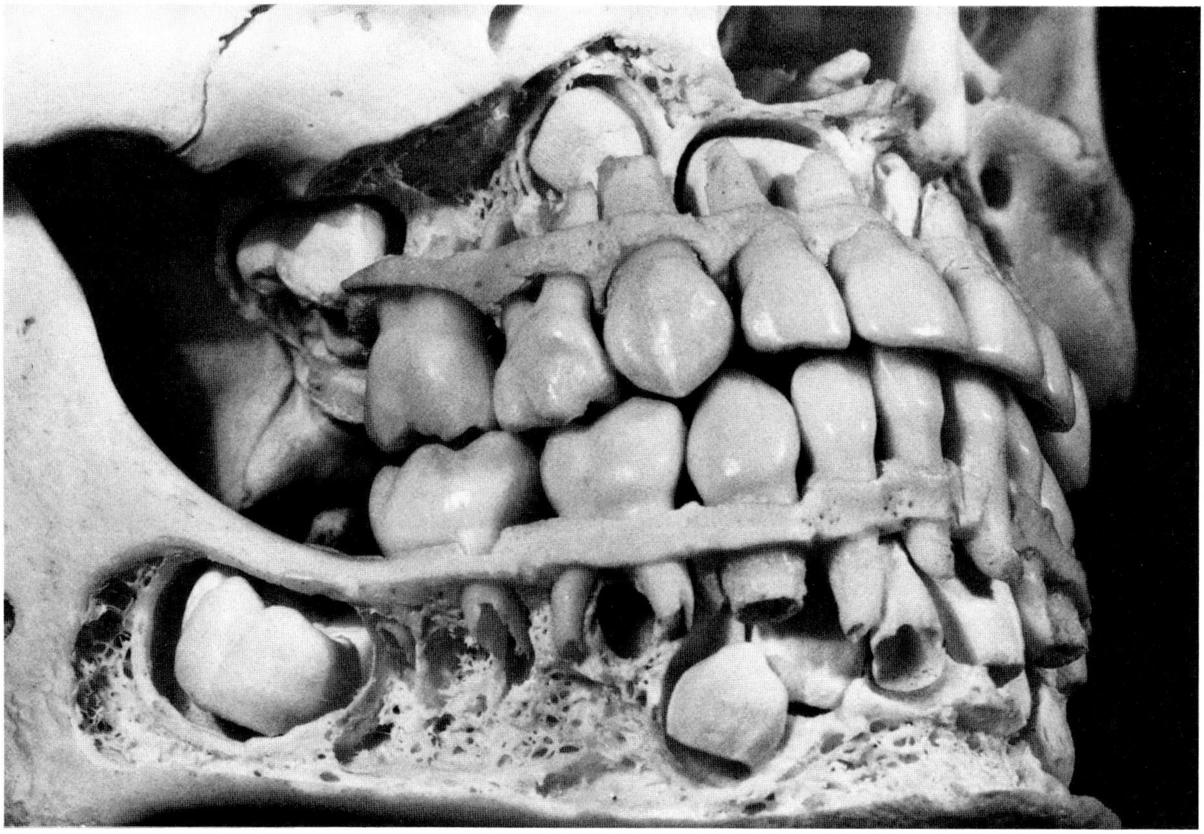

Abbildung 33 a

Die sich entwickelnde Krone des unteren Eckzahnes befindet sich sehr nahe an der Begrenzung des Unterkiefers und ihre Höckerspitze liegt unterhalb und lingual der noch nicht vollständig ausgebildeten Wurzel des Milcheckzahnes. Der untere zweite Milchmolar ist noch nicht vollständig durchgebrochen. Die Wurzeln sind sehr kurz. In Höhe der mesialen Fläche des zweiten oberen Milchmolaren hat der marginale Alveolarknochen keinen Kontakt mit dem Zahn. Zweifellos ist dies auf die Tatsache zurückzuführen, daß die Öffnung, die erst vor kurzem für den Durchbruch der sehr breiten Zahnkrone benötigt worden ist, noch nicht wieder mit Knochensubstanz aufgefüllt werden konnte, um den engen Zahnhals zu umfassen.
Die Wurzeln der ersten Milchmolaren sind noch nicht vollständig entwickelt. (Beachten Sie die hochliegende Bifurkation im ersten unteren Milchmolaren.) Das gleiche gilt auch für den zweiten Milchmolaren. Der bleibende untere rechte mittlere Schneidezahn ist gekippt, gedreht und labial protrudiert.
Die Knochenstruktur am Fundus der oberen und unteren Eckzähne deutet darauf hin, daß keine Änderungen eingetreten sind, die den aktiven Durchbruch beeinflussen könnten.

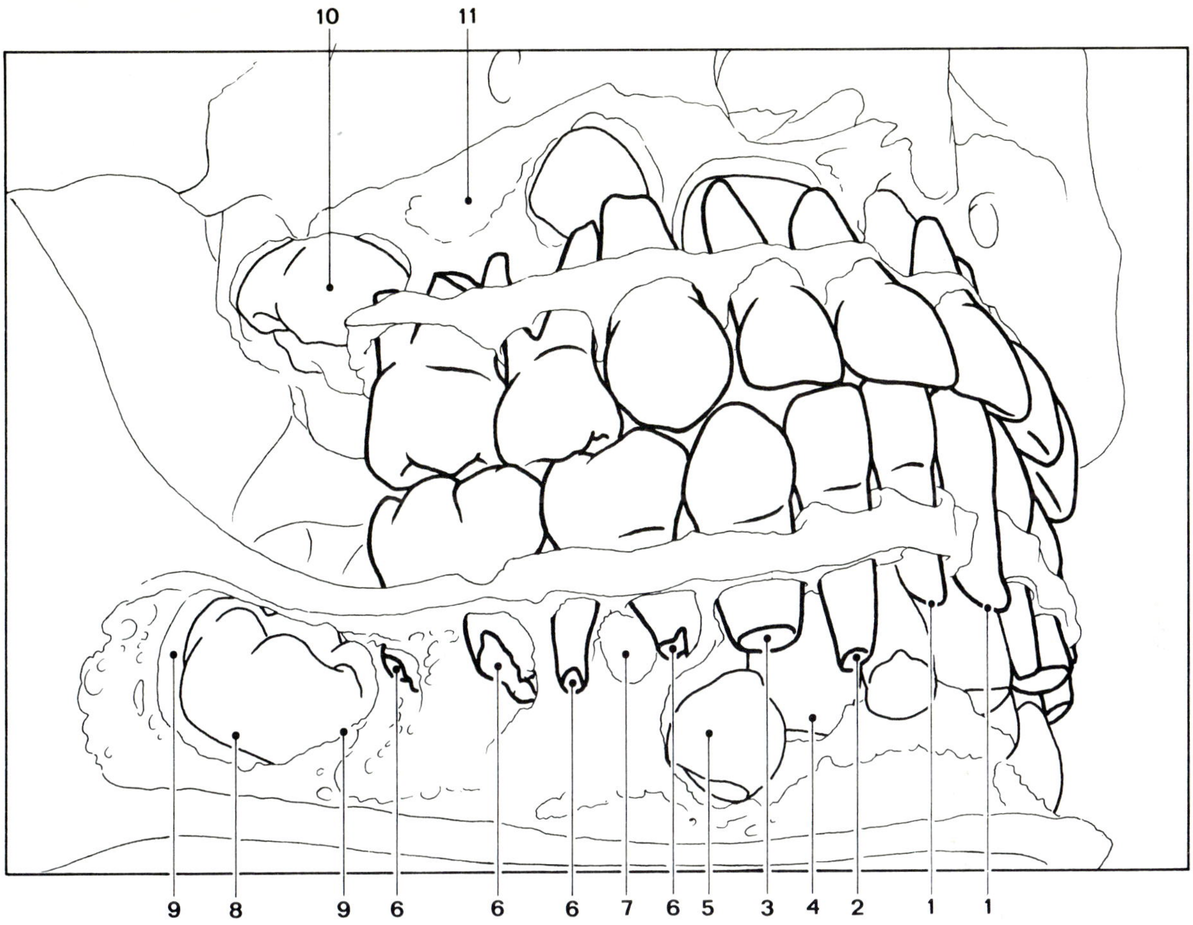

Abbildung 33b

1. Wurzelresorption an den unteren mittleren Schneidezähnen der Milchbezahnung.
2. Der noch offene Apex der unteren seitlichen Schneidezähne der Milchbezahnung. Beachten Sie den Unterschied in Wurzelform und -länge zwischen dem mittleren und seitlichen Milchschneidezahn.
3. Die nur teilweise aufgebaute Wurzel des Milcheckzahnes.
4. Die nur teilweise aufgebaute Krone des bleibenden unteren seitlichen Schneidezahnes.
5. Die nur teilweise aufgebaute Krone des bleibenden unteren Eckzahnes.
6. Die Wurzeln der Milchmolaren sind nur unvollständig entwickelt, besonders die des zweiten Milchmolaren.
7. Die leere Nische des ersten unteren Prämolaren liegt zwischen den Wurzeln des ersten Milchmolaren.
8. Die Krone des bleibenden ersten unteren Molaren ist noch unvollständig. Beachten Sie ihre mesiale und linguale Neigung sowie ihre Lage in bezug auf den Processus coronoideus und den aufsteigenden Ast.
9. Die Wand der Nische für den bleibenden unteren ersten Molaren. Beachten Sie den großen Unterschied zwischen der distalen und der mesialen Wandstärke.
10. Die Krone und die Nische des bleibenden ersten oberen Molaren. Beachten Sie seine distale und bukkale Neigung.
11. Die Knochen des Sinus maxillaris.

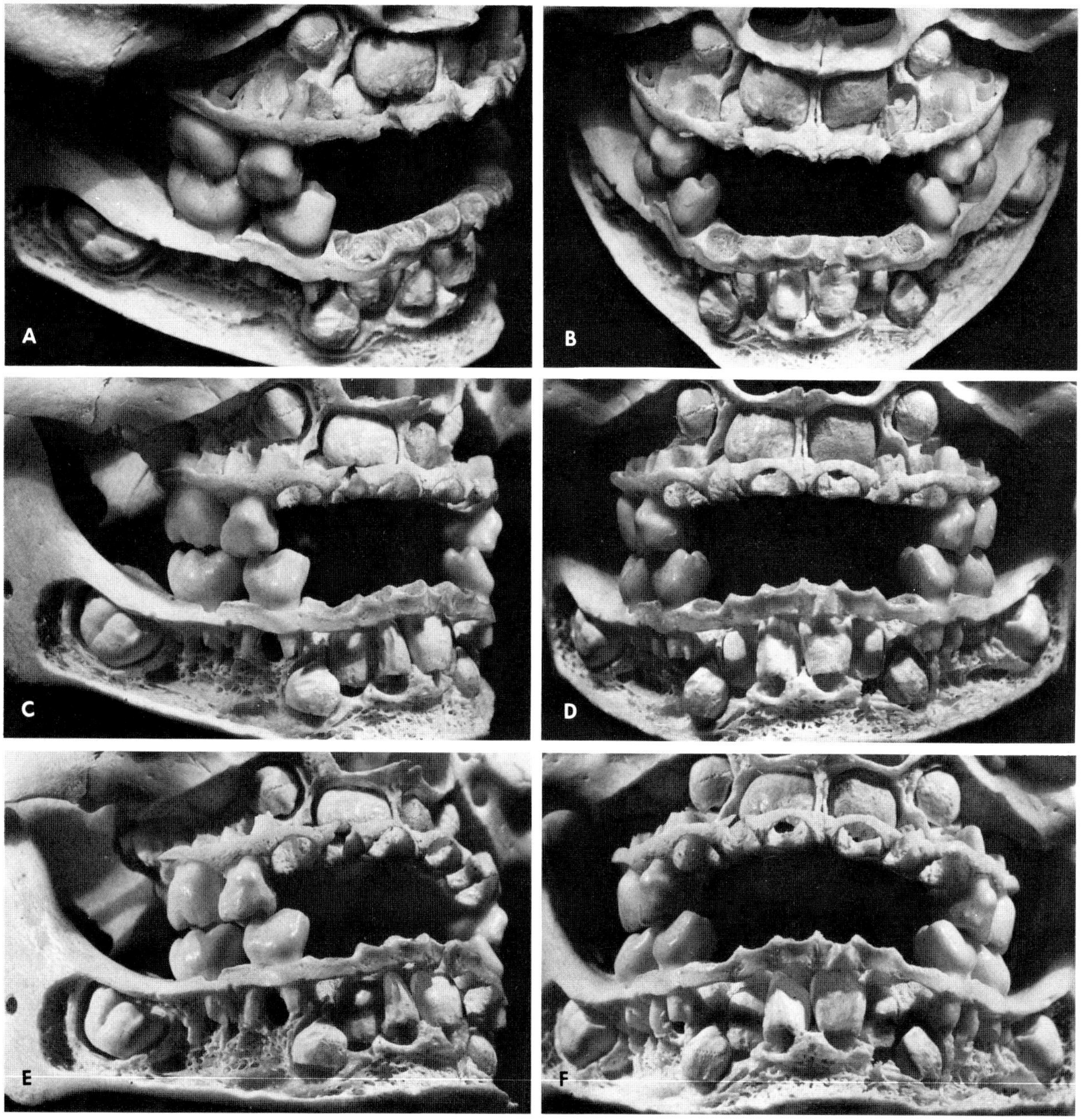

Abbildung 34

Alle Milchfrontzähne wurden entfernt, um die Lage der bleibenden Zähne während ihrer Entwicklung besser zu ersehen. Wie bereits erwähnt, zeigt dieser Schädel eine Ausrichtung der bleibenden Frontzähne, die typisch für einen späteren Engstand der Zahnreihe ist. Beachten Sie die anormale linguale und mesiale Stellung des oberen rechten seitlichen Schneidezahnes (Abb. 34A bis 34C); die Drehung beider oberer linker Schneidezähne (Abb. 34B); die Drehung des unteren rechten mittleren Schneidezahns (Abb. 34C, 34E und 34F) und die abweichende Neigung der beiden seitlichen Schneidezähne (Abb. 34D und 34F).

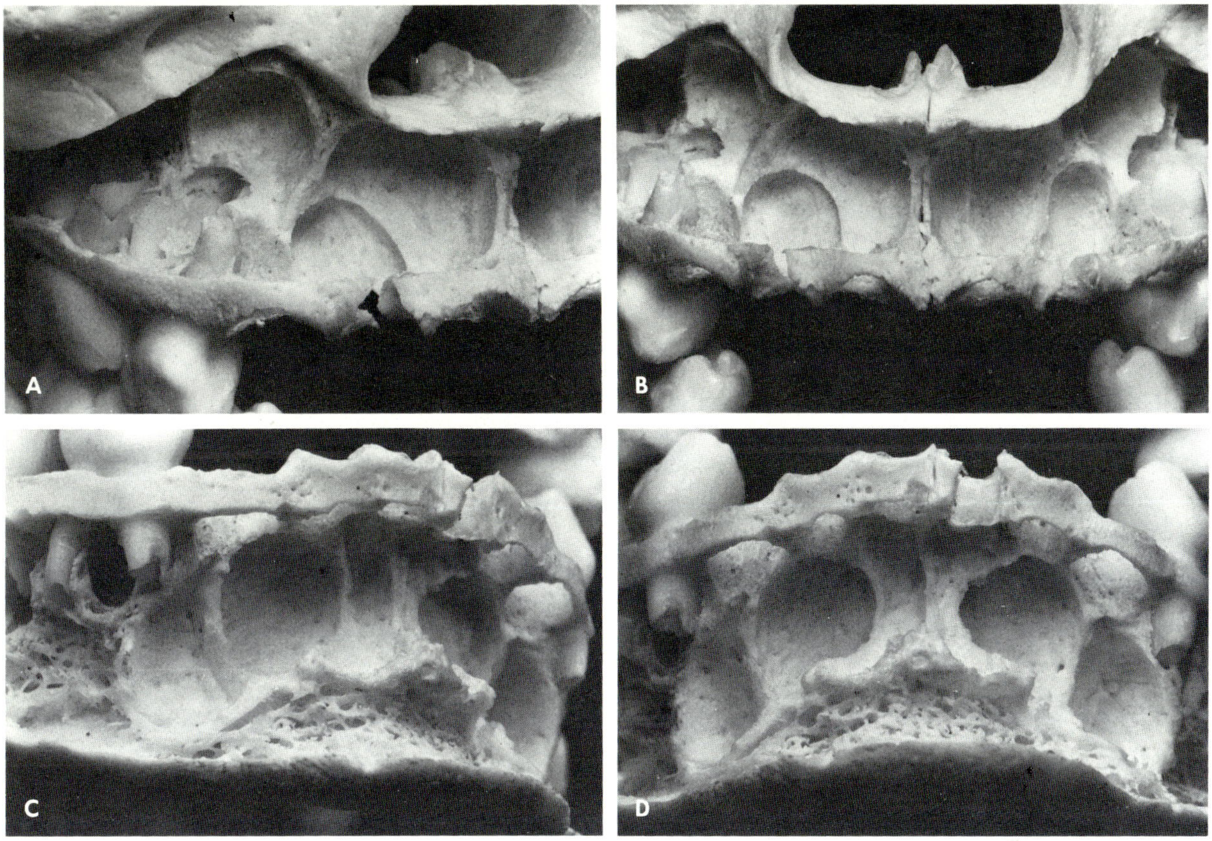

Abbildung 35

Nach Entfernung aller bleibenden und Milchzähne wird der innere Aufbau des Alveolarkammes besser sichtbar. Die bleibenden Zähne können in ihrem Lageverhältnis zueinander durch die Nischen, in welche sie eingebettet waren, genauestens bewertet werden. Beachten Sie die Asymmetrie in der Größe und Plazierung dieser Nischen.

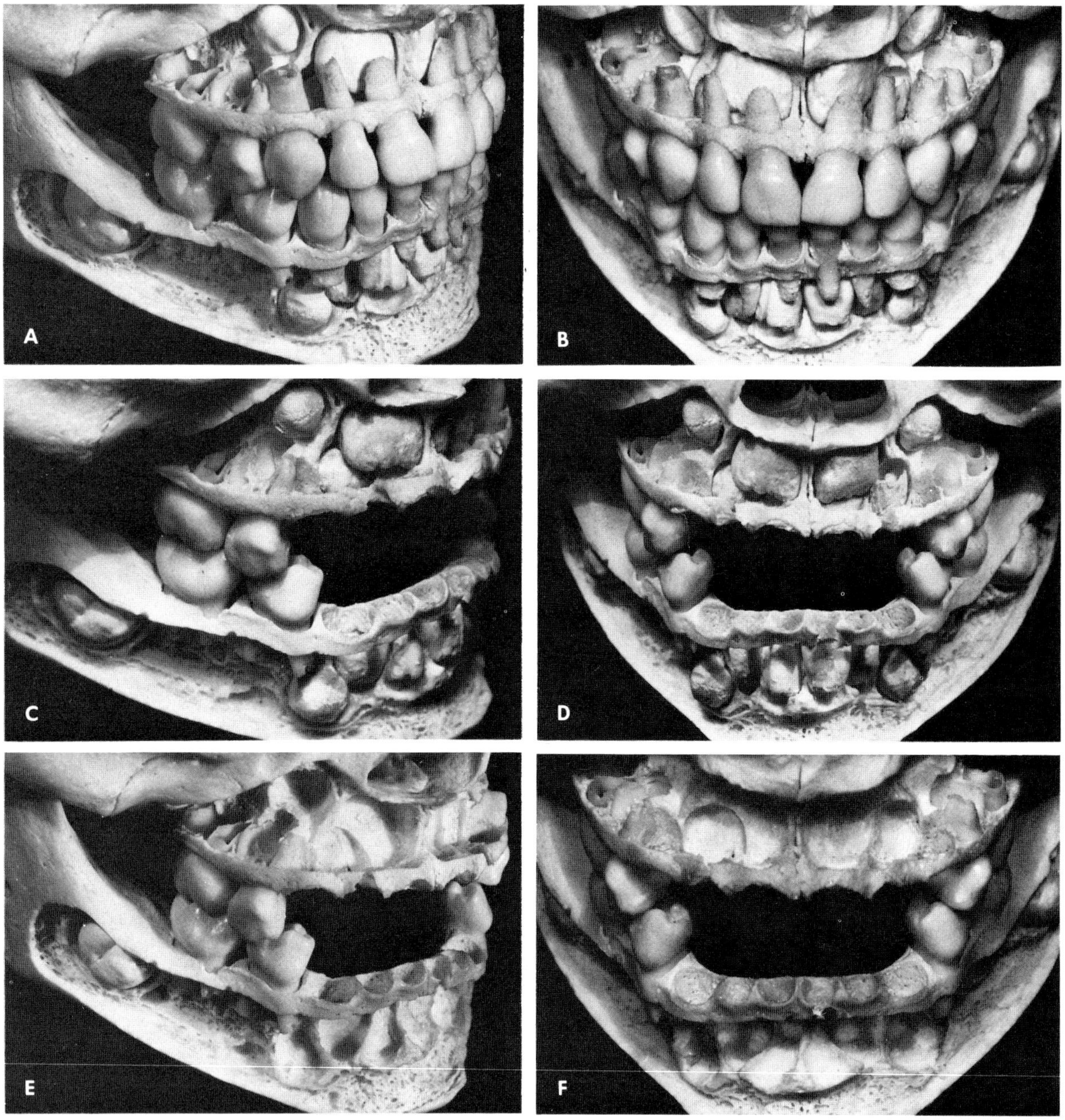

Abbildung 36

Gesamtansicht (von schräg oben) der alveolären Struktur sowie der Zahnanordnung im Schädel eines ungefähr zweieinhalb Jahre alten Kindes. Nach Entfernung der bukkalen Wand (Abb. 36A und 36B); nach Entfernung der Milchfrontzähne (Abb. 36C und 36D); nach Entfernung der bleibenden Frontzähne (Abb. 36E und 36F).

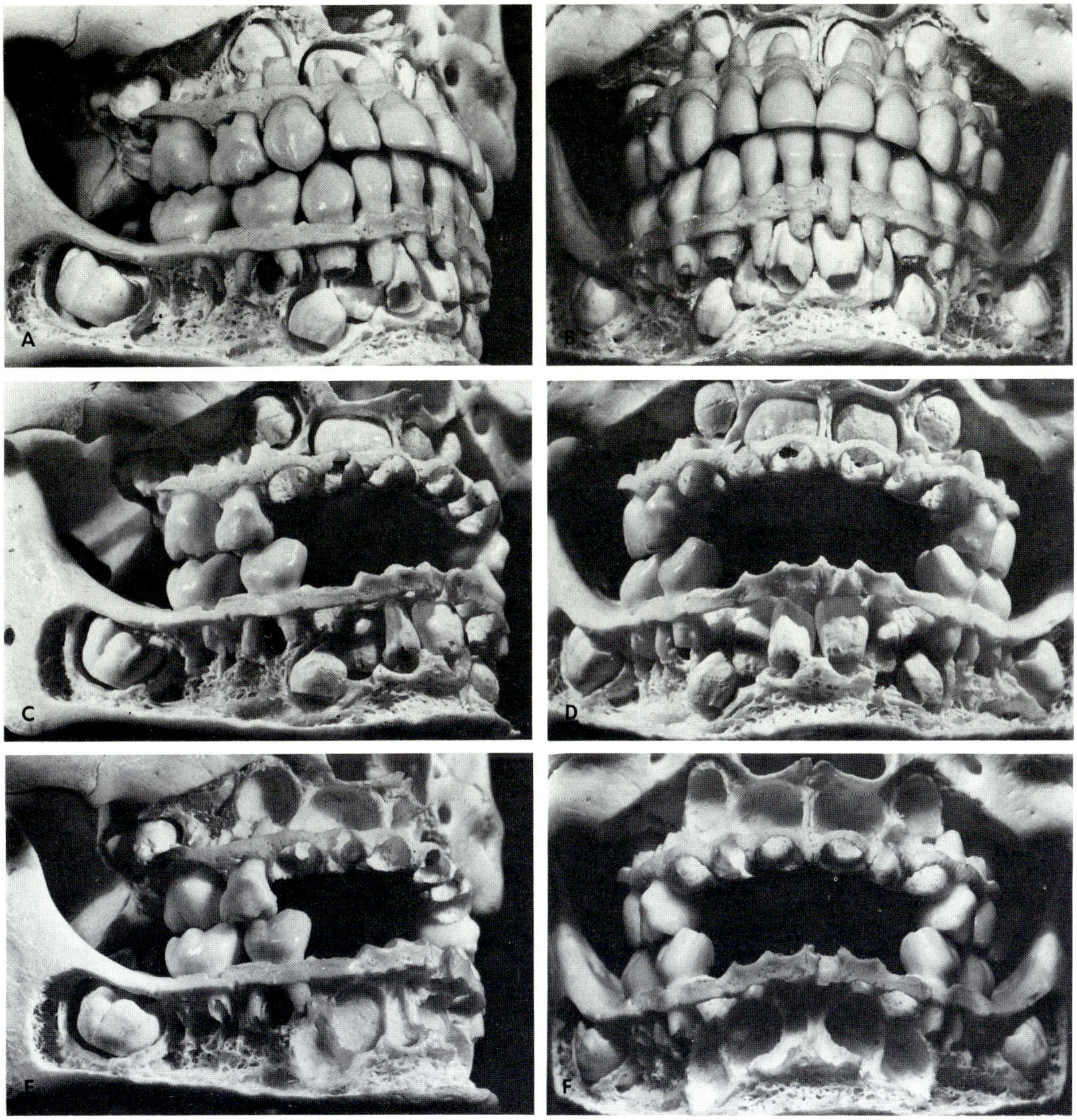

Abbildung 37

Gesamtansicht (von schräg unten) der alveolären Struktur sowie der Zahnanordnung im Schädel eines ungefähr zweieinhalb Jahre alten Kindes. Nach Entfernung der bukkalen Wand (Abb. 37A und 37B); nach Entfernung der Milchfrontzähne (Abb. 37C und 37D); nach Entfernung der bleibenden Frontzähne (Abb. 37E und 37F).

Zusammenfassung

Die Reihenfolge des Milchzahndurchbruchs ist genau definiert, und Abweichungen sind höchst selten. Immerhin sind aber Variationen den Zeitpunkt des Durchbruches betreffend bei verschiedenen Kindern feststellbar; teils ein sehr früher, teils ein sehr später Durchbruch. Dies hat genauso für das Milchgebiß wie für die bleibenden Zähne Gültigkeit. Es sieht so aus, als ob die dentale Reifung und der Zeitraum, den die Zähne zu ihrer Bildung benötigen, vollständig unabhängig von all den anderen Reifeprozessen, z. B. dem skelettalen Wachstum, sind.

Das Wachstum des anterioren Teiles des menschlichen Kiefers ist nach dem ersten Lebensjahr sehr begrenzt. Es ist nur wenig Platz für einen Richtungswechsel der Zahnkronen der bleibenden Frontzähne vorhanden, bevor sie mit aktiven Durchbruchsbewegungen beginnen können.

Der bemerkenswerte Unterschied zwischen den bleibenden und den Milchzähnen besteht darin, daß der sich aufbauende Teil der letzteren sich immer mehr oder weniger auf einer einzigen Ebene befindet; ganz im Gegensatz zu den späteren bleibenden Zähnen. Eine Wechselbeziehung kann auch zwischen den fast immer gleichen Längen der Milchzahnwurzeln und den Unterschieden in der Länge der Wurzeln der bleibenden Zähne festgestellt werden.

Während einige Milchzähne sich noch in der Phase der Wurzelbildung befinden, können andere, manchmal sogar danebenliegende, bereits in der Phase der Wurzelresorption sein. Das Milchgebiß entsteht in einer relativ kurzen Zeit, ist aber auch nur während eines begrenzten Zeitraumes funktionsfähig. Außerdem variiert die Wechselgebißperiode vom Milchgebiß zur bleibenden Zahnreihe zeitlich ganz enorm. Als Beispiel: Die Eckzähne des Milchgebisses werden erst etwa sechs Jahre später als die mittleren Schneidezähne ersetzt! Die beachtlichen Kieferveränderungen in den ersten zweieinhalb Lebensjahren dienen als Einleitung der Entwicklungen der späteren Jahre.

Die in diesem Kapitel gezeigten Schädel weisen nur wenige und verhältnismäßig kleine Lücken zwischen den Zähnen auf. Normalerweise ist aber wesentlich mehr Platz in beiden Kiefern vorhanden. Dieses Mehr an Platz spielt eine wichtige Rolle für die harmonische Ausrichtung der größeren bleibenden Frontzähne in einem Raum, der ursprünglich von kleineren Milchzähnen eingenommen worden ist. Jedoch muß beachtet werden, daß die Abhängigkeit zwischen den mesiodistalen Kronenausdehnungen der bleibenden und der Milchzähne gering ist[40]. Dies bedeutet also, daß entweder relativ kleine Milchzähne durch wesentlich größere bleibende Zähne respektive größere Milchzähne durch kleine bleibende Zähne ersetzt werden können.

3

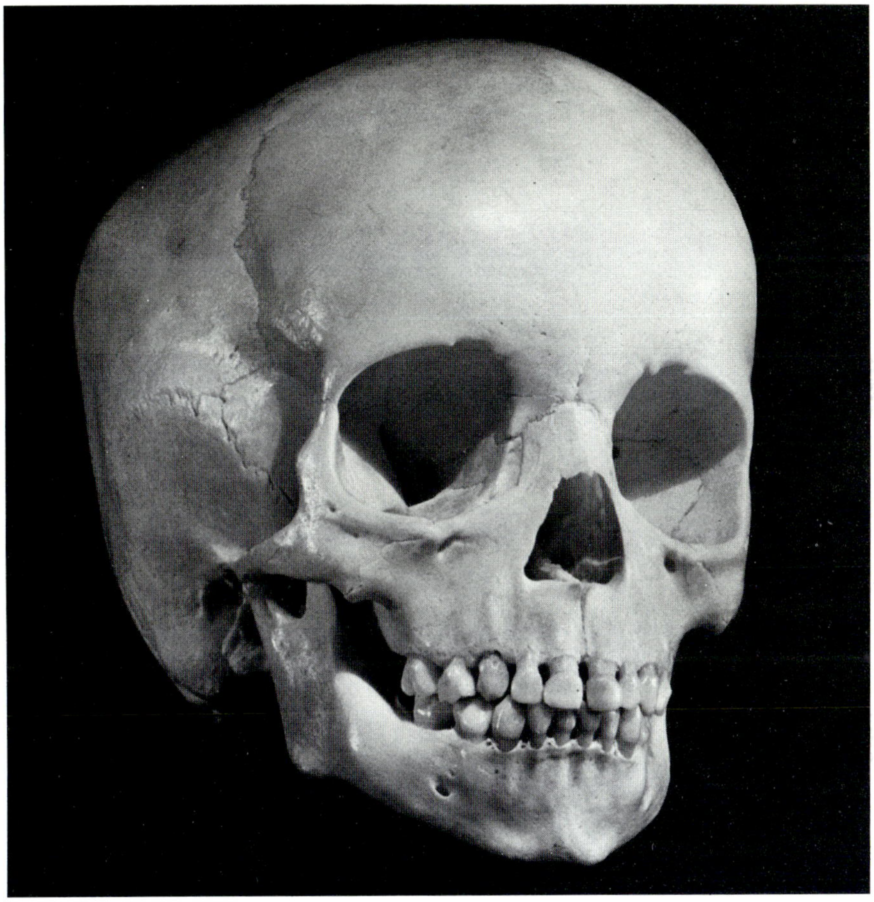

Das Milchgebiß bis zum Zahnwechsel

Diese Entwicklungsstufe umfaßt eine Periode, die von zweieinhalb Jahren bis zu sechs Jahren andauert, ein Zeitraum, in dem keine auffälligen intraoralen Veränderungen stattfinden. Die Zahnbögen sind vollständig und haben eine halbrunde Form. Alle Milchzähne haben die Okklusionsebene und damit ihre volle Funktion erreicht. Die Milchzähne stehen mehr oder weniger senkrecht und oft sind zwischen ihnen Zahnlücken wahrnehmbar. In diesem Stadium entwickeln sich auch typische Abrasionsflächen.
Der Gesichtsschädel eines Kindes ist während dieser Periode klein; der Sinus maxillaris nur von beschränkter Ausdehnung. Zwischen dem Nasenboden und dem Unterkieferrand ist der Raum mit Milchzähnen und den sich entwickelnden bleibenden Zähnen ausgefüllt.
Die Teile der Kiefer, die die Milchbezahnung enthalten, verändern ihre Größe nur unwesentlich. Der Zahnbogen ist mehr oder weniger konstant, und praktisch finden keine Dimensionsveränderungen – weder in der Breite noch in der Höhe – statt. Nur eine geringfügige Verbreiterung des Abstandes zwischen den Eckzähnen tritt auf, und zwar kurz bevor und während der Zeit, in der die Milchschneidezähne verlorengehen und ihre Nachfolger durchbrechen.
Die Größenzunahme der beiden Kiefer in sagittaler Richtung entsteht durch dorsale Knochenapposition in Höhe der Tubera maxillaria. Sie ist für eine Oberkieferstrukturzunahme und eine relative ventrale Verschiebung verantwortlich. Im Unterkiefer beruht eine vergleichbare Größenzunahme auf Knochenablagerungen an den lingualen Flächen des anterioren Bereiches der aufsteigenden Äste und den sie begleitenden Resorptions- und Anbauerscheinungen. Dadurch erst entsteht der für den Durchbruch weiterer Seitenzähne benötigte Platz.
Die vertikale Dimensionszunahme des Gesichtsschädels wird hauptsächlich dadurch erreicht, daß die Knochenappositionen im alveolären Bereich stattfinden; ebenso gibt es Wachstum an den Unterkieferkondylen, im Bereich der maxillären Nähte und an der Synchrondrose des Keilbeines.

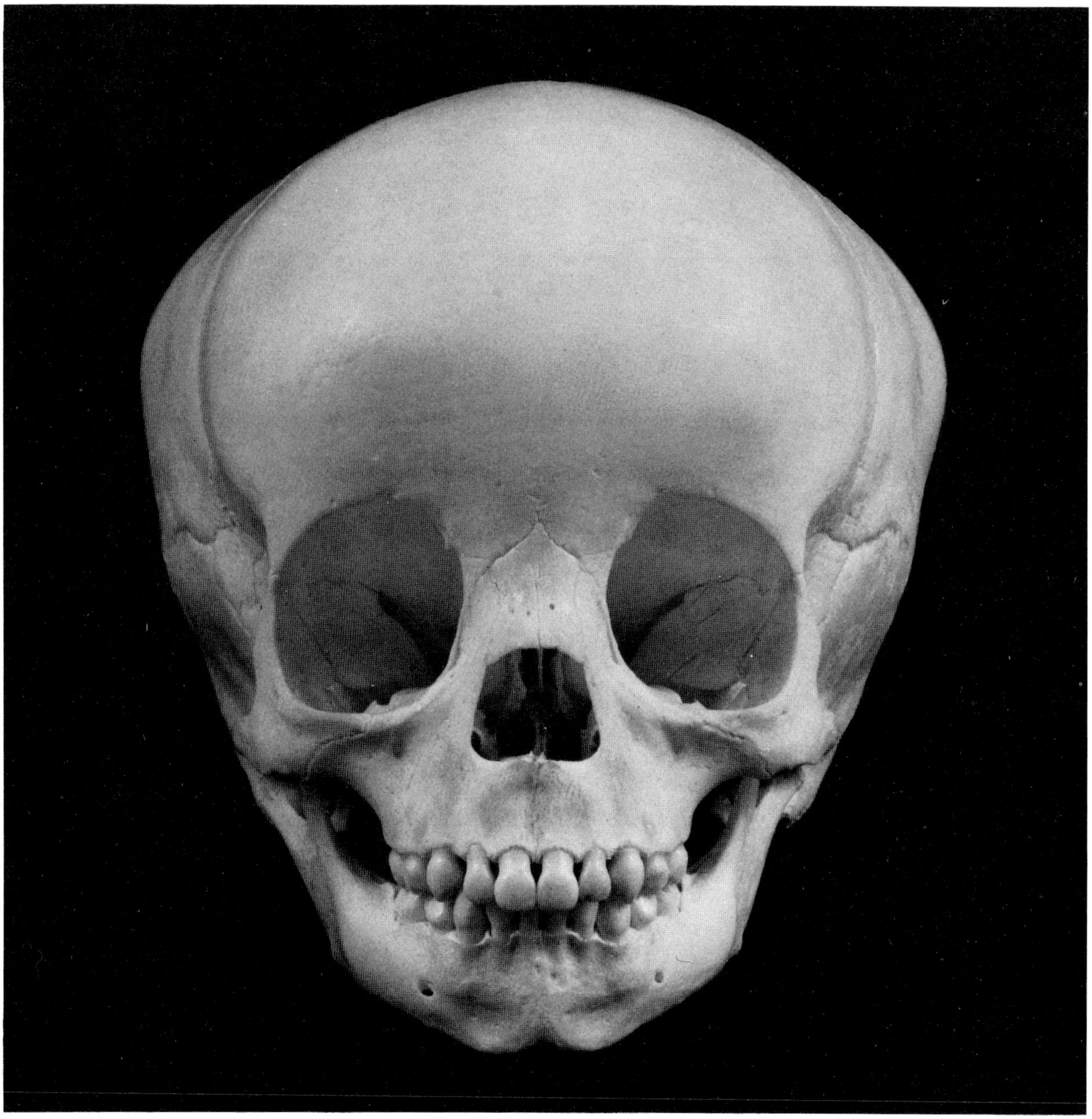

Abbildung 38

In diesem Schädel eines etwa vier Jahre alten Kindes ist das Splanchnocranium im Vergleich zum Neurocranium immer noch klein. Der Nasenboden liegt nur geringfügig tiefer als die unteren Ränder der Augenhöhlen. Ihre Distanz zum Unterkieferrand ist relativ gering. Die Entwicklung der Gesichtsbreite ist weiter fortgeschritten (im Vergleich zum Schädel eines Erwachsenen) als die der vertikalen und sagittalen Dimension. Der die Milchzähne tragende Teil des Kiefers hat schon fast die Breite wie bei einem Erwachsenen.
Die Form der bukkalen Oberflächen des alveolären Knochens wird hauptsächlich durch die Wurzeln der Milchzähne sowie die Zahnkronen der bleibenden Zähne bestimmt. Letztere sind am lebenden Menschen meistens tastbar.

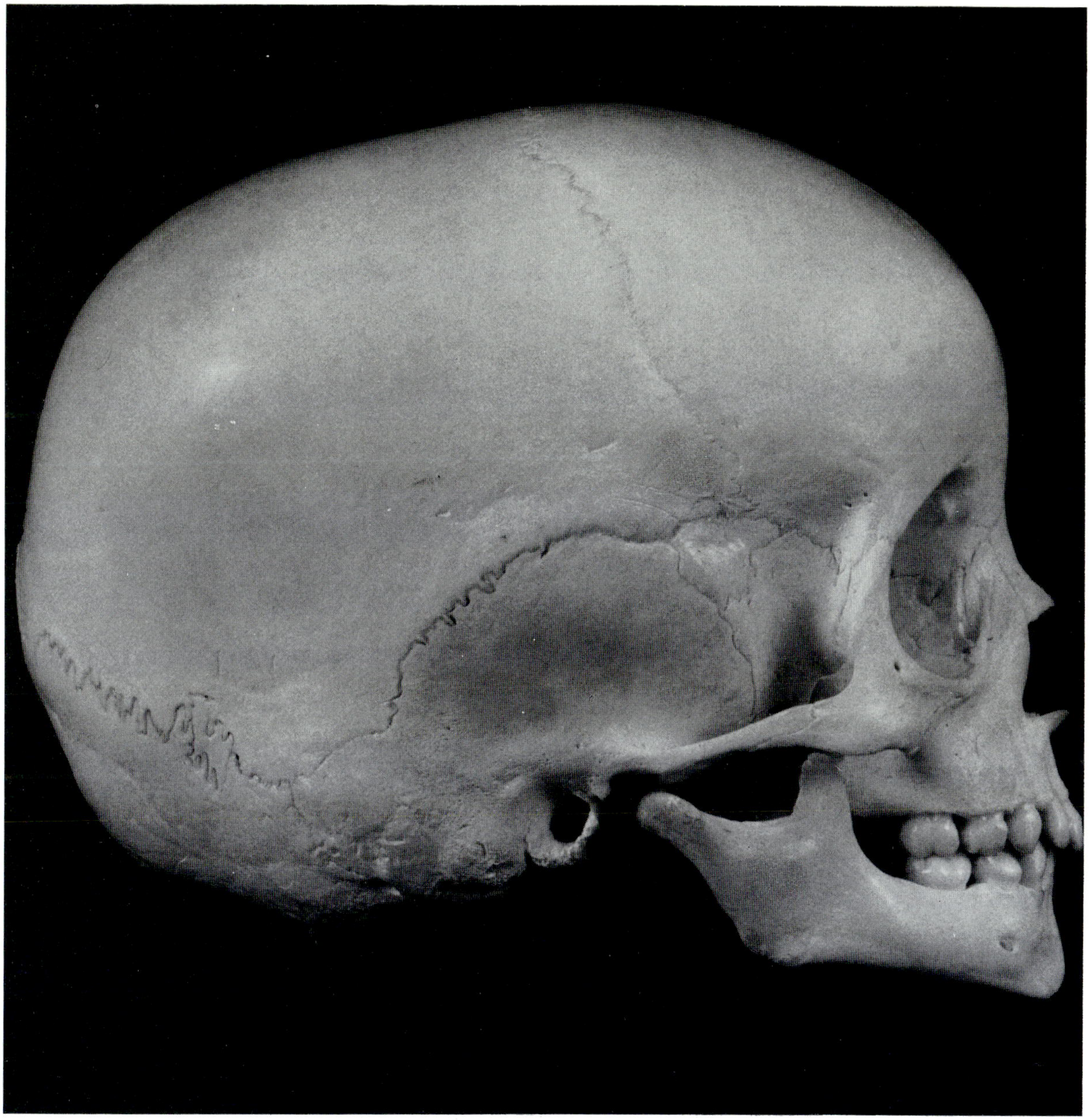

Abbildung 39

Bei dieser Seitenansicht ist der Unterschied zwischen den Neuro- und Splanchnocranium noch deutlicher. Der Unterkiefer ist relativ schmal, der aufsteigende Ast kurz. Das Kiefergelenk jedoch ist schon voll entwickelt.
Die Okklusion der Milchzähne ist mit derjenigen der bleibenden Zähne eines jungen Menschen vergleichbar. Antagonistische Molaren haben großflächigen Kontakt. Abhängig vom Unterschied der mesiodistalen Größenausdehnung zwischen den Zahnkronen der oberen und unteren zweiten Milchmolaren ist der distale Abschluß der Zähne entweder bündig oder weist eine mesiale Stufe auf. (Bei diesem Schädel ist ein leichter Überbiß festzustellen.) Als Regel gilt, daß die Milchzähne meist in ihrer Form symmetrisch sind; die Zahnachsen weisen nur eine geringe mesiodistale oder bukkolabiale Neigung auf.

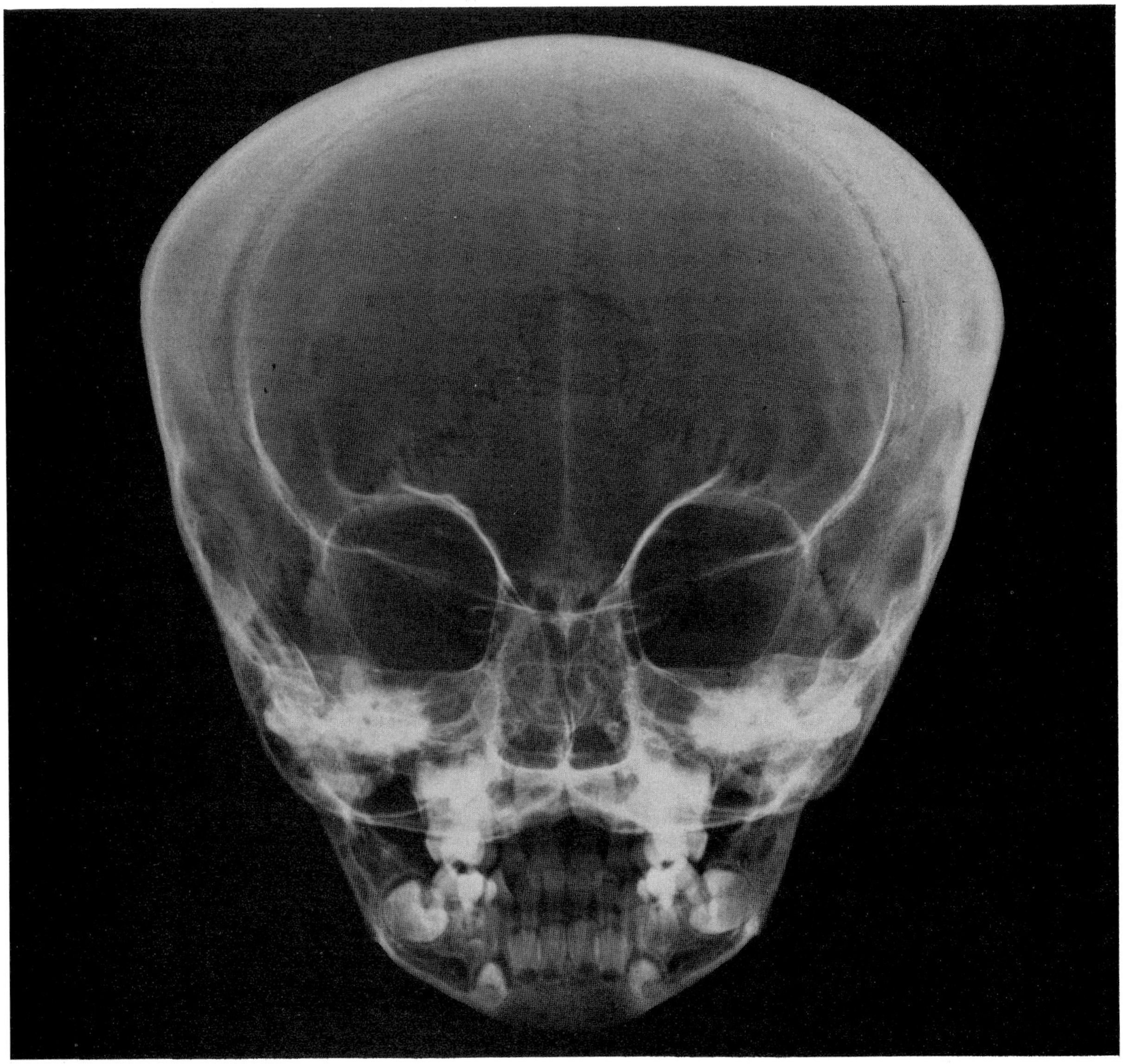

Abbildung 40

Transversal betrachtet beanspruchen die sich entwickelnden bleibenden Zähne verhältnismäßig viel Raum im Unterkiefer. Die Kronen der bleibenden Molaren liegen im Unterkiefer etwas lingual geneigt. Die bleibenden Schneidezähne im Oberkiefer und Unterkiefer befinden sich in einer überlappenden Position. Im Unterkiefer sind die mittleren Schneidezähne in Kontakt miteinander; sie sind bereits ein wenig näher der Okklusionsebene als die seitlichen. Die Eckzähne befinden sich in nächster Nähe des Unterkieferrandes.
Im Oberkiefer sind die Kronen der mittleren Schneidezähne in einer divergierenden Stellung; die Eckzähne liegen am höchsten. Die Molaren sind innerhalb des geringen Bereiches, der ihnen im Oberkiefer zur Verfügung steht, untergebracht und nehmen aus diesem Grunde auch seitlich weniger Platz ein als die unteren Molaren.

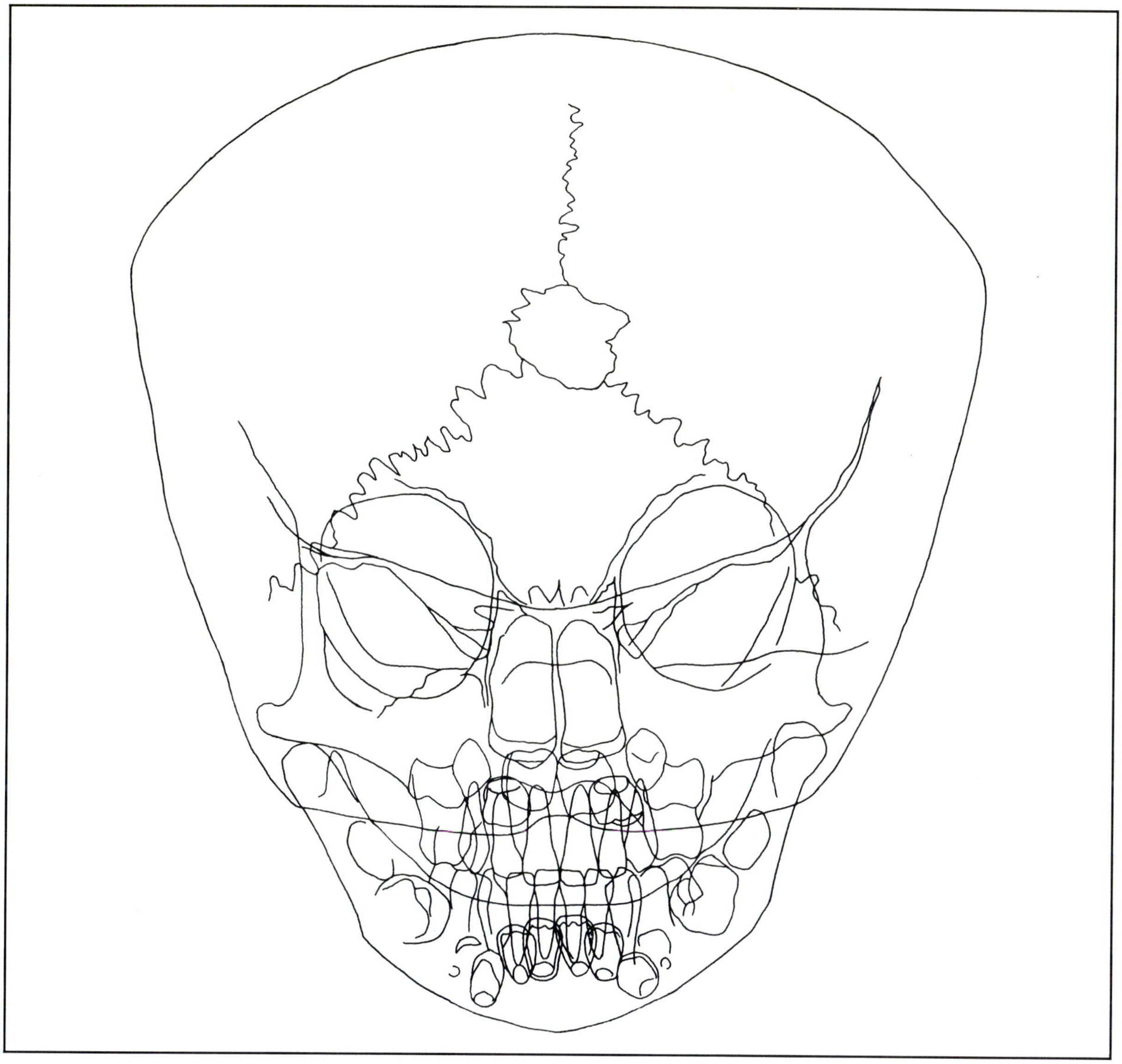

Abbildung 41

Die Skizze eines frontalen Röntgenbildes zeigt die Konturen der einzelnen Zähne auf. An den Wurzeln der Schneidezähne der Milchbezahnung hat bereits Resorption stattgefunden. Die Kronen der vier bleibenden unteren Schneidezähne sowie die der bleibenden oberen mittleren Schneidezähne sind noch nicht restlos entwickelt. Die Kronen der oberen seitlichen Schneidezähne sind zu knapp $^2/_3$ entwickelt und, im Vergleich mit den anderen Schneidezähnen, noch stark im Rückstand. Die Kronen der bleibenden Eckzähne sind in beiden Kiefern ungefähr zur Hälfte ausgebildet. Diese Eckzähne werden übrigens erst dann durchbrechen, wenn die Wurzeln schon teilweise vorhanden sind.
Beachten Sie die Stellung des zweiten unteren bleibenden Molaren im aufsteigenden Ast.

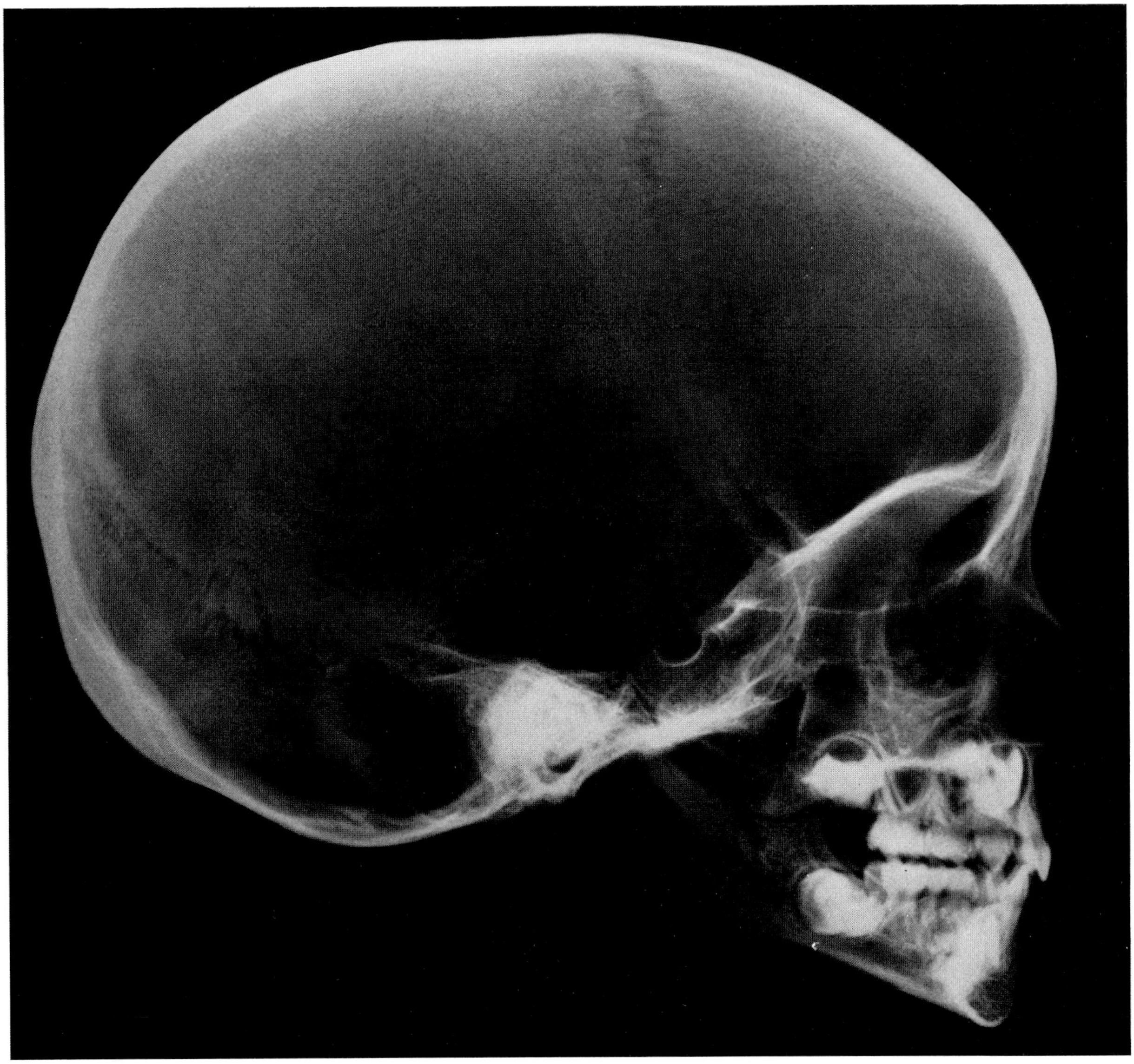

Abbildung 42

Die Synchrondrose des Keilbeines ist verhältnismäßig breit und scheint ein wichtiger Faktor in der vertikalen und anterioposterioren Entwicklung des Gesichtes zu sein. Wachstum an dieser Synchrondrose führt zu einer Verlängerung der rückwärtigen Schädelbasis, verbunden mit einer gleichzeitigen Entwicklung des Gesichtes.
Beachten Sie, daß in diesem Stadium kein frontaler Sinus sichtbar ist.
Einige Prämolaren sind im Anfangsstadium ihrer Entwicklung und liegen apikal zwischen den Wurzeln der Milchmolaren.
Die bleibenden Eckzähne entwickeln sich am entferntesten von der Okklusionsebene; meist reichen sie höher als das Gaumendach des Oberkiefers.

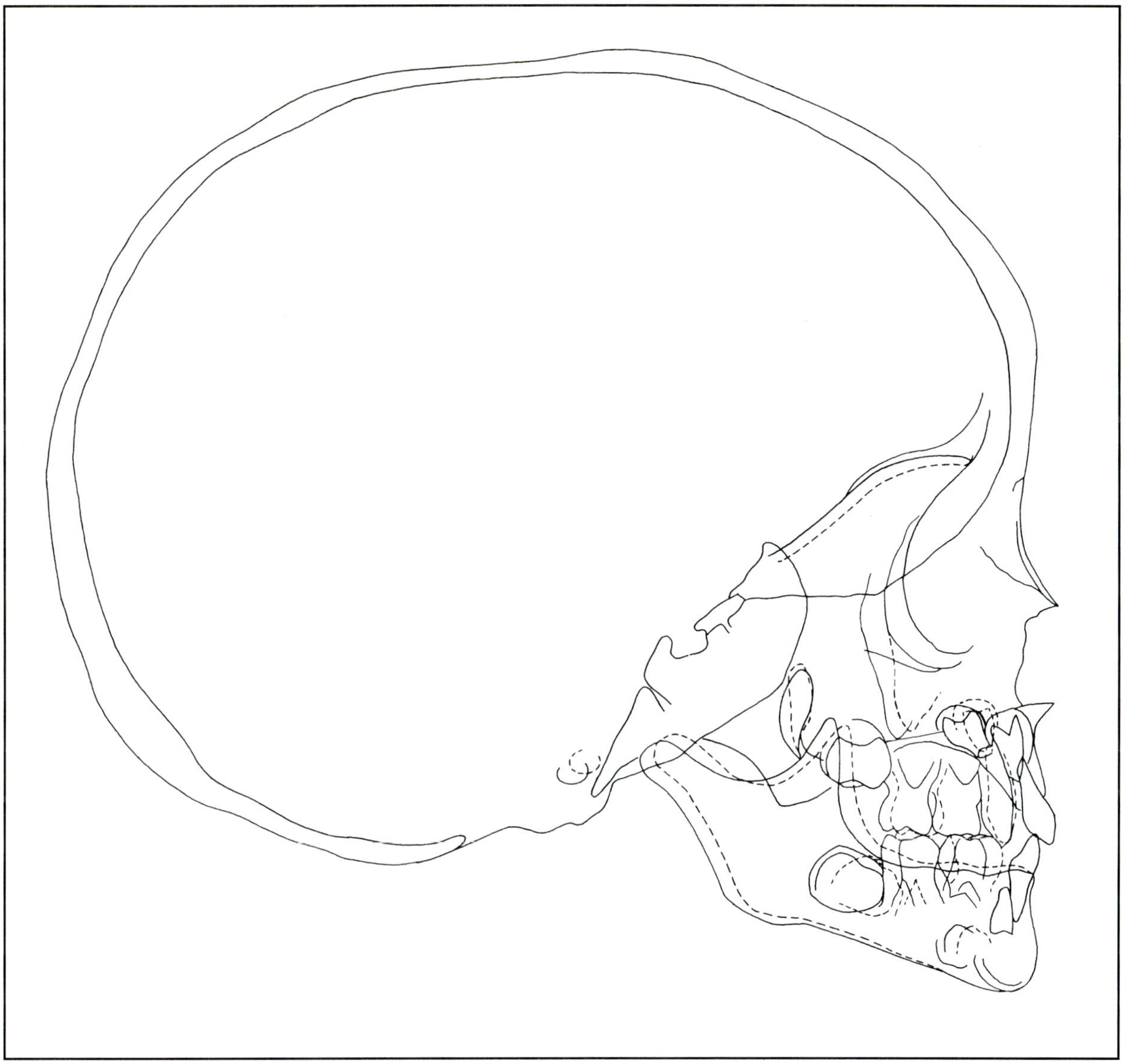

Abbildung 43

Die Schneidekanten der bleibenden oberen mittleren Schneidezähne liegen in nächster Nähe der Wurzelspitzen ihrer Vorgänger. Das Wechseln eines Zahnes ist ein sehr komplizierter Prozeß, handelt es sich doch nicht nur um die Resorption der Wurzeln des Milchzahnes, sondern auch um eine intensive Rekonstruktion des Alveolarfortsatzes. Die alveoläre Knochenstruktur bricht durch osteoklastische Resorption zusammen. Im Anschluß an diesen knochenzerstörenden Vorgang muß sich dann – durch Knochenapposition während des Durchbruchs der bleibenden Zähne – eine neue Struktur bilden. Die Resorption der Milchzahnwurzeln beginnt an ihrem Apex sowie an den lingualen Wurzeloberflächen, während gleichzeitig, in Nähe der Kauflächen, die Alveolarkämme bukkal und lingual abgebaut werden. Beide Prozesse führen zu einer Schwächung des Wurzelteiles, der durch periodontale Fasern befestigt ist.

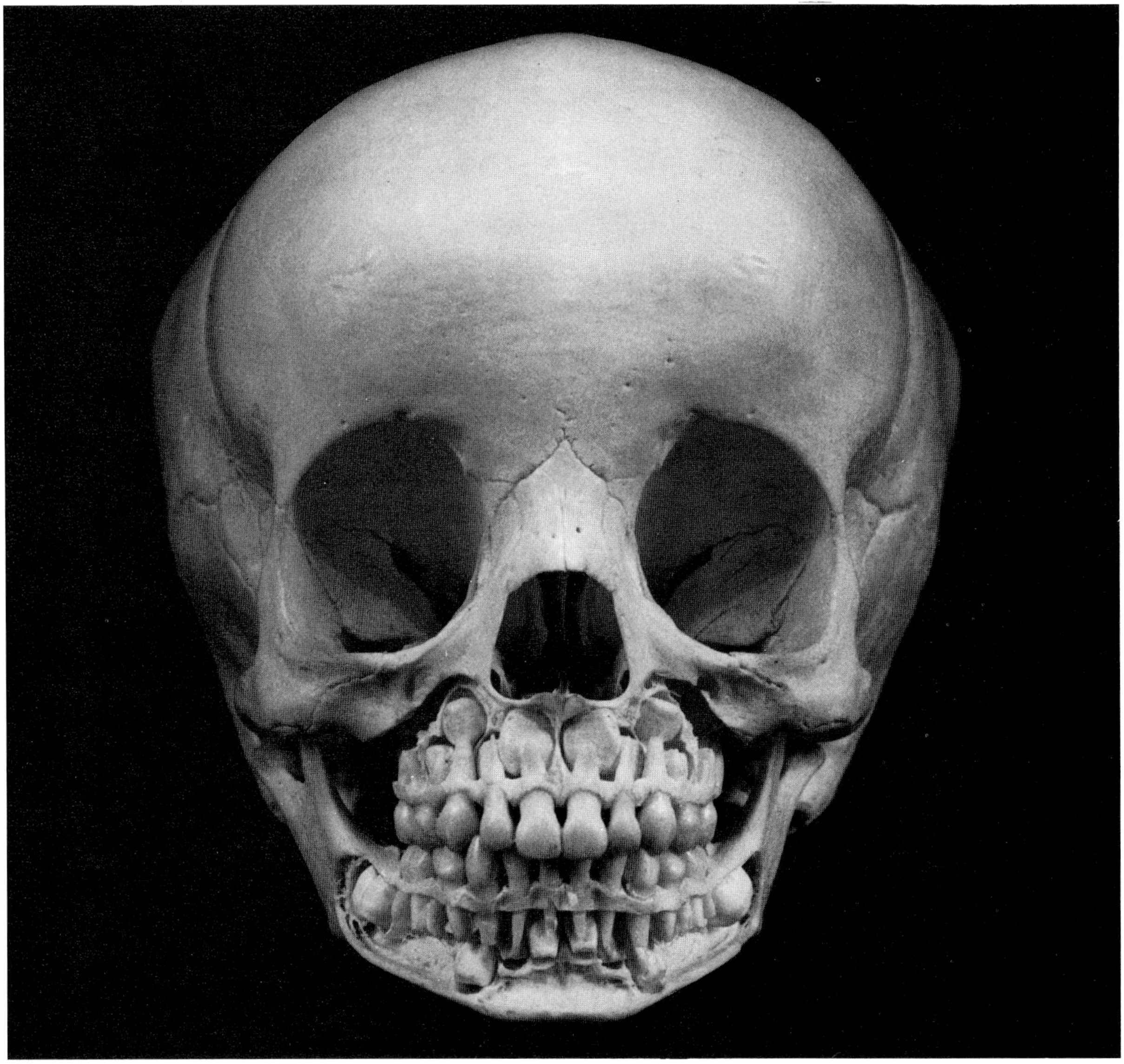

Abbildung 44

Die Entfernung der alvolären Kortikalis enthüllt, daß die beiden Kiefer mit Zähnen gefüllt sind. Die Kronen der bleibenden Schneidezähne entsprechen schon fast der späteren Größe beim Erwachsenen; sie sind eingezwängt in einen Kiefer, der noch nicht einmal halb so groß ist wie seine endgültige Form beim erwachsenen Menschen. Man kann sagen: Die Natur hat hier das Beste aus den kargen Raumverhältnissen gemacht. Die seitlichen Schneidezähne befinden sich oral der mittleren Schneidezähne und der Eckzähne. Die Höckerspitzen der Eckzähne liegen oral der Wurzeln ihrer Vorgänger; die Zahnkronen stehen bukkal vor und reichen über die apikale Region der Milchzähne hinaus. Die Stellung der bleibenden unteren Schneidezähne ist mit der der oberen vergleichbar.

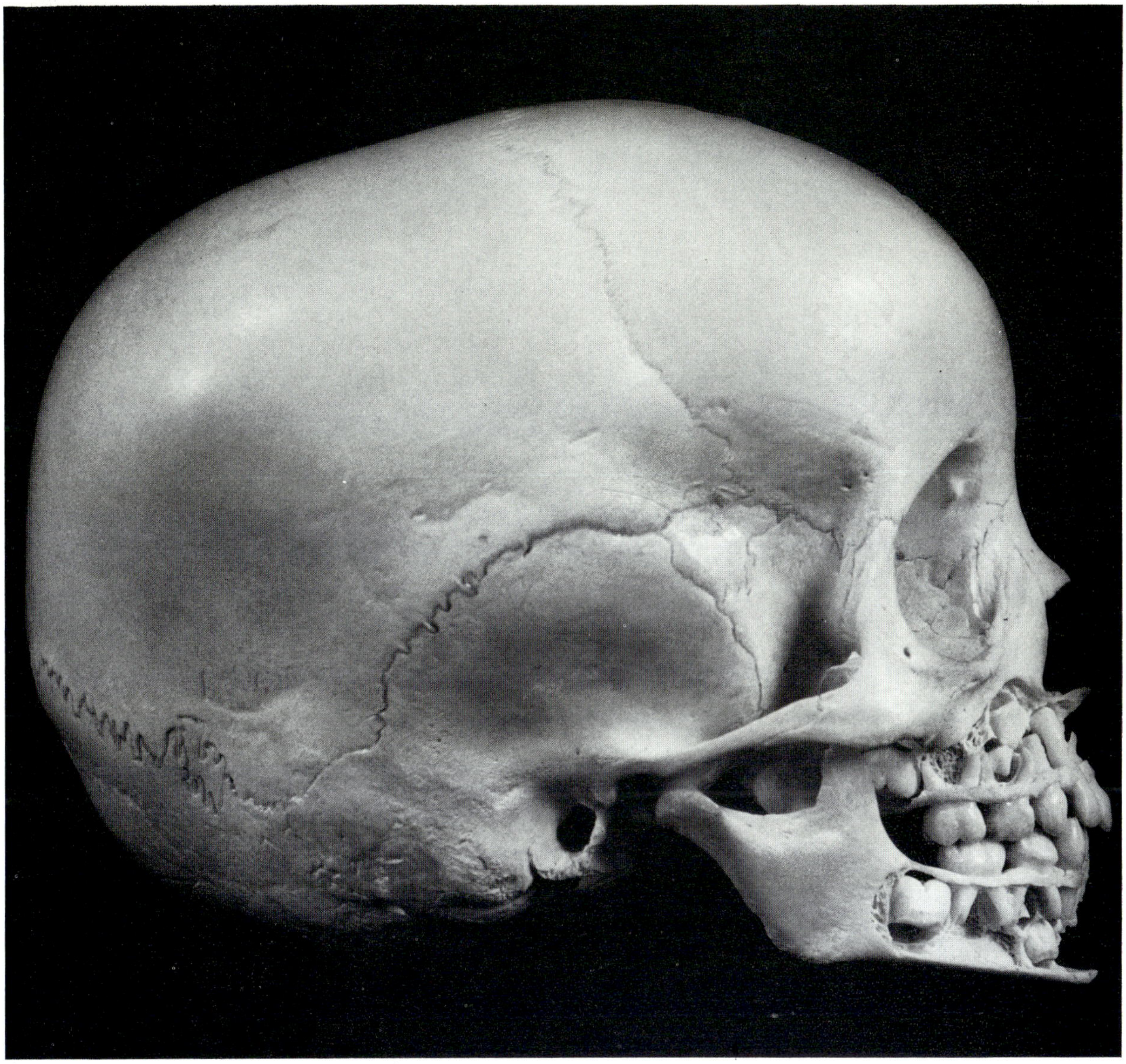

Abbildung 45

Der untere Rand des Unterkiefers besteht aus einer Schicht von kortikalem Knochen. Im Oberkiefer ist keine kompakte Knochenmasse vorhanden mit Ausnahme des Bereiches, wo sich der Jochbogen mit dem Oberkiefer verbindet.
Die meisten Kronen der Prämolaren sind noch nicht verkalkt. Zwischen den Wurzeln der Milchzähne kann man dort offene Zonen feststellen, wo die Prämolaren am Anfang ihrer Entwicklung lagen. Die Höhe der Alveolärwände um die Milchzähne herum wird nun durch Resorption wesentlich reduziert. Diese beginnt im Schneidezahnbereich und schreitet in die Molarengegend fort. Ihr Maximum wird erreicht, kurz bevor die Milchmolaren verlorengehen, d.h. in dem Moment, in dem sie nur noch durch supraalveoläre Periodontalfasern gehalten werden.

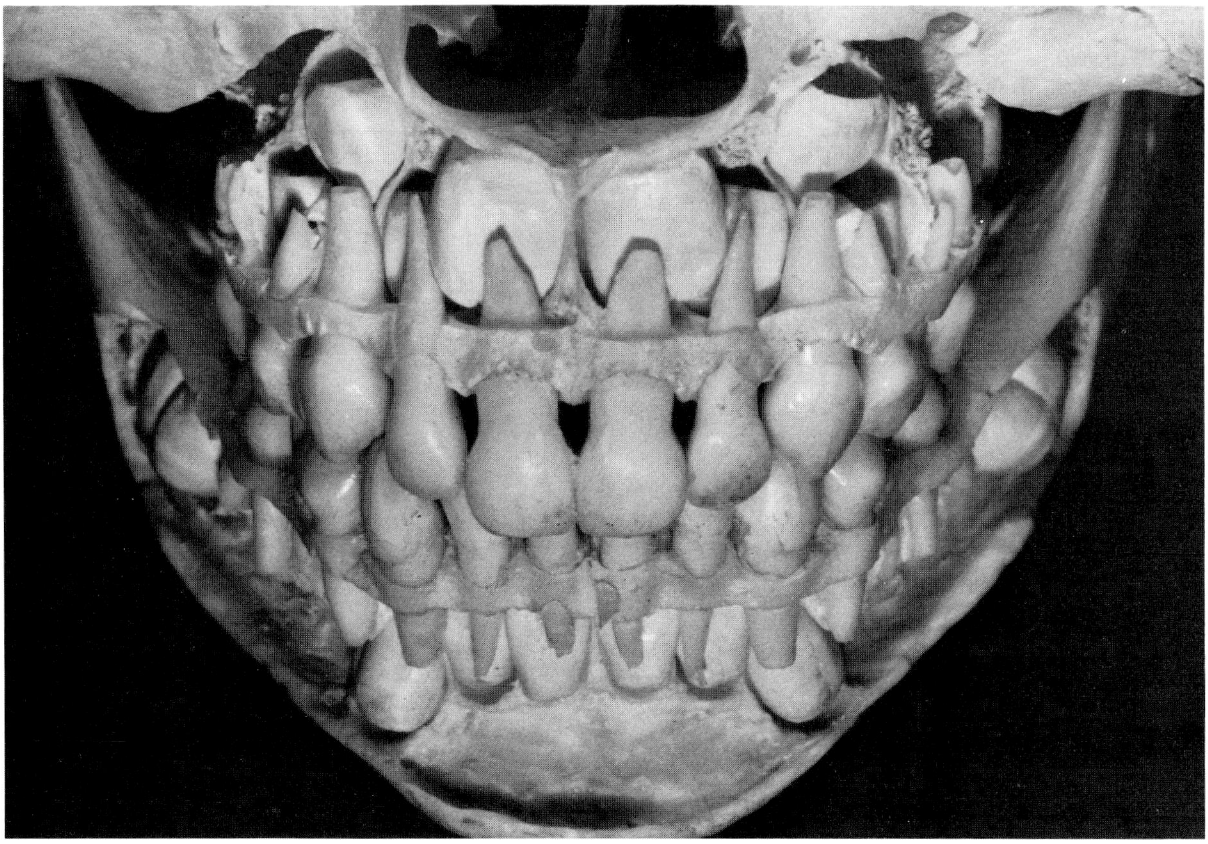

Abbildung 46a

Die Entfernung der bukkalen Knochenwand enthüllt deutlich die Lage der bleibenden Zähne sowie ihre Relation zueinander. Die Stellung der Schneidezähne der Milchbezahnung ist aufrecht und mehr oder weniger senkrecht zur Okklusionsebene. Alle Schneidekanten der bleibenden Frontzähne liegen oral der Wurzelspitzen ihrer Vorgänger. Die Kronen der Eckzähne reichen, mit einer oralen Neigung, bukkal weit hinaus. Die bleibenden seitlichen Schneidezähne im Ober- und Unterkiefer befinden sich oral der bleibenden Schneidezähne.
Im Gegensatz zum Schädel der Abbildungen 28 bis 37 des letzten Kapitels sind hier wesentliche Anzeichen für einen späteren Engstand der bleibenden Zahnreihe nicht vorhanden.

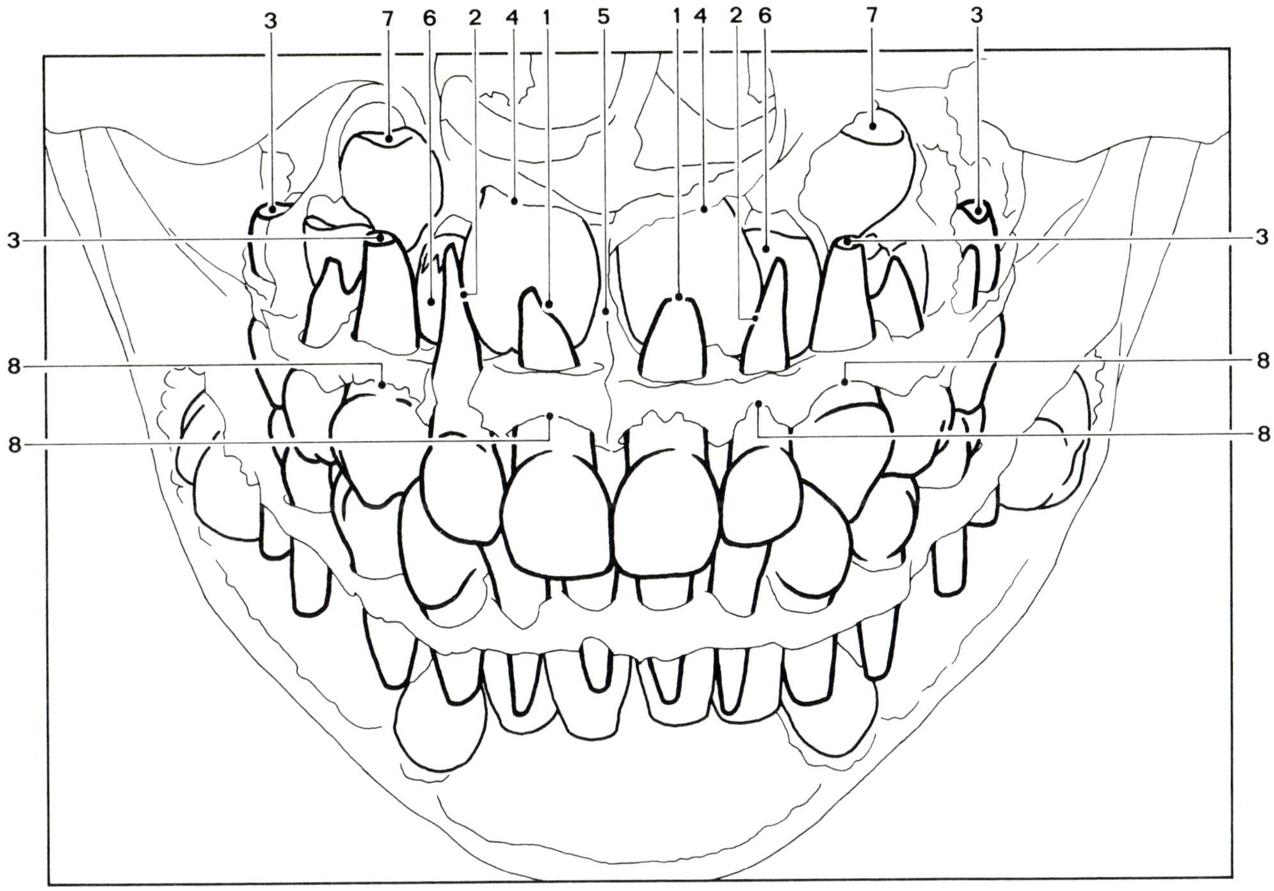

Abbildung 46b

1. Markante Resorption am Apex der oberen mittleren Schneidezähne der Milchbezahnung.
2. Die Resorption der oberen seitlichen Schneidezähne der Milchbezahnung geschieht hauptsächlich an den palatinalen Oberflächen, bedingt durch die nahe Lage der Kronen der bleibenden mittleren Schneidezähne.
3. Das Wurzelwachstum der Eckzähne und Molaren der Milchbezahnung ist noch nicht abgeschlossen.
4. Die Kronenbildung der bleibenden oberen mittleren Schneidezähne findet knapp unter dem Nasenboden statt.
5. Das knöcherne Septum zwischen den Kronen der bleibenden oberen mittleren Schneidezähne mit der intermaxillären Naht.
6. Die mesialen Kronenhälften der bleibenden oberen seitlichen Schneidezähne liegen palatinal von denen der mittleren Schneidezähne.
7. Die Kronen der bleibenden oberen Eckzähne liegen bukkal. Beachten Sie, daß sie erst halb ausgebildet sind und knapp unter der Augenhöhle und seitlich der Nasenhöhle liegen.
8. Im Schneidezahnbereich sind große Flächen an den zervikalen Begrenzungen der Milchzahnwurzeln kaum noch mit Knochen bedeckt (Vergleich mit den Eckzahnwurzeln). Dies bedeutet eine periostale Resorption und ein Absinken der Alveolarkammhöhe im frontalen Bereich.

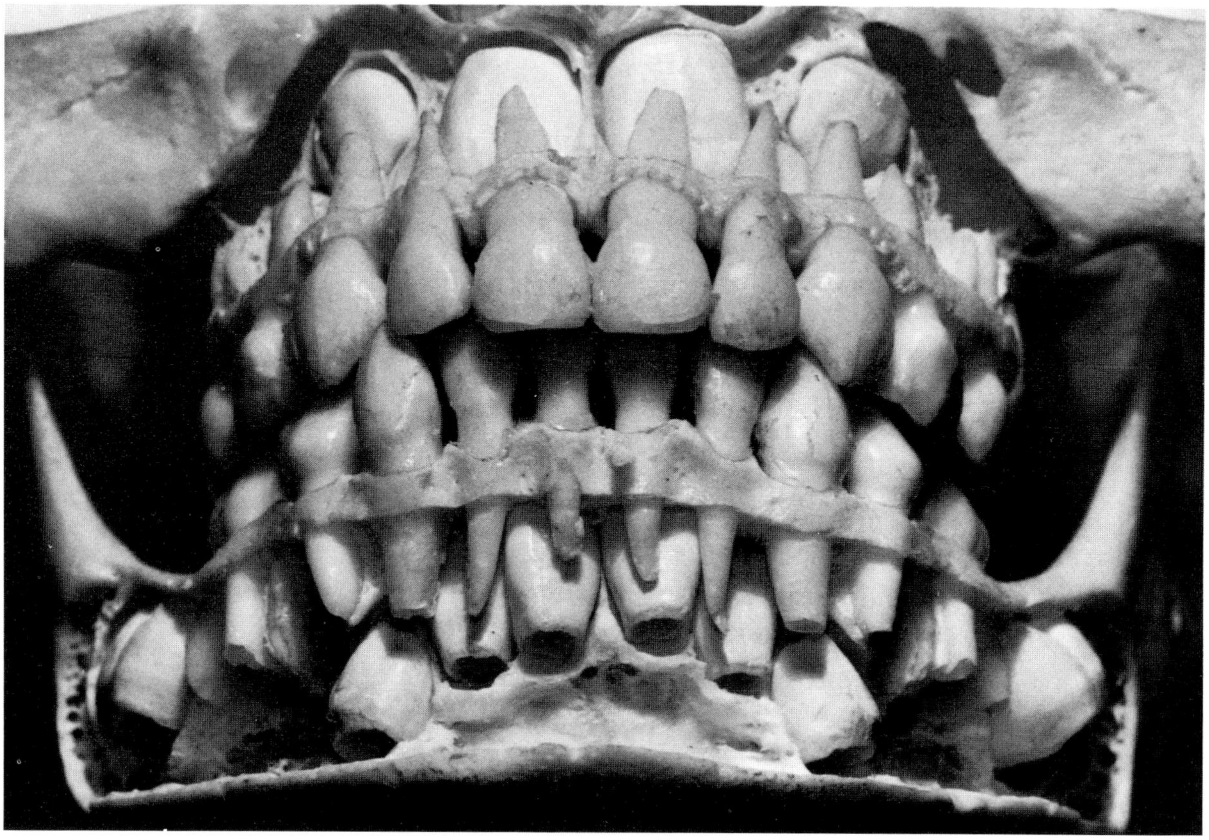

Abbildung 47 a

Die bleibenden unteren mittleren Schneidezähne befinden sich etwas höher als die seitlichen. Bis jetzt hat noch keiner dieser vier Zähne eine vollständige Zahnkrone. Die sich entwickelnden bleibenden unteren Eckzähne liegen sehr nahe an der Unterkante des Kiefers. Ihre Zahnkronen befinden sich auch wesentlich tiefer als diejenigen der Schneidezähne. Beachten Sie die Öffnungen, die für die Entwicklung der Prämolaren unterhalb und zwischen den Wurzeln der Milchmolaren noch zur Verfügung stehen.

Anzeichen für einen späteren Engstand zeigen sich in der Anordnung der vier bleibenden unteren Schneidezahnkronen. Ein typisches Zeichen hierfür ist zum Beispiel der leicht gedrehte rechte mittlere Schneidezahn. Solange sich die Zahnkronen noch weiter entwickeln, wird ihre Gesamtdimension größer werden. Dies könnte zu einer zusätzlichen Zahnstellungsanomalie führen, da das Wachstum des Zahnbogens üblicherweise beschränkt ist.

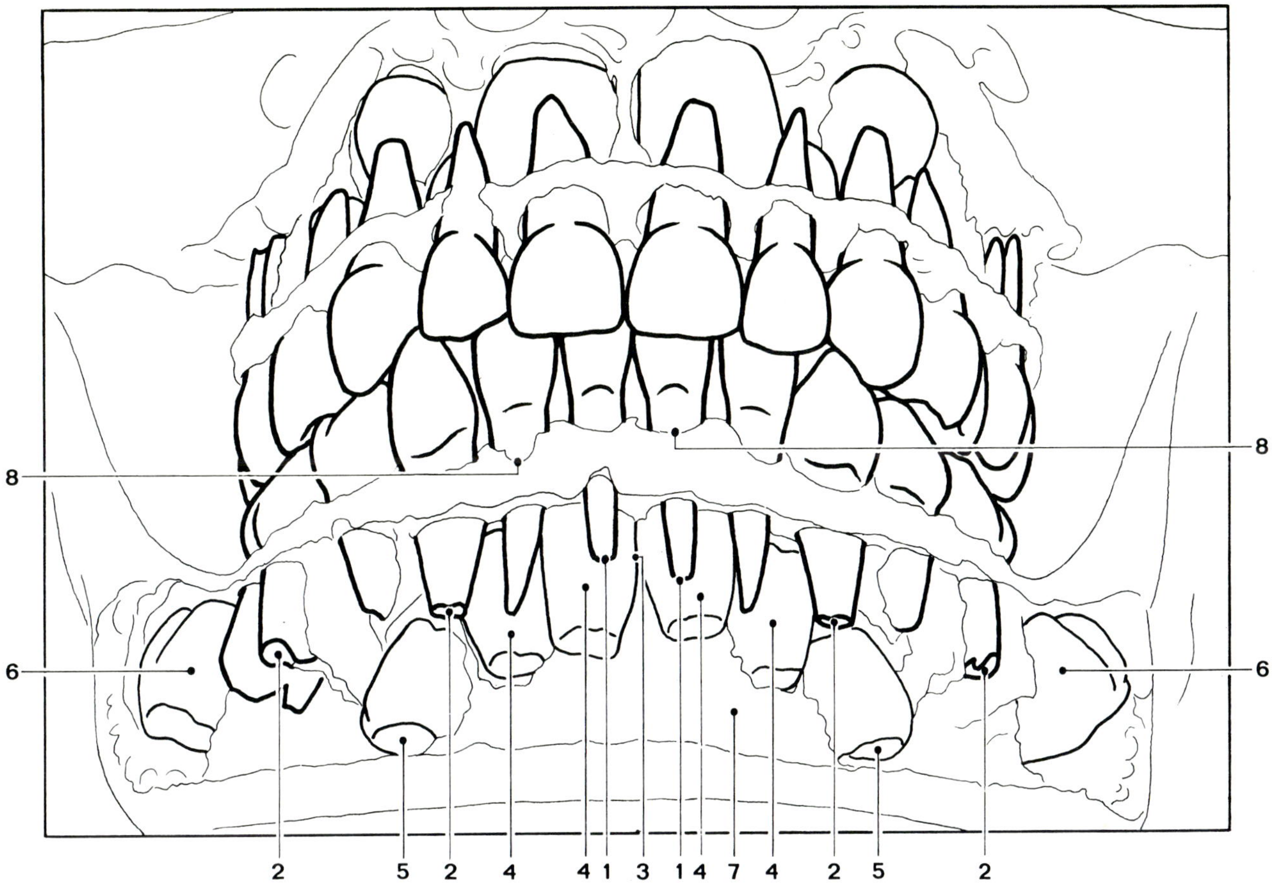

Abbildung 47b

1. Resorptionen finden sich an den Wurzeln der unteren mittleren Milchschneidezähne. Beachten Sie, daß dieser Schwund am rechten mittleren Schneidezahn größer ist als am linken; dies ist durch die Drehung und die labiale Stellung der Krone des bleibenden unteren rechten mittleren Schneidezahnes bedingt.
2. Wie im Oberkiefer sind die Wurzeln der Eckzähne und der Molaren der Milchbezahnung noch nicht voll ausgebildet.
3. Die Kronen der bleibenden unteren Schneidezähne stehen in engem Kontakt miteinander; es gibt keine Knochenstruktur zwischen ihnen.
4. Die noch nicht voll entwickelten Kronen der bleibenden Schneidezähne überlappen sich und liegen lingual der Wurzeln ihrer Vorgänger.
5. Die sich noch aufbauenden Kronen der unteren bleibenden Eckzähne liegen bukkal und verhältnismäßig nahe am Kieferrand.
6. Die Kronen der ersten bleibenden Molaren sind fast fertig ausgebildet.
7. Die Kronen der bleibenden unteren Schneidezähne befinden sich in einiger Entfernung zum unteren Kieferrand. Beachten Sie, daß sich kein kompakter Knochen zwischen dem Kieferrand und der Knochenstruktur knapp unter den sich aufbauenden Schneidezahnkronen befindet. Periostale Resorption findet am Alveolarkamm bei den Schneidezähnen, aber noch nicht am Alveolarkamm der Seitenzähne statt.

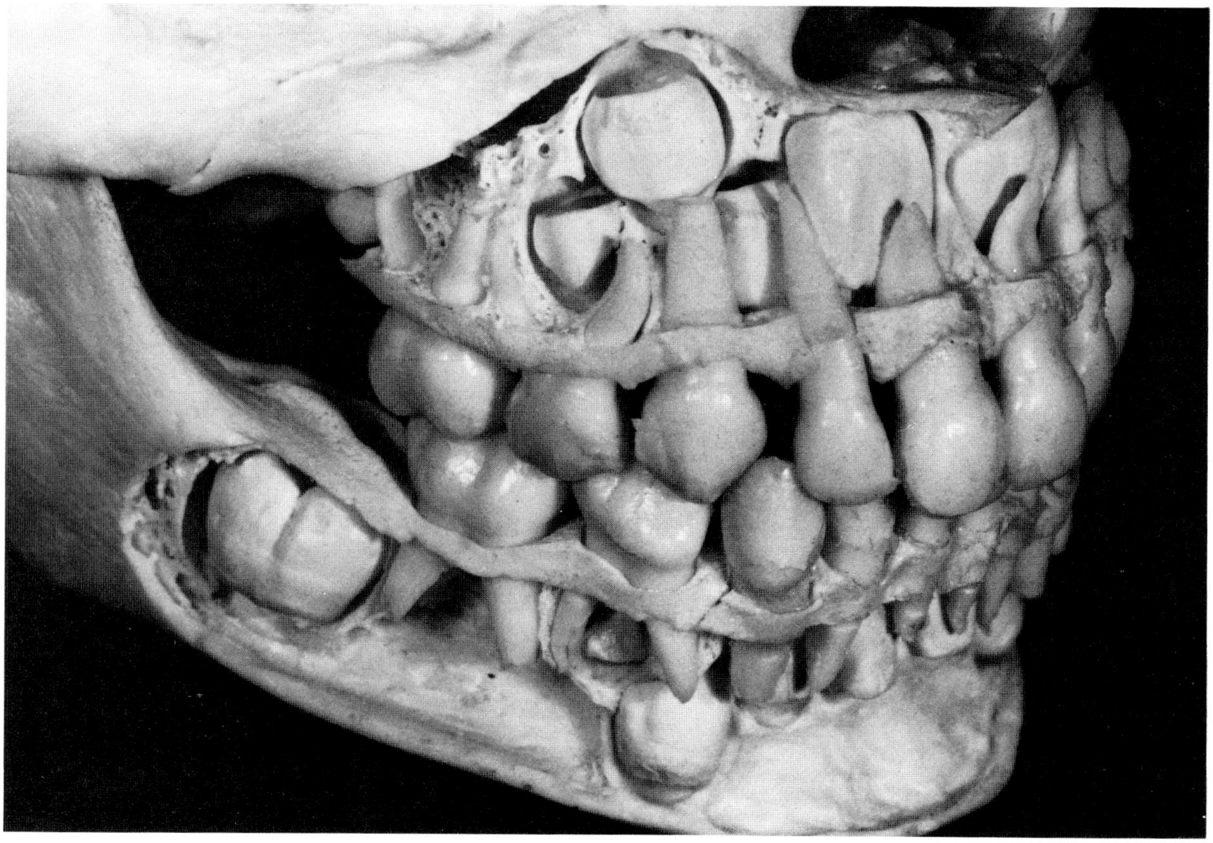

Abbildung 48 a

Die sich aufbauenden bleibenden Zähne des Oberkiefers liegen nicht alle auf gleicher Höhe. Je größer der Abstand des sich aufbauenden Zahnanteils von der Okklusionsebene ist, desto länger scheint der Zahn zu sein. Der Eckzahn sitzt am höchsten, gefolgt vom mittleren Schneidezahn. Der nächste ist der seitliche Schneidezahn; der erste Prämolar sitzt noch ein wenig tiefer.

Die Höhe der marginalen Begrenzung des Alveolarknochens variiert bei den verschiedenen Zähnen. Im Bereich von Zähnen die bald verlorengehen, hat die Resorption schon eingesetzt. Bei den Milchmolaren ist dies aber noch nicht der Fall; die Bifurkationen sind noch vollständig im Knochen eingebettet. Beachten Sie die „Affenlücken" gegenüber den Eckzähnen; distal der seitlichen Schneidezähne im Oberkiefer, distal der Eckzähne im Unterkiefer.

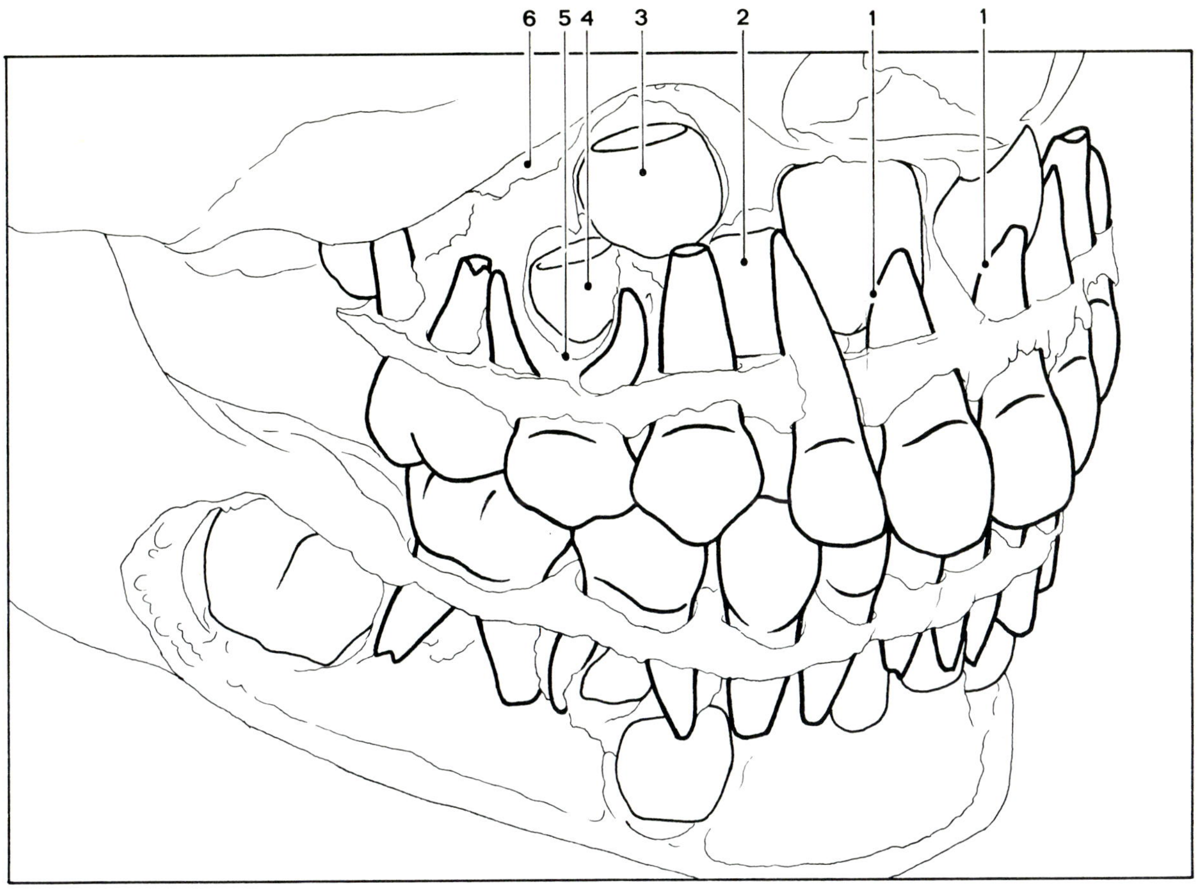

Abbildung 48 b

1. Die Wurzelresorption der oberen mittleren Schneidezähne geschieht, bedingt durch die Lage der Nachfolger, in einer abgeschrägten Form.
2. Der bleibende obere seitliche Schneidezahn baut sich okklusal und oral des mittleren Schneidezahns auf.
3. Der bleibende obere Eckzahn befindet sich am weitesten von der Okklusionsebene entfernt, seitlich von der Apertura piriformis. Beachten Sie den Knochenaufbau am Boden seiner Nische, der auf einen ziemlich beständigen Zustand schließen läßt.
4. Die Krone des oberen ersten Prämolaren ist schon halb ausgebildet; sie liegt zwischen den Wurzelspitzen des Milchmolaren in der apikalen Region.
5. Beachten Sie den Knochenanteil an der Bifurkation zwischen den Wurzeln des Milchmolaren und seines Nachfolgers.
6. Teil des Sinus maxillaris (Boden).

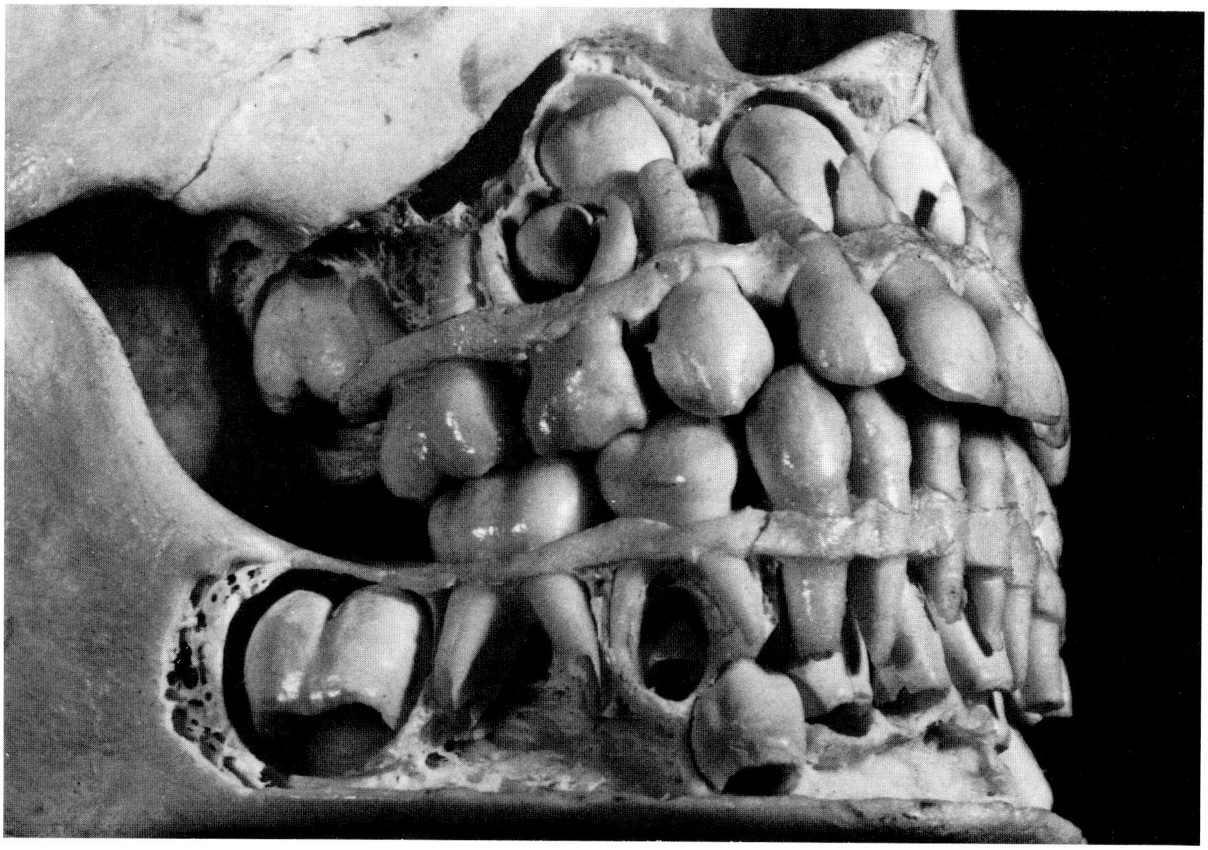

Abbildung 49 a

In beiden Kiefern existieren viele morphologische Gleichartigkeiten zwischen den Zahnkronen der bleibenden und der Milchmolaren. Dies trifft besonders auf die Zahnkronen der zweiten Milchmolaren zu. Andererseits aber differieren die Wurzeln in ihrer Form eindeutig. Bei den Milchmolaren ist die Bifurkation sehr nahe an der Schmelz-Zement-Grenze, und die Wurzeln divergieren besonders stark. Die größte mesiodistale Ausdehnung der Wurzeln ist mindestens so breit, wenn nicht noch breiter als die mesiodistale Ausdehnung der Zahnkronen. Die Schmelzzementgrenze ist bei den Milchmolaren schmaler als bei den bleibenden Molaren.
Oft finden sich Diastemabildungen zwischen den Milchmolaren. Normalerweise verschwinden diese Lücken, nachdem die ersten bleibenden Molaren durchbrechen, okkludieren und ihre Kaufunktion aufnehmen. Außerdem sind die Kronen der Milchmolaren in mesiodistaler Ausdehnung symmetrischer als die der bleibenden Molaren[37].

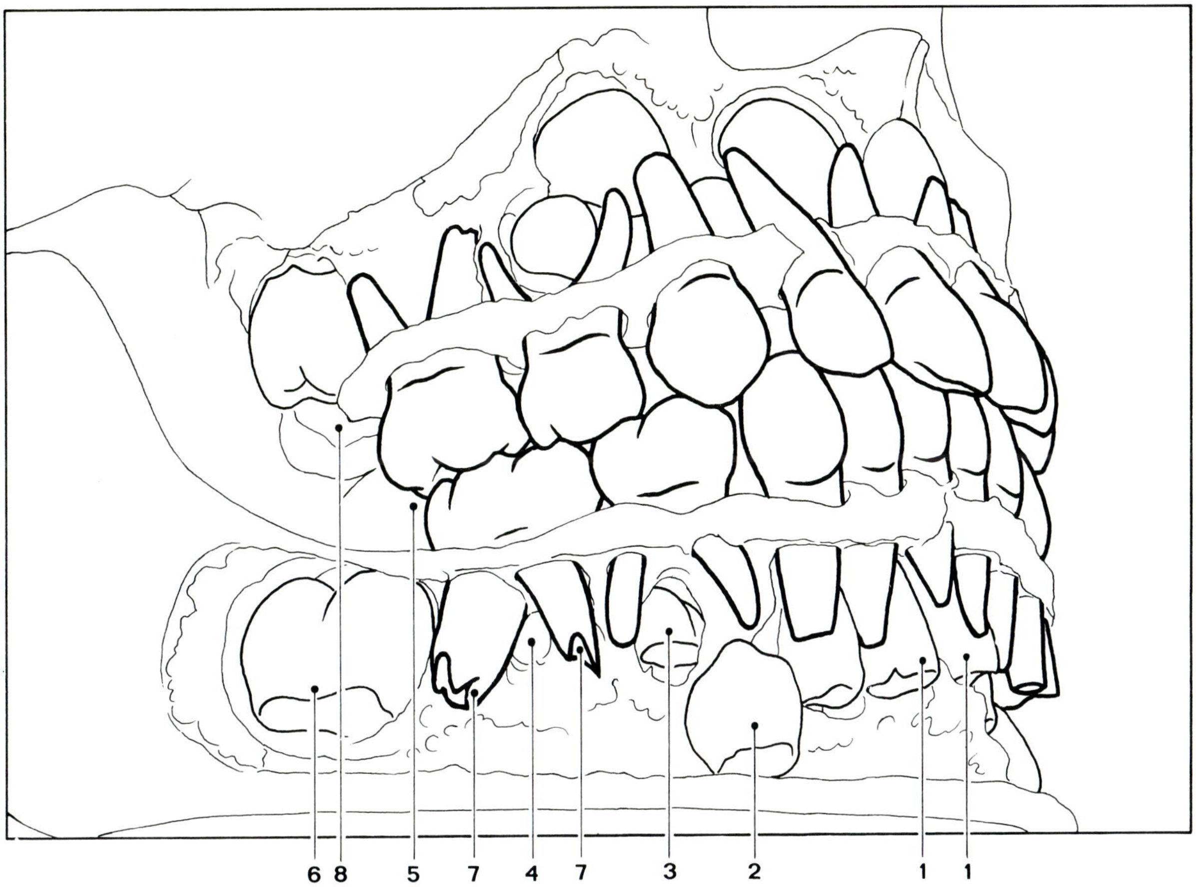

Abbildung 49b

1. Die Kronen der bleibenden unteren Schneidezähne befinden sich lingual der Wurzeln ihrer Vorgänger; sie dehnen sich jedoch in ihrem Zervikalbereich nach bukkal aus. Die Größe der Bukkalausdehnung ist wahrscheinlich abhängig von dem vorhandenen Platz und der Größe des knöchernen Kinnvorsprunges.
2. Die Krone des bleibenden unteren Eckzahnes liegt distal ihres Vorgängers und in diesem spezifischen Fall unter der mesialen Wurzel des ersten Milchmolaren.
3. Die zum Teil kalzifizierte Krone des ersten Prämolaren liegt in Höhe der Wurzelspitzen des Milchmolaren.
4. Die noch offene Nische, in welcher der zweite Prämolar lag. Beachten Sie die oben beschriebene typische Anatomie der Milchmolaren.
5. Die Distalflächen der oberen und unteren Milchmolaren stehen in einem günstigen mesiodistalen Verhältnis, was die zukünftige Okklusion der noch nicht durchgebrochenen bleibenden Molaren anbetrifft.
6. Die Krone des unteren ersten Molaren ist voll entwickelt; sie liegt teilweise im aufsteigenden Ast.
7. Die Wurzeln der zweiten Milchmolaren sind noch unvollendet.
8. An den Okklusalflächen der bleibenden oberen ersten Molaren ist der Alveolarknochen bereits resorbiert.

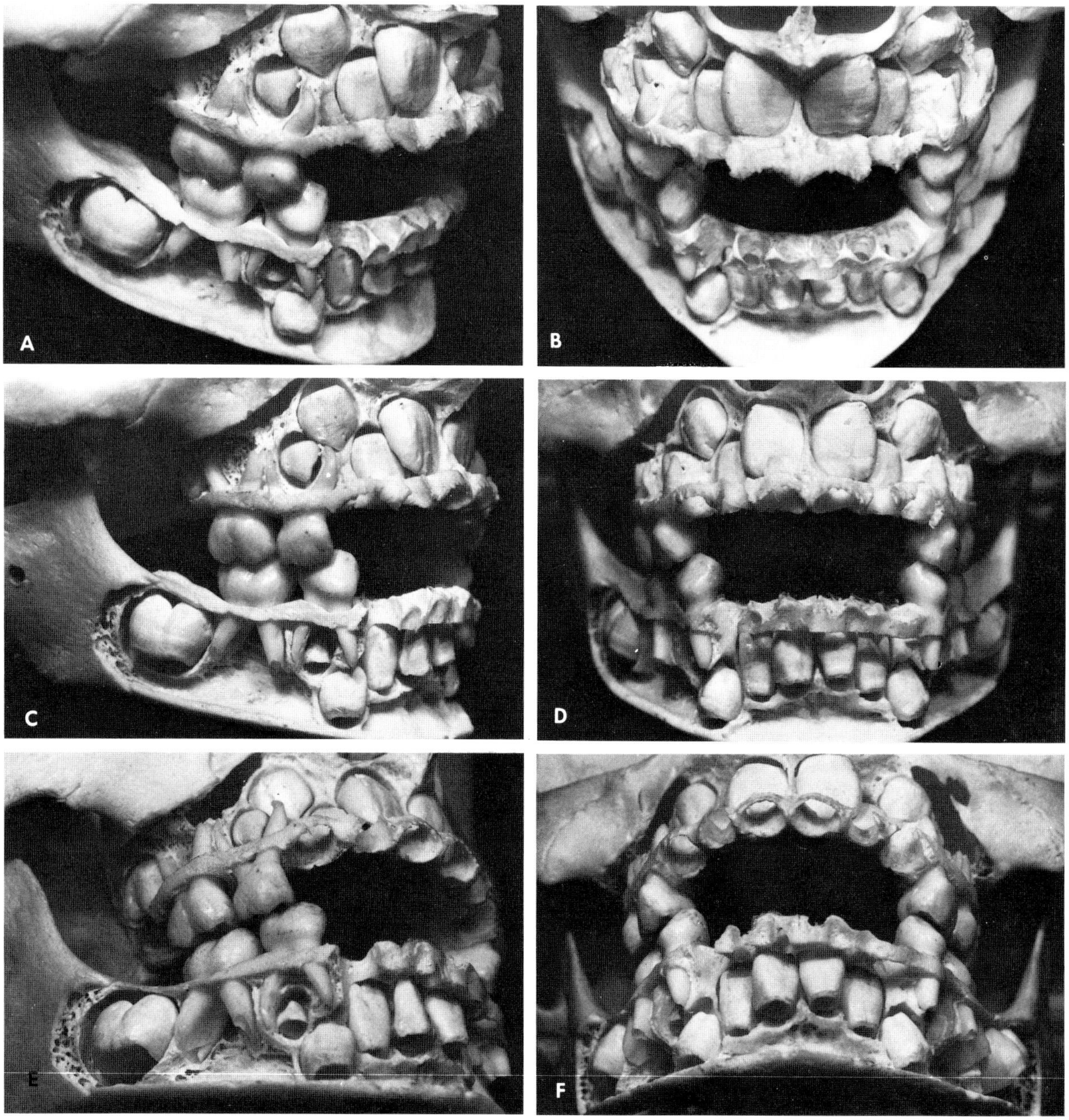

Abbildung 50

Nach Entfernen der Frontzähne der Milchbezahnung kann die Stellung der Nachfolger, wie auf den vorherigen Seiten beschrieben, besser erkannt werden.
Beachten Sie die leichte Drehung der bleibenden oberen mittleren Schneidezähne und die mehr okklusale Position der seitlichen in der Abbildung 50B und 50D. Die Schneidekanten der unteren seitlichen Schneidezähne liegen auf einer tieferen Ebene (siehe hierzu Abb. 40 [Röntgenbild] und Abb. 41 [Zeichnung]).
Im Unterkiefer dagegen befinden sich die bleibenden mittleren Schneidezähne etwas näher an der Okklusionsebene als die seitlichen. Beachten Sie die Drehung des unteren mittleren Schneidezahnes in diesem Beispiel (Abb. 50F).

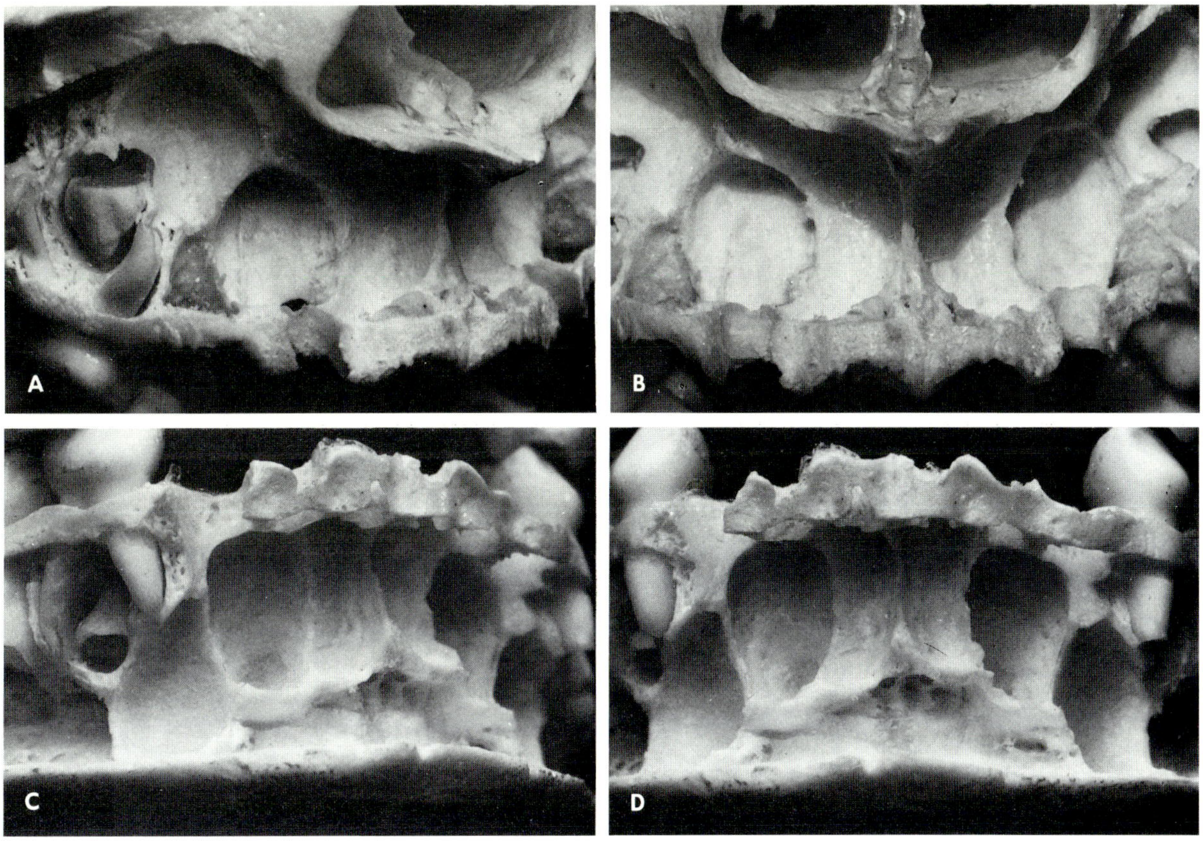

Abbildung 51

Nach Entfernung der bleibenden und der Milchzähne im Frontzahnbereich kann die Struktur des die Zähne umschließenden Alveolarknochens besser erkannt werden. Beachten Sie die sehr nahe beieinander liegenden Zahnalveolen und auch die Unterschiede in ihrer Höhe sowie die Stellungsvariationen der sich aufbauenden Teile.

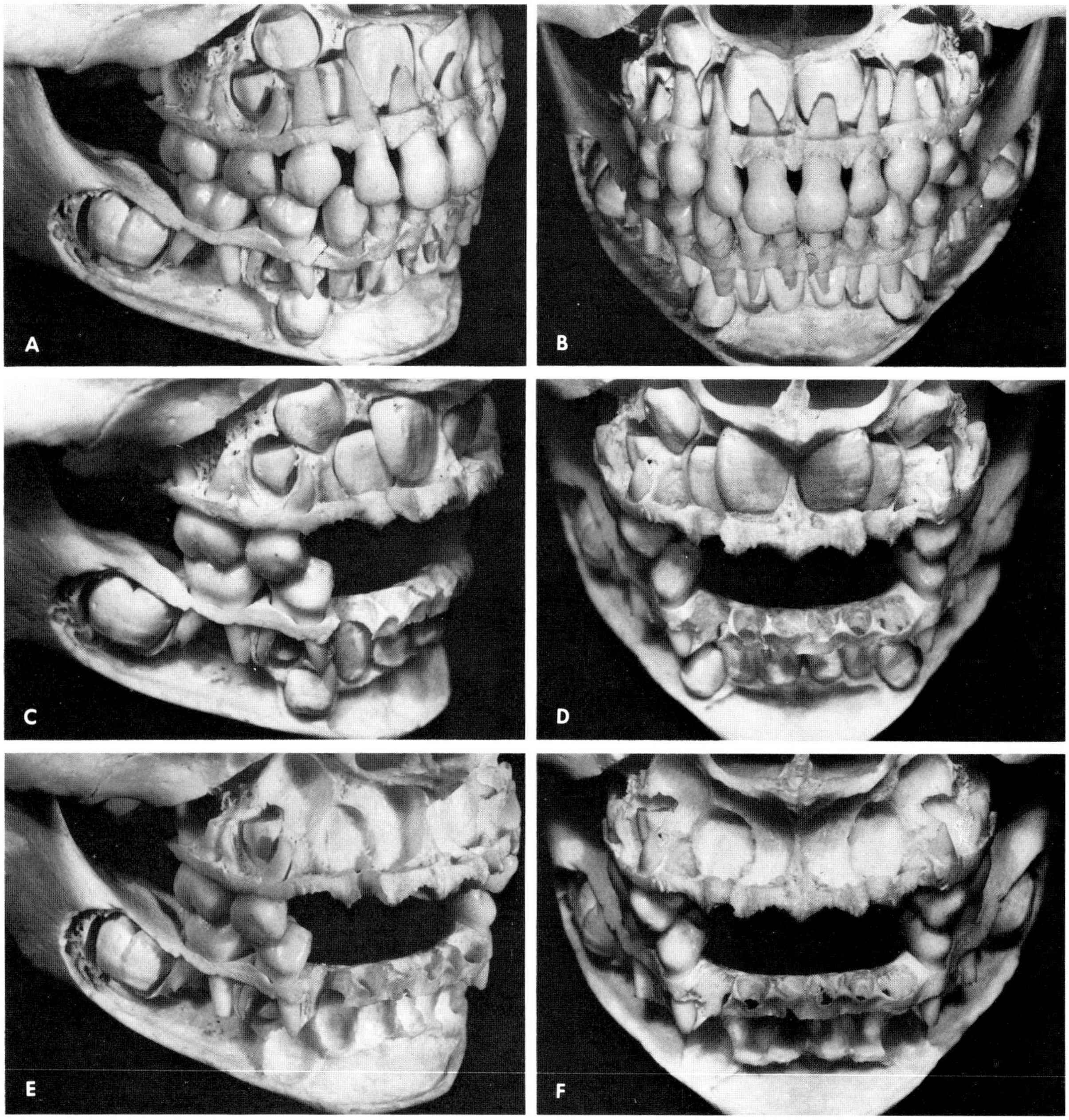

Abbildung 52

Gesamtansicht (von oben und nach Entfernung der bukkalen Wand) der alveolären Struktur und der Zahnstellung im vollständigen Milchgebiß (Abb. 52A und 52B), der Milchfrontzähne (Abb. 52C und 52D) sowie der bleibenden Frontzähne (Abb. 52E und 52F).

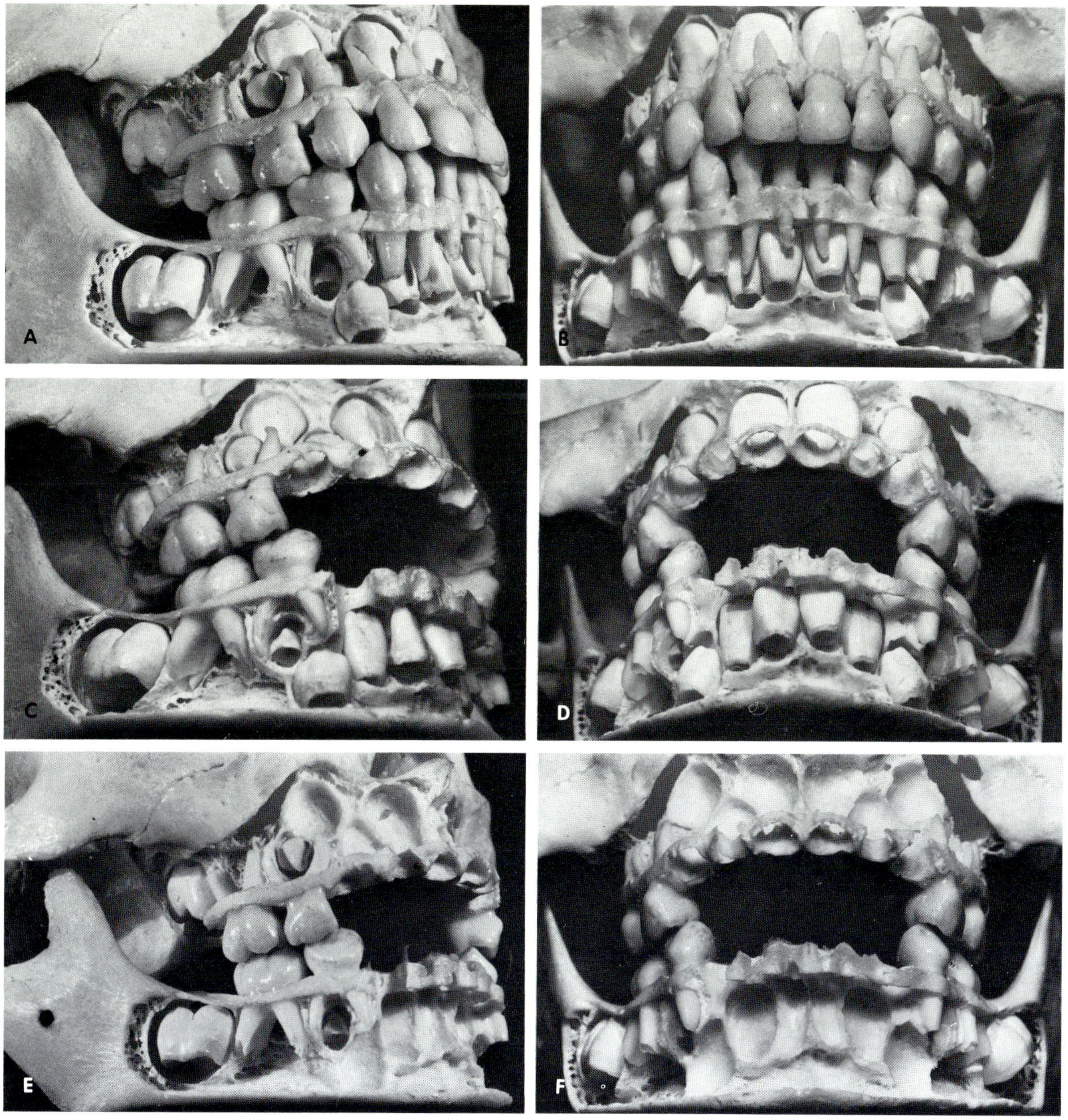

Abbildung 53

Gesamtansicht (von unten und nach Entfernung der bukkalen Wand) der alveolären Struktur und der Zahnstellung im vollständigen Milchgebiß (Abb. 53A und 53B), der Milchfrontzähne (Abb. 53C und 53D) sowie der bleibenden Frontzähne (Abb. 53E und 53F).

Zusammenfassung

Ein Kind mit einem vollständigen Milchgebiß hat meistens einen gut aussehenden Zahnbogen; die Milchzähne sind gut ausgerichtet. Jedoch bedeutet dies noch keine Garantie für eine günstige Prognose, die Stellung der zukünftigen bleibenden Frontzähne betreffend. Letztere variieren bekanntlich in ihrer Stellung innerhalb der Kiefer. Ihre Stellung und Beziehung zueinander respektive zu den Wurzeln der Milchzähne ist, unter anderem, auch durch ihre anfängliche Richtung, die Größe ihrer Kronen und den örtlich zur Verfügung stehenden Raum bestimmt. Im Gegensatz zu den Frontzähnen der Milchbezahnung richten sich die bleibenden nachfolgenden Zähne nicht schon vor ihrem Durchbruch korrekt aus. Im allgemeinen jedoch behalten sie ihre anfängliche Ausrichtung zueinander. Während der vertikalen Verschiebung der Zähne, verbunden mit ihrer Verlängerung und der mehr oder weniger steten knochenabbauenden und knochenanbauenden Aktivität der sie umgebenden Knochenstruktur, behalten im allgemeinen die Kronen der bleibenden Frontzähne ihr Platzverhältnis zueinander. Dies gilt auch für den Aufbau der Wurzeln. Innerhalb des Kiefers und unsichtbar für das menschliche Auge sind die meisten der Parameter versteckt. Da sie es sind, die die zukünftige Lage und Ausrichtung der bleibenden Zähne bestimmen, kann man aus der Stellung der Milchzähne allein niemals eine genaue Voraussage über die spätere Zahnstellung des bleibenden Gebisses machen.

Die Lage im distalen Bereich unterscheidet sich von der der Frontzahnzone. Prämolaren haben kleinere mesiodistale Ausdehnungen als die Milchmolaren; deshalb ist in diesem Bereich nur selten ein Engstand anzutreffen. Anfänglich liegen die Kronen der Prämolaren im Apikalbereich ihrer Vorgänger. Während des Entwicklungsprozesses wandern sie näher an die Bifurkationen heran, was dann zur Resorption der Wurzeln führt. Der Resorptionsbereich ist durch die Form und die Lage des Zahnsäckchens bestimmt, das die Zahnkrone des Prämolaren enthält. Die Wurzeln werden nicht nur am Apex resorbiert, sondern auch an den interradikulären Flächen, Bifurkationszonen inbegriffen.

4

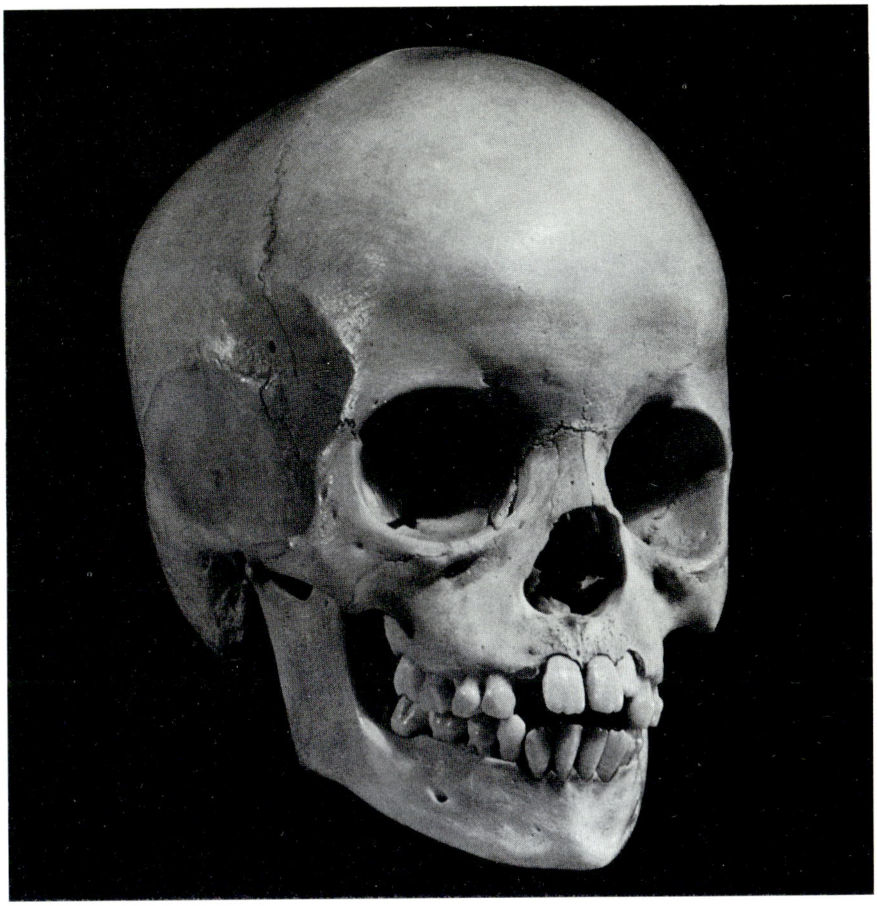

Die erste Wechselgebißperiode

Die erste Wechselgebißperiode beginnt um das sechste Lebensjahr und dauert ungefähr zwei Jahre. Sie ist durch drei klinische Merkmale gekennzeichnet:

- durch das Sichtbarwerden und den Durchbruch der ersten bleibenden Molaren,
- durch den Verlust der Milchschneidezähne und
- durch das Erscheinen der bleibenden Schneidezähne.

Im allgemeinen sind es die unteren ersten Molaren, die als erste bleibenden Zähne das gingivale Gewebe durchbrechen, rasch gefolgt von ihren Antagonisten im Oberkiefer. Normalerweise schließt sich, etwa zwei Monate später, der Verlust der unteren mittleren Schneidezähne an bei gleichzeitigem Durchbruch ihrer Nachfolger. Die oberen mittleren und die unteren seitlichen Schneidezähne machen diesen Prozeß erst ungefähr ein Jahr später durch. Wiederum dauert es ungefähr ein Jahr, bevor die oberen seitlichen Schneidezähne ersetzt werden. Damit endet die erste Wechselgebißperiode.
Es gibt nur selten Variationen in dieser oben beschriebenen Reihenfolge, dagegen beträchtliche Abweichungen vom Zeitpunkt des Durchbruchs[29,31]. Eine Zeitspanne von vier Jahren muß als normal betrachtet werden. Einzelne Kinder machen die Wechselgebißperiode früher, andere später durch; viel hängt hier vom Wachstumsstadium der Zähne ab. Der Zeitpunkt des Durchbruches ändert sich aber auch nach Geschlecht. Die obenerwähnten bleibenden Zähne erscheinen – im Durchschnitt – bei den Knaben zwei bis vier Monate später als bei den Mädchen. Örtliche Faktoren sind in dieser Periode in bezug auf individuelle Unterschiede des Druchbruchzeitpunktes nur von sekundärer Bedeutung. Dennoch können diese Faktoren unter anderem zu Variationen des Zeitpunktes des Erscheinens zwischen der linken und der rechten Kieferhälfte führen.
Während der ersten sechs Lebensjahre wächst das faziale Skelett stark, während die Kronen der Milchzähne dies im gleichen Zeitraum nicht tun. Nach Durchbruch der Milchzähne erscheinen diese deshalb im Babygesicht relativ groß. Dann aber, sechs Jahre später – kurz vor ihrem Verlust –, wirken sie eher klein im Verhältnis zum restlichen Gesicht. Im Anschluß daran machen die bleibenden Schneidezähne, die sich doch harmonisch in das Gesicht des erwachsenen Menschen einfügen sollen, einen etwas zu großen Eindruck im noch unreifen Gesicht des siebenjährigen Kindes.
Im nun folgenden Kapitel zeigen wir sechs Schädel, um die schrittweisen Veränderungen aufzuzeigen, die in der ersten Wechselgebißperiode stattfinden. Die ersten beiden Schädel zeigen das Anfangs- und das Endstadium der Wechselgebißperiode, gefolgt von den dazwischenliegenden Stadien.

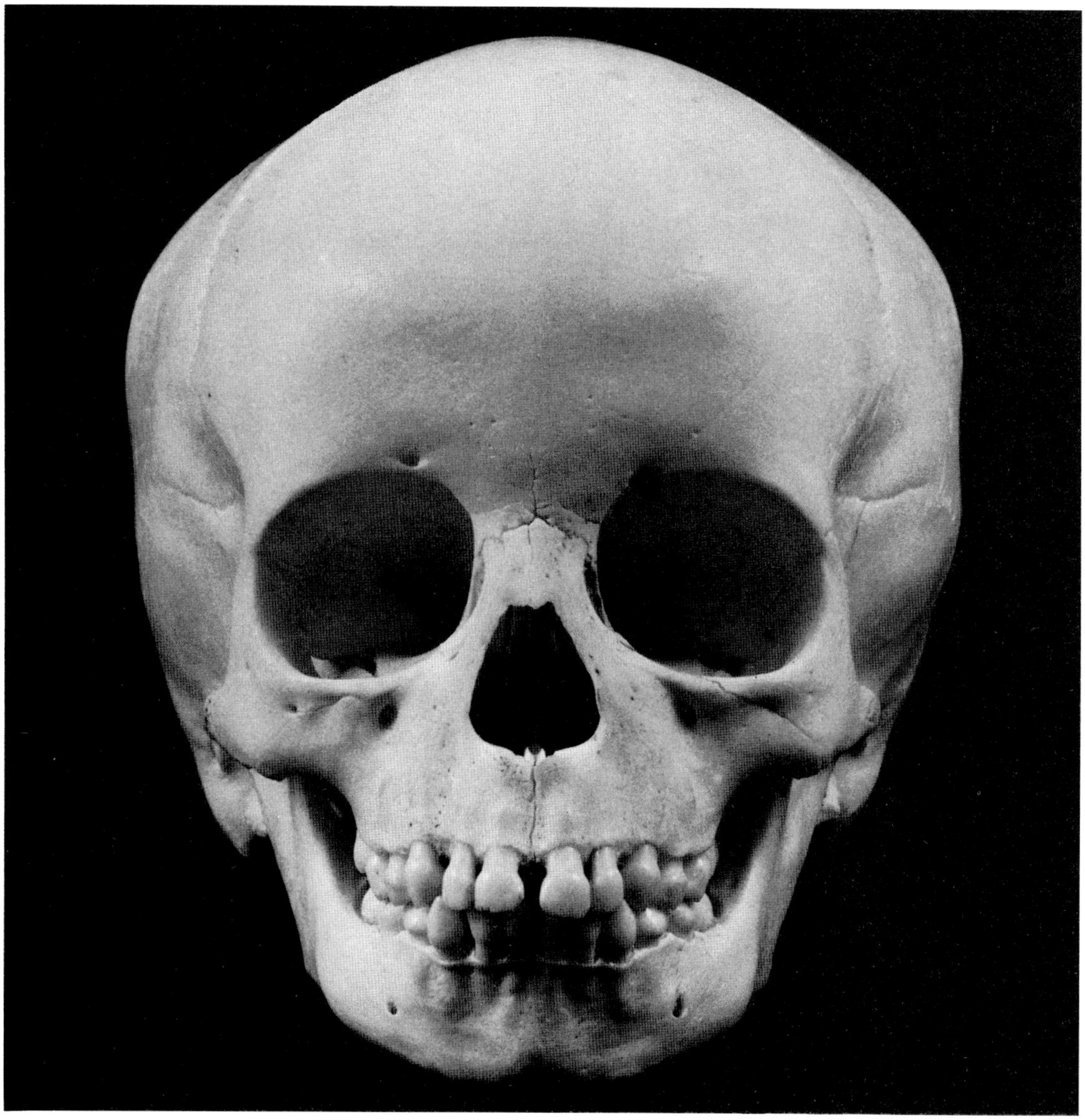

Abbildung 54

Der Schädel dieses sechs Jahre alten Kindes stellt den Anfang der ersten Wechselgebißperiode dar. Im Vergleich mit der durchschnittlichen Situation der vorher gezeigten Schädel (zweieinhalb bis sechs Jahre alt) ist das Gesichtsskelett in allen Dimensionen relativ größer. Die vertikale Distanz zwischen dem unteren Rand der Augenhöhle und dem Nasenboden hat sich vergrößert, ebenso die Distanz zwischen dem Nasenboden und der Okklusionsebene einerseits und der Okklusionsebene und dem Unterkieferrand andererseits.
Die bleibenden ersten Molaren sind erschienen und weiter durchgebrochen, erreichen aber noch keine vollständige Okklusion. Die gesamte Milchbezahnung ist noch vorhanden. Verstärkte Diastemabildungen, zwischen den Frontzähnen sichtbar, sind wahrscheinlich erst vor kurzem durch eine begrenzte Vergrößerung der Eckzahndistanz entstanden. Beachten Sie, daß die Milchfrontzähne im Verhältnis zum Rest der fazialen Struktur eher klein erscheinen.

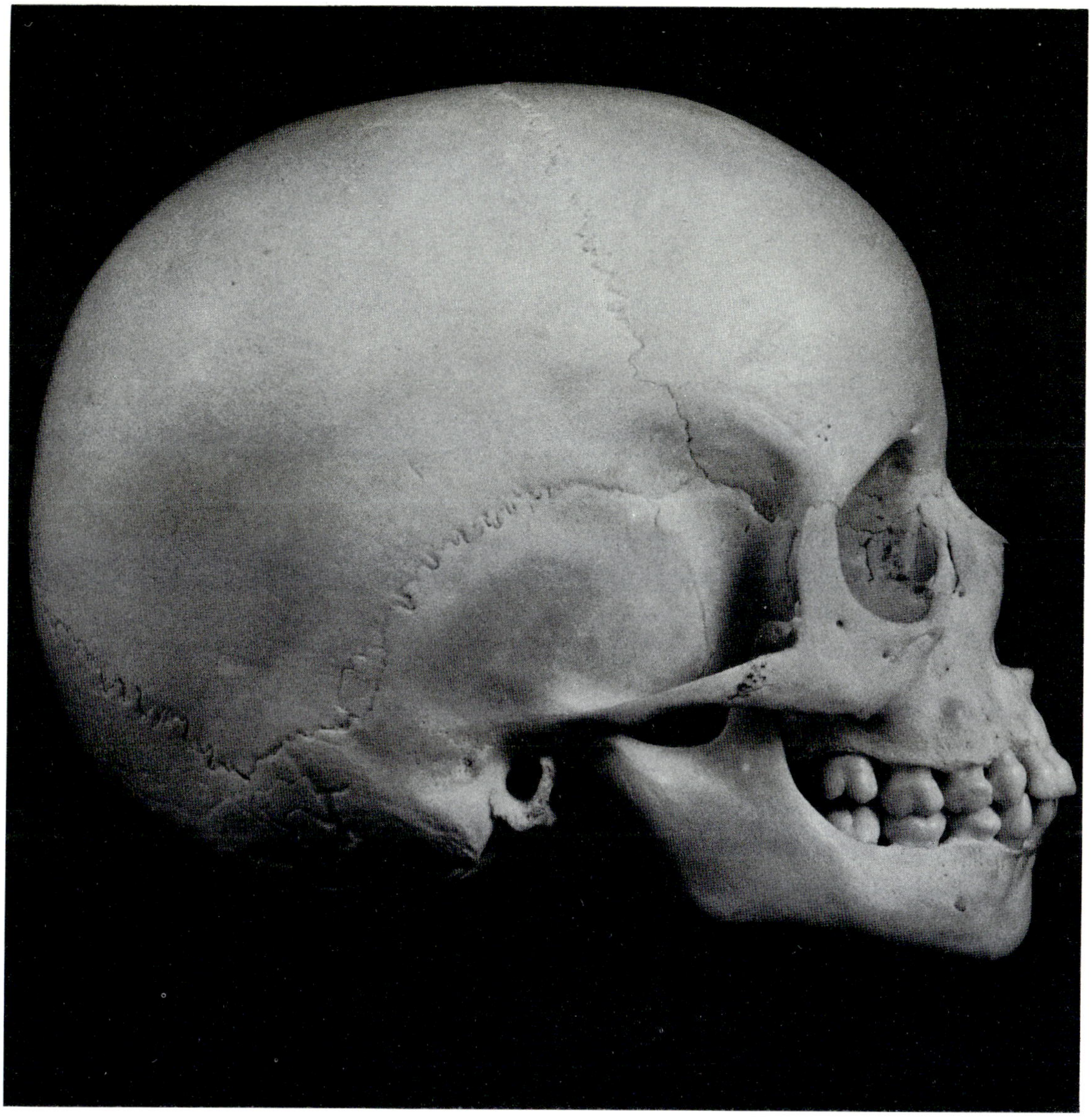

Abbildung 55

Das hier gezeigte Schädelexemplar zeigt eine Protrusion der oberen und unteren Milchschneidezähne. Als Regel gilt, daß die Milchfrontzähne senkrechter zur Okklusionsebene stehen (siehe Abb. 39, 42 und 43).
Die Konturen der bukkalen Alveolarwände markieren deutlich die Lage und Länge der Milchzahnwurzeln. Die anteriore Oberfläche des Oberkiefers weist direkt oberhalb der Wurzelspitzen der mittleren Milchschneidezähne eine Konkavität auf. Die Ausbuchtung der Alveolarwand über dem oberen rechten ersten Milchmolaren deutet schon auf die Anwesenheit der Zahnkrone seines Nachfolgers hin.

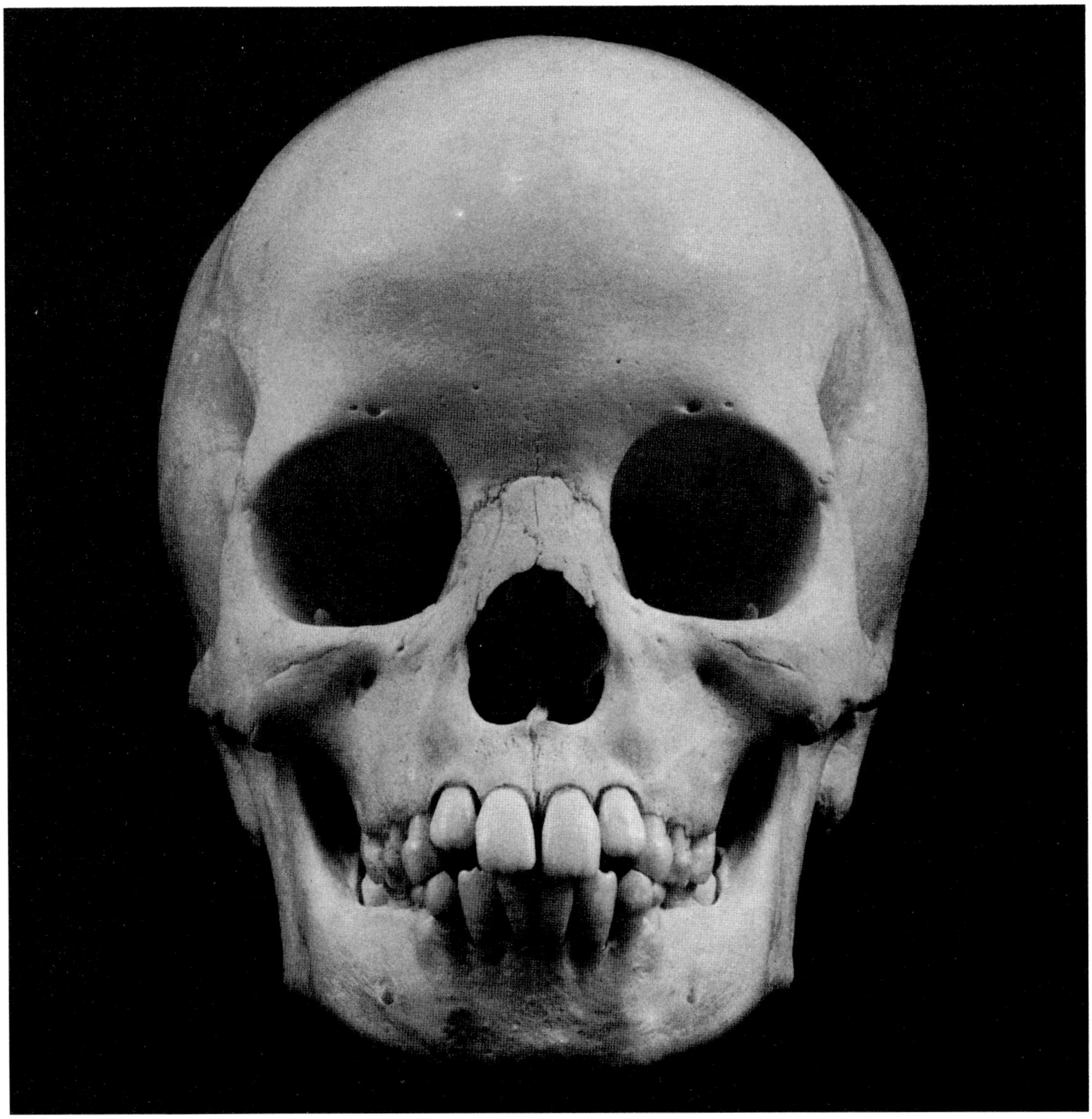

Abbildung 56

Der Schädel dieses ungefähr acht Jahre alten Kindes zeigt das Endstadium der ersten Wechselgebißperiode. Die untere Begrenzung des Nasenknochens, der die obere Begrenzung der Apertura piriformis darstellt, befindet sich nur unwesentlich höher als das Niveau der unteren Ränder der beiden Augenhöhlen. Die Breite des Unterkiefers nähert sich der Breite des Hirnschädels.
Es ist anzunehmen, daß während und kurz vor dem Frontzahnwechsel sich der Zahnbogen in beiden Kiefern etwas vergrößert. Beachten Sie, daß die bleibenden Schneidezähne (ganz besonders die mittleren) im Verhältnis zur restlichen fazialen Struktur ausgesprochen groß erscheinen.

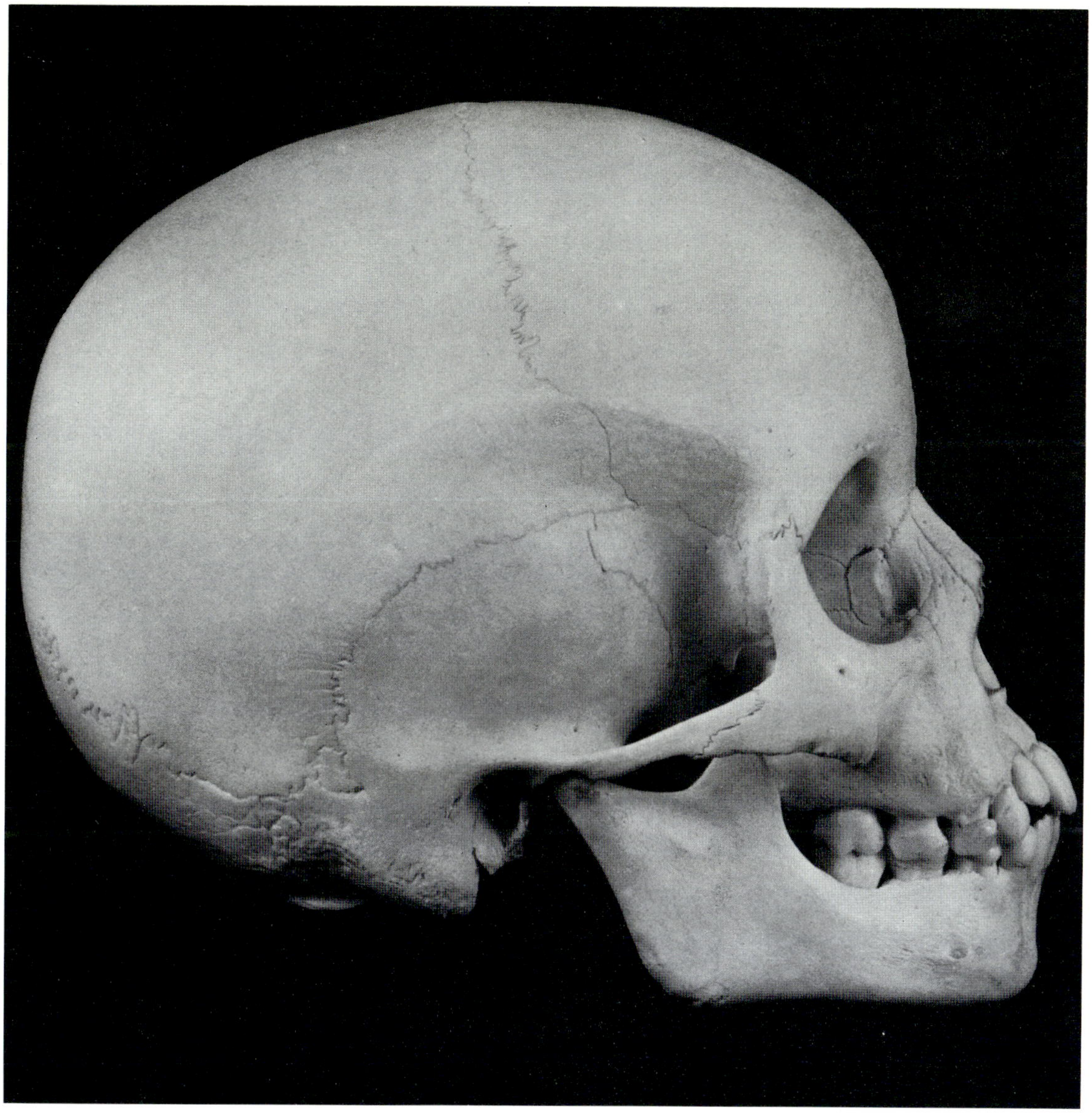

Abbildung 57

Die bleibenden Schneidezähne im Oberkiefer und Unterkiefer weisen eine Protrusion auf. In diesem Stadium ist dies eine normale Entwicklung. Jedoch ist normalerweise diese Protrusion weniger stark ausgeprägt als bei diesem Exemplar. Da die zweiten Milchmolaren eine senkrechte distale Abschlußebene aufweisen, konnten die ersten bleibenden Molaren nicht in einer okklusalen Verzahnung, wie im bleibenden Gebiß üblich, durchbrechen. Die Okklusionsflächen der beiden ersten bleibenden Molaren stehen jetzt in Höcker-Höcker-Verzahnung.

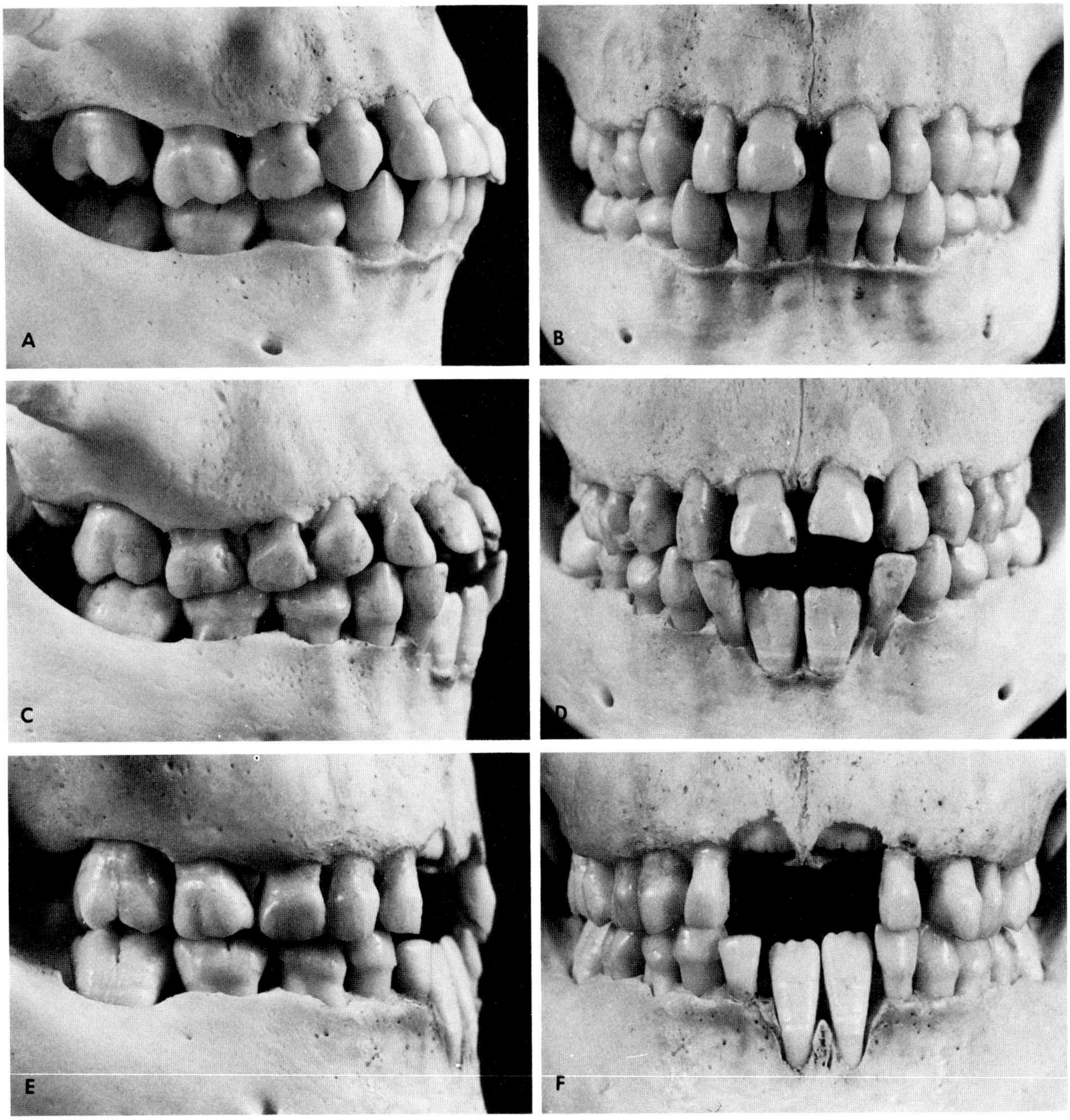

Abbildung 58

Nahaufnahmen: Die sukzessiven Veränderungen der ersten Wechselgebißperioden sind hier deutlich sichtbar. Zuerst vergrößern sich die Lücken zwischen den Zähnen und die bleibenden Molaren brechen durch (Abb. 58A und 58B). Dann werden zuerst die unteren mittleren Schneidezähne ersetzt, anschließend die oberen (Abb. 58C und 58F).
Beachten Sie die Morphologie (Abb. 58E und 58F) des Alveolarknochens, besonders im Bereich der oberen mittleren Schneidezähne. Abhängig von den räumlichen Verhältnissen können Milchzähne in unmittelbarer Nähe durchbrechender Zähne stark verdrängt werden.

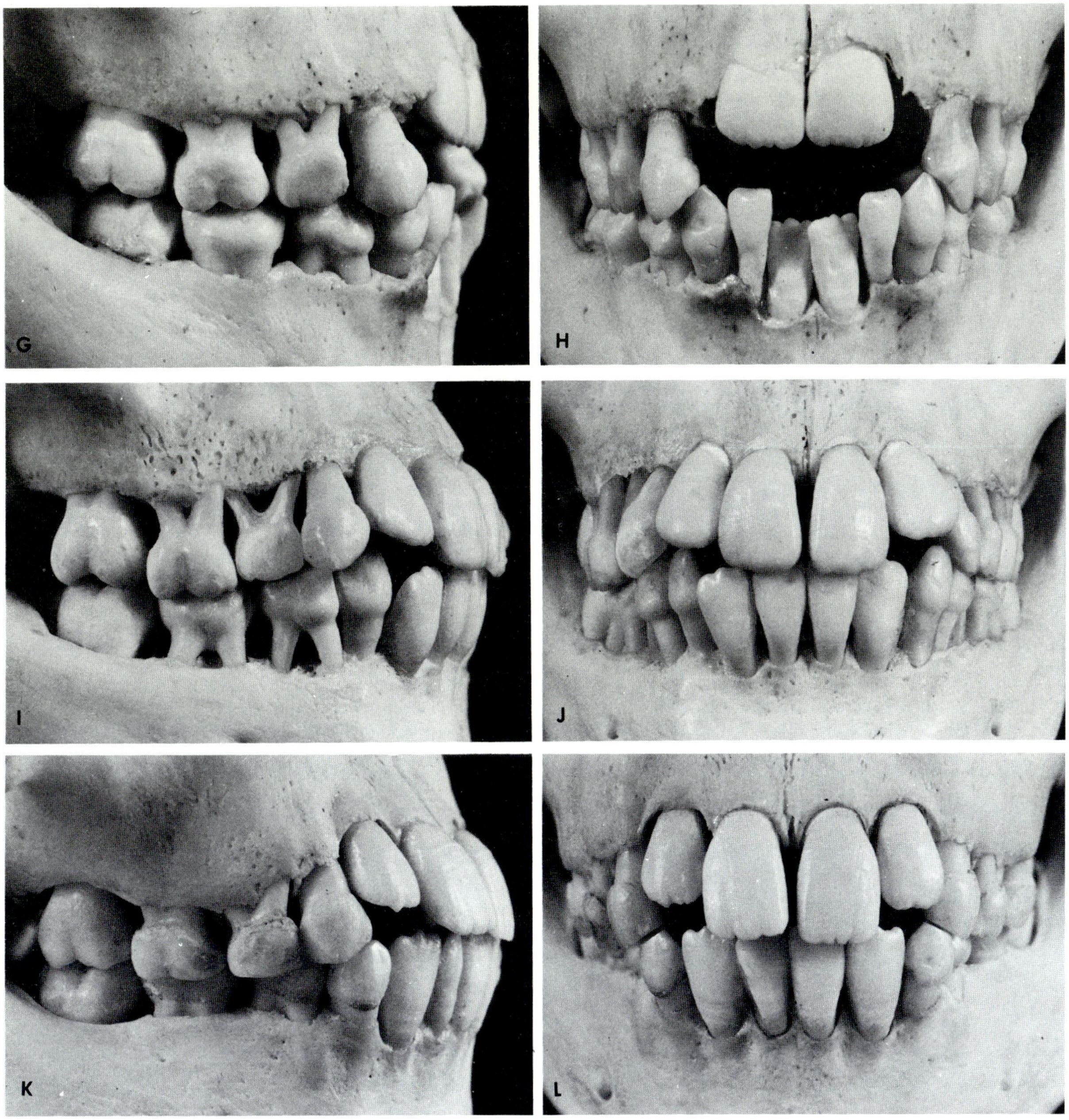

Abbildung 58 (Fortsetzung)

Beachten Sie die sich ausbreitende Zone der nicht mit alveolärer Knochensubstanz bedeckten Wurzeln kurz vor dem Verlust dieser Milchzähne.
Die Abbildungen 58G bis 58L zeigen spätere Entwicklungsstadien; in ihrer Übersicht vergleichbar mit den Abbildungen 58A bis 58F.

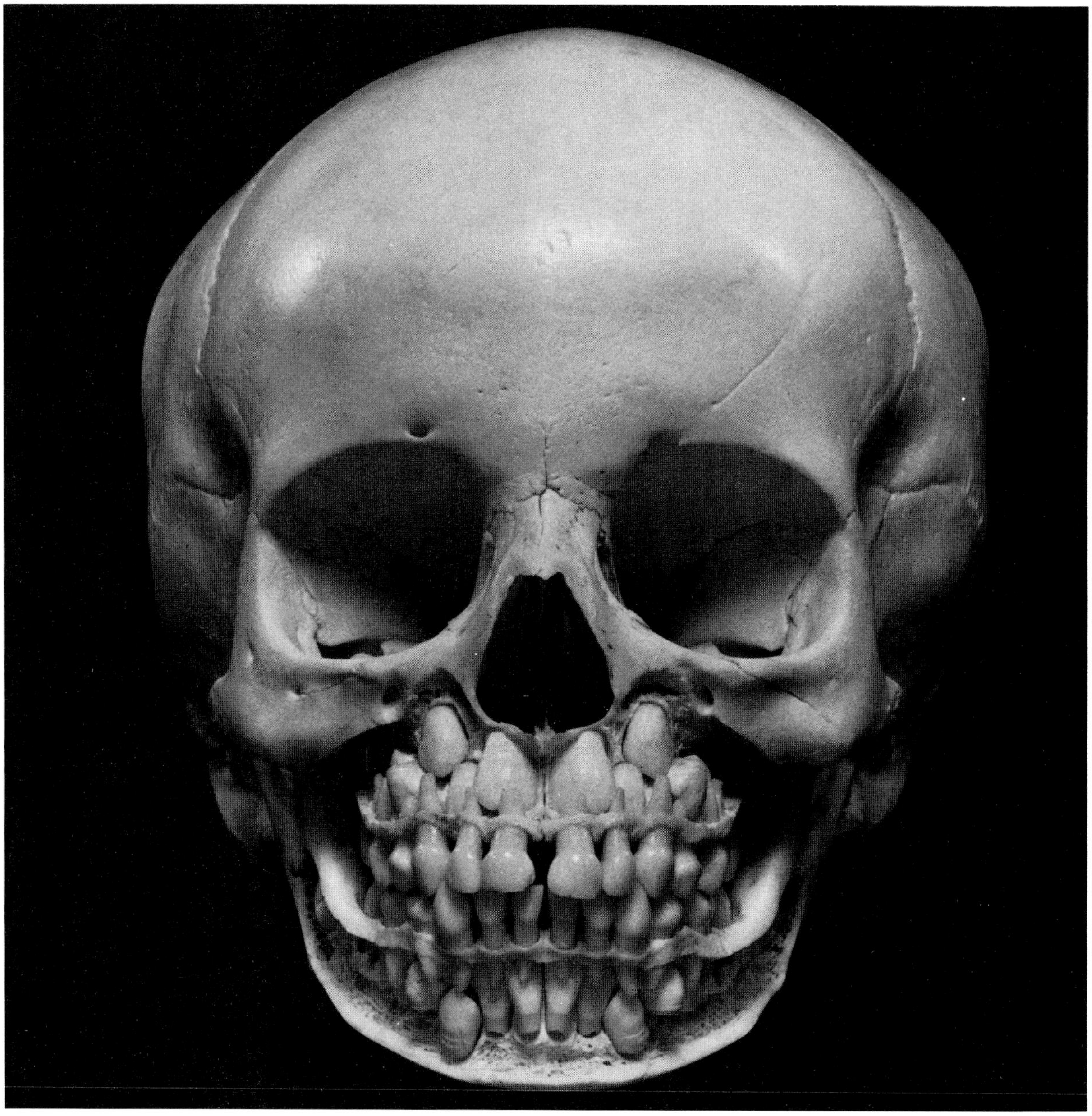

Abbildung 59

Schädelansicht eines ungefähr sechs Jahre alten Kindes (siehe auch Abb. 54 und 55) nach Entfernung der bukkalen Alveolarwand. Das faziale Skelett ist mit den sich entwickelnden bleibenden Zähnen ausgefüllt. Ihre Anordnung entspricht der ursprünglichen Aufstellung im Frühstadium der Entwicklung. Das räumliche Verhältnis zwischen den bleibenden Frontzahnkronen und den Wurzeln der Milchbezahnung bleibt im Grunde genommen dasselbe. Die Veränderungen, die in dieser Beziehung vertikal stattgefunden haben, sind mit der Verlängerung der bleibenden Zähne, der Resorption der Wurzeln der Milchbezahnung und der Höhenentwicklung des fazialen Skelettes verbunden.

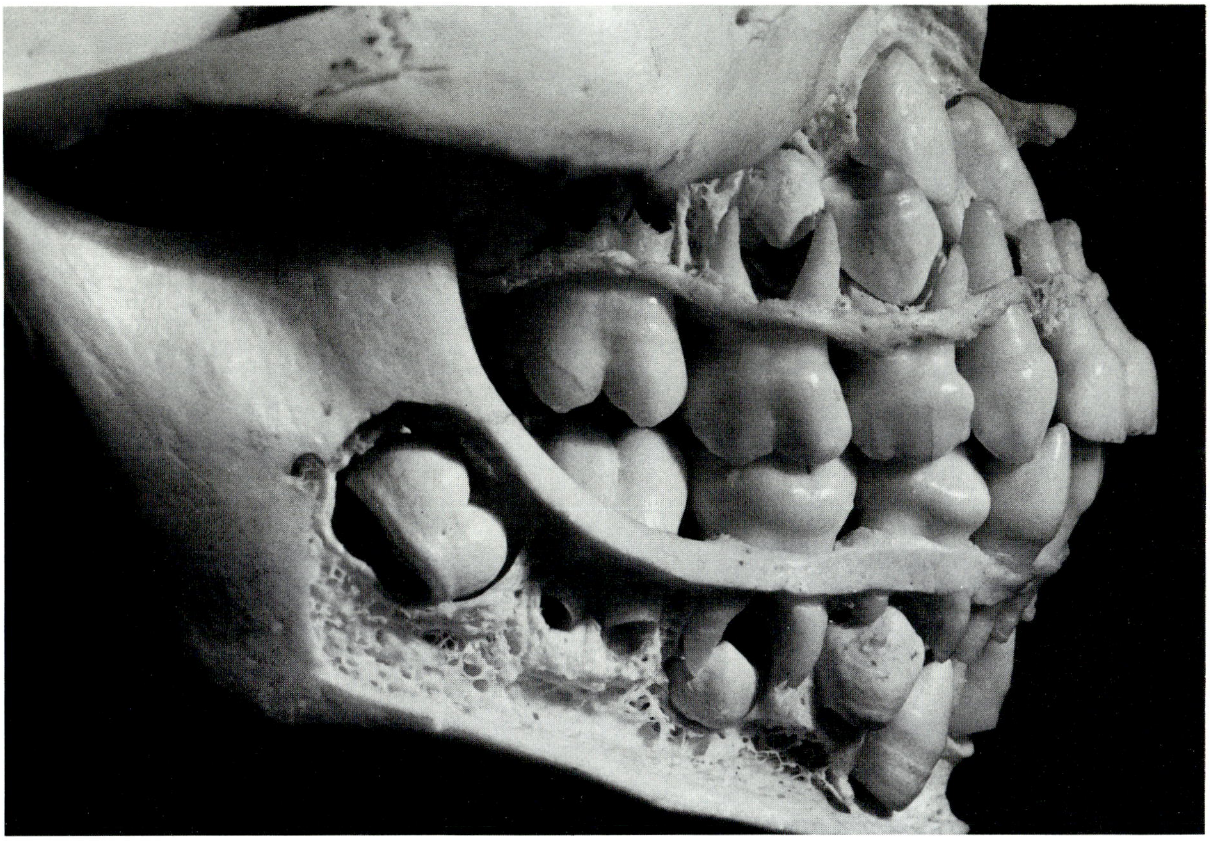

Abbildung 60

Der Raum, der in frontodistaler Richtung für die Entwicklung der bleibenden Eckzähne und Prämolaren vorhanden ist, ist im oberen Kiefer stärker beschränkt als im Unterkiefer. Die sich bildenden unteren Zähne befinden sich also auf einem breiteren Bogen als die oberen. Außerdem ist der Unterschied der Summe der mesiodistalen Breite der Prämolaren und der entsprechenden Milchmolaren größer im Unterkiefer als im Oberkiefer. Im Verhältnis zu ihren Vorgängern befinden sich die unteren zweiten Prämolaren meistens etwas distaler als die oberen. Die distale Oberfläche der bleibenden oberen Eckzähne ist im allgemeinen in Näherung mit dem konkaven Zervikalbereich der sich entwickelnden oberen ersten Prämolaren (siehe auch Abb. 63).

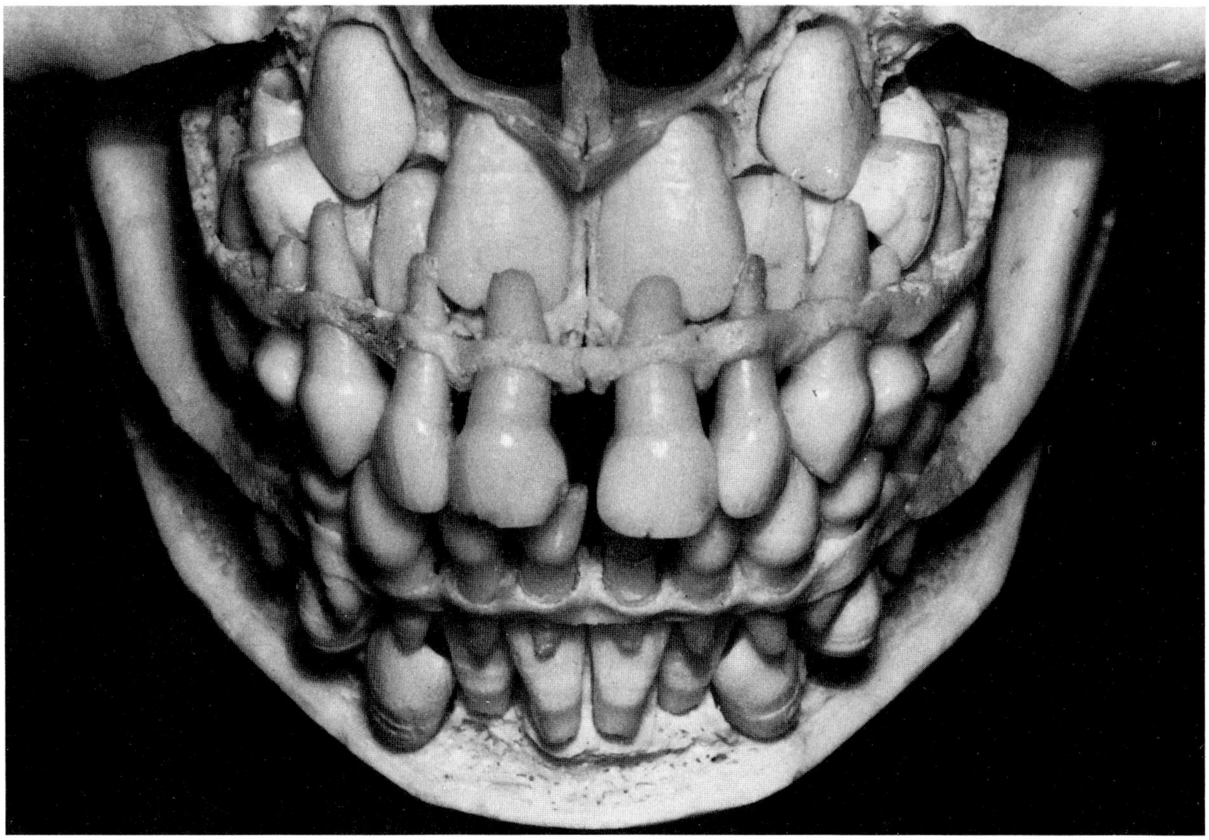

Abbildung 61 a

Die vertikale Lage der sich aufbauenden Teile der bleibenden oberen Frontzähne zeigt ein konstantes Bild: Die Eckzähne liegen am höchsten und labial der Apertura piriformis, der sich aufbauende Teil der seitlichen Schneidezähne liegt an der tiefsten Stelle und in diesem Stadium nur minimal höher als die Eckzahnspitzen. Der aufbauende Teil der oberen mittleren Schneidezähne liegt senkrecht, ungefähr halbwegs zwischen demjenigen der seitlichen Schneidezähne und dem der Eckzähne und in diesem Stadium nur knapp unterhalb des Nasenbodens.
Beachten Sie die Beziehung zwischen den Kronen der bleibenden mittleren Schneidezähne und den Wurzeln der vier Milchschneidezähne. Die vier Schneidezähne der Milchbezahnung zeigen entsprechend zur Lage der Kronen der bleibenden mittleren Schneidezähne bereits eine Resorption. Es wird angenommen, daß die enge Beziehung zwischen der distalen Kante der bleibenden oberen mittleren Schneidezähne und den Wurzeln der seitlichen Milchschneidezähne fördernd auf die Vergrößerung des Abstandes zwischen den beiden Eckzähnen einwirkte, eine Vergrößerung, die schon vor dem Erscheinen des mittleren Schneidezahnes stattfand. Ungefähr die Hälfte der Schneidezahnwurzeln der Milchbezahnung ist im Zervikalbereich nicht mit Knochenstruktur bedeckt.
Die Anordnung der Kronen der bleibenden oberen Frontzähne läßt nicht darauf schließen, daß in diesem Falle zwangsläufig ein Engstand entsteht. Immerhin liegen die Kronen der bleibenden mittleren Schneidezähne und Eckzähne sehr nahe beieinander.

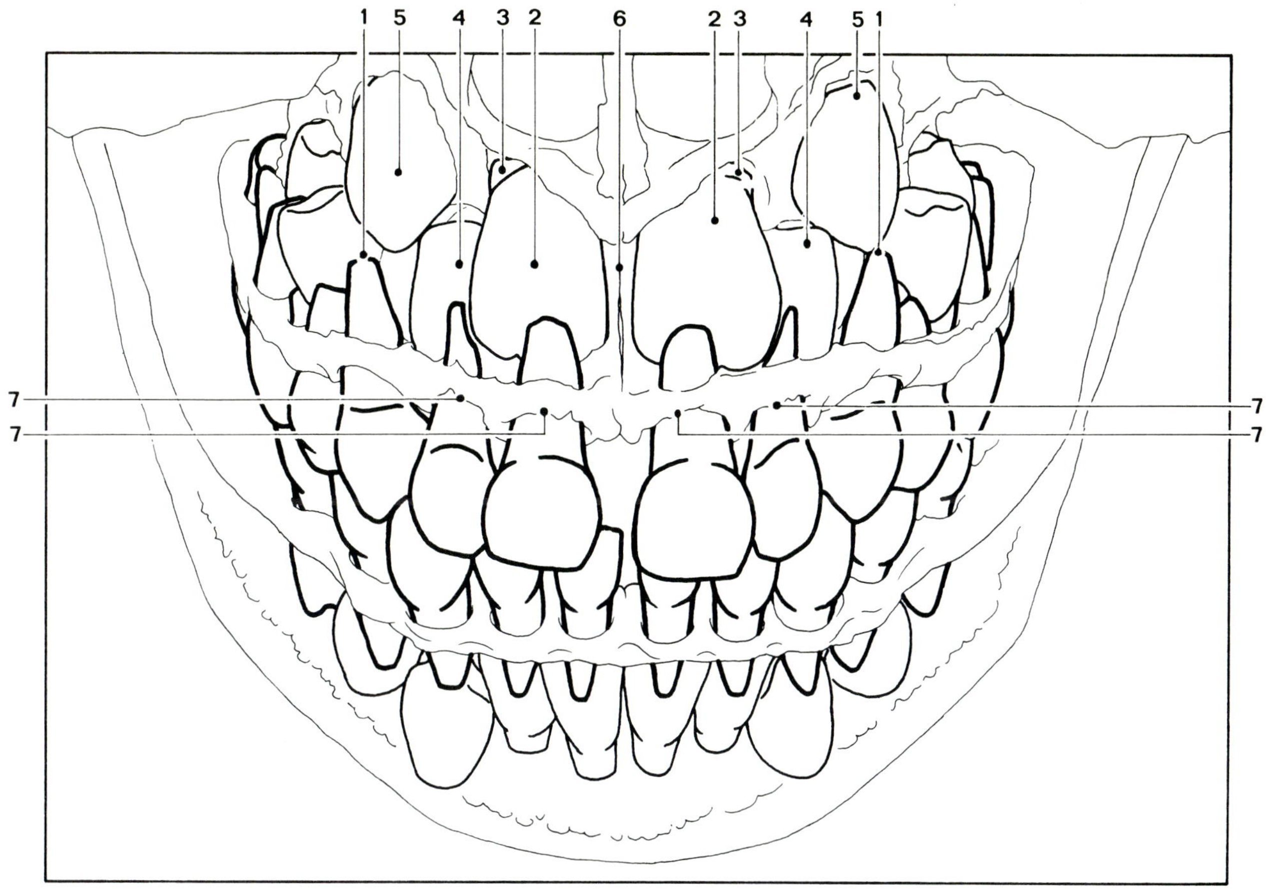

Abbildung 61 b

1. Der Wurzelaufbau der oberen Milcheckzähne ist fast beendet.
2. Die Kronen der bleibenden mittleren Schneidezähne sind fertig ausgebildet.
3. Der Wurzelaufbau an den bleibenden oberen mittleren Schneidezähnen hat begonnen; die sich aufbauenden Teile befinden sich noch direkt unter dem Nasenboden.
4. Die Kronen der bleibenden seitlichen Schneidezähne sind noch nicht vollständig entwickelt.
5. Die Kronen der bleibenden Eckzähne sind nur teilweise ausgebildet.
6. Die Kronen der bleibenden oberen mittleren Schneidezähne sind durch ein knöchernes Septum von der intermaxillären Naht getrennt.
7. Knochenresorption marginal am Alveolarkamm.

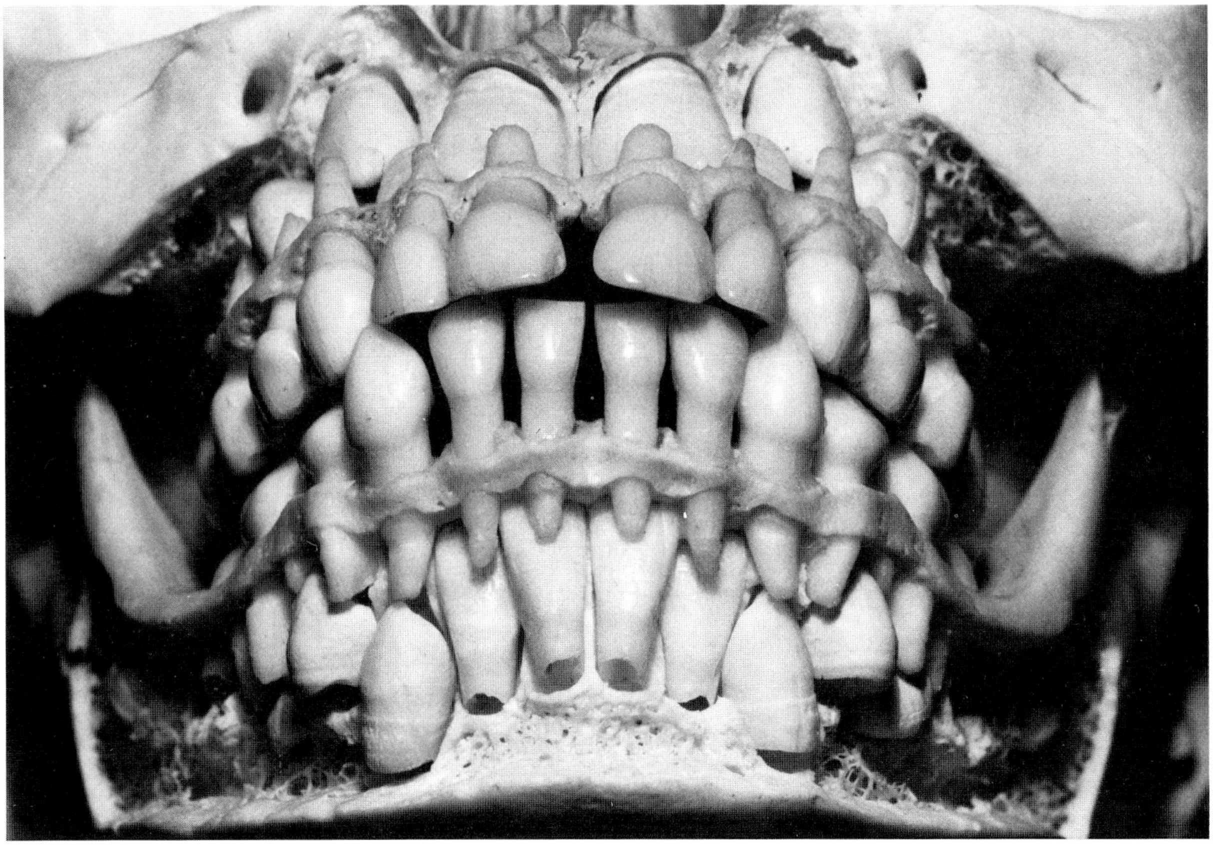

Abbildung 62a

Diastema zwischen den unteren Milchfrontzähnen. In den meisten Fällen sind Lücken zwischen den Frontzähnen schon im Moment ihres Erscheinens festzustellen. Als Regel gilt, daß die Größe des Diastema sich bis ungefähr ein Jahr vor dem Durchbruch der ersten bleibenden Frontzähne nicht verändert. Die nur geringe Vergrößerung des Zahnbogens – leicht durch Messung der Distanz zwischen den beiden Eckzähnen feststellbar – scheint im Zusammenhang mit dem Durchbruch der oberen mittleren und der unteren seitlichen Schneidezähne zu stehen: den Zähnen mit der größten mesiodistalen Kronenausdehnung im Frontzahnbereich[5].
Das Septum zwischen den bleibenden oberen mittleren Schneidezähnen ist die einzige Knochenstruktur, die die sich entwickelnden Zähne voneinander trennt. Alle anderen Zähne stehen im Kronenbereich in engem Kontakt miteinander.

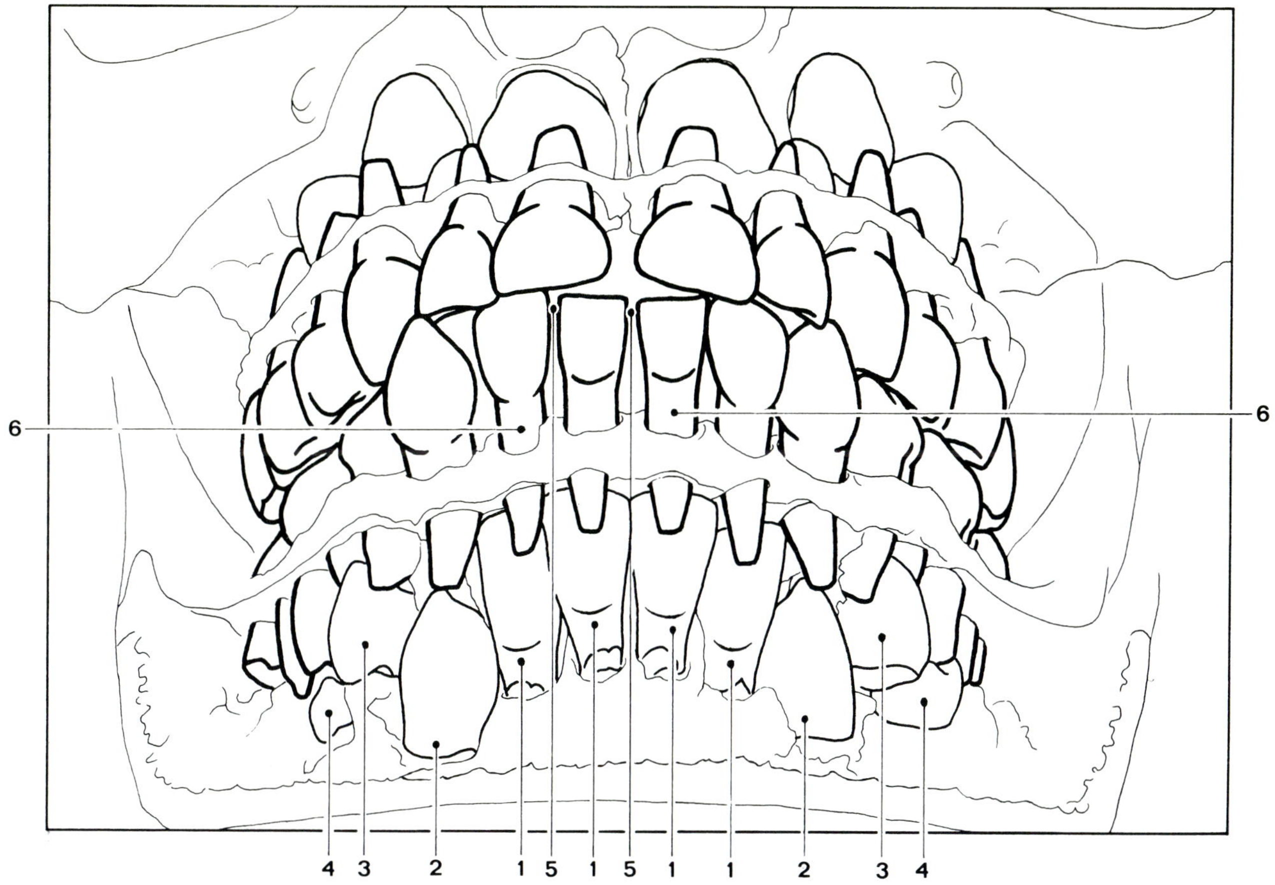

Abbildung 62b

1. Die Wurzelentwicklung aller vier bleibenden unteren Schneidezähne schreitet fort; die mittleren Schneidezähne haben einen leichten Vorsprung vor den seitlichen.
2. Die Kronen der bleibenden unteren Eckzähne sind noch nicht vollständig entwickelt. Zirkuläre Linien an den Kronen der Eckzähne deuten auf systematische Störungen in der Schmelzablagerung hin. Vergleichbare Linien einer Schmelzhypoplasie können auf den Kronen anderer bleibender Zähne festgestellt werden.
3. Die Kronen der sich bildenden unteren ersten Prämolaren.
4. Die Kronen der sich bildenden unteren zweiten Prämolaren.
5. Diastema zwischen den Frontzähnen.
6. Im Zervikalbereich ist ungefähr die Hälfte der Wurzellänge der Milchbezahnung nicht mit Knochen bedeckt.

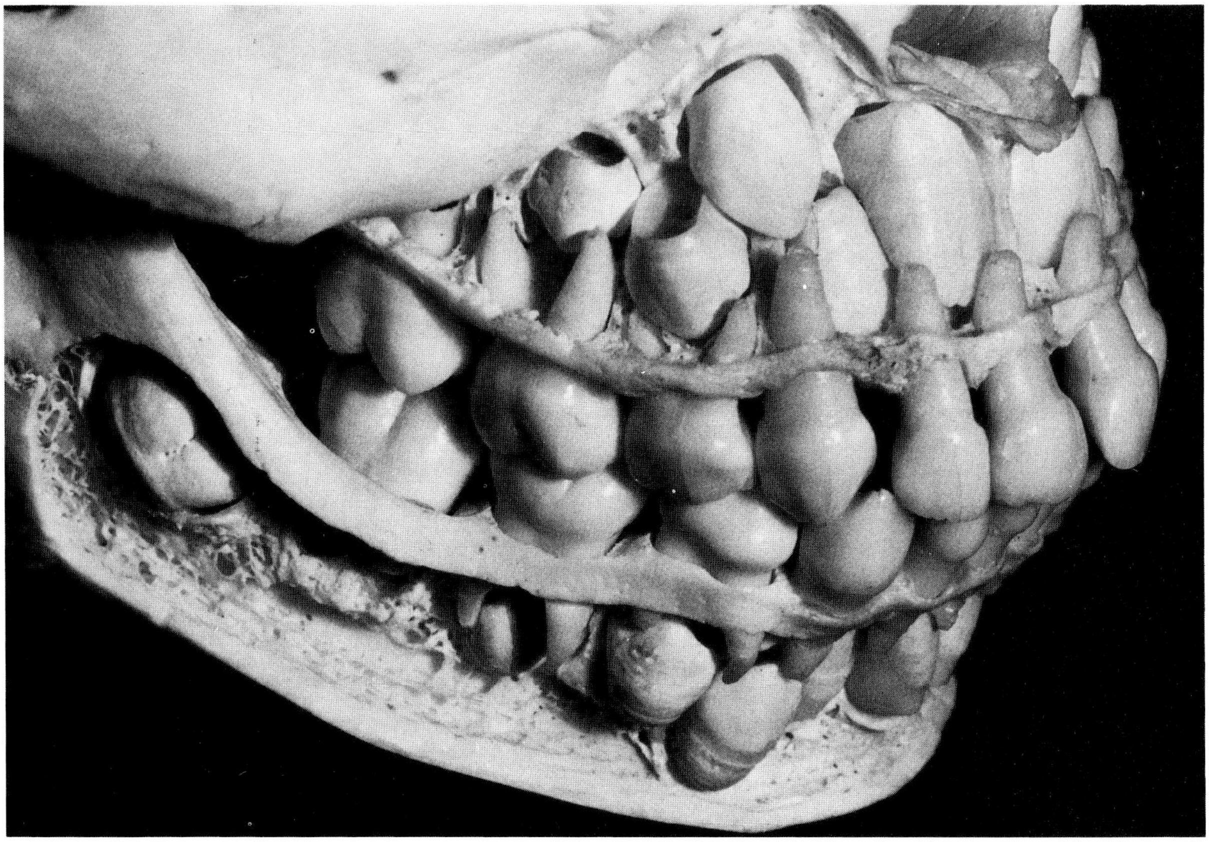

Abbildung 63 a

Die Kronen der bleibenden oberen Schneidezähne nehmen eine Stellung palatinal der Wurzeln der Milchschneidezähne ein. Sie behalten diese Position, bis die Milchzähne verlorengehen. Das Resorptionsbild eines Milchzahnes gibt die Konturen der Krone des nachfolgenden Zahnes genau wieder. Benachbarte Milchzähne können auch in Mitleidenschaft gezogen werden wie hier die seitlichen Schneidezähne.
Abhängig von den räumlichen Verhältnissen zwischen den bleibenden Kronen und den Wurzeln der Milchzähne kann eine partielle Resorption auch der nicht korrespondierenden Zähne entstehen, in einem Ausmaß, daß zwei Milchzähne so starke Resorption erleiden, daß alle beide beim Durchbruch von nur einem bleibenden Zahn verlorengehen. Als Beispiel: die seitlichen Milchschneidezähne gehen beim Durchbruch des bleibenden mittleren Schneidezahnes verloren (Abb. 58G und 58H). Außerdem kann ein unterer Milcheckzahn seinen Platz im Zahnbogen verlieren, wenn der bleibende seitliche Schneidezahn durchbricht (Abb. 105).

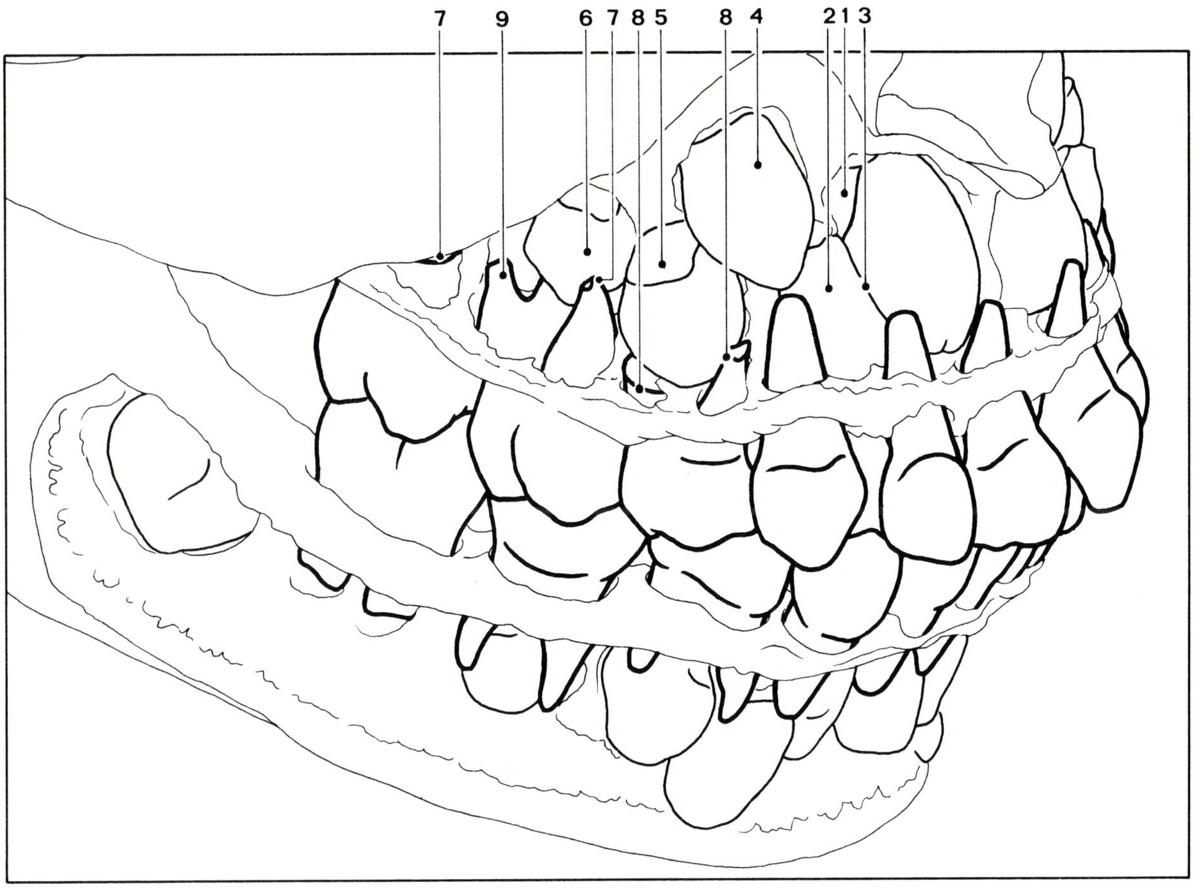

Abbildung 63 b

1. Das Gebiet der Wurzelbildung des bleibenden oberen mittleren Schneidezahnes liegt direkt unter dem Nasenboden.
2. Der bleibende obere seitliche Schneidezahn liegt palatinal, seitlich und unterhalb des mittleren Schneidezahnes.
3. Teile der Kronenoberfläche des bleibenden mittleren und des seitlichen Schneidezahnes liegen nahe beieinander.
4. Die sich entwickelnde Krone des oberen Eckzahnes liegt bukkal und oberhalb der Schneidezähne.
5. Die sich entwickelnde Krone des oberen ersten Prämolaren. Beachten Sie das Verhältnis zwischen der distalen Oberfläche des Eckzahnes und der mesialen des Prämolaren.
6. Die sich entwickelnde Krone des zweiten Prämolaren.
7. Die mesiobukkale Wurzel des noch nicht okkludierenden ersten bleibenden Molaren ist nur zum Teil ausgebildet.
8. Resorption der Wurzeln des ersten Milchmolaren; besonders die distale Wurzel.
9. Die Wurzelbildung des zweiten Milchmolaren ist beendet.

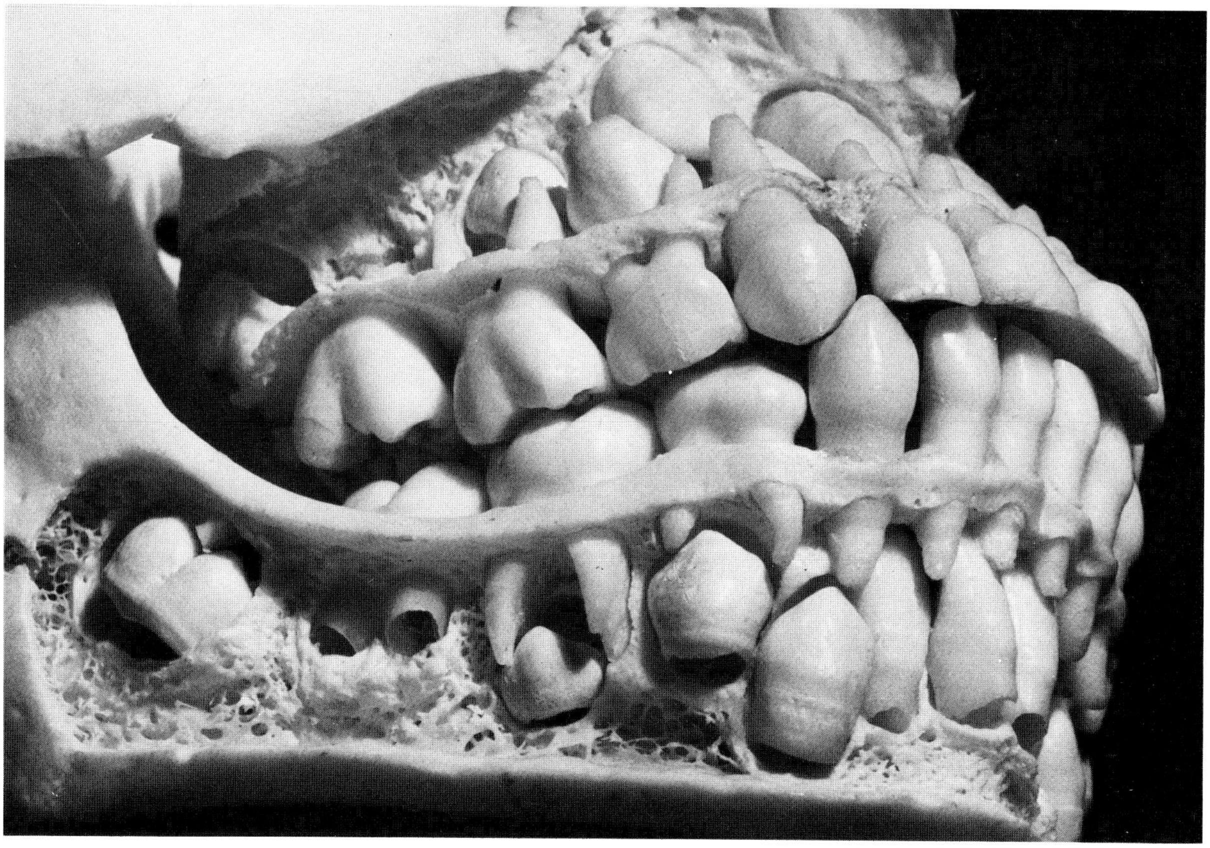

Abbildung 64 a

Die bleibenden unteren mittleren Schneidezähne liegen nahe der bukkalen Alveolarwand, die zur besseren Einsichtnahme entfernt wurde. Ihre inzisalen Kanten befinden sich lingual der Wurzeln ihrer Vorgänger. Die Kronen sind nach lingual geneigt, im Gegensatz zum Oberkiefer, in dem sich die Kronen der bleibenden mittleren Schneidezähne nach labial neigen.
Am Fundus der Nischen der bleibenden Zähne befindet sich eine Schicht kompakten Knochens. Die darunterliegende Struktur ist eher von aufgelockerter Natur. Der Fundus erscheint bei allen Nischen ziemlich stabil zu sein. Die Höhenzunahme der einzelnen Nischen vollzieht sich vertikal und in Richtung Okklusionsebene, zweifellos ein Begleitumstand der Größenzunahme der sich bildenden Zähne.
Knochenresorption ist im Zervikalbereich an den Wurzeln derjenigen Zähne festzustellen, die bald verlorengehen. An anderen Stellen schreitet die Höhenzunahme des Alveolarfortsatzes weiter fort; sie ist mit der vertikalen Gesichtsentwicklung eng verbunden.
Die Resorption der Milchmolaren kann in der hier gezeigten Abbildung nicht genau abgeschätzt werden. Für diesbezügliche ausführlichere Information über die Aspekte der Resorption siehe Kapitel 5, wo detaillierte Fotografien resorbierter Zonen an Milchmolaren späterer Entwicklungsstufen (nach Entfernung der Prämolaren) gezeigt werden (Abb. 102 bis 104, 112 bis 114 und 124).

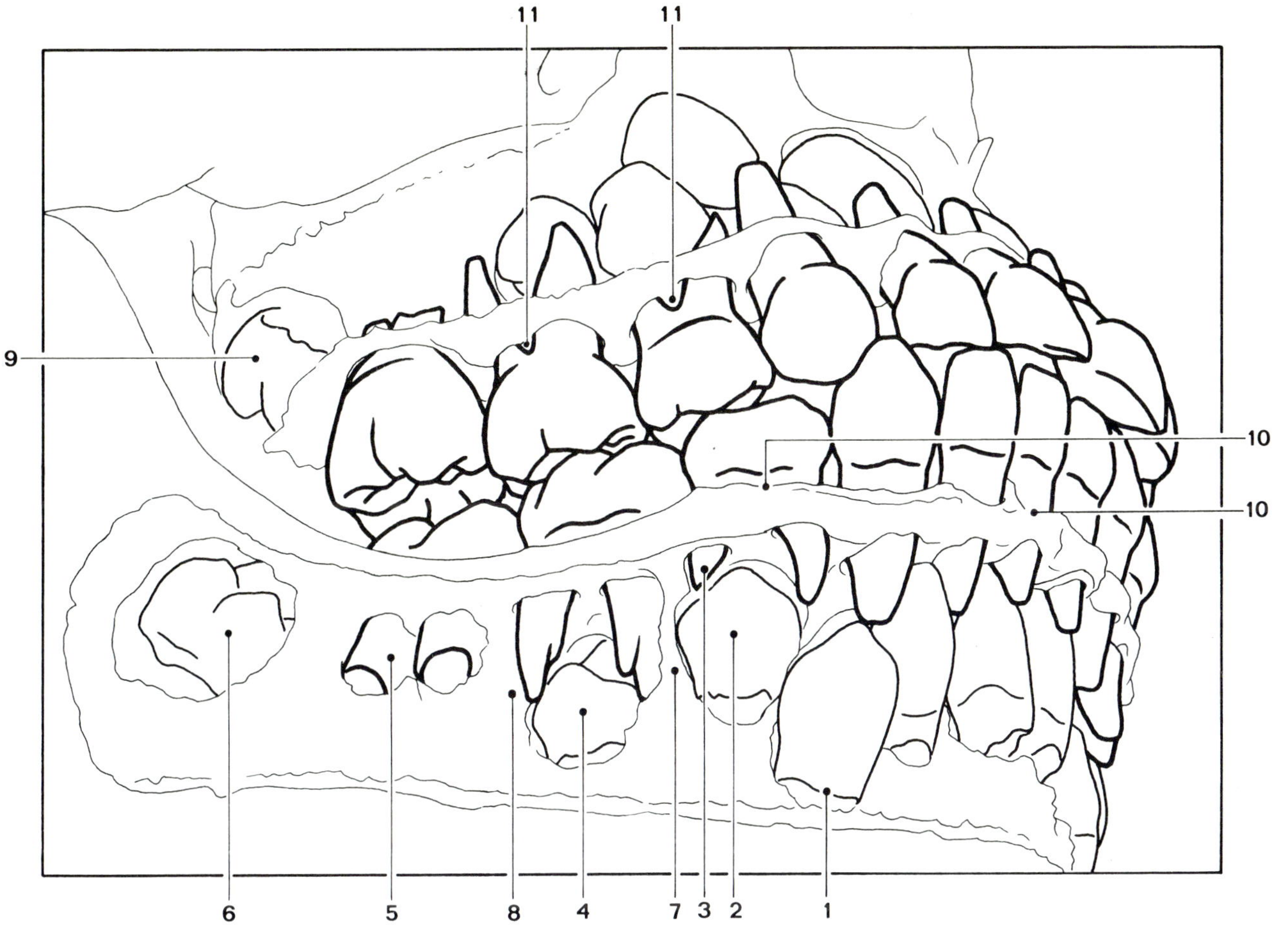

Abbildung 64b

1. Der sich aufbauende Teil der Krone des bleibenden unteren Eckzahnes liegt nahe am Unterkieferrand.
2. Die Krone des unteren ersten Prämolaren ist fast vollständig entwickelt.
3. Resorption der distalen Wurzel des unteren ersten Milchmolaren.
4. Die unvollständig ausgebildete Krone des unteren zweiten Prämolaren.
5. Die sich entwickelnden Wurzeln des bleibenden unteren ersten Molaren.
6. Die unvollständig ausgebildete Krone des bleibenden unteren zweiten Molaren ist nach mesiolingual geneigt.
7. Knochenwand, distal der Krone des ersten Prämolaren.
8. Beachten Sie die Trabekel der Spongiosa.
9. Die unvollständig ausgebildete Krone des bleibenden oberen zweiten Molaren ist nach distobukkal geneigt.
10. Beachten Sie die verschiedene Alveolarkammhöhe zwischen den Schneidezähnen und den Milchmolaren.
11. Die Kammreduktion an der oberen bukkalen Alveolarwand liegt bereits höher als die Bifurkation der ersten und zweiten Milchmolaren.

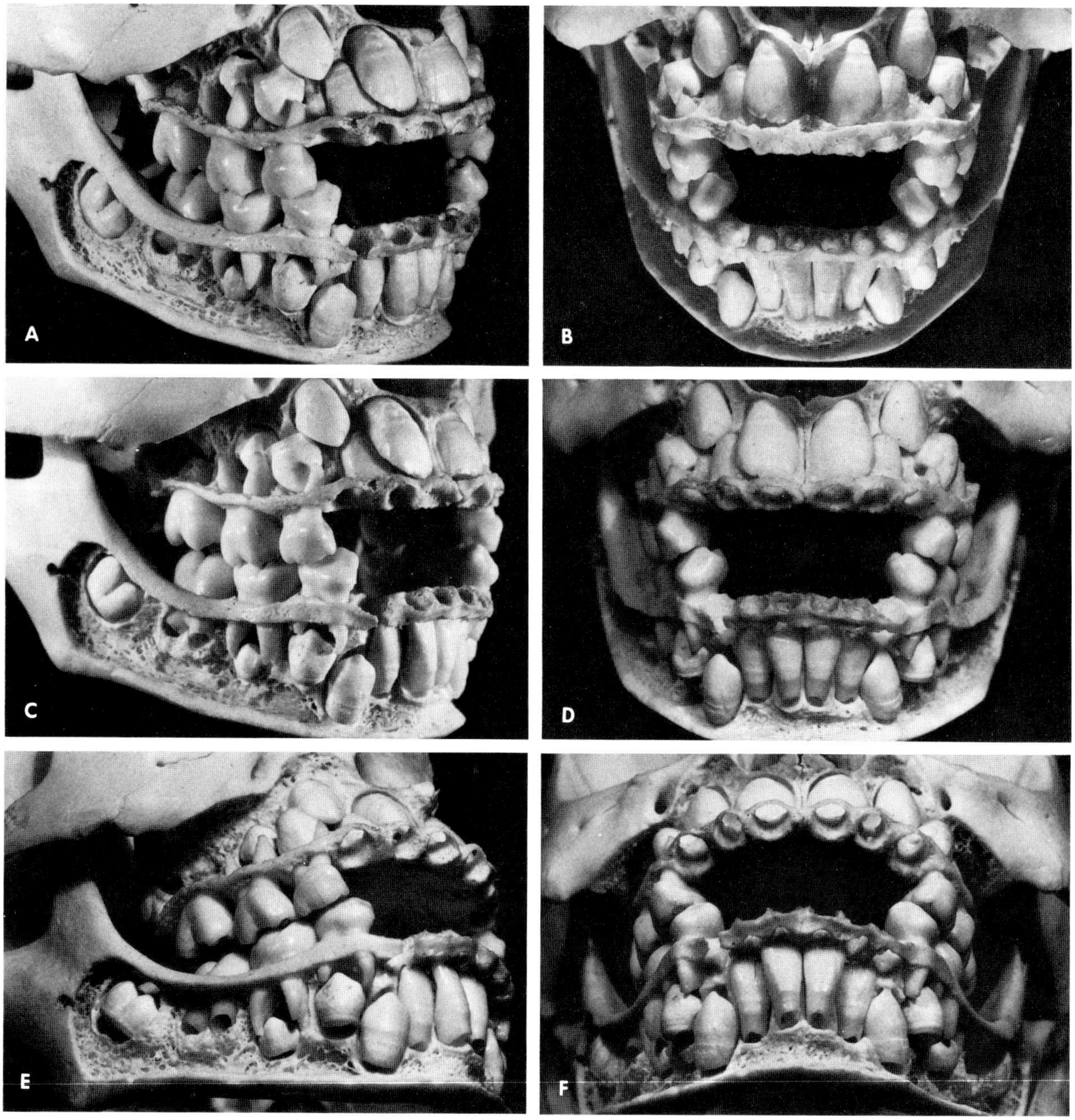

Abbildung 65

Durch die Entfernung der Milchfrontzähne kann die Lage ihrer Nachfolger – auf den vorangehenden Seiten beschrieben – besser beobachtet werden.
Beachten Sie die verhältnismäßig tiefe Lage der Inzisalkanten der oberen seitlichen Schneidezähne im Verhältnis zur Lage der Kanten der mittleren Schneidezähne (Abb. 65A bis 65D). Genau die gegenteilige Situation wird im vollständig durchgebrochenen bleibenden Gebiß gefunden.

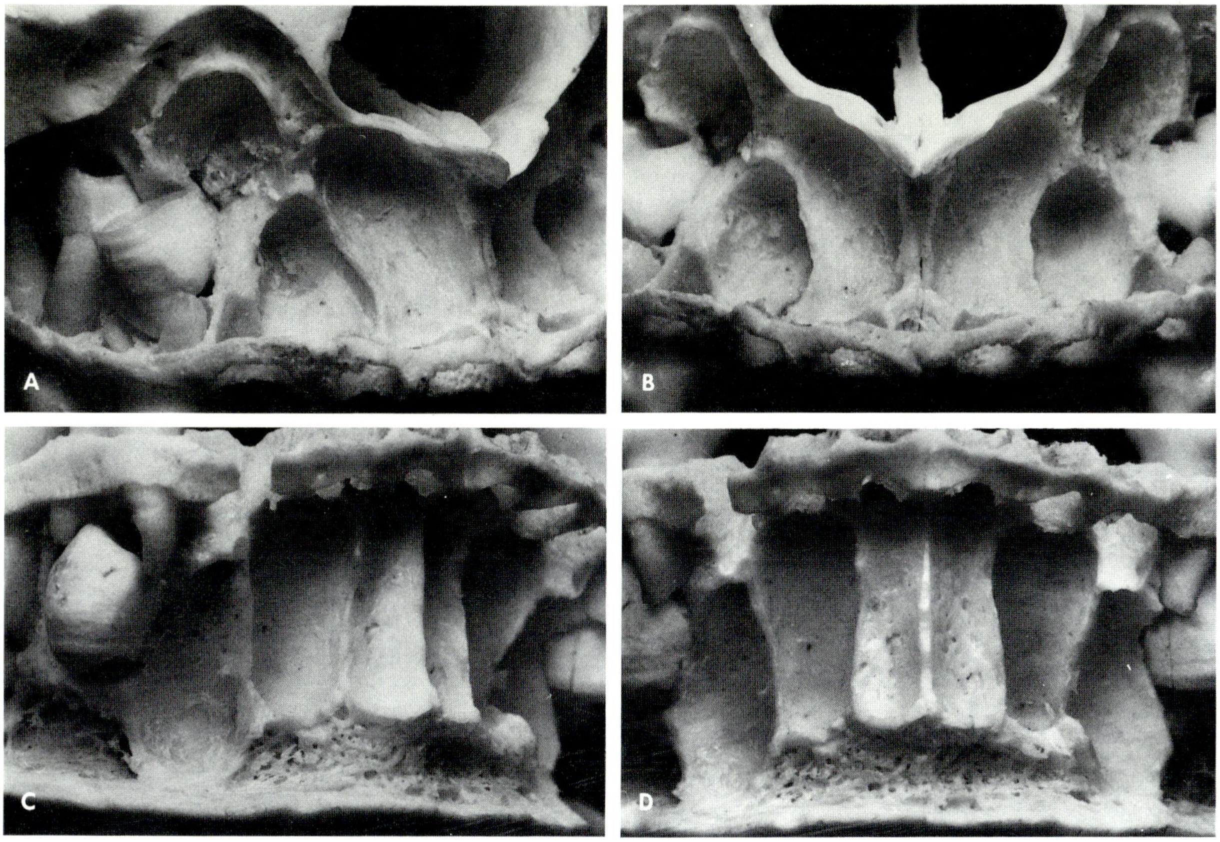

Abbildung 66

Die Struktur des Alveolarknochens, der die Zähne umschließt, ist wesentlich besser zu erkennen, wenn sowohl die Milchzähne als auch die bleibenden vollständig entfernt werden.
Beachten Sie das Verhältnis zwischen Nasenboden und der oberen Knochenstruktur, welche die sich entwickelnden oberen Frontzähne bedeckt (Abb. 66A und 65B).
Die Inzisalkanten der bleibenden unteren mittleren Schneidezähne stehen weiter okklusal (Abb. 66C und 66D) als die seitlichen Schneidezähne (siehe Abb. 65E und 65F). Die sich aufbauenden Teile befinden sich ungefähr in gleicher Phase, die Wurzelbildung der mittleren Schneidezähne ist jedoch schon etwas weiter fortgeschritten.

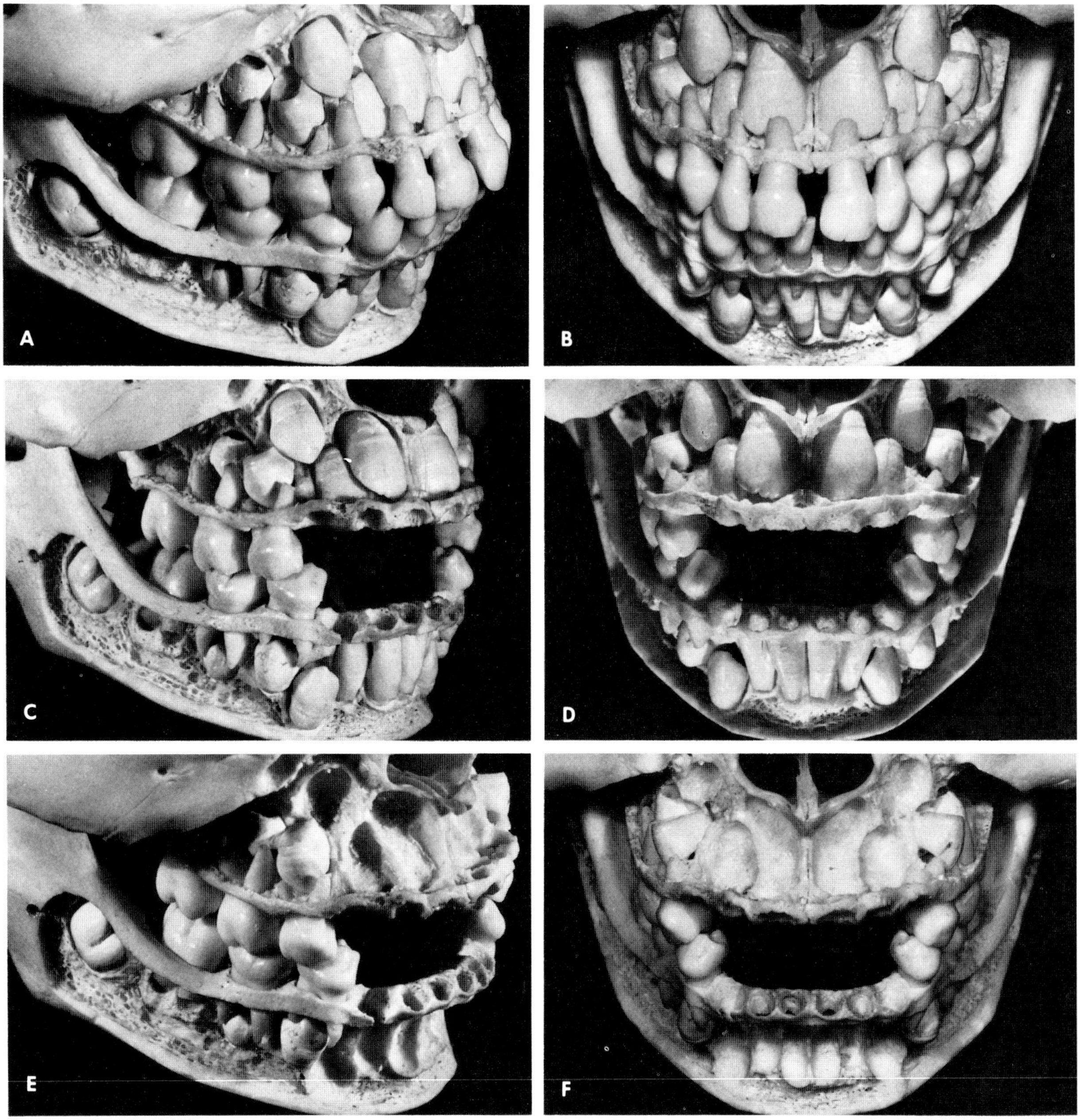

Abbildung 67

Gesamtansicht der alveolären Struktur und der Zahnstellung zu Beginn der ersten Wechselgebißperiode (von oben betrachtet). Nach Entfernung der bukkalen Wand (Abb. 67A und 67B), der Milchfrontzähne (67C und 67D) und schließlich der bleibenden Frontzähne (Abb. 67E und 67F).

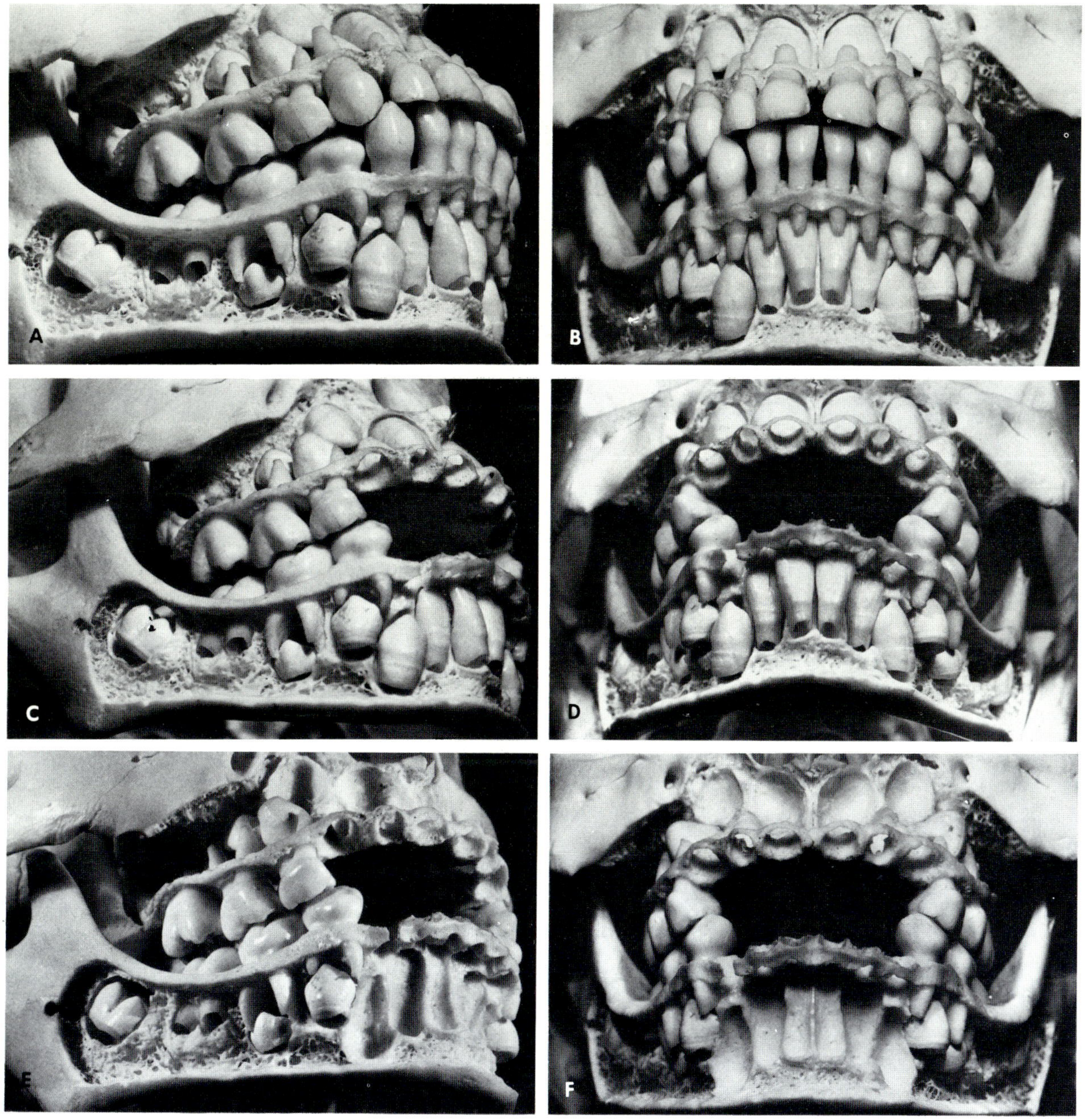

Abbildung 68

Gesamtansicht der alveolären Struktur und der Zahnstellung zu Beginn der ersten Wechselgebißperiode (von oben betrachtet). Nach Entfernung der bukkalen Wand (Abb. 68A und 68B), der Milchfrontzähne (Abb. 68C und 68D) und schließlich der bleibenden Frontzähne (Abb. 68E und 68F).

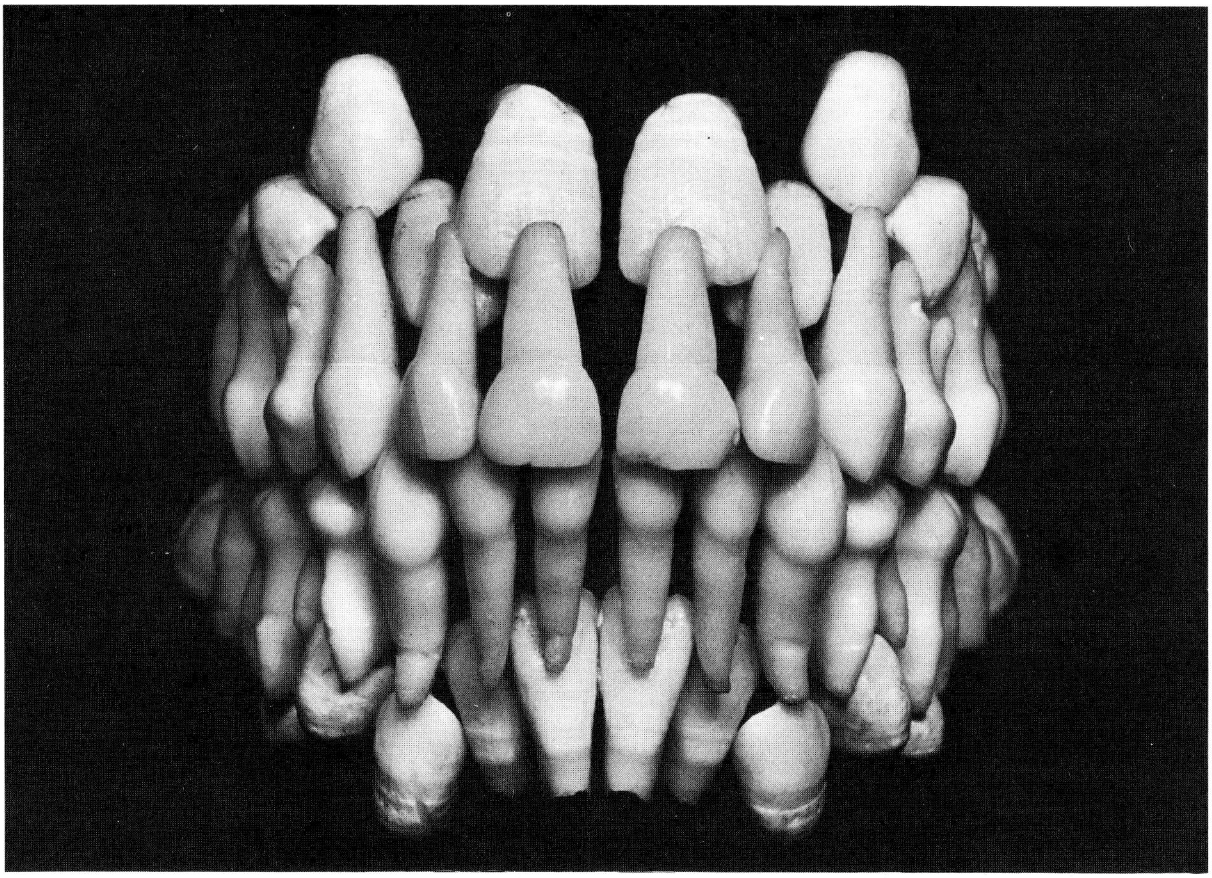

Abbildung 69

Die Zahnreihen des Schädels der vorangegangenen Seiten werden hier und auf den nachfolgenden Abbildungen separat vorgeführt. Die Zähne wurden so arrangiert, wie sie im Schädel plaziert waren. Dadurch kann man die vorher beschriebenen räumlichen Verhältnisse viel besser erkennen und verstehen. So zum Beispiel die Schneidekanten der bleibenden oberen seitlichen Schneidezähne, die sich näher der Okklusionsebene befinden als diejenigen der mittleren Schneidezähne; im Unterkiefer dagegen ist die Situation gerade umgekehrt; oder als anderes Beispiel das Verhältnis zwischen den bleibenden oberen Schneidezahnkronen und den Wurzeln der seitlichen Milchschneidezähne.
Die bleibenden unteren Schneidezähne (zwischen den Kronen der bleibenden Eckzähne liegend) divergieren okklusal; ihre Wurzeln stehen in engem Kontakt miteinander. Wenn man von dem Diastema zwischen den oberen mittleren Schneidezähnen absieht, liegen alle sich noch entwickelnden Schneidezähne, Eckzähne und erste Prämolaren in beiden Kiefern sehr dicht beieinander.
Beachten Sie die Höhenunterschiede in der Lage der sich bildenden Zahnteile.

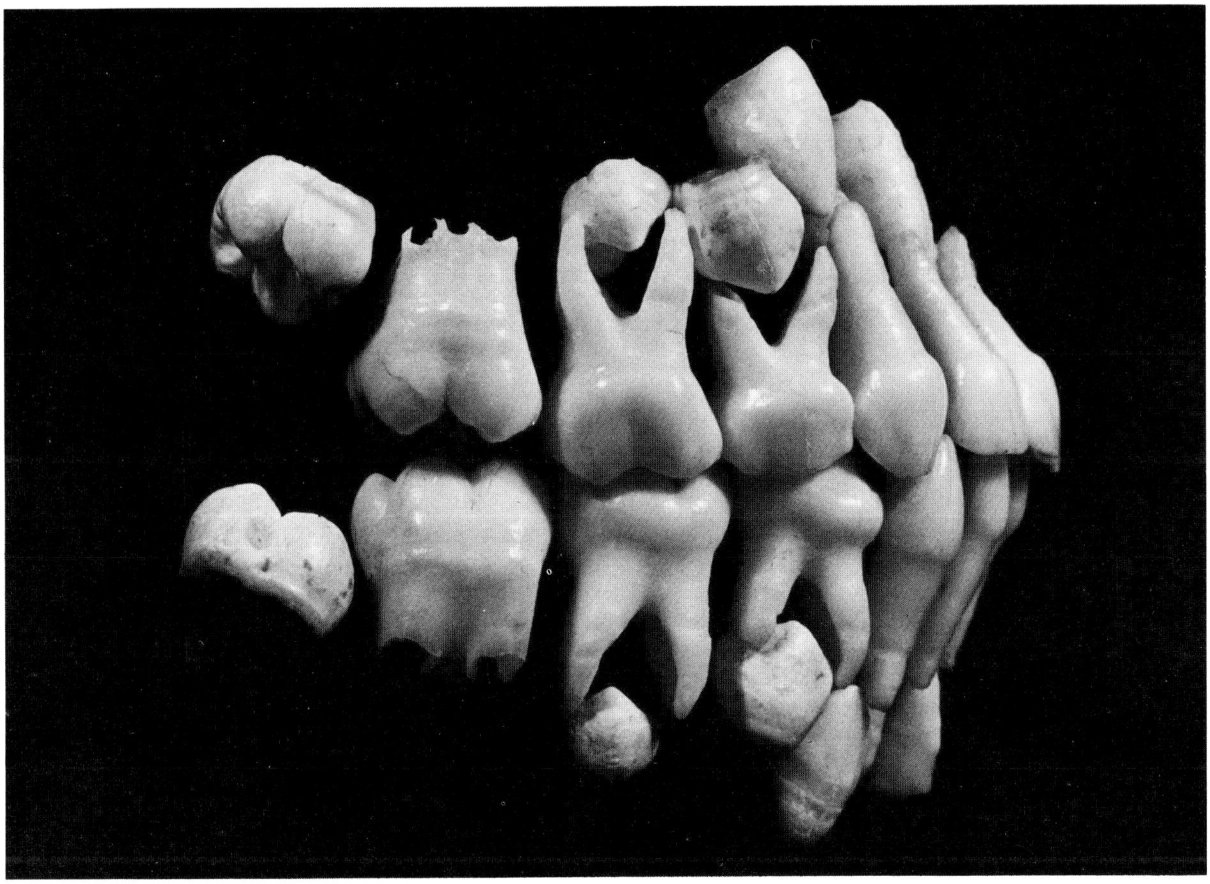

Abbildung 70

Die bleibenden Eckzähne und Prämolaren in beiden Kiefern sind nicht genau zentrisch über respektive unter ihren Vorgängern angeordnet, sondern eher etwas nach distal verschoben. Die Resorption der Milchzähne ist abhängig von der Form und Nachbarschaft ihrer Nachfolger.

Die beiden oberen Molaren sind nach bukkal und distal geneigt, die unteren dagegen nach lingual und mesial. Der Unterschied im Entwicklungsstadium der bleibenden Eckzähne, Prämolaren und zweiten Molaren ist gering. Der untere zweite Prämolar scheint jedoch der am wenigsten entwickelte Zahn zu sein.

Beachten Sie die zirkulären Linien an den Zahnkronen, die auf eine allgemeine Störung in der Verkalkung hinweisen, sowohl auf die erreichten Entwicklungsstadien im Moment, da diese Störungen auftraten, als auch auf den Aufbau zwischen zwei Störmomenten. Das Ausmaß der Zahnentwicklung selbst scheint bei allen Zähnen gleich zu sein.

Die Abbildungen 71 und 72 zeigen die Front- und Seitenansicht, einmal von oben, einmal von unten betrachtet.

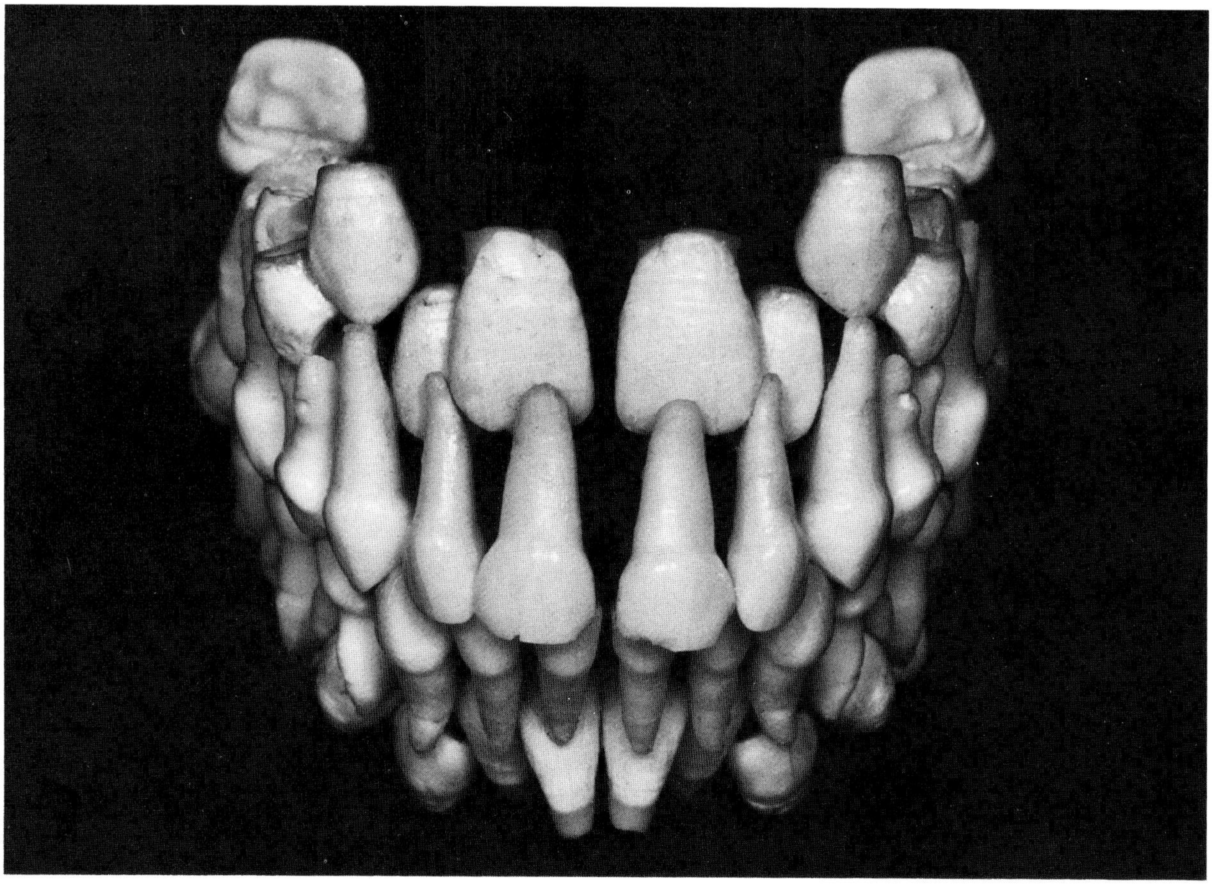

Abbildung 71 a

Vorderansicht der Zahnreihe, von oben betrachtet.

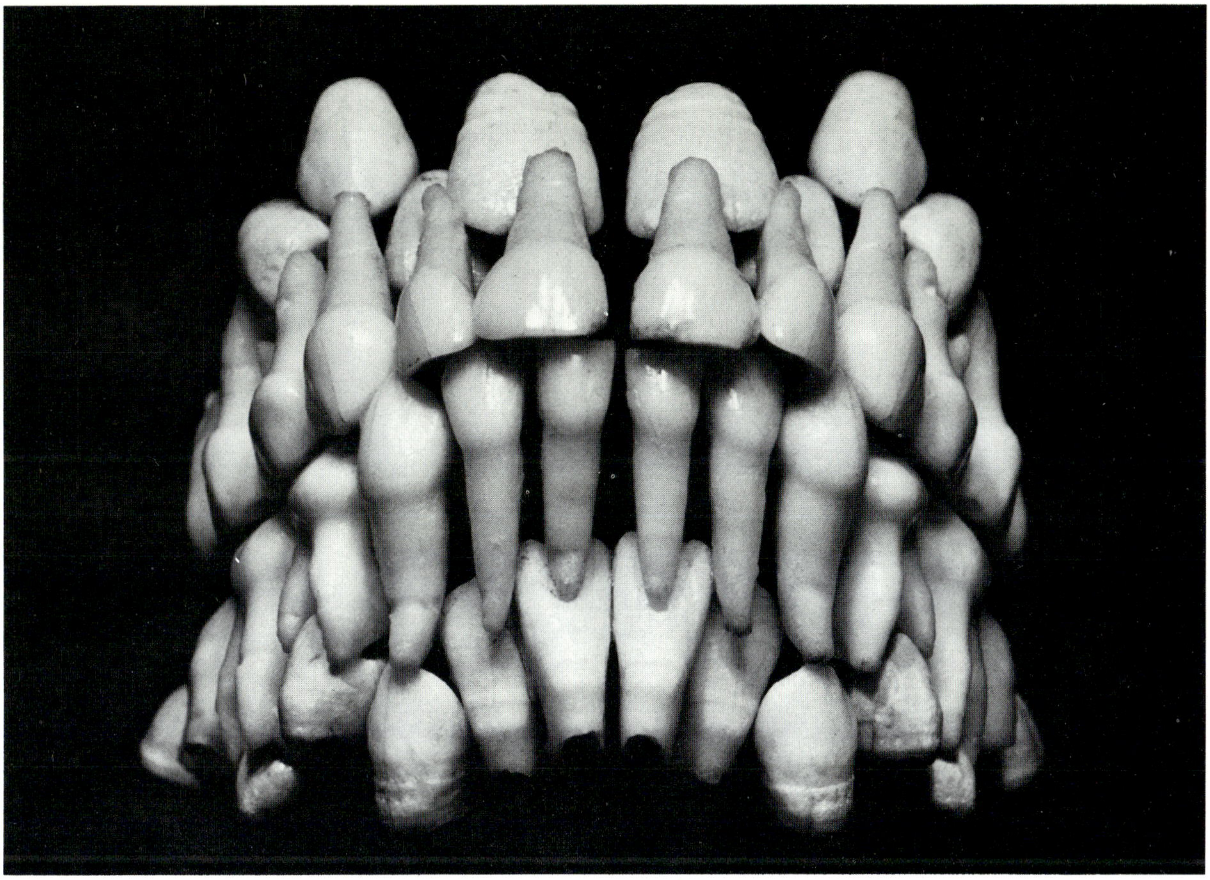

Abbildung 71b

Vorderansicht der Zahnreihe, von unten betrachtet.

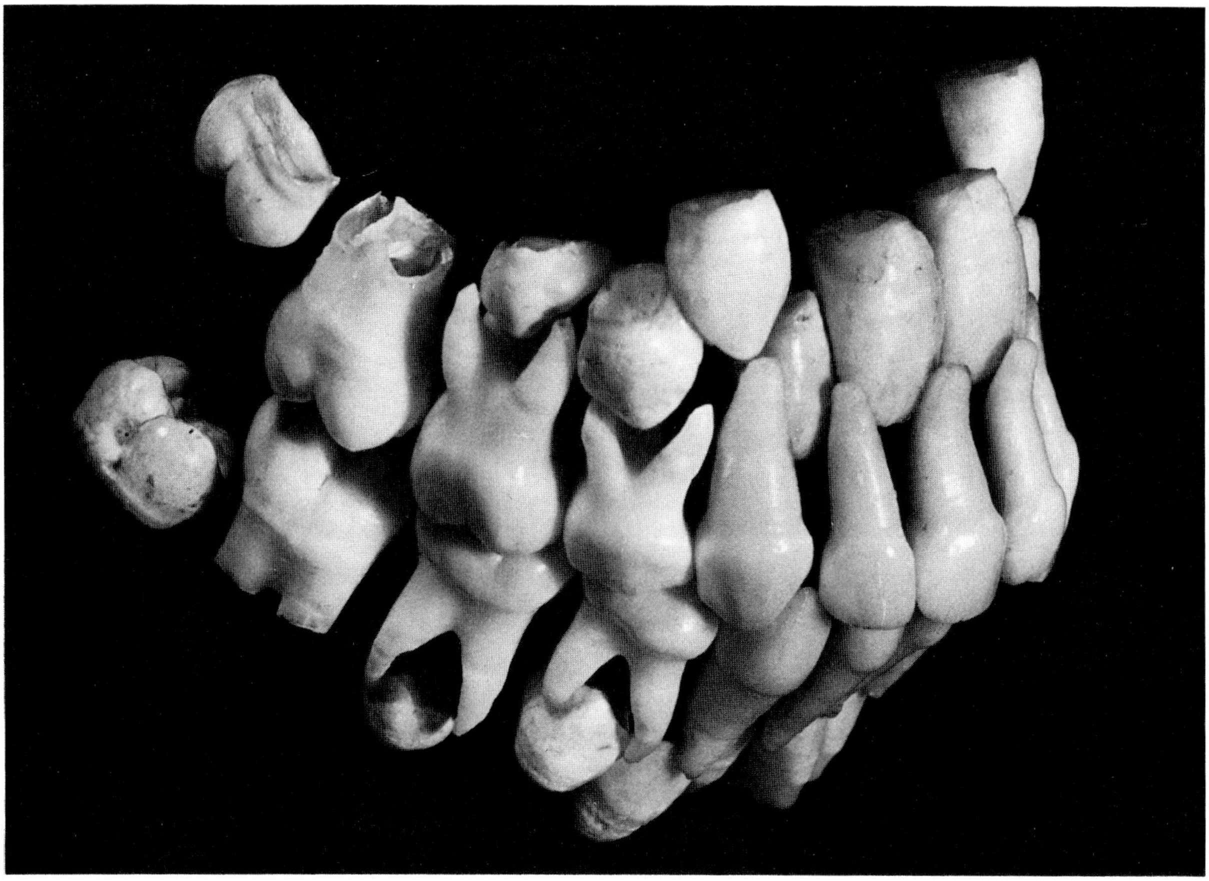

Abbildung 72 a

Seitenansicht der Zahnreihe, von oben betrachtet.

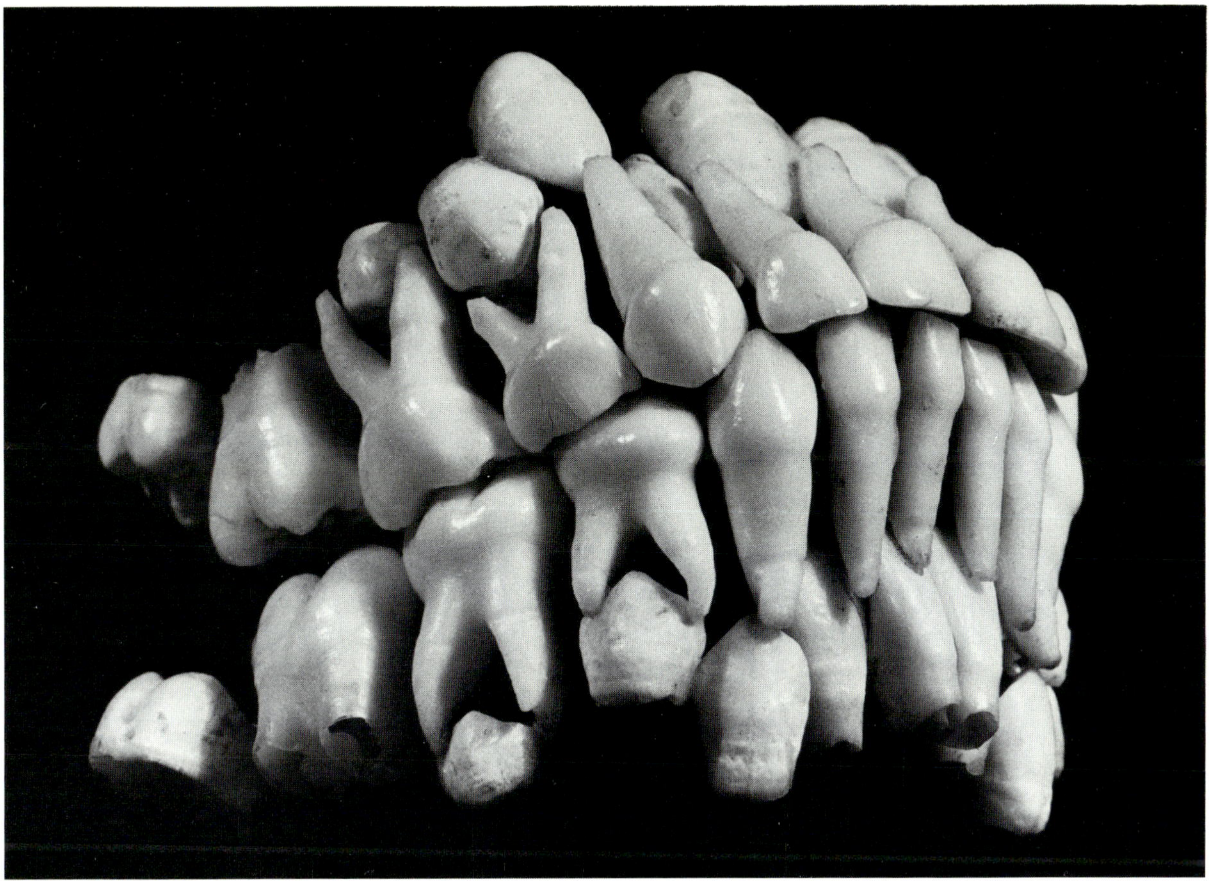

Abbildung 72b

Seitenansicht der Zahnreihe, von unten betrachtet.

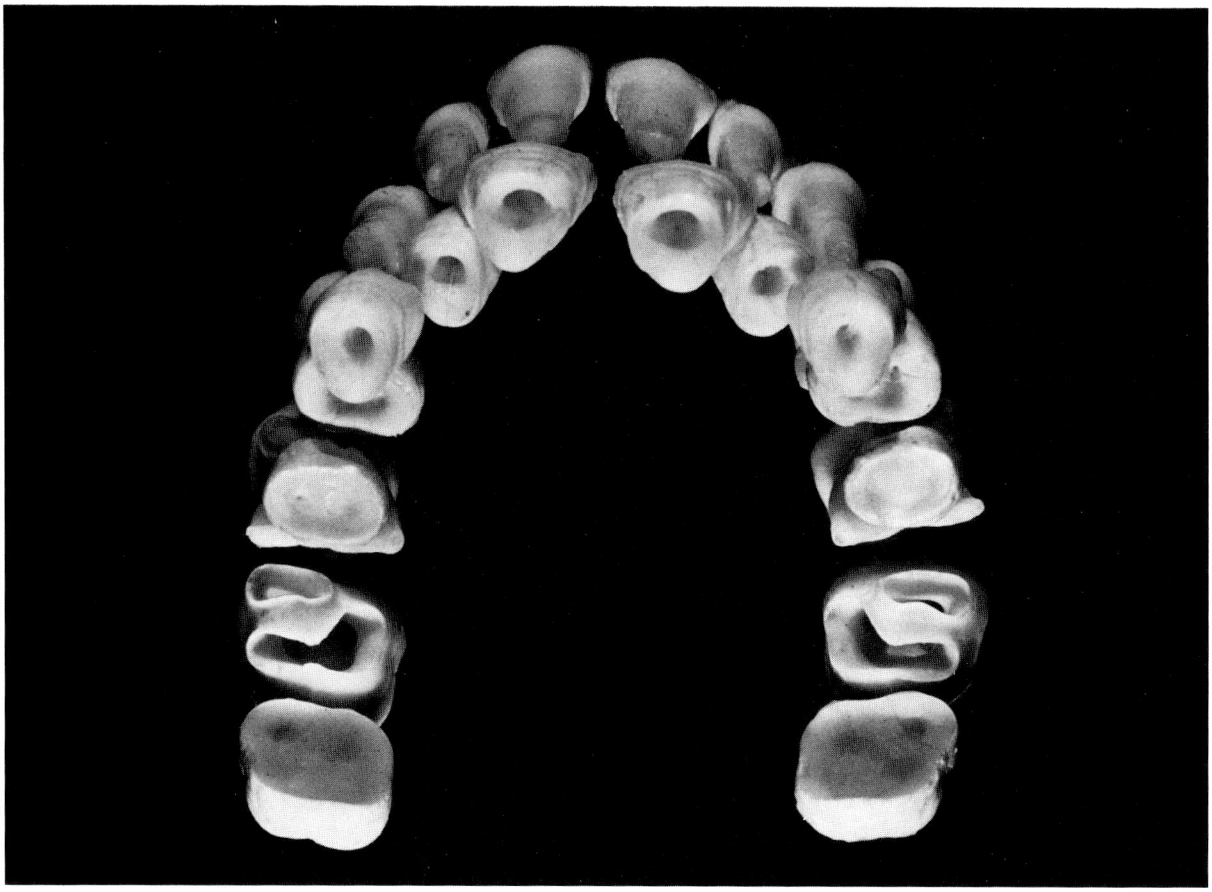

Abbildung 73 a

Die apikale Ansicht (Abb. 73a und 73b) demonstriert die Unterschiede in der Zahnentwicklung der bleibenden Zähne sowie die Symmetrie der entsprechenden linken und rechten Zähne in Form, Wachstumsstadium und der Stellung im Kieferkamm.
Beachten Sie das Verhältnis zwischen den Milchzähnen und ihren Nachfolgern. Die Kronen der Prämolaren liegen über respektive unter und zwischen den Wurzeln ihrer jeweiligen Vorgänger.
Der obere Kieferkamm, durch den apikalen Bereich der bleibenden Zähne gestaltet, unterscheidet sich in seiner Form von dem durch die unteren Zähne geformten Kieferkamm.

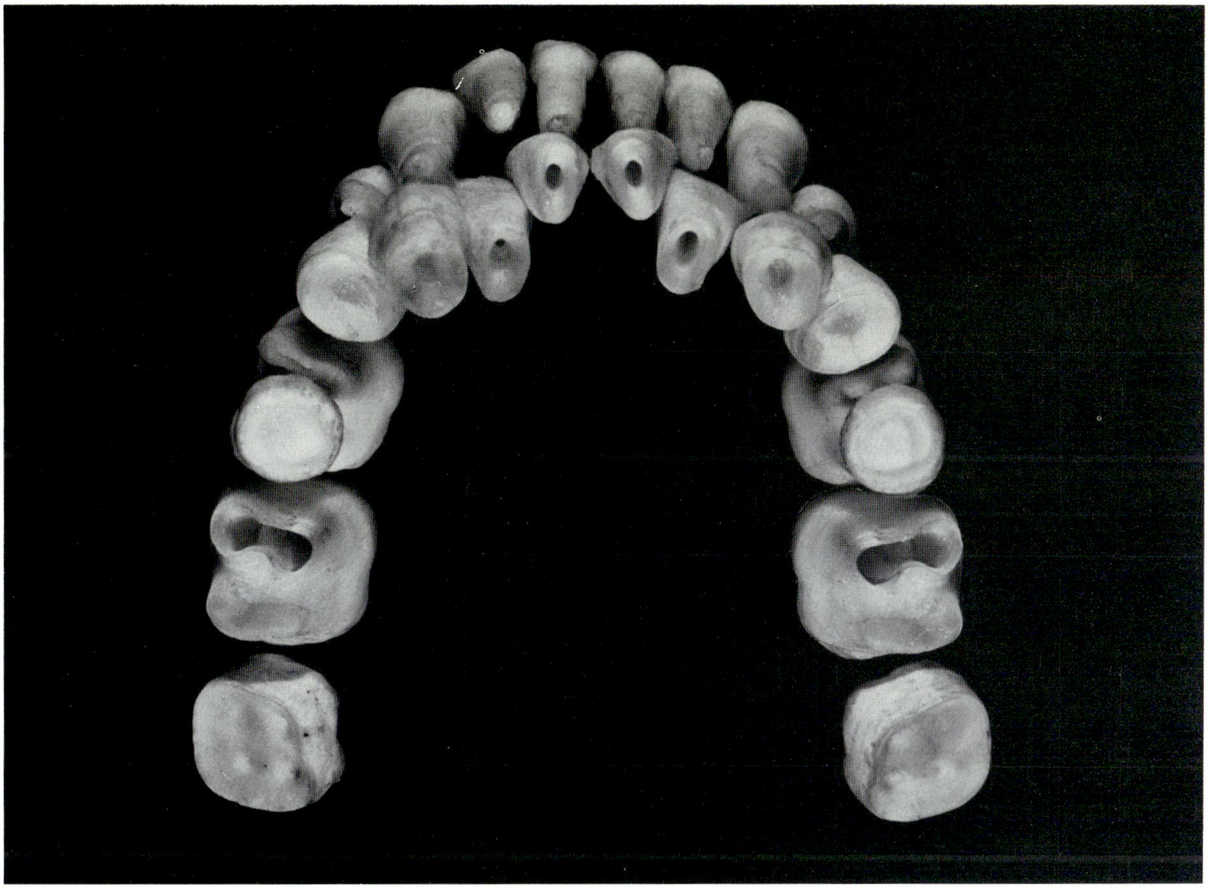

Abbildung 73 b

Apikale Ansicht der unteren Zahnreihe.

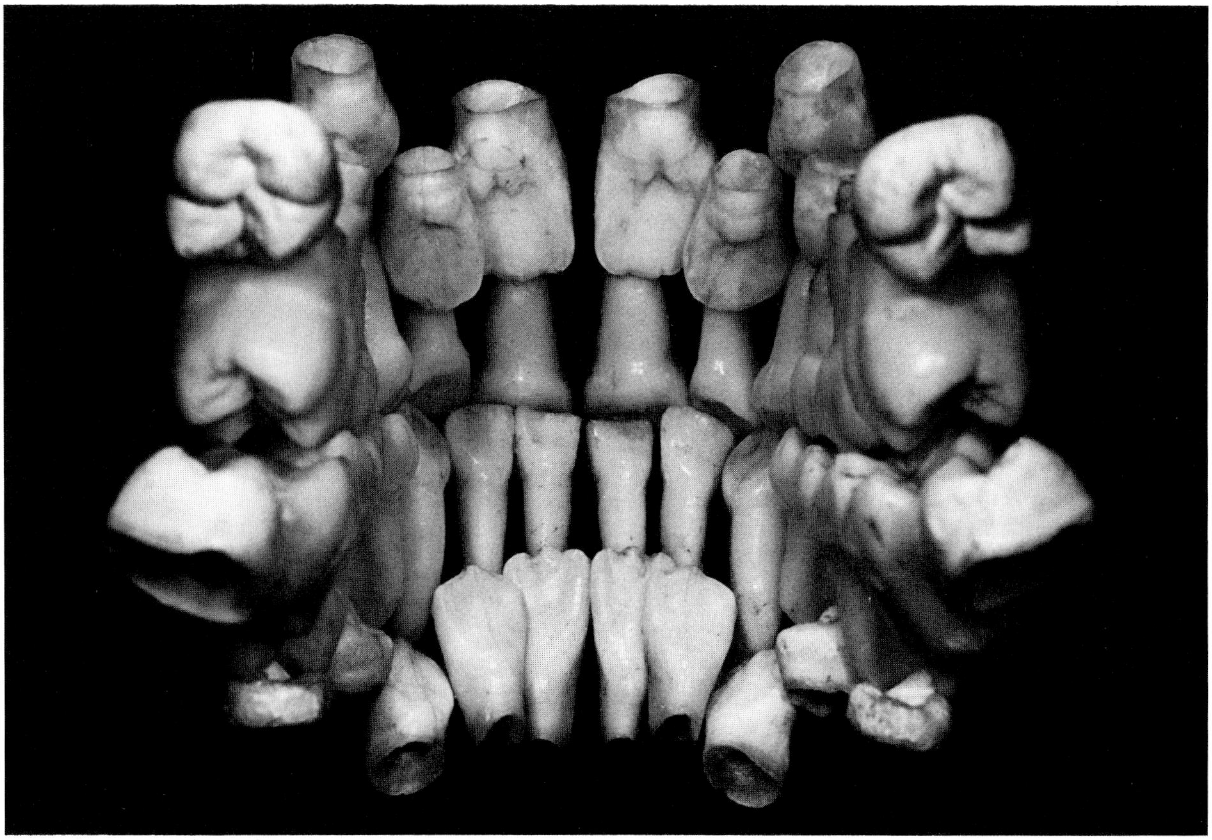

Abbildung 74 a

Lingualansicht. Beachten Sie die Okklusion und das Verhältnis zwischen Milchzähnen und bleibenden Zähnen, von oral gesehen.

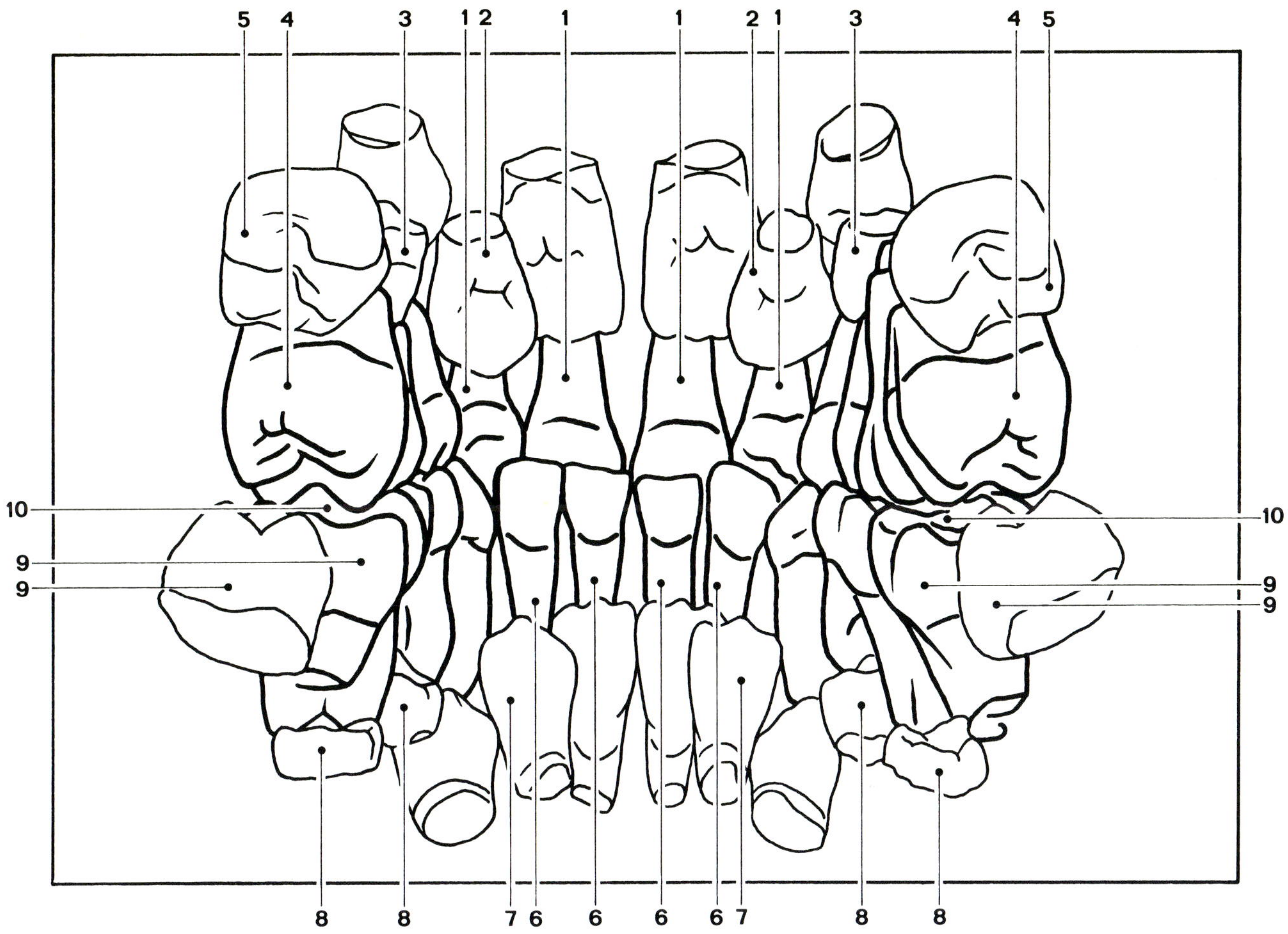

Abbildung 74 b

1. Die Wurzeln der vier oberen Schneidezähne der Milchbezahnung sind symmetrisch, mehr oder weniger parallel zueinander und senkrecht auf die Okklusionsebene ausgerichtet.
2. Die bleibenden oberen seitlichen Schneidezähne stehen der Okklusionsebene näher als die mittleren.
3. Die bleibenden oberen Prämolaren sind nur zum Teil sichtbar, da sie in dieser Abbildung hinter den ersten und zweiten bleibenden Molaren versteckt sind. Sie stehen direkt über ihren Milchvorgängern, im Gegensatz zum Frontzahnbereich, wo die bleibenden Zähne lingual der Milchzähne angeordnet sind.
4. Die oberen ersten bleibenden Molaren sind nach distal geneigt, ein Beweis für ihren erst vor kurzem erfolgten Durchbruch. Die mesiopalatinalen Höcker der oberen ersten bleibenden Molaren befinden sich sehr nahe der zentralen Fossae der beiden unteren.
5. Die oberen bleibenden zweiten Molaren sind nach distobukkal geneigt.
6. Wie im Oberkiefer sind auch die Wurzeln der vier unteren Schneidezähne symmetrisch, parallel zueinander und senkrecht zur Okklusionsebene.
7. Die unteren bleibenden mittleren Schneidezähne stehen der Okklusionsebene näher als die seitlichen. Beachten Sie hierbei den Unterschied zwischen den oberen und den unteren Frontzähnen (siehe Abb. 161). Die Wurzeln der unteren seitlichen Schneidezähne sind kürzer als die der mittleren; später werden sie natürlich länger.
8. Die nur teilweise entwickelten Kronen der bleibenden unteren Prämolaren befinden sich direkt unter ihren Vorgängern.
9. Beachten Sie die mesiolinguale Neigung der ersten und zweiten bleibenden Molaren. Vergleichen Sie diesen Aspekt auch mit den Abbildungen 87, 130, 161 und 178.
10. Beachten Sie das transversale okklusale Verhältnis der bleibenden ersten Molaren, und vergleichen Sie mit den unter Punkt 9 angegebenen Abbildungen.

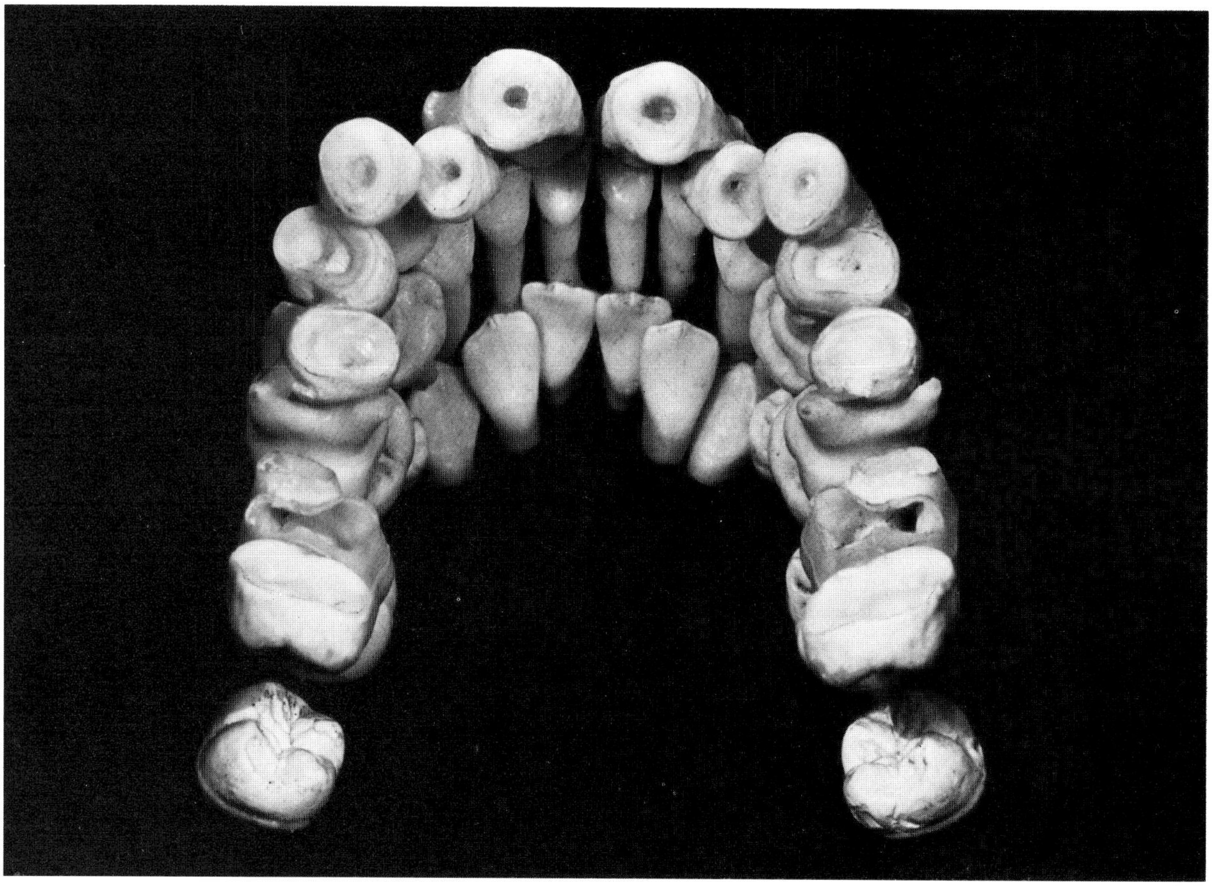

Abbildung 75 a

Lingualansicht der Zahnreihe, von oben betrachtet.

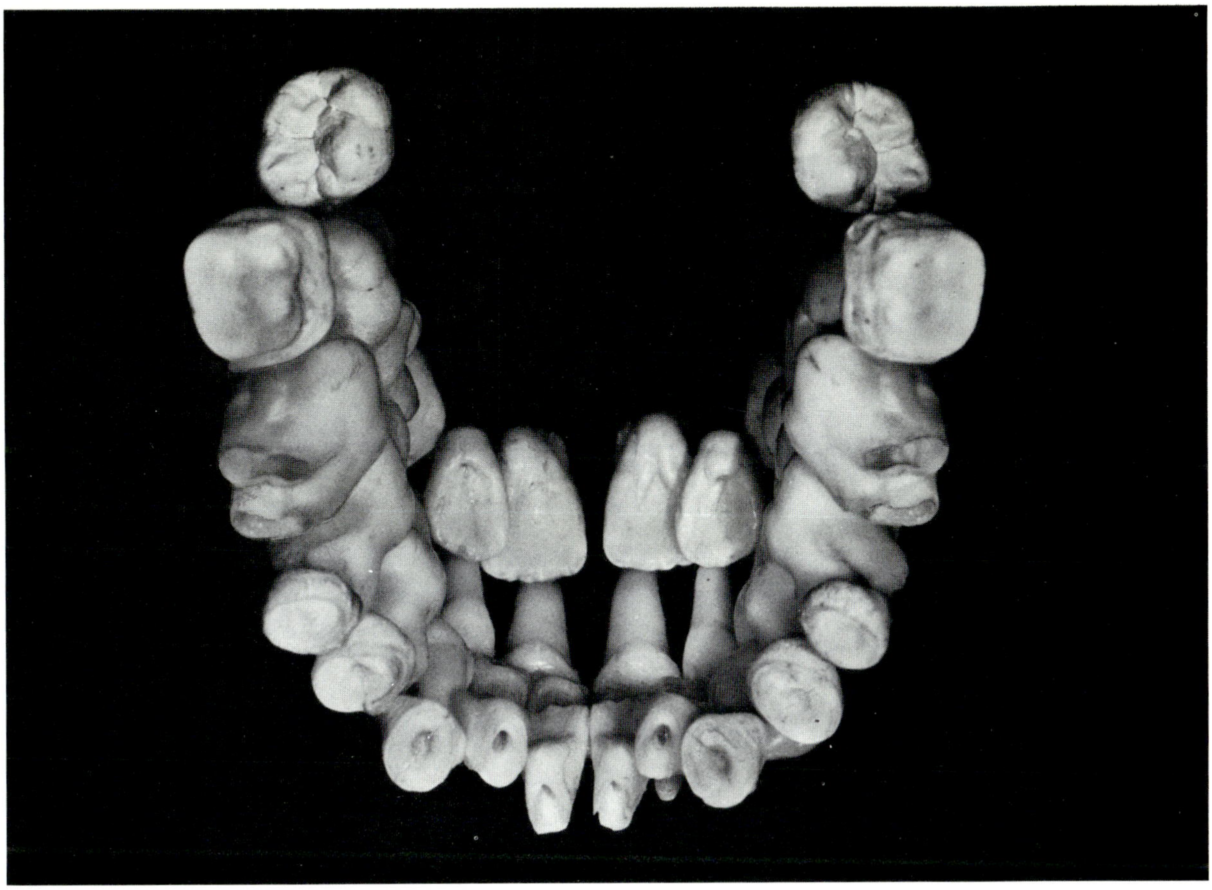

Abbildung 75b

Lingualansicht der Zahnreihe, von unten betrachtet.

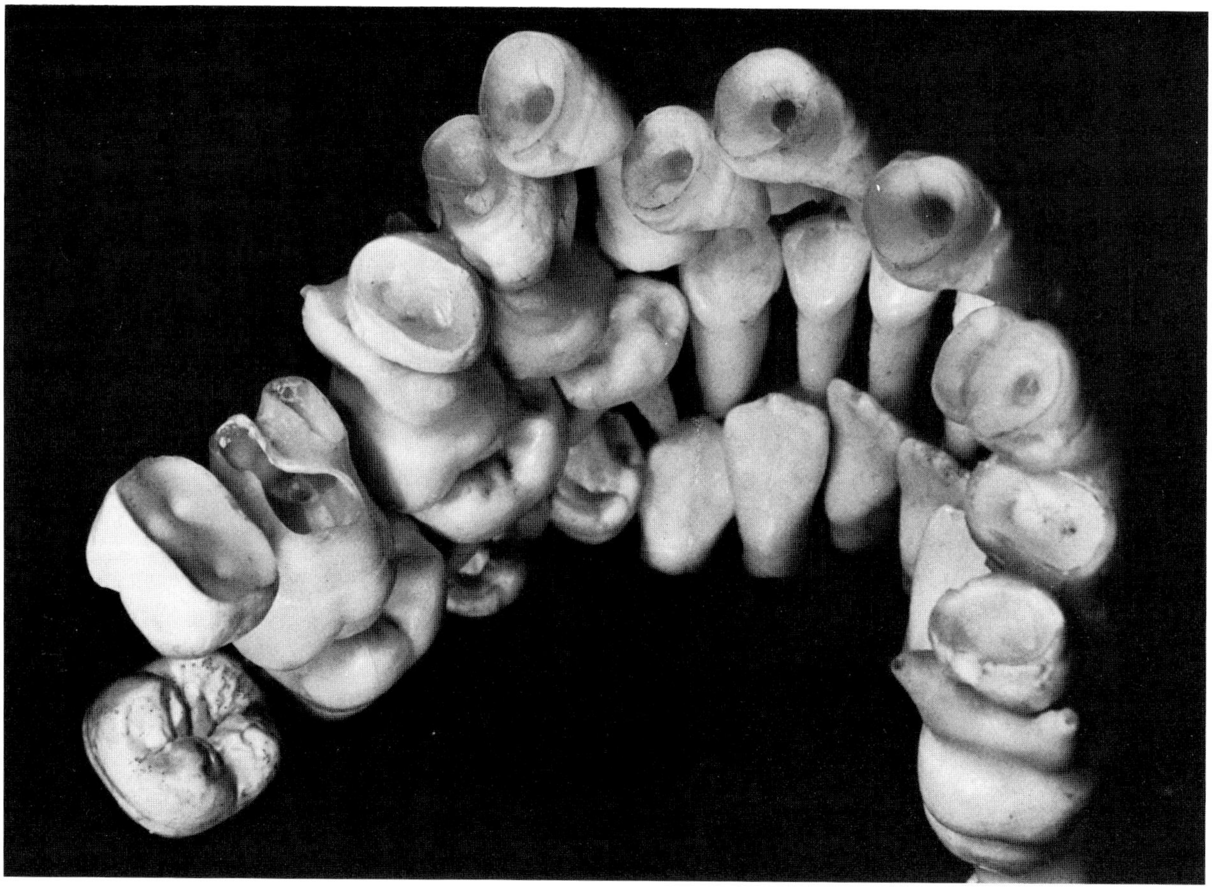

Abbildung 75c

Seitliche Lingualansicht der Zahnreihe, von oben betrachtet.

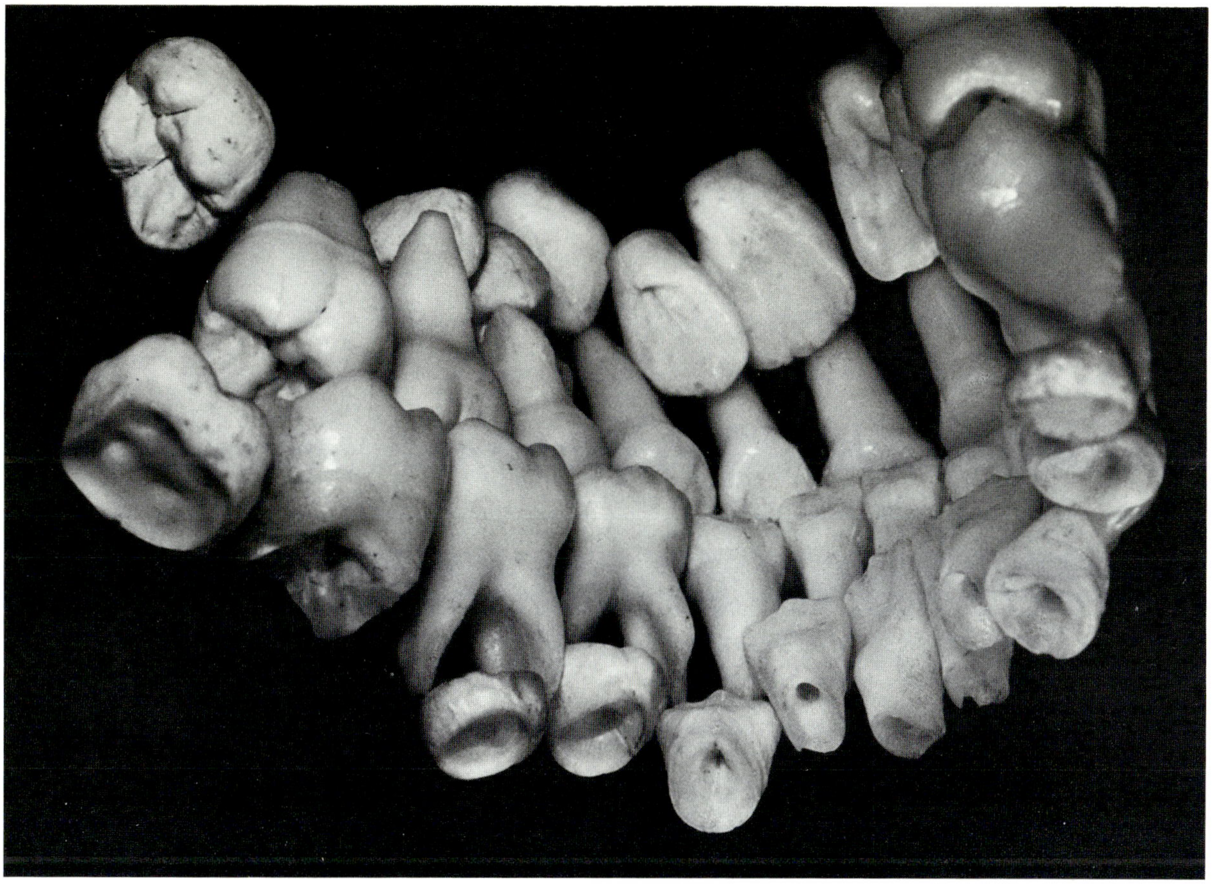

Abbildung 75 d

Seitliche Lingualansicht der Zahnreihe, von unten betrachtet.

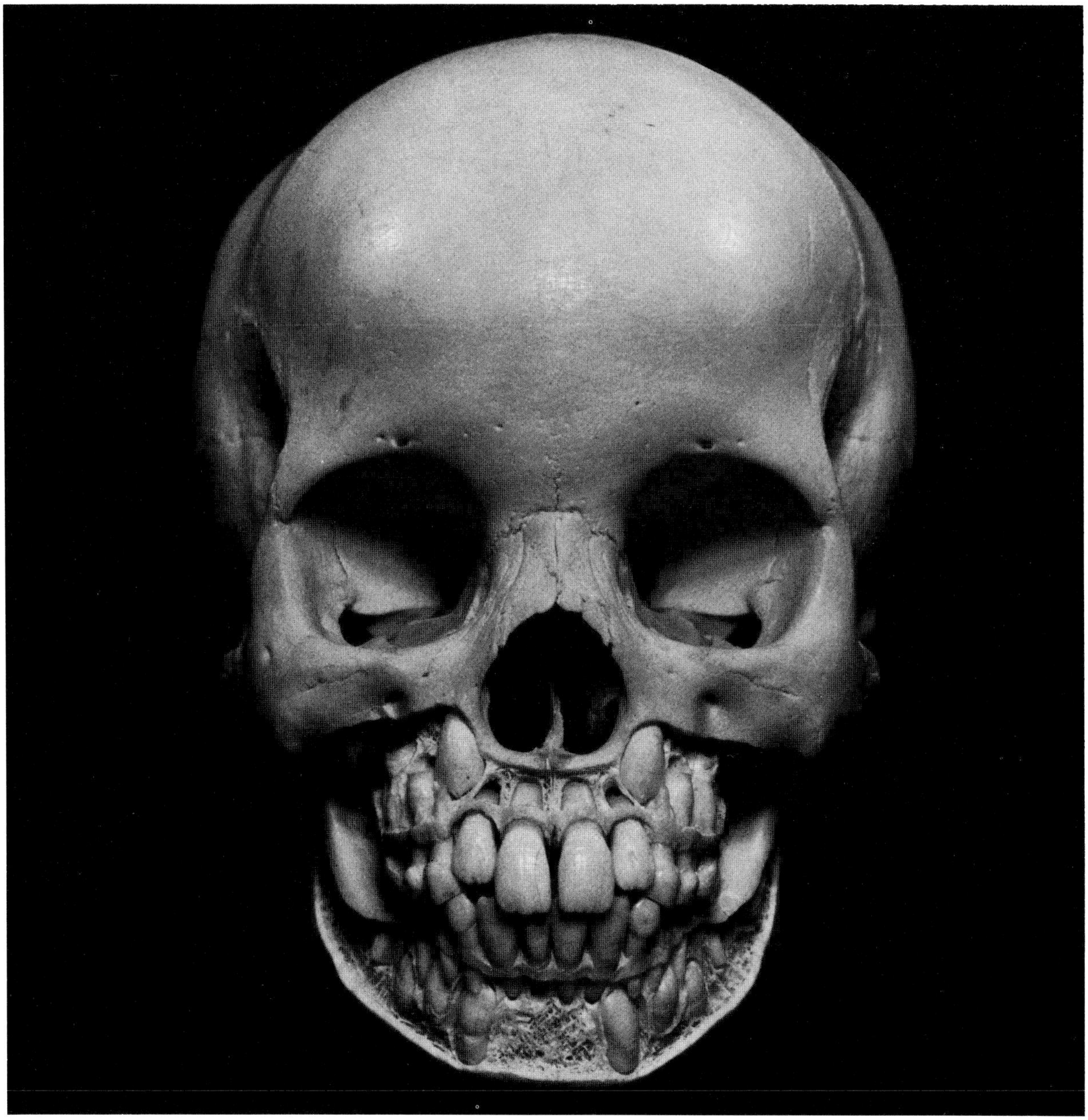

Abbildung 76

Schädel eines ungefähr acht Jahre alten Kindes (siehe auch Abb. 56 und 57) nach Entfernung der bukkalen Wand. Alle Schneidezähne der Milchbezahnung sind durch ihre Nachfolger ersetzt worden, und die Morphologie des frontalen alveolären Bereiches unterscheidet sich wesentlich von den bisherigen Stadien. Die Kronen der bleibenden oberen Eckzähne liegen noch weit oben und seitlich der Apertura piriformis. Beachten Sie das zentrale Diastema zwischen den vollständig durchgebrochenen Kronen der bleibenden oberen mittleren Schneidezähne. Die mesialen Flächen der Kronen der oberen seitlichen Schneidezähne berühren die distalen Flächen der angrenzenden mittleren Schneidezähne.

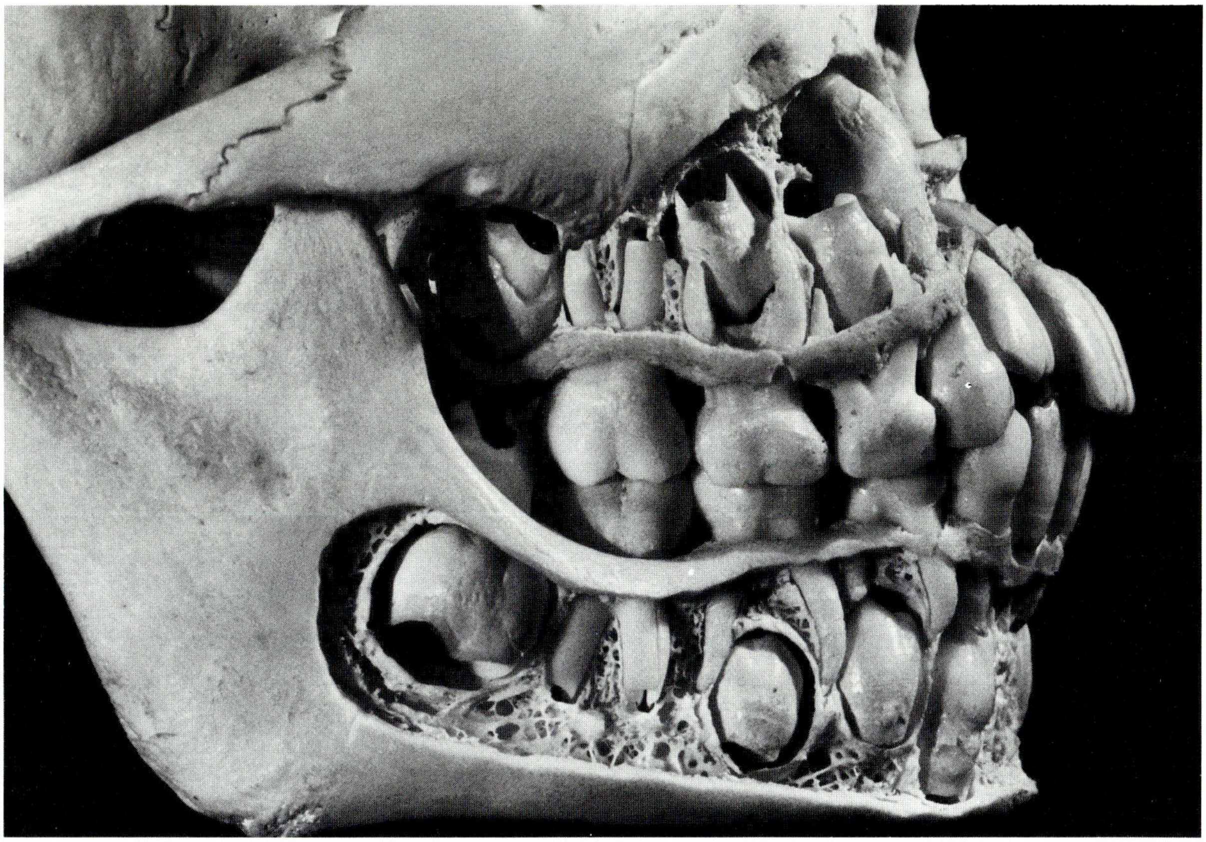

Abbildung 77

Der für die sich entwickelnden bleibenden Eckzähne und Prämolaren verfügbare Raum wird, wenn überhaupt, nur unwesentlich größer (vergleichen Sie mit der Abb. 60). Die oberen Zähne stehen enger beieinander als die unteren. Beachten Sie den Unterschied in der Entfernung zwischen den beiden Prämolaren im Ober- und im Unterkiefer. Die distale Fläche des Eckzahnes liegt im Oberkiefer näher am angrenzenden Prämolaren als im Unterkiefer.

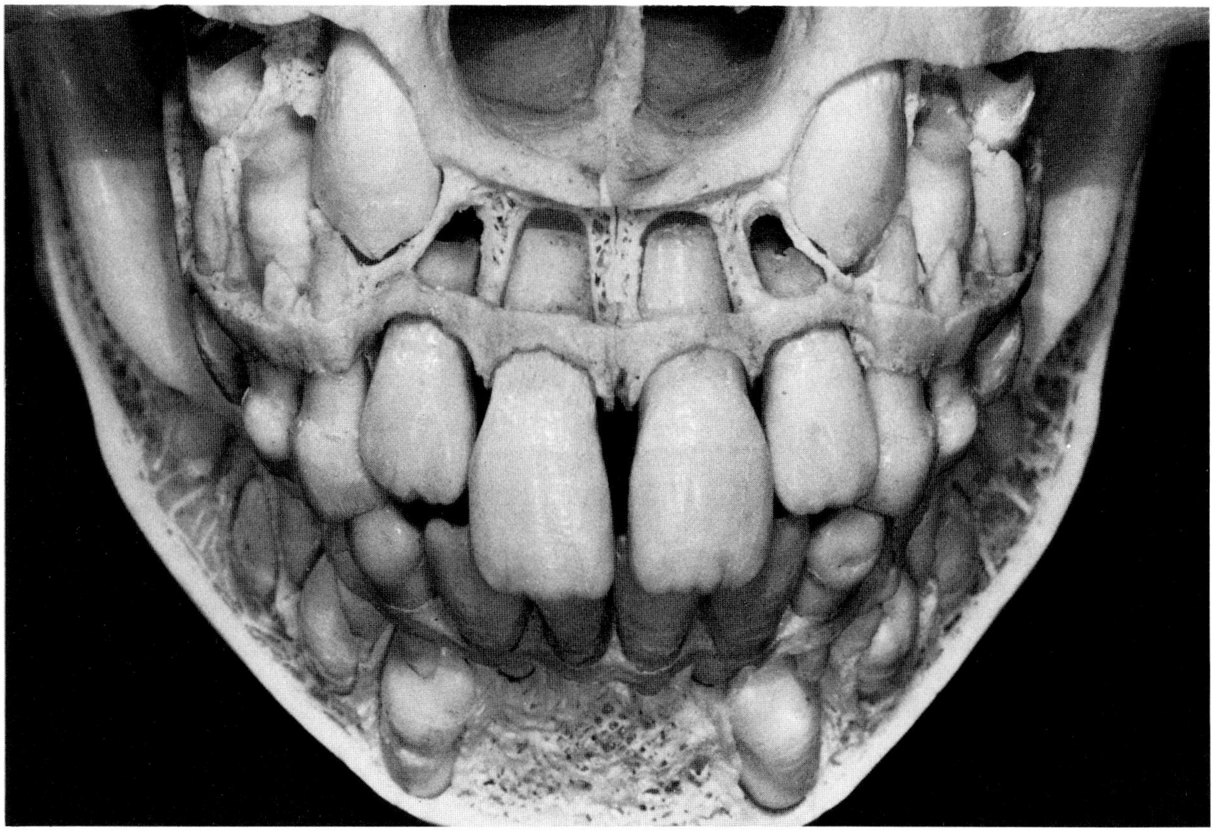

Abbildung 78 a

Der Raum zwischen den Wurzeln der durchgebrochenen bleibenden oberen Schneidezähne ist nun größer als der Raum, der den Kronen dieser Zähne vor ihrem Durchbruch zur Verfügung stand. Knöcherne Septen zeigen sich zwischen den Wurzeln der Schneidezähne, die Wurzelflächen sind von kompakten Wänden umgeben. Der Knochenaufbau zwischen den Wurzeln der mittleren Schneidezähne sieht wie eine Wiederholung der Struktur zwischen den seitlichen und mittleren Schneidezähnen aus.
Die sich aufbauenden Teile der oberen Schneidezähne sind noch nahe am Nasenboden. Die Kronen der bleibenden Eckzähne liegen in nächster Nähe der Wurzeln der seitlichen Schneidezähne. Die mesiodistale Neigung der Wurzeln der seitlichen Schneidezähne ist primär bedingt durch den zur Verfügung stehenden Raum zwischen den Kronen der beiden bleibenden Eckzähne.

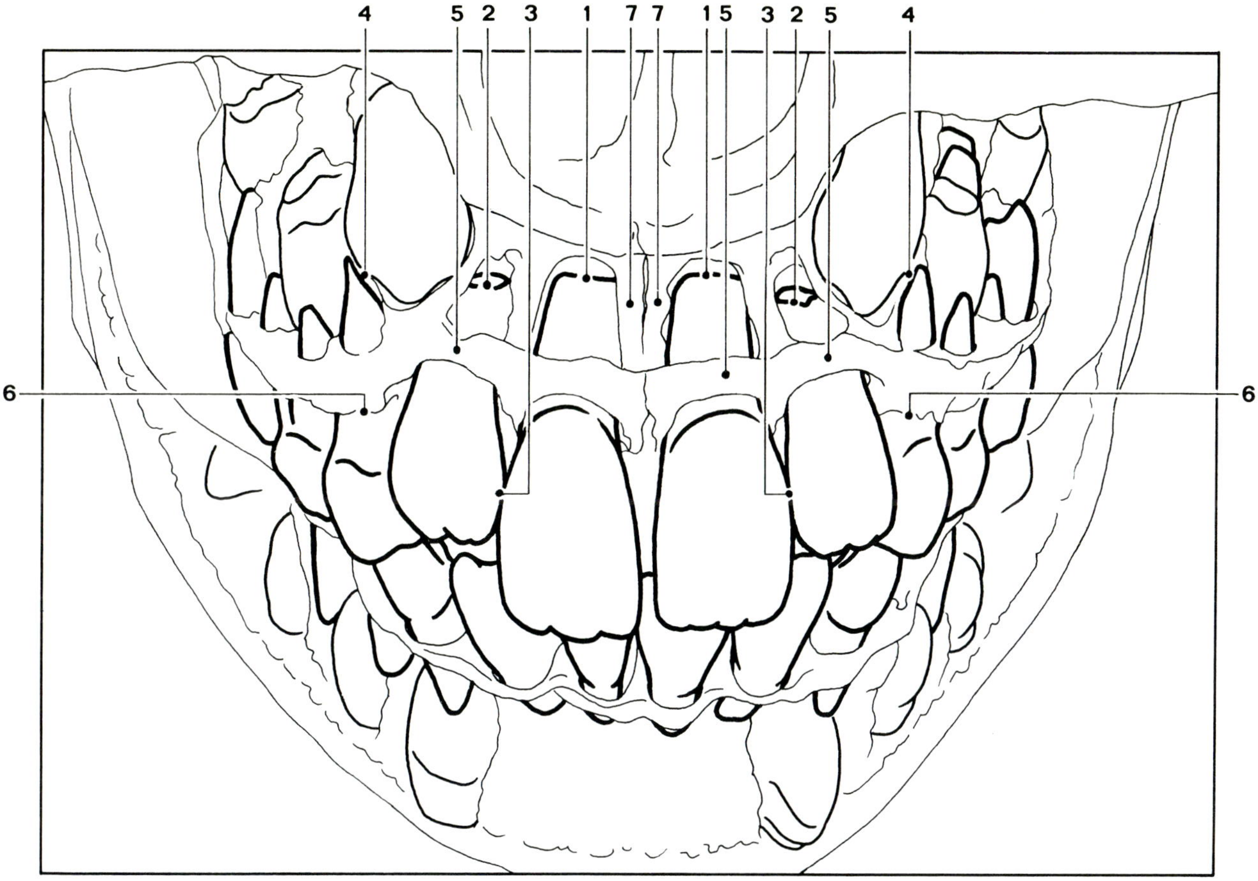

Abbildung 78b

1. Die Wurzeln der oberen mittleren Schneidezähne haben ungefähr $^2/_3$ ihrer endgültigen Länge.
2. Die Wurzeln der oberen seitlichen Schneidezähne sind weniger entwickelt als diejenigen der mittleren Schneidezähne.
3. Kontaktpunkte zwischen den Kronen der seitlichen und mittleren Schneidezähne.
4. Die Resorption der Eckzahnwurzeln der Milchbezahnung entspricht genau ihrer Beziehung zu den Zahnkronen ihrer Nachfolger.
5. Gleichzeitige und sich an den Durchbruch der Schneidezähne anschließende Knochenapposition am Alveolarkamm.
6. Resorption des Alveolarkammes in der Nähe der Milcheckzähne.
7. Die Knochensepten zwischen den Wurzeln und der intermaxillären Naht der mittleren Schneidezähne; beachten Sie das entsprechende Diastema zwischen den Zahnkronen.

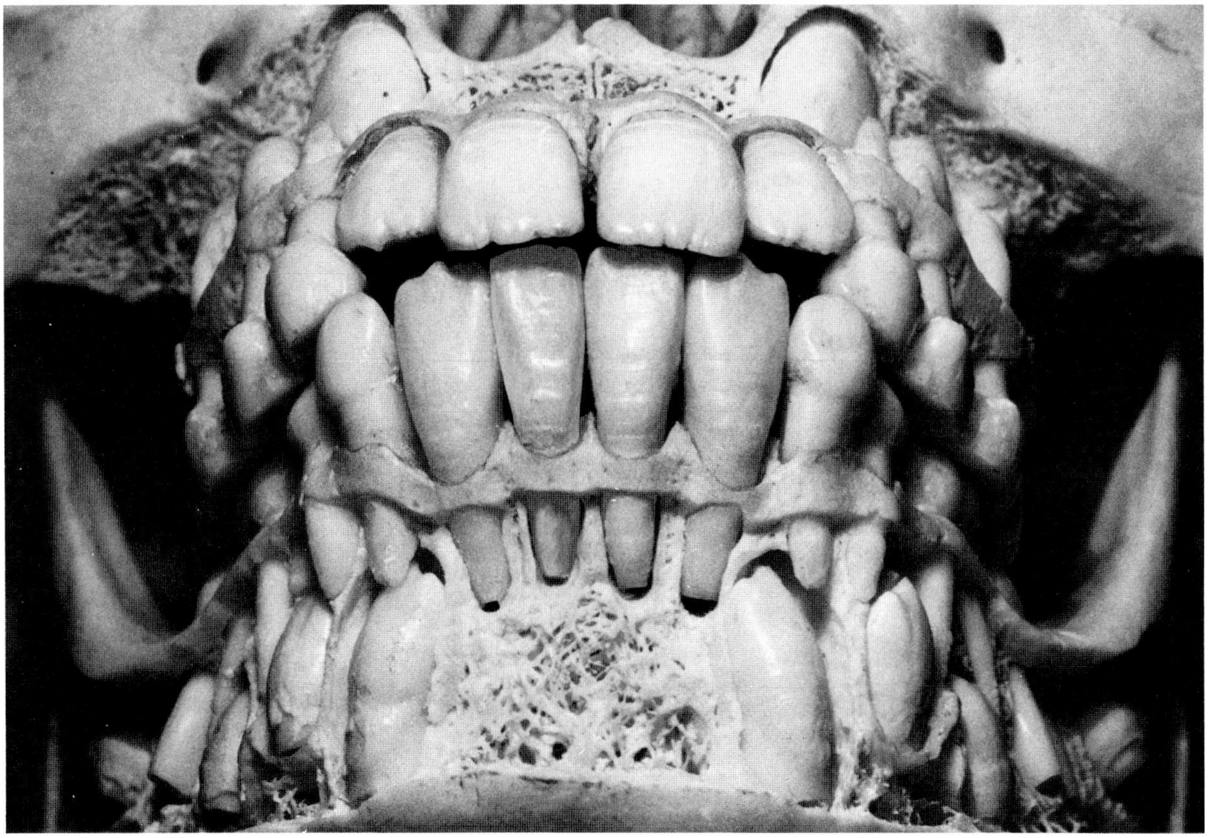

Abbildung 79a

Die Kronen der unteren Schneidezähne berühren einander; im allgemeinen ist zwischen diesen Zähnen kein Zwischenraum vorhanden. Apikal konvergieren die Zahnwurzeln. Genau wie im Oberkiefer hängt die mesiodistale Neigung der unteren Schneidezähne primär von der Distanz zwischen den beiden Kronen der noch durchbrechenden Eckzähne ab. In Fällen von wirklichem Engstand sind die Schneidezahnkronen bereits vor ihrem Durchbrechen anormal gelagert. Bei ihrem späteren Erscheinen behalten sie in der Regel ihre Drehung bei (primäre Rotation). Jedoch gibt es Fälle, in denen die Schneidezähne zwar vor dem Durchbruch einwandfrei angeordnet sind, im Laufe des Durchbruches aber rotieren (sekundäre Rotation). Dies geschieht, wenn ungenügend Raum vorhanden ist, um den Zähnen eine normale Aufstellung im Zahnbogen zu erlauben.

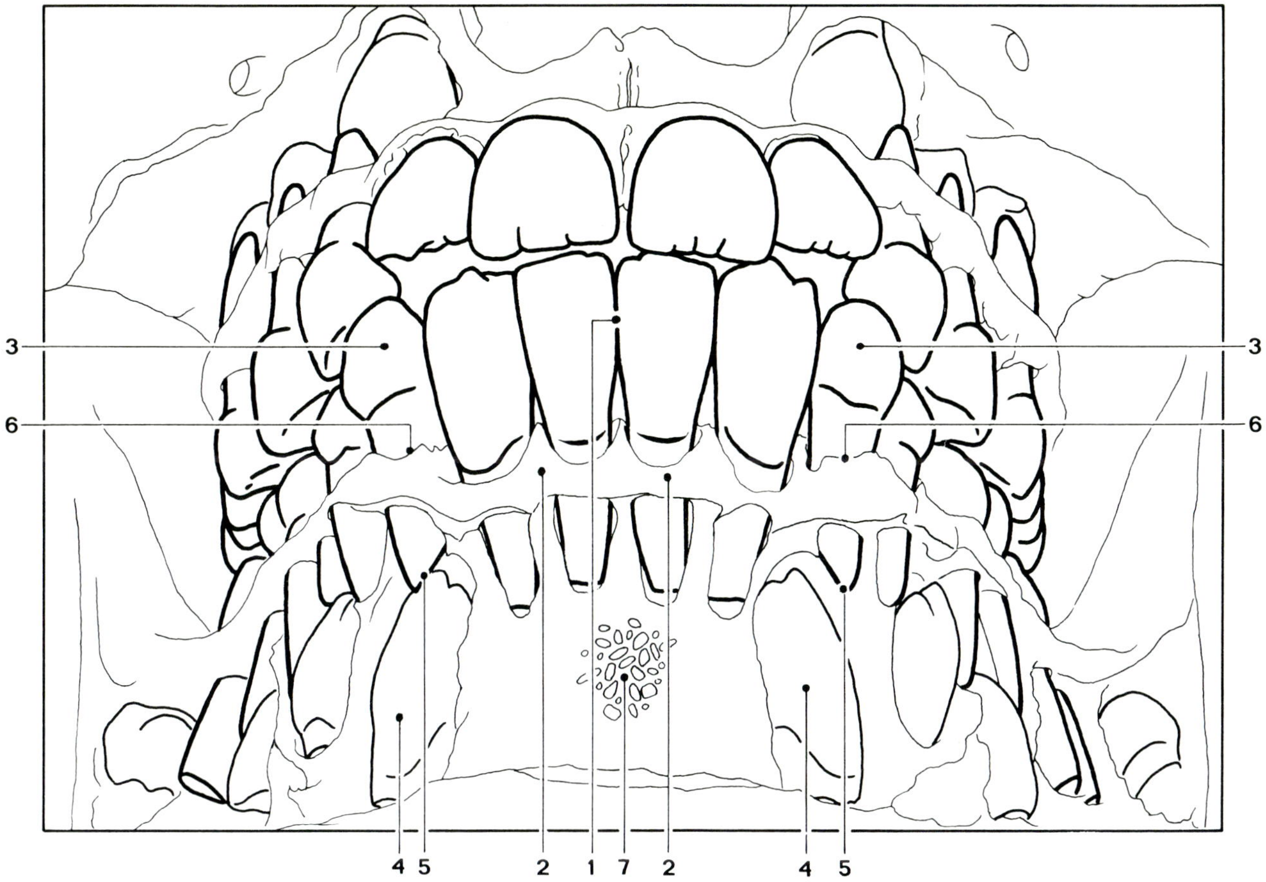

Abbildung 79b

1. Die Kronen der Zähne im Unterkiefer haben Kontakt miteinander.
2. Der gleichzeitige sowie sich anschließende Aufbau von Knochensubstanz während des Durchbruches der Schneidezähne.
3. Die Milcheckzähne sind nach bukkal geneigt. Es ist anzunehmen, daß in diesem Fall die Milcheckzähne vor und während des Durchbruchs der bleibenden unteren seitlichen Schneidezähne nach bukkal verschoben worden sind.
4. Die Kronen der bleibenden Eckzähne sind vollständig entwickelt; der Wurzelaufbau schreitet weiter fort; die sich aufbauenden Teile liegen noch nahe am Unterkieferrand.
5. Resorption an den Wurzelspitzen der Milcheckzähne.
6. An den Milcheckzähnen verminderte Höhe des Alveolarkammes; schon fast die Hälfte der Gesamtlänge ist vom Knochen entblößt.
7. Beachten Sie das verflochtene Muster der Trabekel in der Kinnregion.

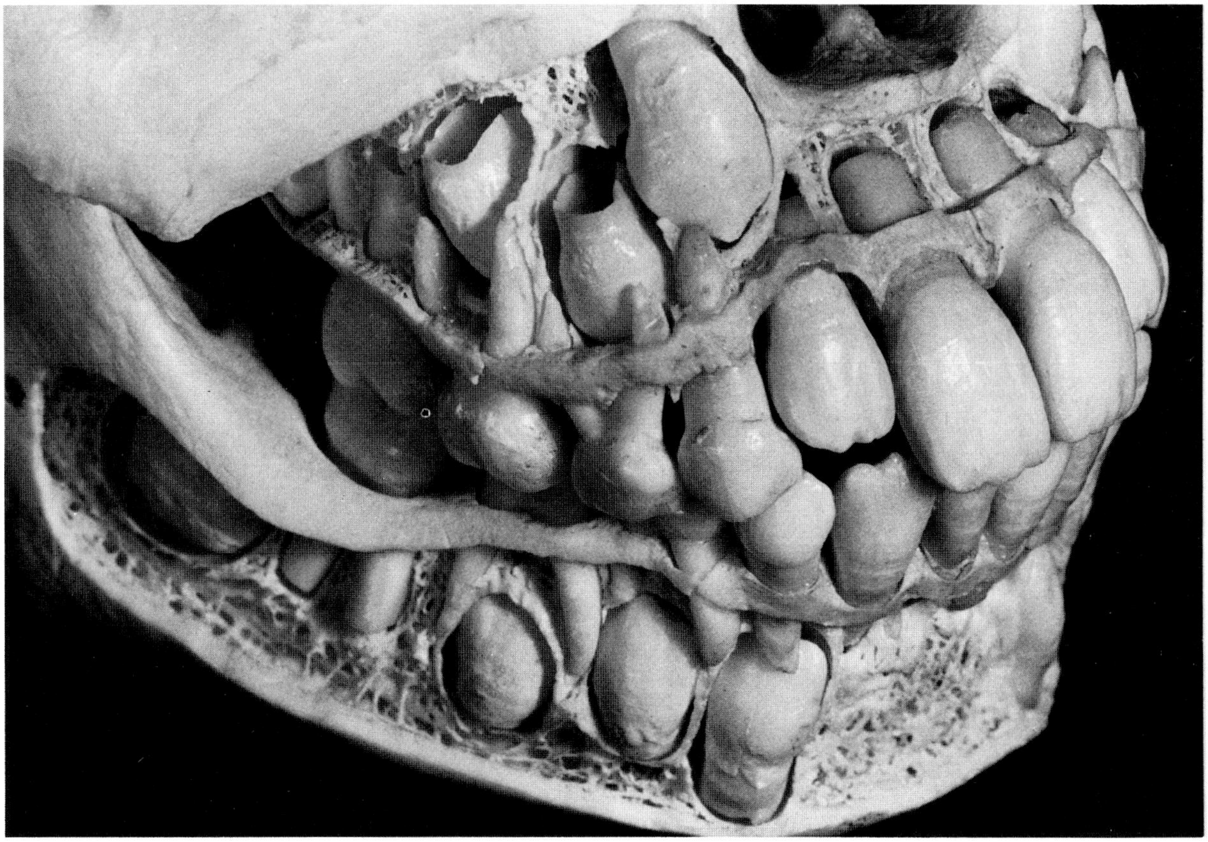

Abbildung 80a

Die sich aufbauenden Teile des oberen seitlichen Schneidezahnes befinden sich in nächster Nähe der Krone des bleibenden Eckzahnes. Der Durchbruch des seitlichen Schneidezahnes erfolgte nach dem des mittleren Schneidezahnes. Die Krone des mittleren Schneidezahnes mußte um mehr als eine ganze Länge in okklusaler Richtung vorstoßen, um dem seitlichen Schneidezahn die Vorwärts- und Durchbruchsbewegung zu ermöglichen[28]. Anfänglich lag die Schneidekante des seitlichen Schneidezahnes tiefer als diejenige des mittleren (siehe Abb. 67A bis 67D, 71a und 74).
Bei der hier gezeigten Situation ist der obere rechte seitliche Schneidezahn in Kontakt mit dem mittleren und befindet sich nahe der Krone des Milcheckzahnes. Es ist anzunehmen, daß das weitere Durchbrechen des seitlichen Schneidezahnes zu einer gewissen Verringerung des Diastemas zwischen den beiden mittleren Schneidezähnen führen wird sowie zu einer Seitwärtsverschiebung des Milcheckzahnes.

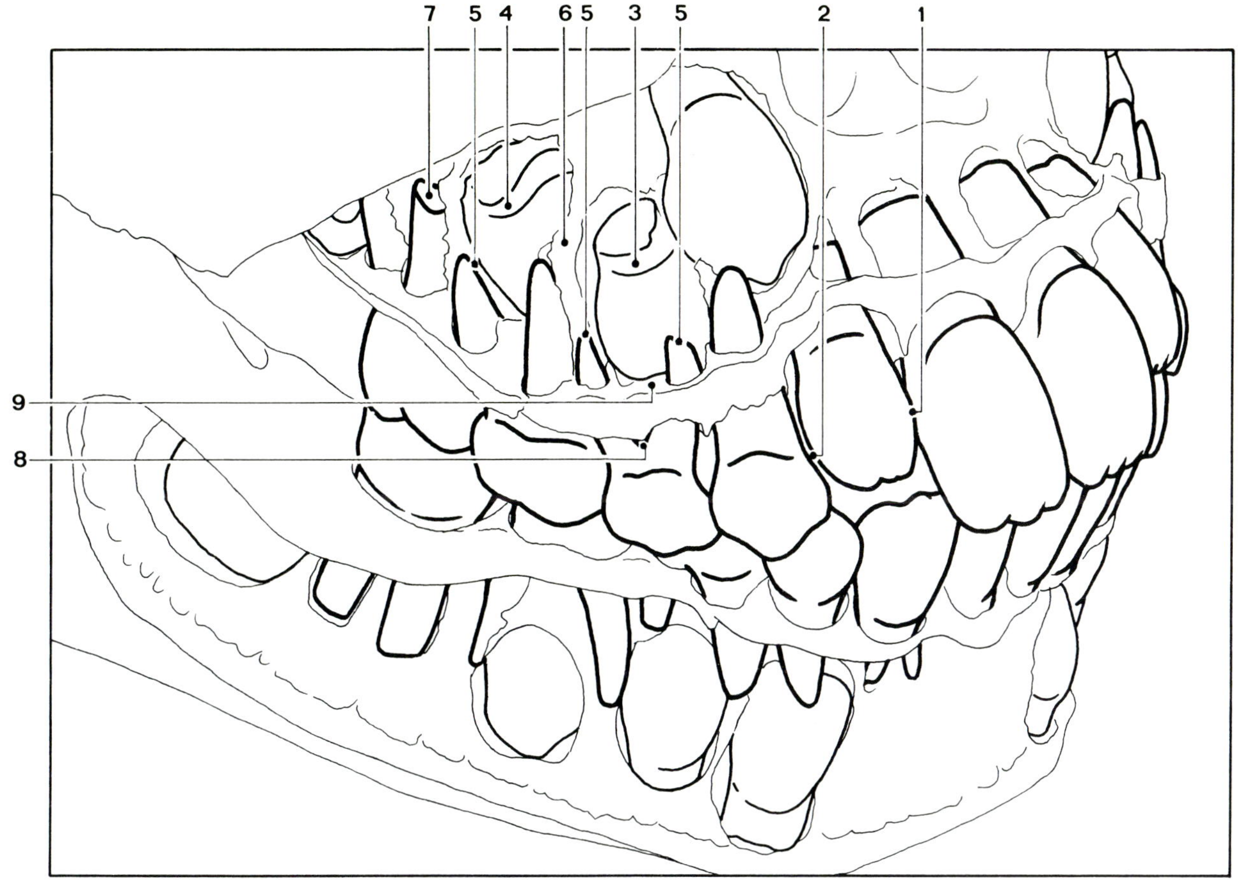

Abbildung 80b

1. Kontaktpunkt zwischen seitlichem und mittlerem Schneidezahn.
2. Der seitliche Schneidezahn liegt nahe an der Krone des Milcheckzahnes.
3. Die Krone des oberen ersten Prämolaren ist vollständig ausgebildet. Sie liegt zwischen den beiden Wurzeln des ersten Milchmolaren; die Wurzelbildung schreitet weiter fort.
4. Die Krone des bleibenden zweiten Prämolaren befindet sich zwischen den Wurzeln des zweiten Milchmolaren.
5. Resorption der Wurzeln der Milchmolaren.
6. Ein Knochenseptum ist zwischen den Prämolaren sichtbar.
7. Ungefähr $^4/_5$ der mesiobukkalen Wurzel des bleibenden ersten Molaren sind bereits ausgebildet; der Apex ist weit offen.
8. Resorption am Randwulst des Alveolarkammes; die Bifurkation ist deutlich sichtbar.
9. Zwischen der Krone des Prämolaren und den Wurzeln seines Vorgängers befindet sich noch Knochensubstanz.

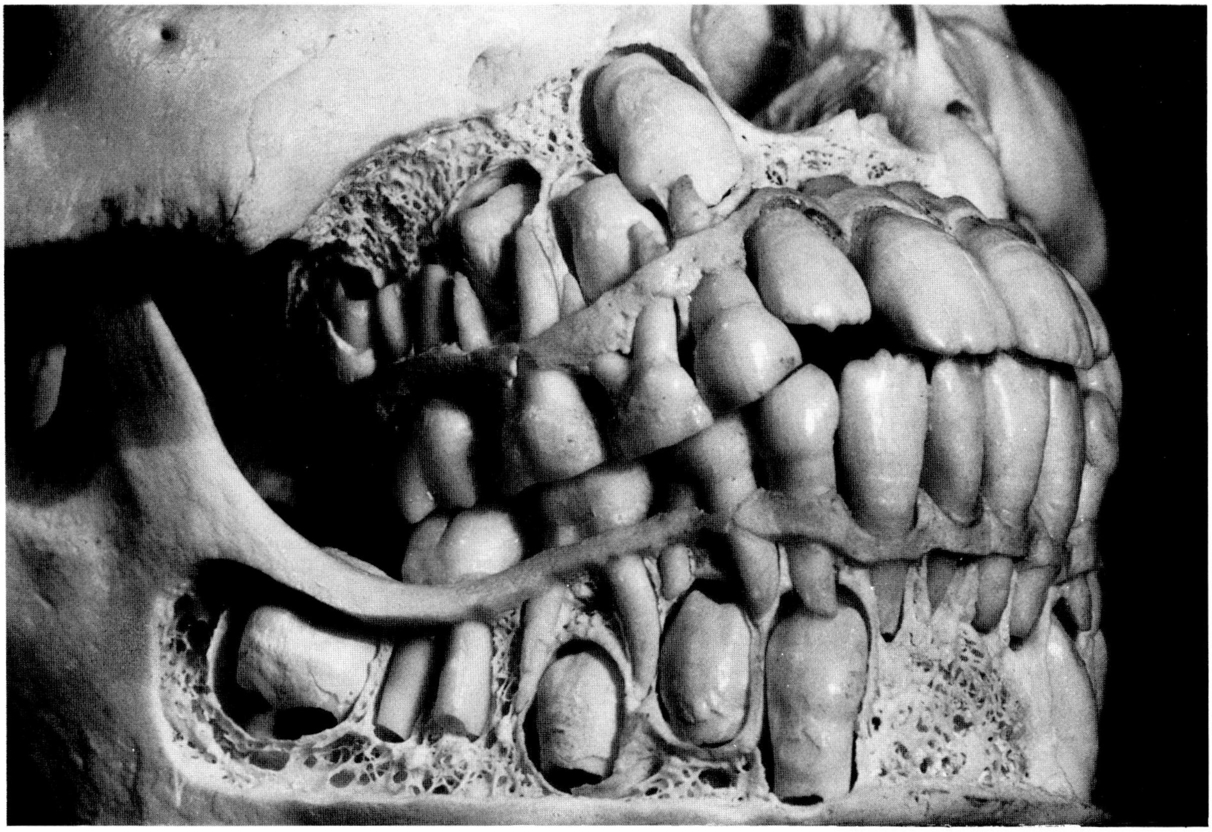

Abbildung 81 a

Beachten Sie, daß die mesiodistale Kronenausdehnung der Prämolaren kleiner ist als die der Vorgänger. Im Unterkiefer ist diese Differenz größer als im Oberkiefer. Den Prämolaren steht im Unterkiefer mehr Raum zur Verfügung als im Oberkiefer. Für die Eckzähne gilt dies aber nicht; sie sind in allen Dimensionen wesentlich größer als ihre Vorgänger. Daher wird, abhängig vom verfügbaren Raum, von der Reihenfolge der einzelnen Durchbrüche sowie von einer weiteren Anzahl von natürlichen, örtlichen Faktoren, der Ersatz der Molaren und Eckzähne der Milchbezahnung durch die bleibenden Nachfolger in den meisten Fällen zu einer mehr oder weniger harmonischen Situation führen.

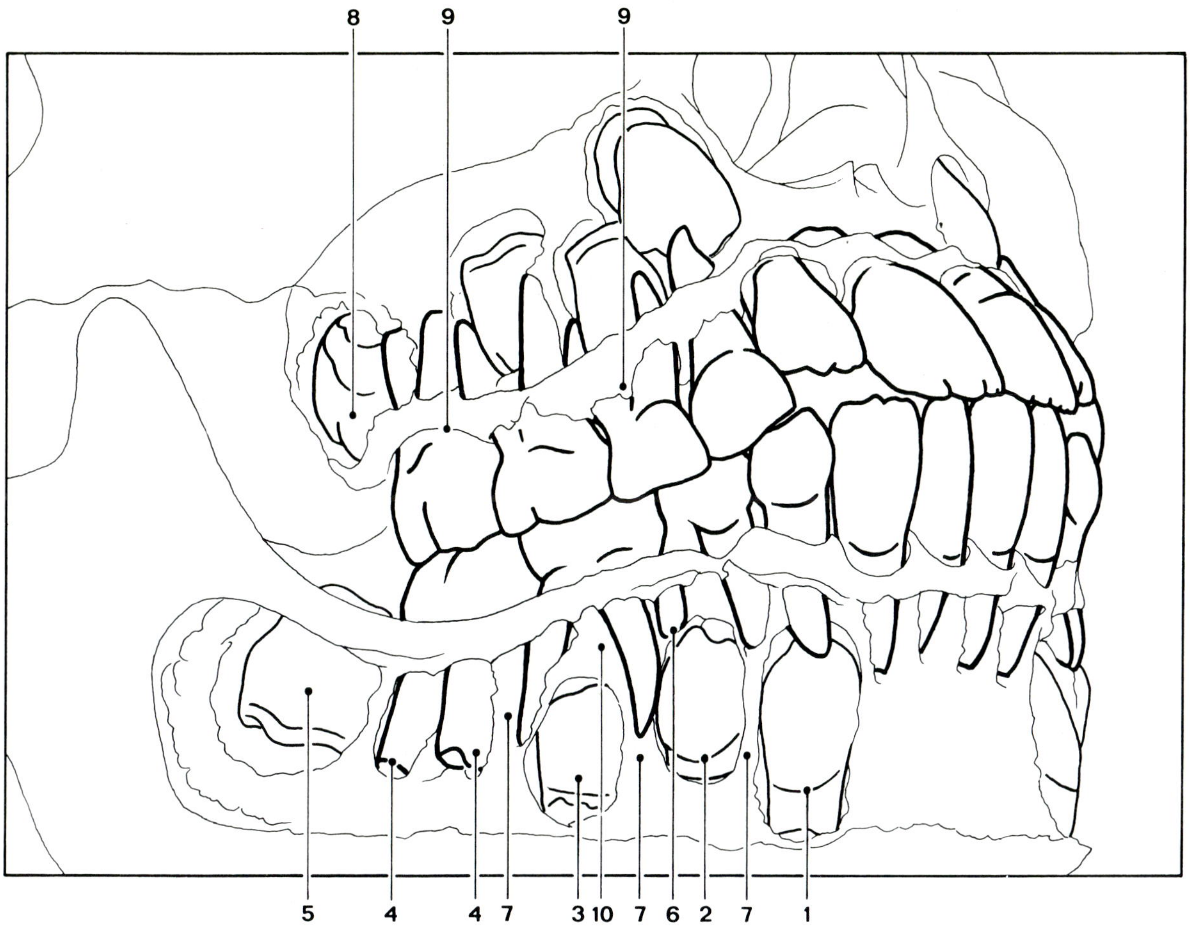

Abbildung 81 b

1. Ein wesentliches Wurzelwachstum kann am unteren Eckzahn festgestellt werden. Beachten Sie den Fundus der Nische im Verhältnis zur Unterkieferbasis.
2. Das Wurzelwachstum des ersten Prämolaren ist weniger weit fortgeschritten als das des Eckzahnes.
3. Der Wurzelaufbau des zweiten Prämolaren ist im Anfangsstadium und im Vergleich zum ersten Prämolaren im Rückstand.
4. Ungefähr $^4/_5$ der Wurzellänge des bleibenden unteren ersten Molaren sind aufgebaut.
5. Die Krone des bleibenden unteren zweiten Molaren ist voll ausgebildet.
6. Wurzelresorption an der distalen Wurzel des unteren ersten Milchmolaren.
7. Knochenstruktur zwischen den Nischen der Eckzähne und Prämolaren sowie dem zweiten Prämolaren und den Wurzeln des bleibenden ersten Molaren.
8. Die Krone des bleibenden oberen zweiten Molaren ist nach distobukkal geneigt.
9. Beachten Sie den Unterschied in der Struktur zwischen den Knochenoberflächen des Alveolarkammes beim bleibenden ersten Molaren und beim ersten Milchmolaren.
10. Die Kronen der unteren Prämolaren liegen im Bereich der Wurzelspitzen ihrer Vorgänger; zwischen ihren Wurzeln befindet sich Knochenstruktur.

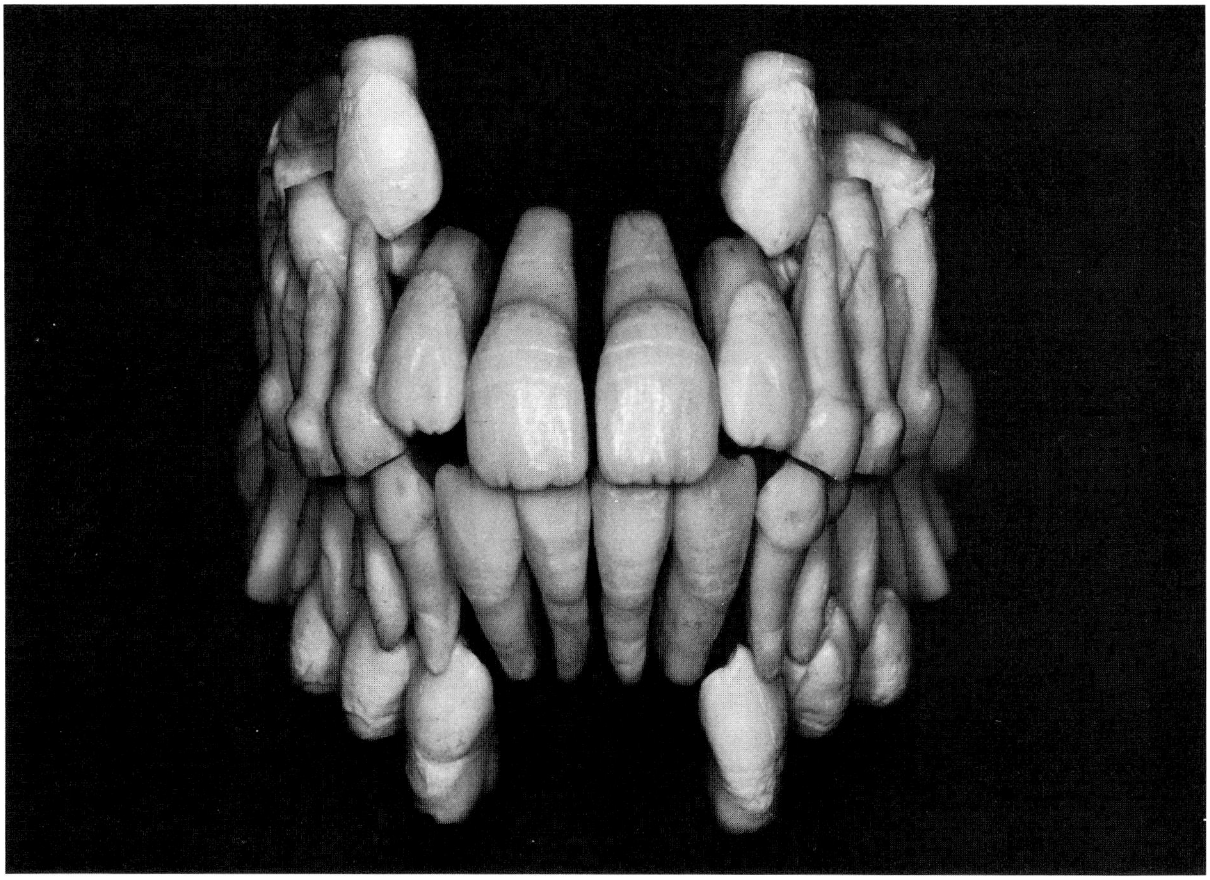

Abbildung 82

Die Bezahnung des Schädels der vorangegangenen Seiten wird hier und auf den nachfolgenden Abbildungen separat vorgeführt. Die Zähne wurden so arrangiert, wie sie im Schädel plaziert waren. Dadurch können die vorher beschriebenen räumlichen Verhältnisse viel besser erkannt und verstanden werden, so zum Beispiel die sehr hohe Lage der oberen Eckzähne und die niedrige Position der unteren.

Die Wurzeln der oberen bleibenden seitlichen Schneidezähne befinden sich nahe an den Kronen der bleibenden Eckzähne. Die Kronen der oberen bleibenden seitlichen Schneidezähne stehen in engem Kontakt mit den Milcheckzähnen.

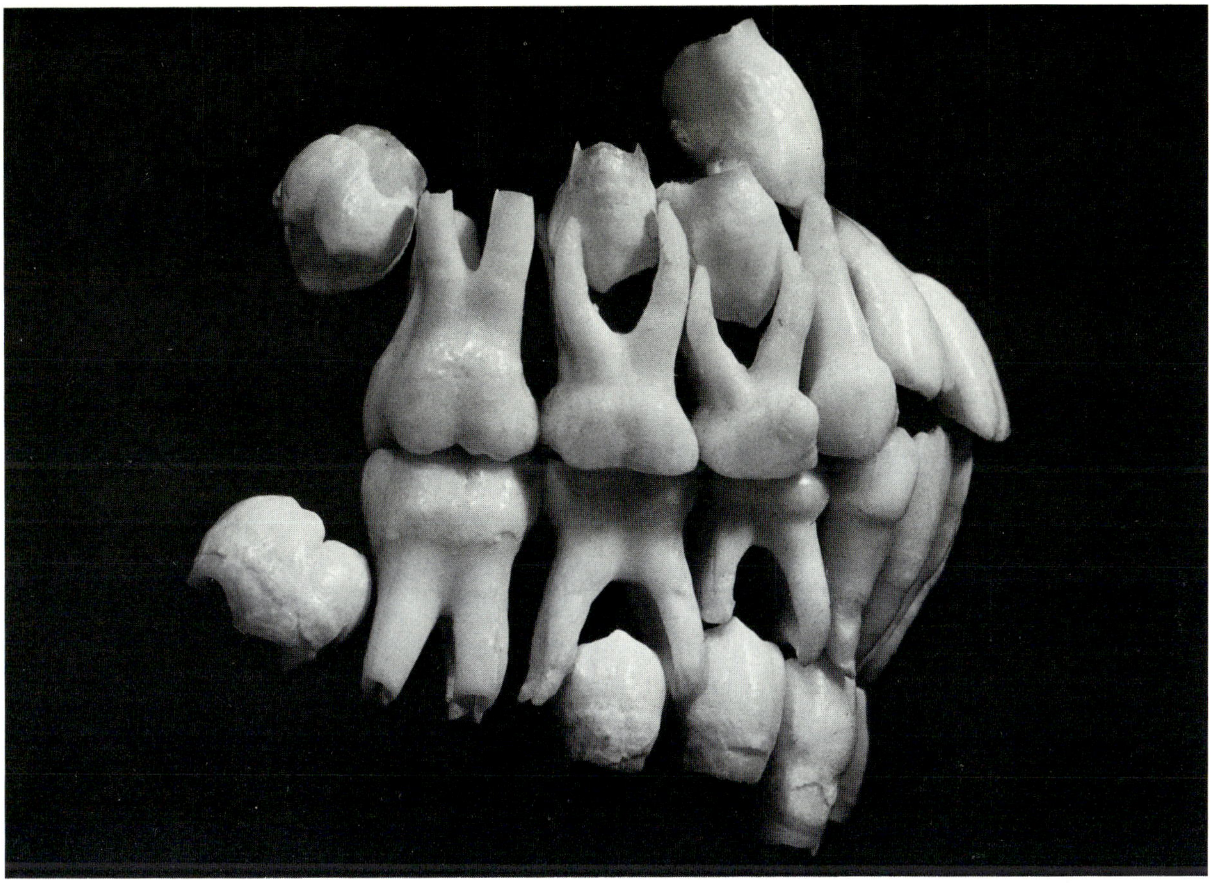

Abbildung 83

Beachten Sie die Beziehung zwischen den Wurzeln der verbleibenden Milchzähne und ihren entsprechenden Nachfolgern. Im Vergleich mit der Abbildung 70 ist kein merklicher Unterschied festzustellen. Die Kronen der Prämolaren befinden sich über respektive unter den Wurzeln ihrer Vorgänger und leicht distal, besonders im Unterkiefer.

Zu diesem Zeitpunkt ist der Unterschied in den Entwicklungsstadien der bleibenden Eckzähne, Prämolaren und zweiten Molaren nur gering (siehe Abb. 70).

Bei diesem Exemplar stehen die bleibenden zweiten Molaren in beiden Kiefern in enger Nachbarschaft zu den ersten Molaren.

Die beiden nachfolgenden Fotografien (Abb. 84 und 85) zeigen dieselbe Zahnreihe von vorn und von der Seite, jeweils von oben und von unten betrachtet.

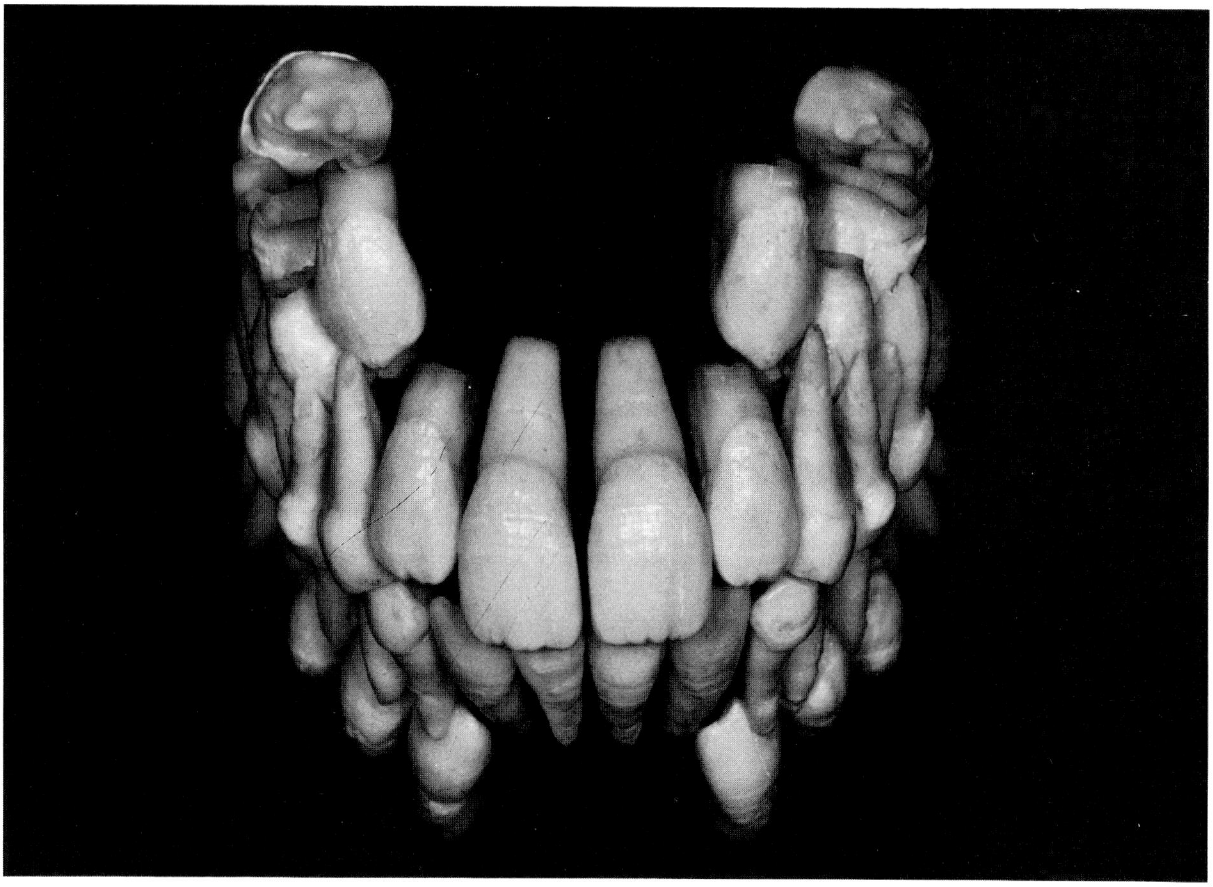

Abbildung 84 a

Vorderansicht der Zahnreihe, von oben betrachtet.

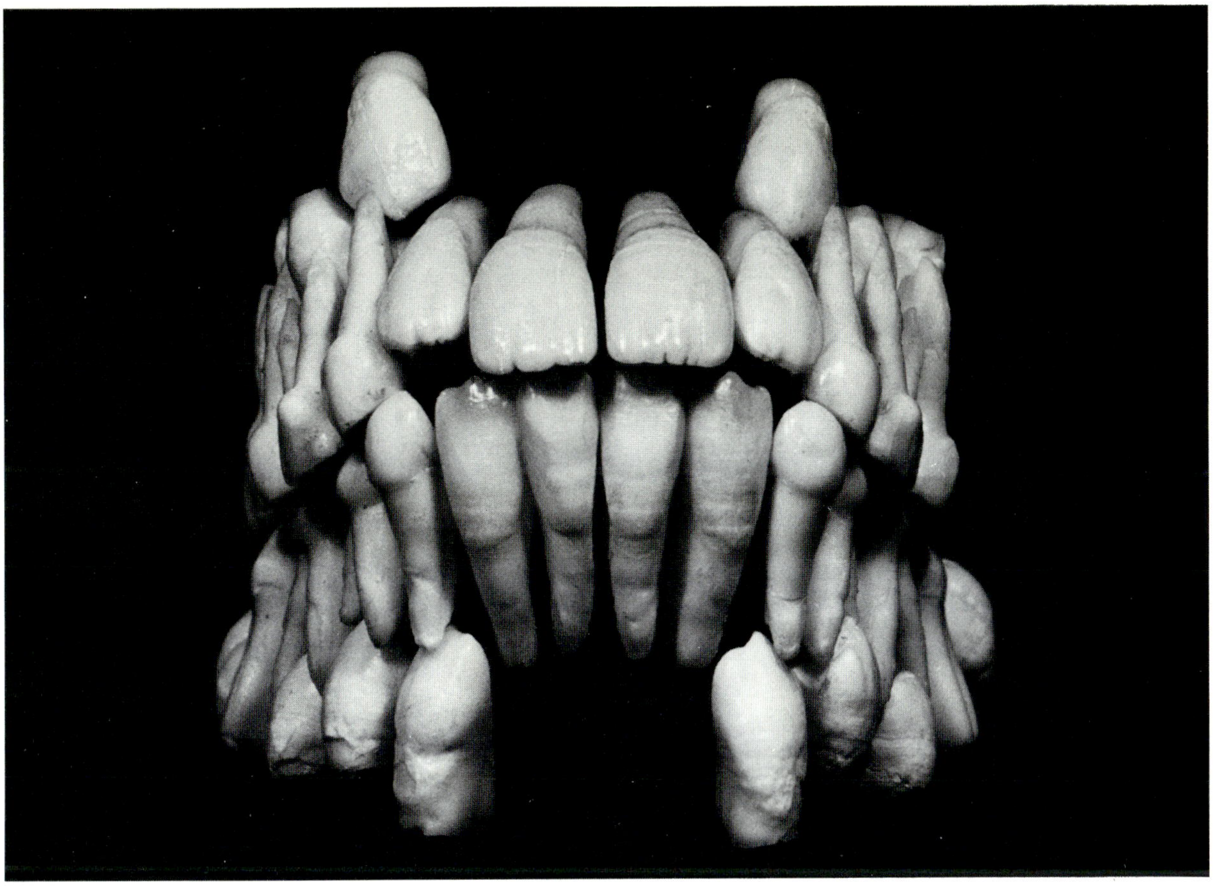

Abbildung 84 b

Vorderansicht der Zahnreihe, von unten betrachtet.

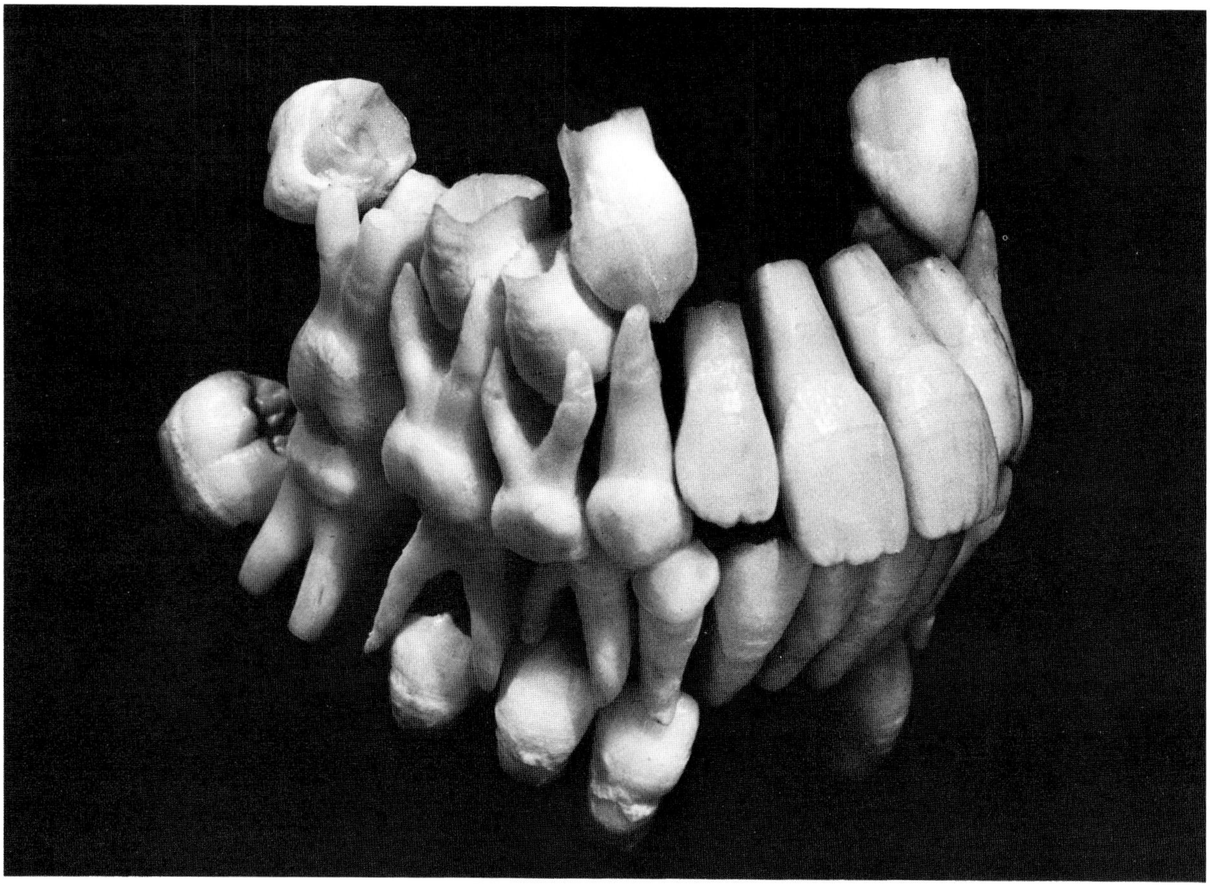

Abbildung 85 a

Seitenansicht der Zahnreihe, von oben betrachtet.

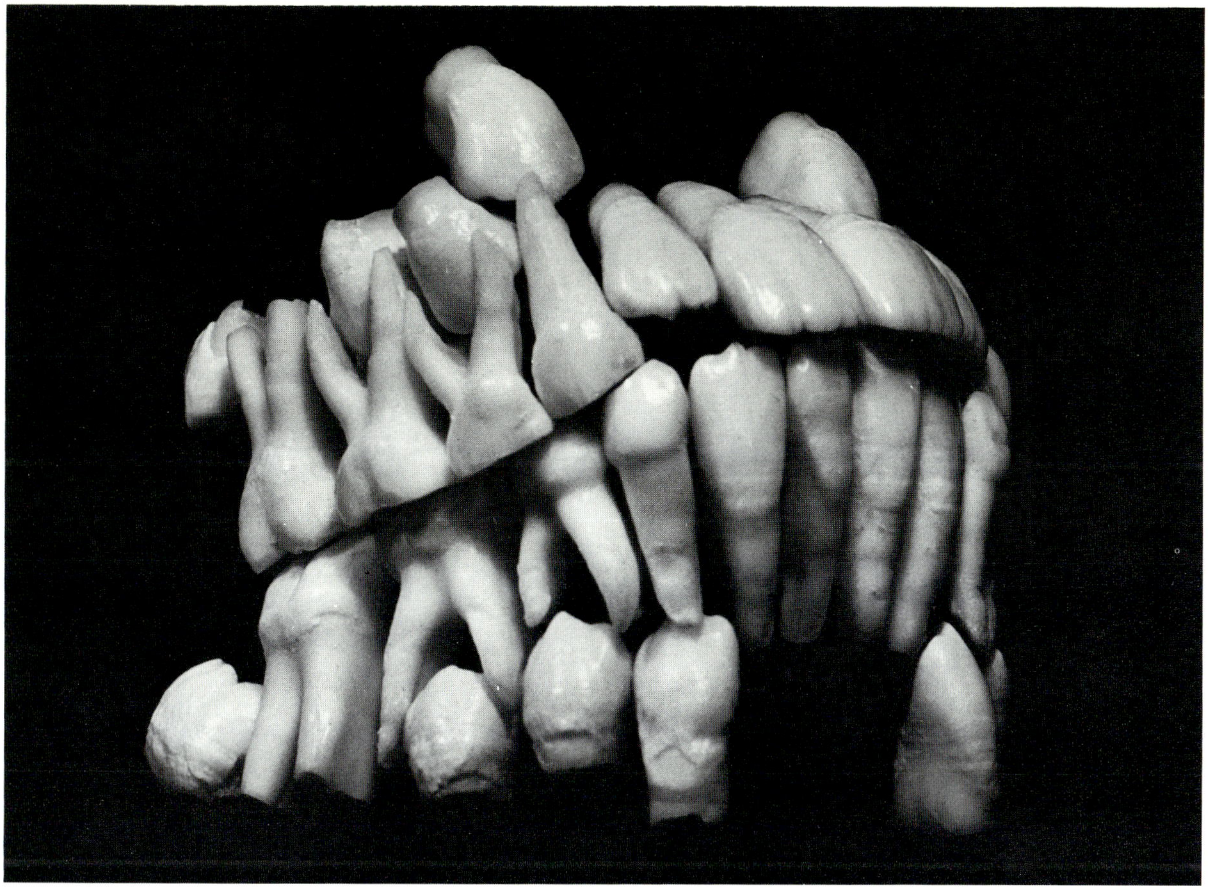

Abbildung 85b

Seitenansicht der Zahnreihe, von unten betrachtet.

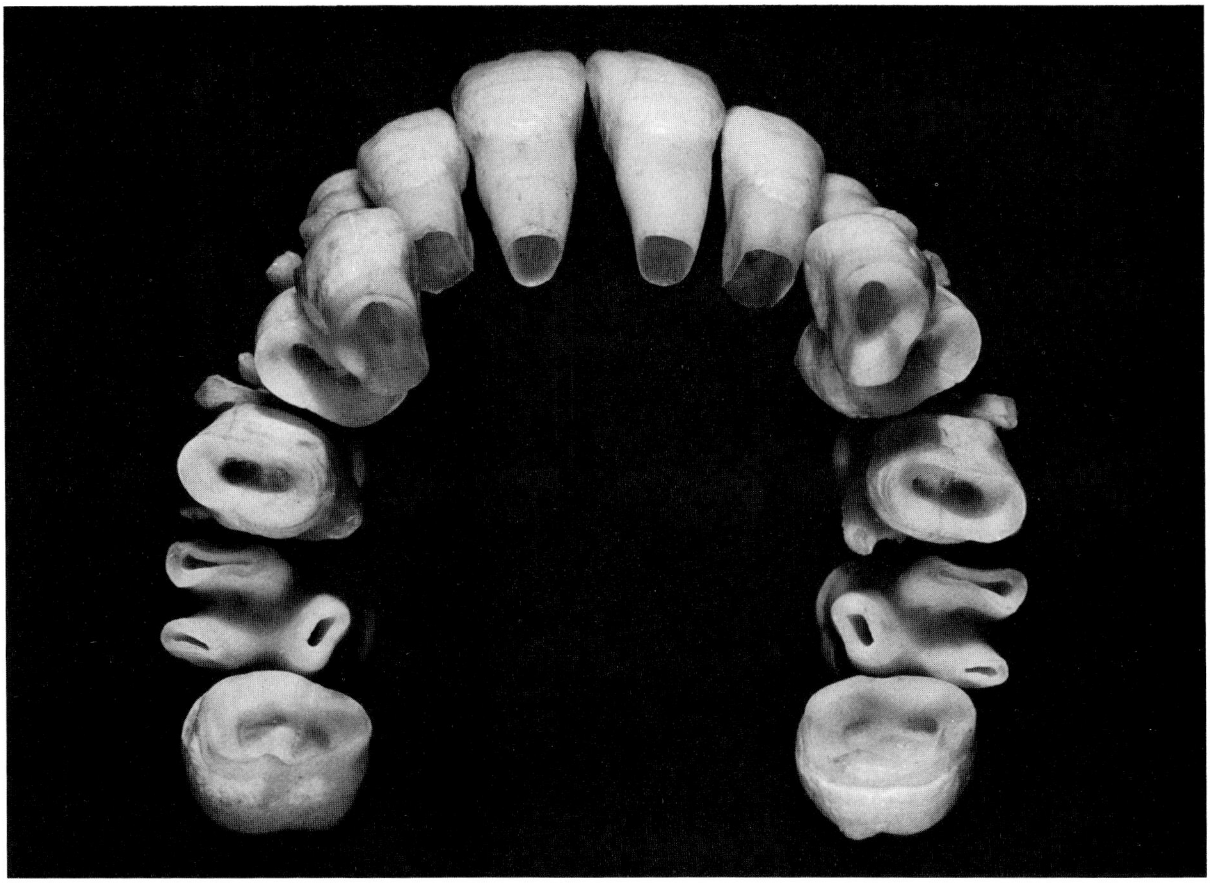

Abbildung 86 a

Diese apikale Ansicht demonstriert die Unterschiede in der Wurzelentwicklung der bleibenden Zähne sowie die Symmetrie der entsprechenden linken und rechten Zähne, insbesondere was ihre Form und ihre Anordnung betrifft. Beachten Sie die typische Morphologie der inneren Struktur der Wurzeln. Leichte Abweichungen in der Stellung entsprechender linker und rechter Zähne sind wahrnehmbar. In beiden Kiefern befinden sich die Eckzähne lingualer als die ersten Prämolaren, und diese wiederum stehen lingualer als die zweiten Prämolaren. Im Unterkiefer geht die allmähliche Verbreiterung des Kammes bis zum letzten bleibenden Molaren weiter (deutlich sichtbar von der apikalen Seite aus). Im Oberkiefer ist die breiteste transversale Dimension im Bereich des ersten bleibenden Molaren zu finden.

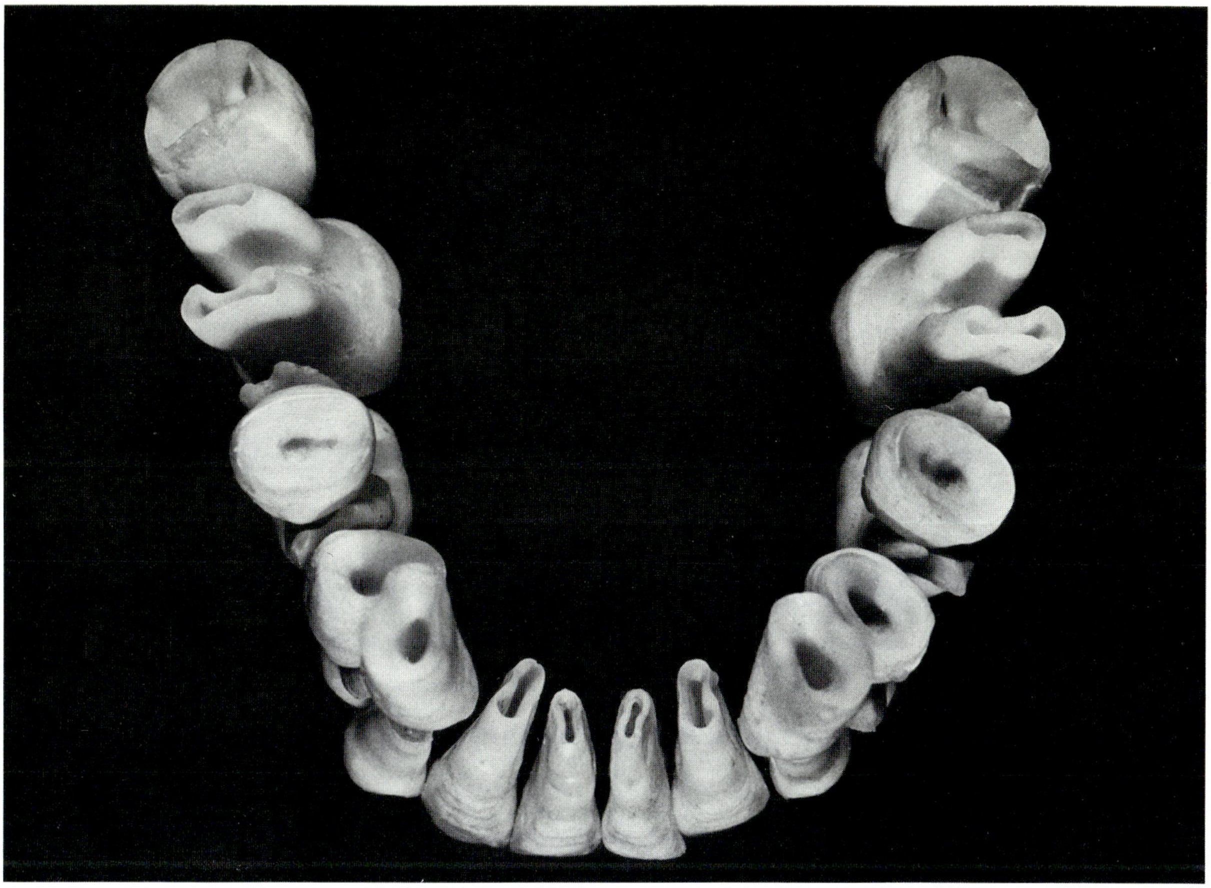

Abbildung 86 b

Apikale Ansicht der unteren Zahnreihe.

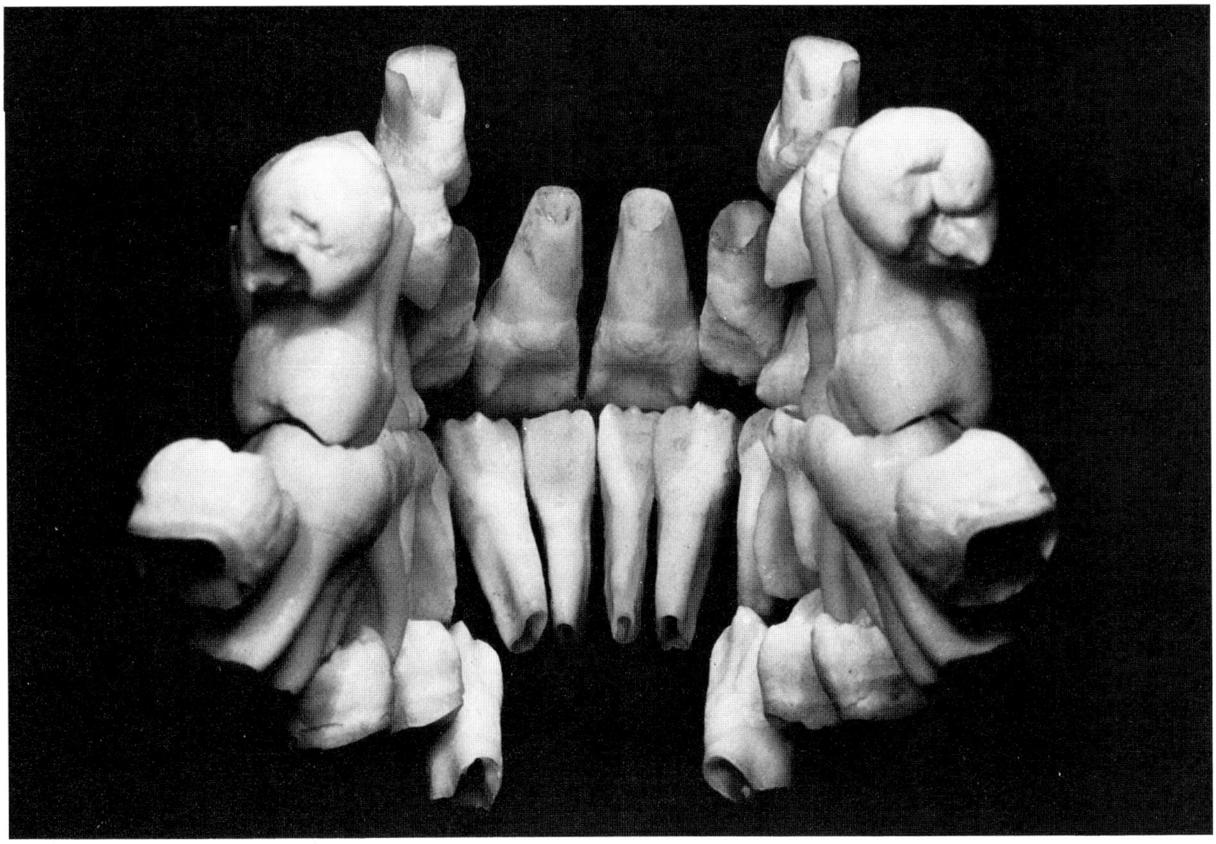

Abbildung 87 a

Die Abbildungen 87a und 87b und die Abbildungen 88a bis 88d zeigen die linguale Ansicht. Beachten Sie die von oral sichtbare Okklusion sowie das Verhältnis zwischen den Milchzähnen und den bleibenden Zähnen.

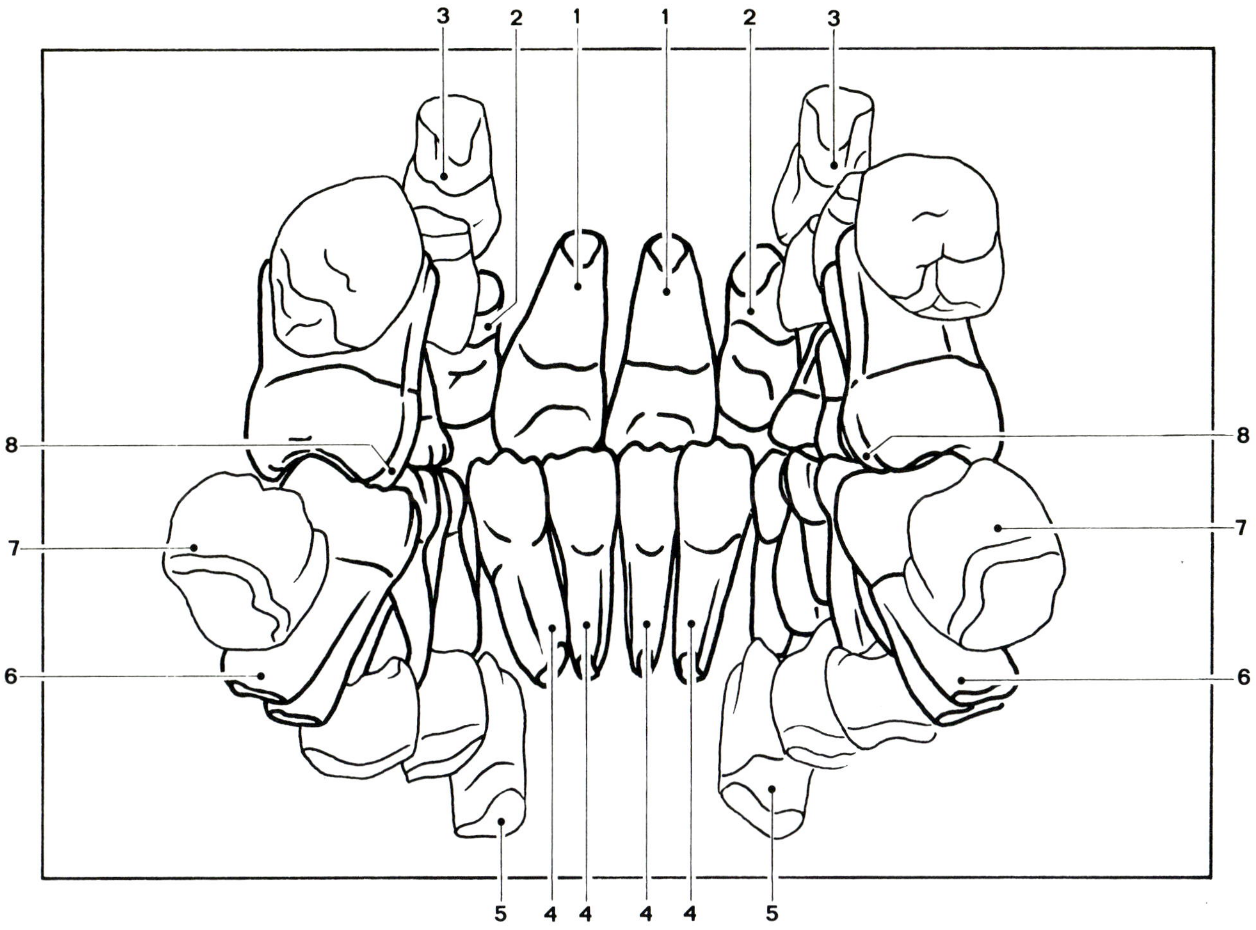

Abbildung 87b

1. Die oberen bleibenden mittleren Schneidezähne stehen mehr oder weniger parallel.
2. Die oberen seitlichen Schneidezähne sind nur teilweise durchgebrochen.
3. Die noch nicht durchgebrochenen oberen bleibenden Eckzähne liegen weit oben. Der sich aufbauende Teil dieser Zähne ist am weitesten von der Okklusionsebene entfernt. Beachten Sie die parallele Stellung der oberen Eckzähne und die bemerkenswerte Symmetrie ihrer Stellung und Wurzelentwicklung.
4. Die Wurzeln der unteren Schneidezähne konvergieren. Vergleichen Sie diese Situation mit den Abbildungen 74, 130, 161 und 178. Beachten Sie, daß die Wurzeln gleich lang sind, die apikalen Öffnungen der seitlichen Schneidezähne jedoch größer. Das deutet darauf hin, daß diese Wurzeln länger werden.
5. Die noch nicht durchgebrochenen unteren bleibenden Eckzähne liegen tief und wie im Oberkiefer am weitesten von der Okklusionsebene entfernt.
6. Die unteren ersten bleibenden Molaren weisen eine Lingualneigung auf.
7. Der Aufbau der Kronen der unteren zweiten bleibenden Molaren ist vollendet. Diese Zähne sind nach mesiolingual geneigt. Vergleichen Sie diese Neigung der Molaren mit derjenigen der Zähne in den Abbildungen 161 und 178.
8. Die mesiopalatinalen Höcker der oberen ersten bleibenden Molaren passen genau in die zentralen Fossae der unteren Molaren. Beachten Sie das transversale Okklusionsverhältnis und vergleichen Sie die Situation mit der unter Punkt 4 angegebenen.

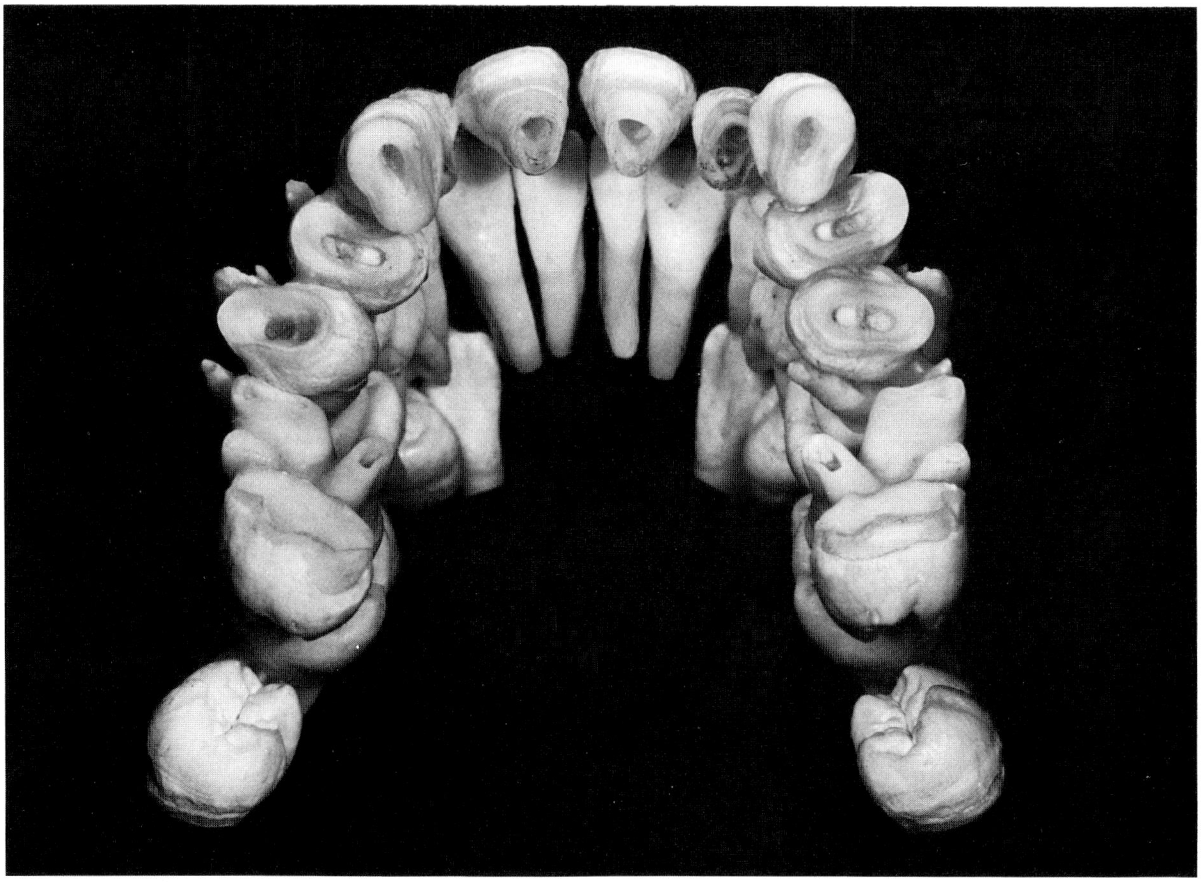

Abbildung 88 a

Lingualansicht der Zahnreihe, von oben betrachtet.

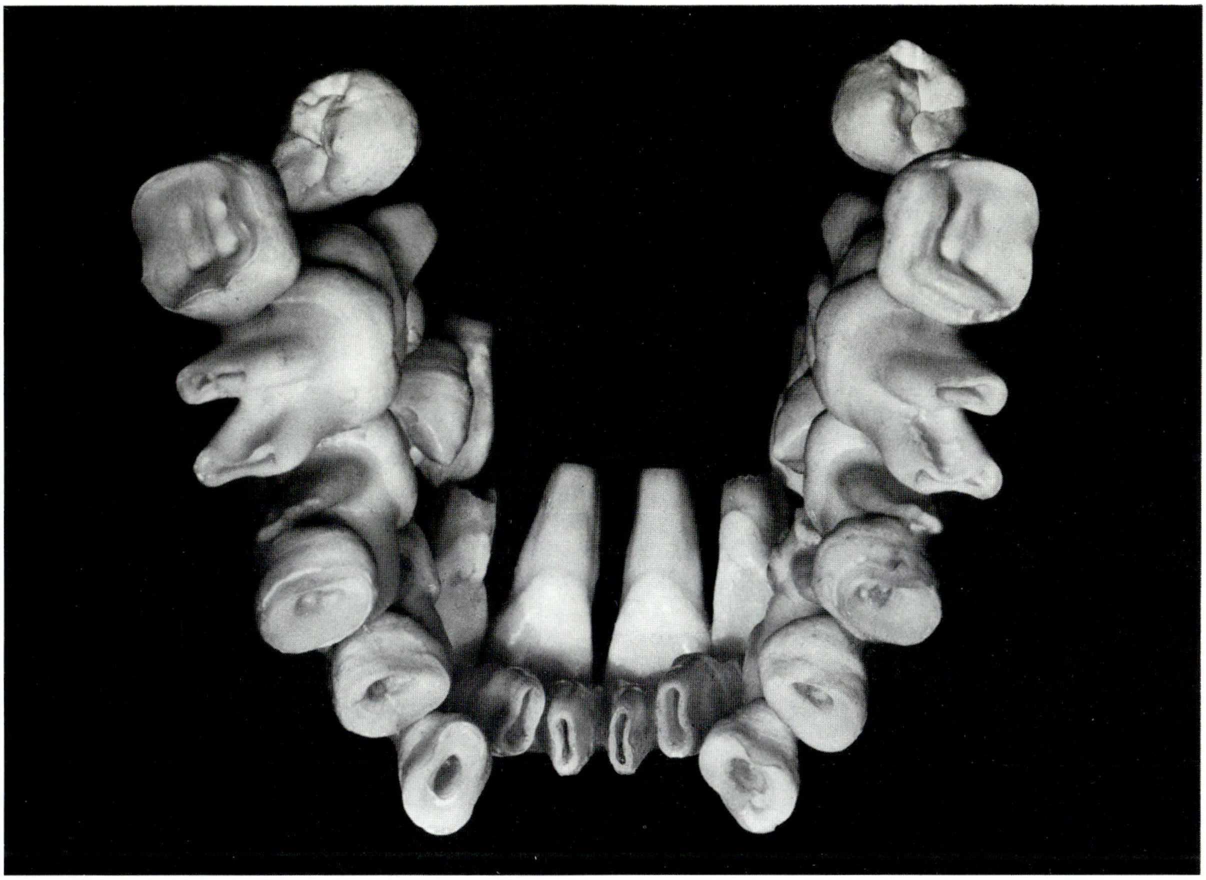

Abbildung 88b

Lingualansicht der Zahnreihe, von unten betrachtet.

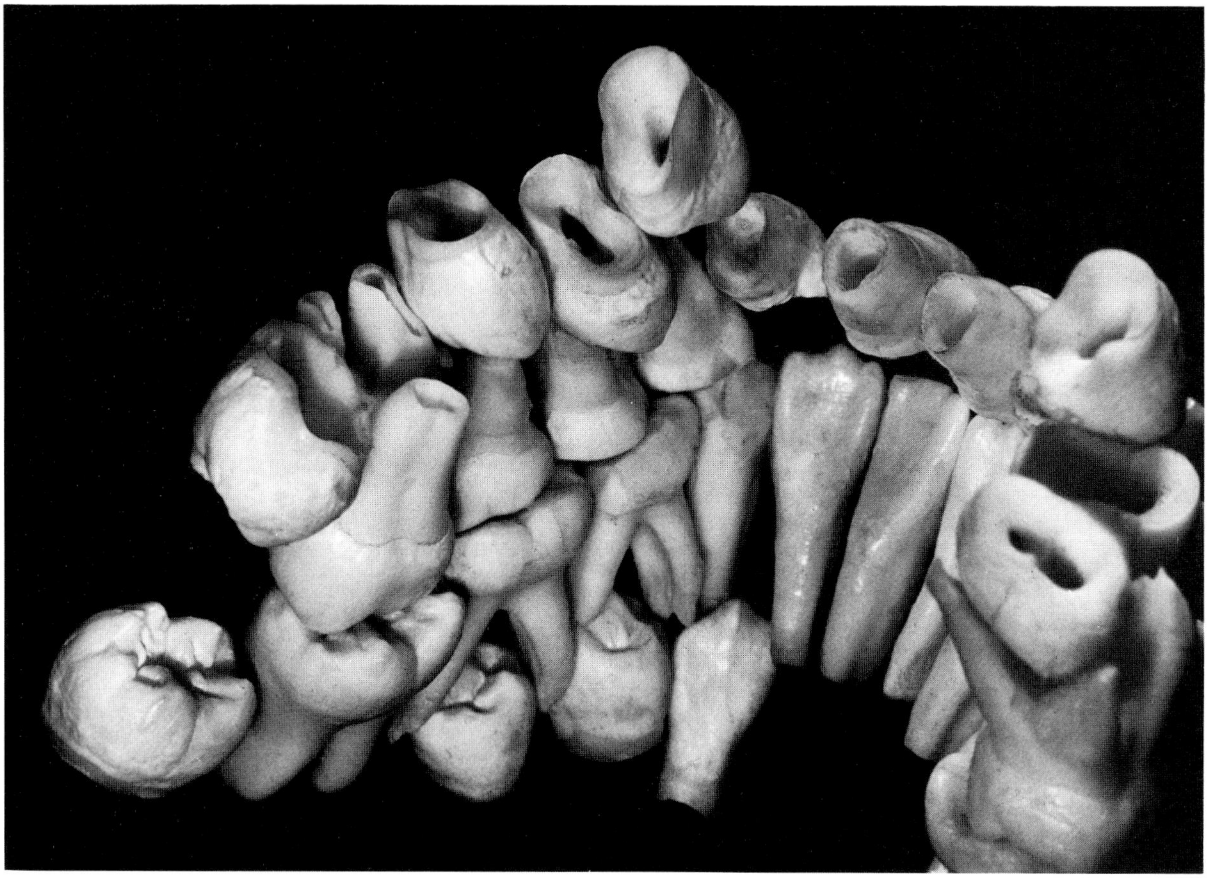

Abbildung 88c

Seitliche Lingualansicht der Zahnreihe, von oben betrachtet.

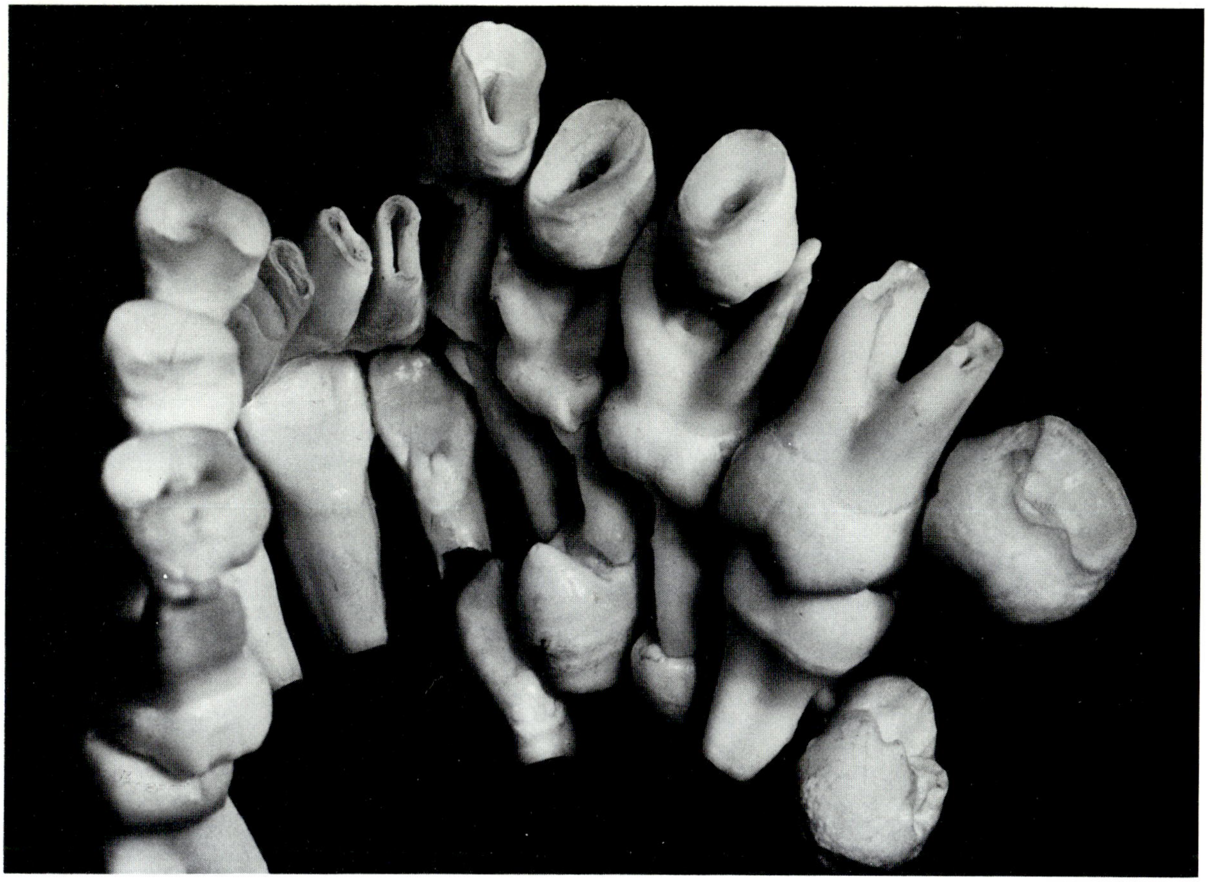

Abbildung 88 d

Seitliche Lingualansicht der Zahnreihe, von unten betrachtet.

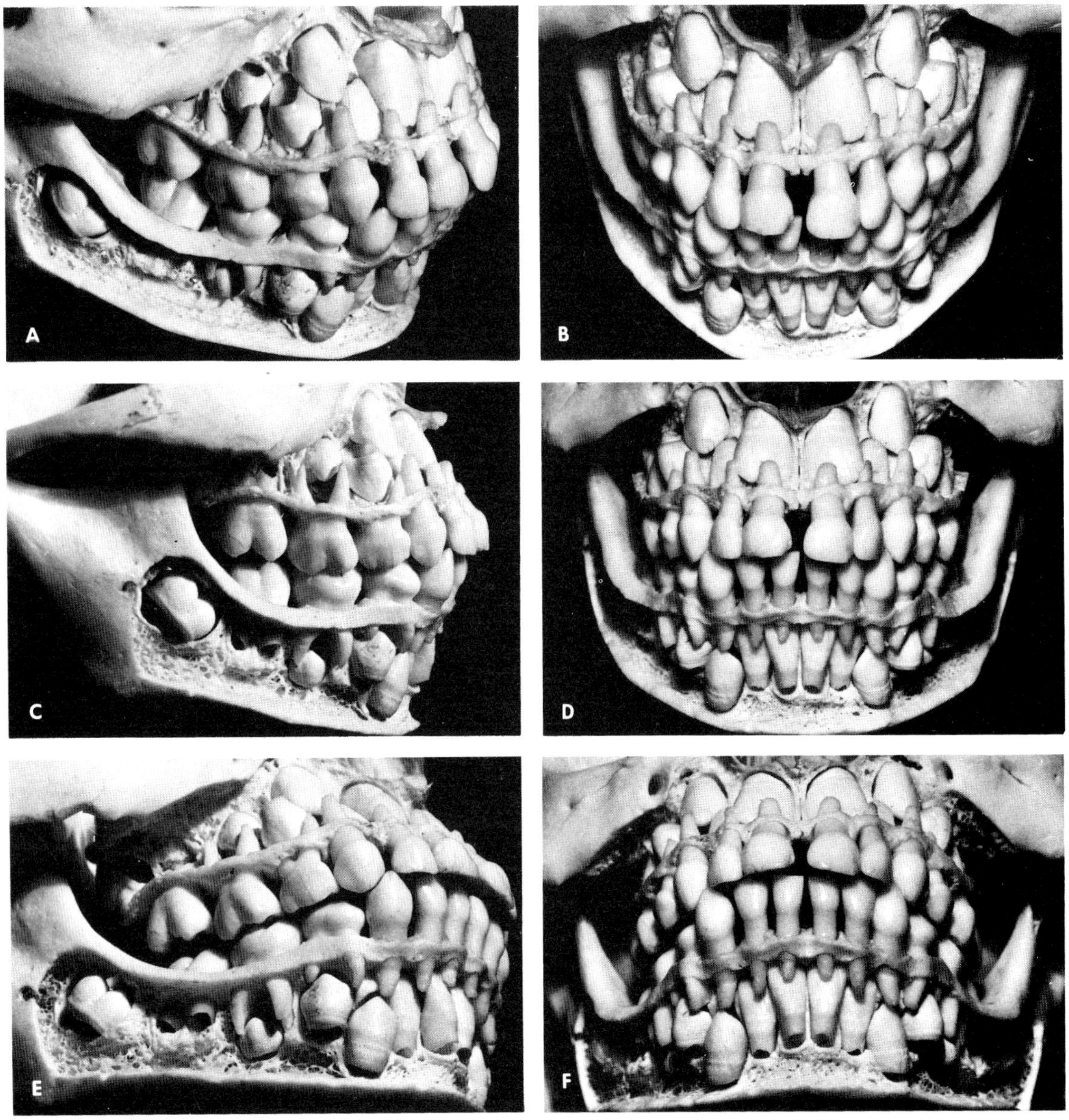

Abbildung 89

Die Abbildungen 89 bis 94 zeigen die vorstehend demonstrierten sechs Schädel nach Entfernung der bukkalen Wand. Fotografiert von verschiedenen Winkeln aus, erlauben sie eine detaillierte Bewertung der aufeinanderfolgenden Veränderungen, die innerhalb der die Zähne tragenden Kieferteile in der ersten Wechselgebißperiode auftreten.
Die gezeigten Beispiele stellen eine verhältnismäßig normale Aufstellung der Milchzähne sowie der bleibenden Zähne im Anfangsstadium der ersten Wechselgebißperiode dar.
Beachten Sie die Diastemabildungen zwischen den Milchfrontzähnen in beiden Kiefern.

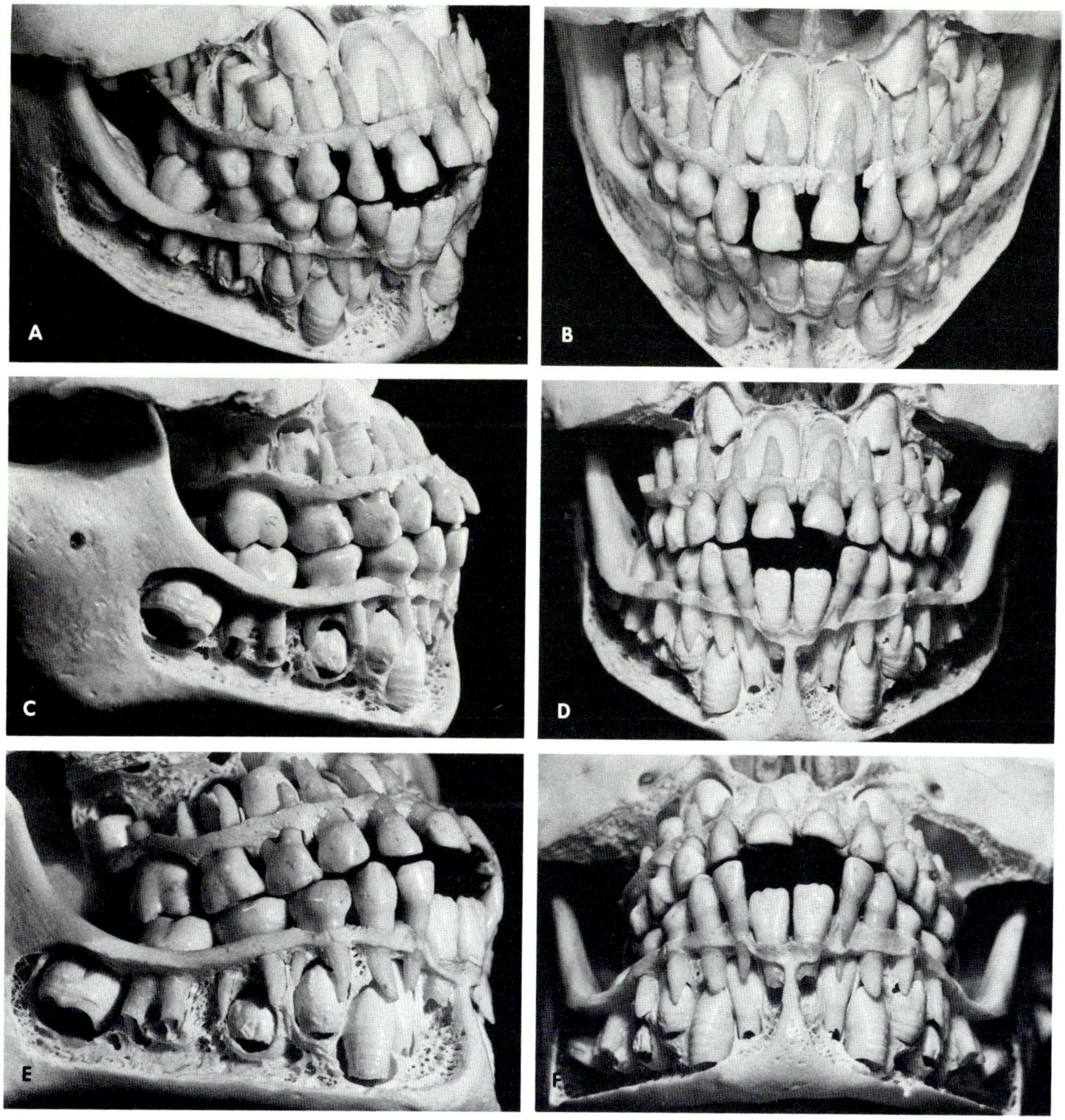

Abbildung 90

Die bleibenden unteren mittleren Schneidezähne sind durchgebrochen, wahrscheinlich haben sie gerade das Zahnfleisch durchstoßen. Die Schneidezähne der Milchbezahnung weisen Lücken auf und die beiden mittleren stehen unregelmäßig; dies wird oft kurz vor ihrem Verlust beobachtet.

In der Vorderansicht (Abb. 90B) konnte man nur eine sehr beschränkte Resorption an den Wurzeln der oberen mittleren Milchschneidezähne beobachten. In der Seitenansicht (Abb. 90A) zeigt es sich jedoch deutlich, daß eine beträchtliche Resorption stattgefunden hat. Sie beschränkt sich hauptsächlich auf die lingualen Flächen der Wurzeln, die den Zahnkronen der bleibenden Schneidezähne zugekehrt sind.

Beachten Sie das Verhältnis zwischen den distalen Kronenflächen der bleibenden oberen mittleren Schneidezähne und den Wurzeln der seitlichen Schneidezähne der Milchbezahnung.

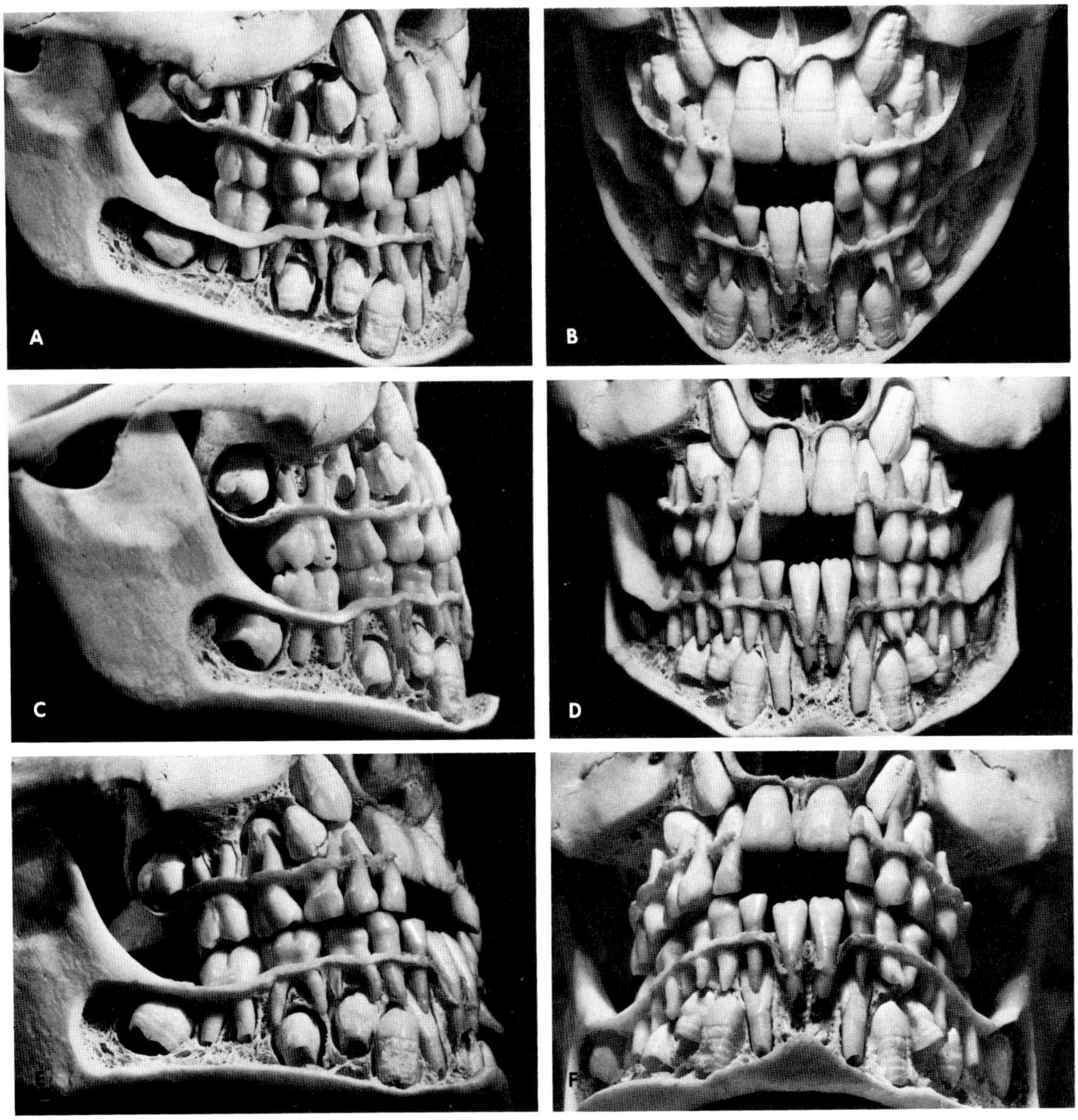

Abbildung 91

Die bleibenden unteren mittleren Schneidezähne nähern sich der Okklusionsebene, während die unteren seitlichen Schneidezähne in ihrer alten Position verharren. Im unteren Frontzahnbereich ist genügend Platz vorhanden.
Die bleibenden oberen mittleren Schneidezähne haben mit ihrer Abwärtsbewegung begonnen; ihre Schneidekanten liegen bereits tiefer als diejenigen der seitlichen Schneidezähne. Beachten Sie das Verhältnis der distalen Kronenflächen der bleibenden oberen mittleren Schneidezähne zu den Wurzeln der seitlichen Milchschneidezähne.
Symmetrische, zirkuläre Linien sind auf allen bleibenden Zahnkronen sichtbar. Sie sind ein Zeichen für eine allgemeine Störung in der Schmelzbildung; gleichzeitig demonstrieren sie die unterschiedlichen Entwicklungsstadien der einzelnen Zähne während der erwähnten Störungen.

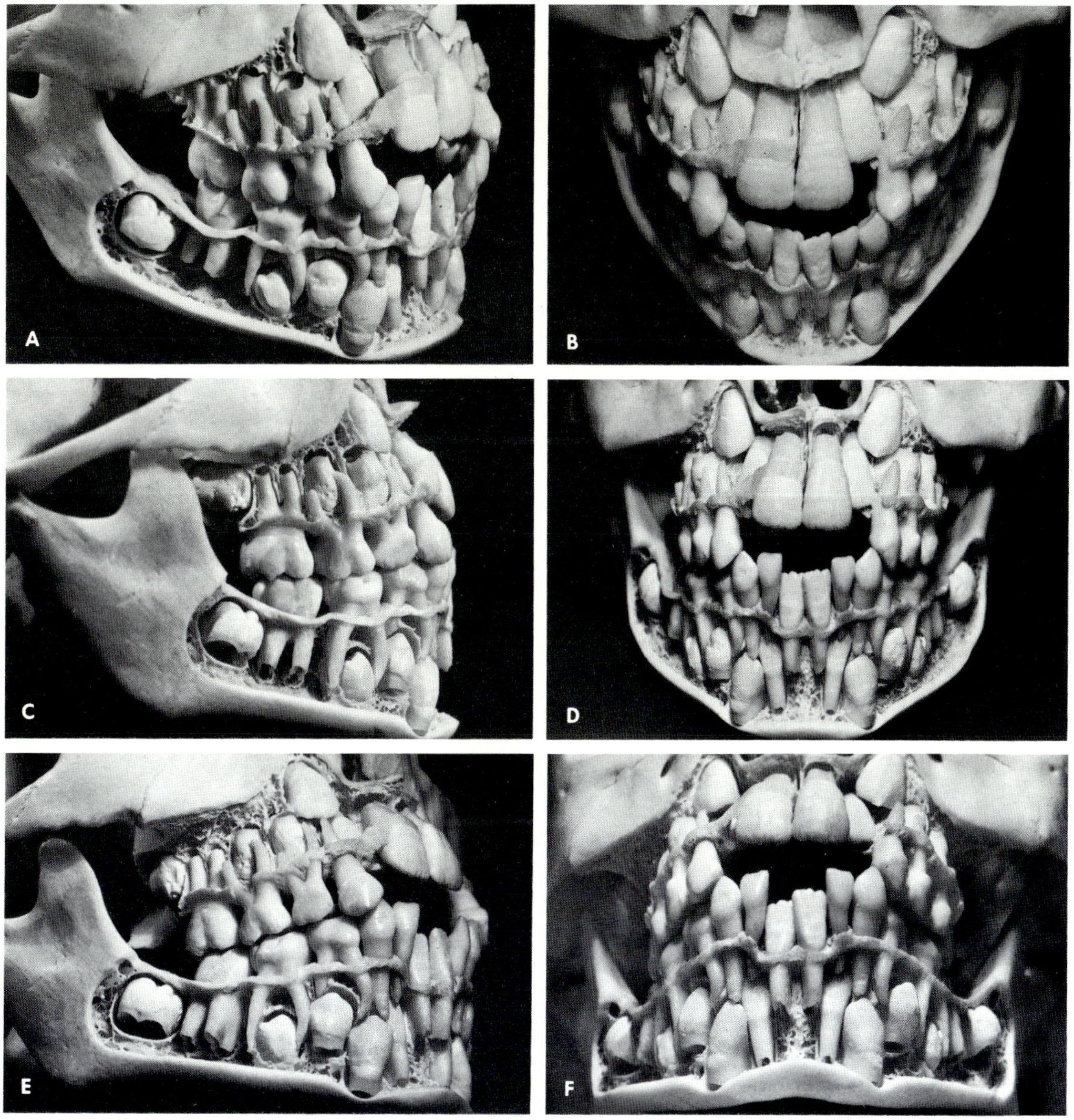

Abbildung 92

Dieses Schädelexemplar ist etwas weiter entwickelt als dasjenige in der Abbildung 91. Die meisten Wurzeln der bleibenden Zähne erscheinen relativ länger. Die bleibenden oberen mittleren Schneidezähne liegen näher an der Okklusionsebene.
Im frontalen Bereich beider Kiefer besteht ein Engstand. Die oberen seitlichen Milchschneidezähne sind vorzeitig verlorengegangen. Die bleibenden mittleren Schneidezähne sind in engem Kontakt miteinander durchgebrochen. Zwischen den Frontzahnkronen im unteren Zahnbogen ist kein Platz vorhanden.

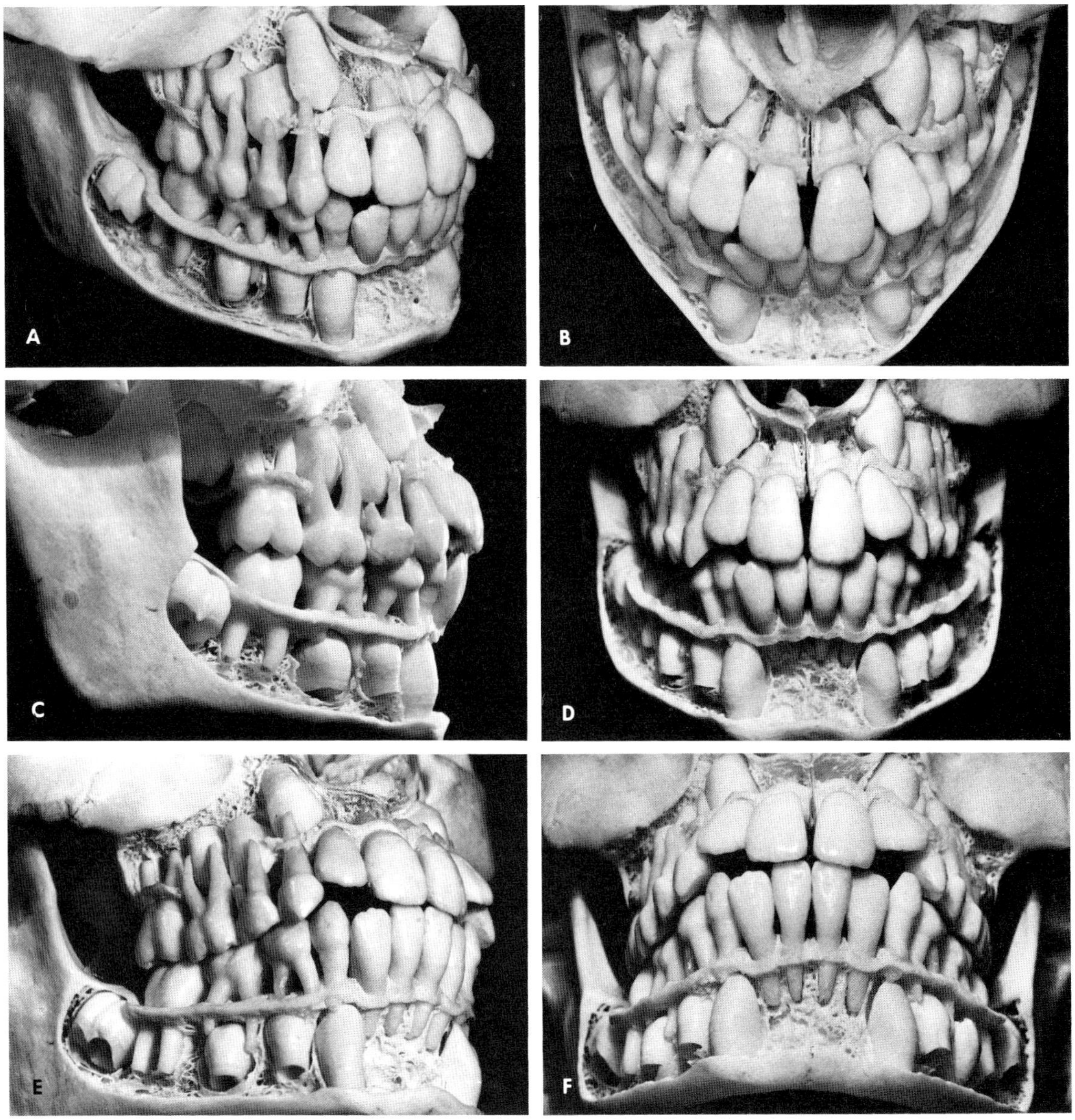

Abbildung 93

Die bleibenden oberen Schneidezähne haben eine sehr unschöne Position. Ein zentrales Diastema ist im Oberkiefer vorhanden, während die Schneidezähne, besonders die seitlichen, nach distal geneigt sind. Beachten Sie das Verhältnis der bleibenden oberen Eckzähne zu den Wurzeln der seitlichen Schneidezähne.
Die unteren Schneidezähne haben Kontakt und konvergieren nach apikal. Der rechte seitliche Schneidezahn steht labial, der linke lingual. Die linguale Stellung ist für einen seitlichen Schneidezahn kurz nach seinem Durchbruch normal. Es wird angenommen, daß die Zunge eine gewisse Rolle bei seiner Labialbewegung spielt.
Beachten Sie die längeren Wurzeln aller bleibenden Zähne im Vergleich zu den vorher gezeigten Beispielen.

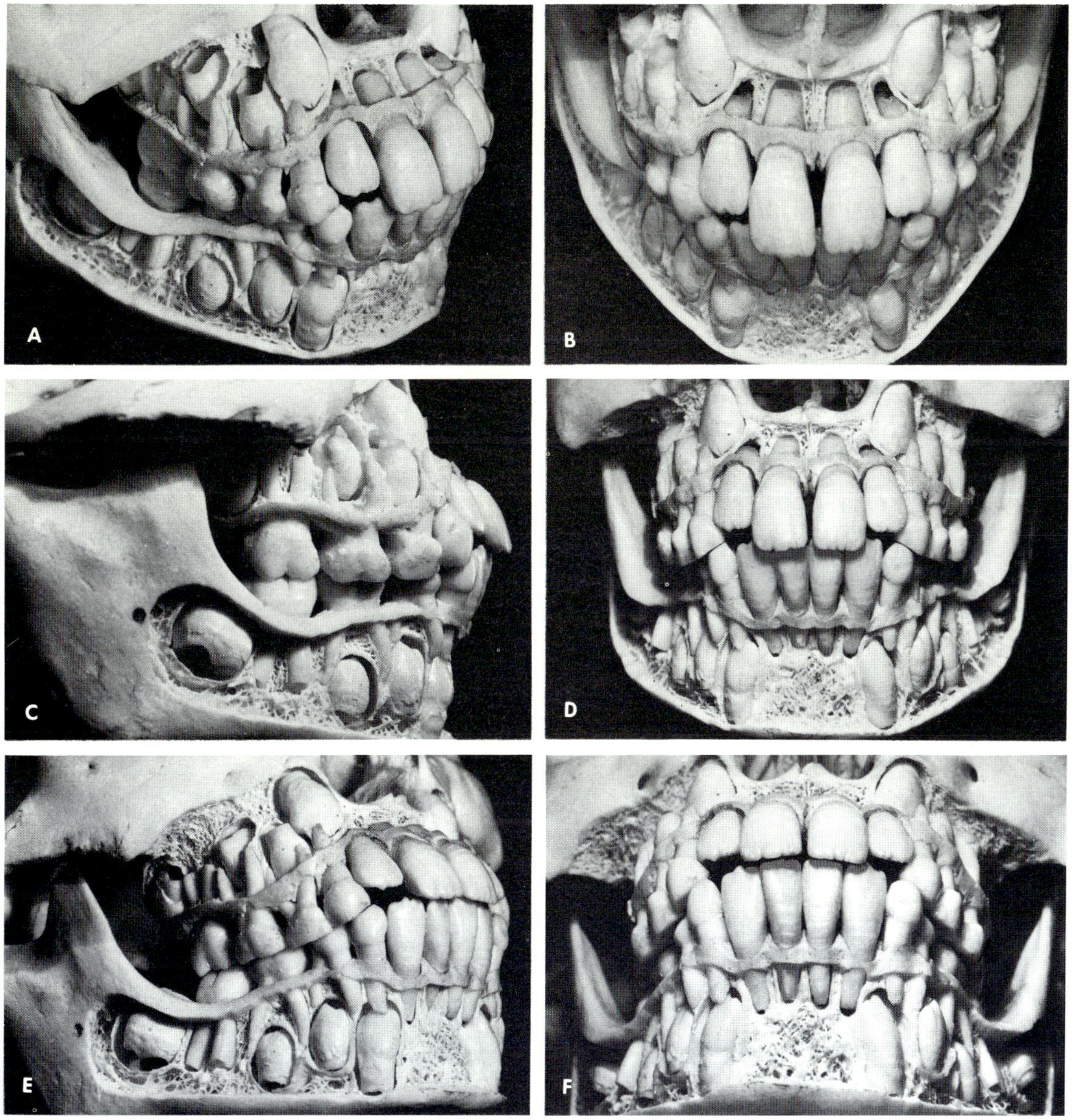

Abbildung 94

Dieser Schädel befindet sich im gleichen Stadium der dentalen Entwicklung wie der auf Abbildung 93 gezeigte, weist aber einige sehr interessante Unterschiede auf. Die Distalflächen der bleibenden oberen seitlichen Schneidezähne in der Abbildung 93 haben keinen Kontakt mit den Milcheckzähnen, sondern nur die lingualen Flächen. Das gleiche gilt für das Verhältnis des unteren rechten seitlichen Schneidezahnes zum Milcheckzahn.

Der Schädel dieser Abbildung zeigt ein anderes Verhältnis des bleibenden seitlichen Schneidezahnes zum Milcheckzahn. Es ist wesentlich günstiger und führt voraussichtlich in beiden Kiefern zu einem erhöhten Breitenwachstum des Kieferkammes. Eine harmonischere Aufstellung der Zähne ist die Folge.

Der Unterschied der beiden Schädel in den Distanzen zwischen den Kronen der noch nicht durchgebrochenen Eckzähne beruht auf den oben erwähnten Faktoren.

Zusammenfassung

Die erste Wechselgebißperiode ist gewöhnlich eine ästhetisch unbefriedigende Phase in der Zahnentwicklung. Zeitweise fehlt ein einzelner, zeitweise fehlen gar mehrere Zähne im Zahnbogen. Der Durchbruch der bleibenden Zähne, besonders der oberen Schneidezähne, vermittelt fast immer den Eindruck, daß die Zähne abnormal groß sind. Meist erscheinen sie in einer unharmonischen Stellung und mit einem Diastema im Oberkiefer.
Der Zahnwechsel im Schneidezahnbereich wird unter anderem wesentlich kompliziert:

- durch die wesentlich größere Dimension der bleibenden Zähne, verglichen mit ihren Vorgängern. Die Summe des Größenunterschiedes in der mesiodistalen Ausdehnung der Zahnkronen der vier oberen Schneidezähne beträgt durchschnittlich mehr als 7 mm, respektive über 5 mm für die unteren seitlichen und mittleren Frontzähne[52*];
- durch die Stellung der bleibenden Frontzähne im Kieferknochen vor ihrem Durchbruch; ihre Aufstellung entspricht nicht ihrer späteren Orientierung im Kieferbogen;
- durch die Tatsache, daß nur eine beschränkte Vergrößerung des Frontzahnbogens vor und während des Durchbruches der bleibenden Zähne stattfindet.

Es gibt eine Menge von Varianten, die die verschiedenen Parameter der zukünftigen Aufstellung der bleibenden Zähne stark beeinflussen können:

- die Wechselbeziehung zwischen den Größen der Milchzähne und denjenigen der Nachfolger ist beschränkt, wie bereits erwähnt[59];
- die Tatsache, daß große Abweichungen im vorhandenen Platz für die Milchfrontzähne bestehen[7, 8];
- die Veränderungen in der Zahnbogenbreite während und kurz vor der ersten Wechselgebißperiode variiert sehr ausgeprägt von Individuum zu Individuum[38];
- die Zahnbogenveränderung in der Breite scheint in einer umgekehrten Wechselbeziehung mit der Größe des verfügbaren Raumes im Frontzahnbereich der Milchbezahnung zu stehen[7, 8];
- die bleibenden Schneidezähne brechen in einer mehr anterioren und labialen Stellung durch als ihre Vorgänger, und dies mit mehr individuellen Varianten.

Die Kombination und das Zusammenwirken aller Parameter überlagern sich mit der effektiven, im Kiefer bereits vorhandenen Situation. Ob die bleibenden Zähne später harmonisch in der Zahnreihe stehen oder nicht, hängt von einem ganzen Fragenkomplex ab, der sich über eine lange Zeitperiode hinzieht. Einige dieser Faktoren beeinflussen schon die Entwicklung vor der ersten Wechselgebißperiode, andere werden nur während dieser Zeit wirksam, und wieder andere machen ihren Einfluß erst dann geltend, wenn die letzte Harmonisierung der Zahnaufstellung stattfindet.

* Unterlagen des „Center for Human Growth and Development“, Universität Michigan, Ann Arbor/Mich., USA.

5

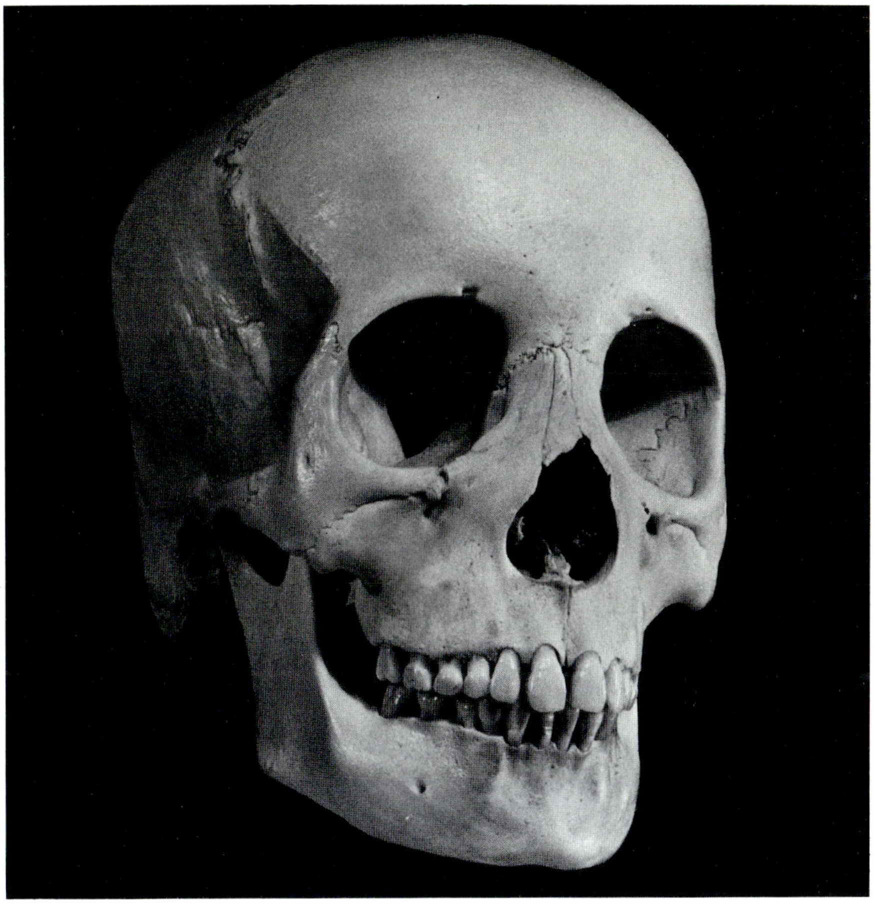

Die Zwischenperiode

Die Zwischenperiode beginnt, wenn alle bleibenden Schneidezähne vollständig durchgebrochen sind, und sie endet, wenn die bleibenden Seitenzähne beginnen, die Milchbezahnung zu ersetzen. Dieses Stadium dauert ungefähr ein bis anderthalb Jahre; in diesem Zeitraum sind nur wenige äußerliche Veränderungen feststellbar.

Die Milchzähne im Seitenzahngebiet zeigen einen zunehmenden Abrieb. Die anfänglich stark ausgebildeten Höcker der Milchmolaren und der Eckzähne sind nun meistens zu einer eher flachen und – falls das Dentin freigelegt wurde – sogar dellenartigen Ebene abgetragen. Dieses Abrasionsbild zeigt die funktionelle Relation zwischen den beiden Zahnbögen an.

Die Resorption des Alveolarknochens um die Milchzähne herum folgt dem Muster des Zahnverlustes. Die Kronen der bleibenden Eckzähne und Prämolaren sind nun vollständig ausgebildet und bestimmen bis zu einem gewissen Maße die örtliche Form der Alveolarwand. Die transversalen interdentalen Dimensionen bleiben in diesem Stadium mehr oder weniger konstant[38].

Der Unterkiefer verlängert sich horizontal. Nach und nach steht mehr Raum für den bleibenden unteren zweiten Molaren zur Verfügung. Ein vergleichbares Wachstum findet auch in der distalen Region des Oberkiefers statt, das den benötigten Platz für den bleibenden oberen zweiten Molaren schafft.

Die Gesamthöhe der Kiefer wird in Verbindung mit der noch andauernden Entwicklung des Gesichtsschädels und des Alveolarfortsatzes größer. Die Wurzellänge der bleibenden Zähne nimmt zu. In Erwartung des Zahnverlustes findet bereits eine örtliche Resorption des Alveolarkammes statt. Eine Ausdehnung des Alveolarknochens, verbunden mit nachfolgenden Zahndurchbrüchen, sind weitere Veränderungen zusätzlich zur Höhenentwicklung der Kieferkämme.

Solange die Kronen der bleibenden Eckzähne labial und distal der Wurzelspitzen der seitlichen Schneidezähne liegen, findet keine oder höchstens eine geringe Veränderung in der mesiodistalen Neigung der Frontzähne statt.

Drei Schädel wurden zur Illustration der Charakteristiken der Zwischenperiode ausgewählt. Die Exemplare werden in der Reihenfolge ihrer zunehmenden dentalen Reife demonstriert. Alle drei Schädel weichen vom normalen Zahnbild dadurch ab, daß sie einen deutlichen Engstand im Frontzahnbereich in beiden Kieferhälften aufweisen; sie können deshalb nicht als wirklich repräsentative Exemplare einer normalen Entwicklung angesehen werden.

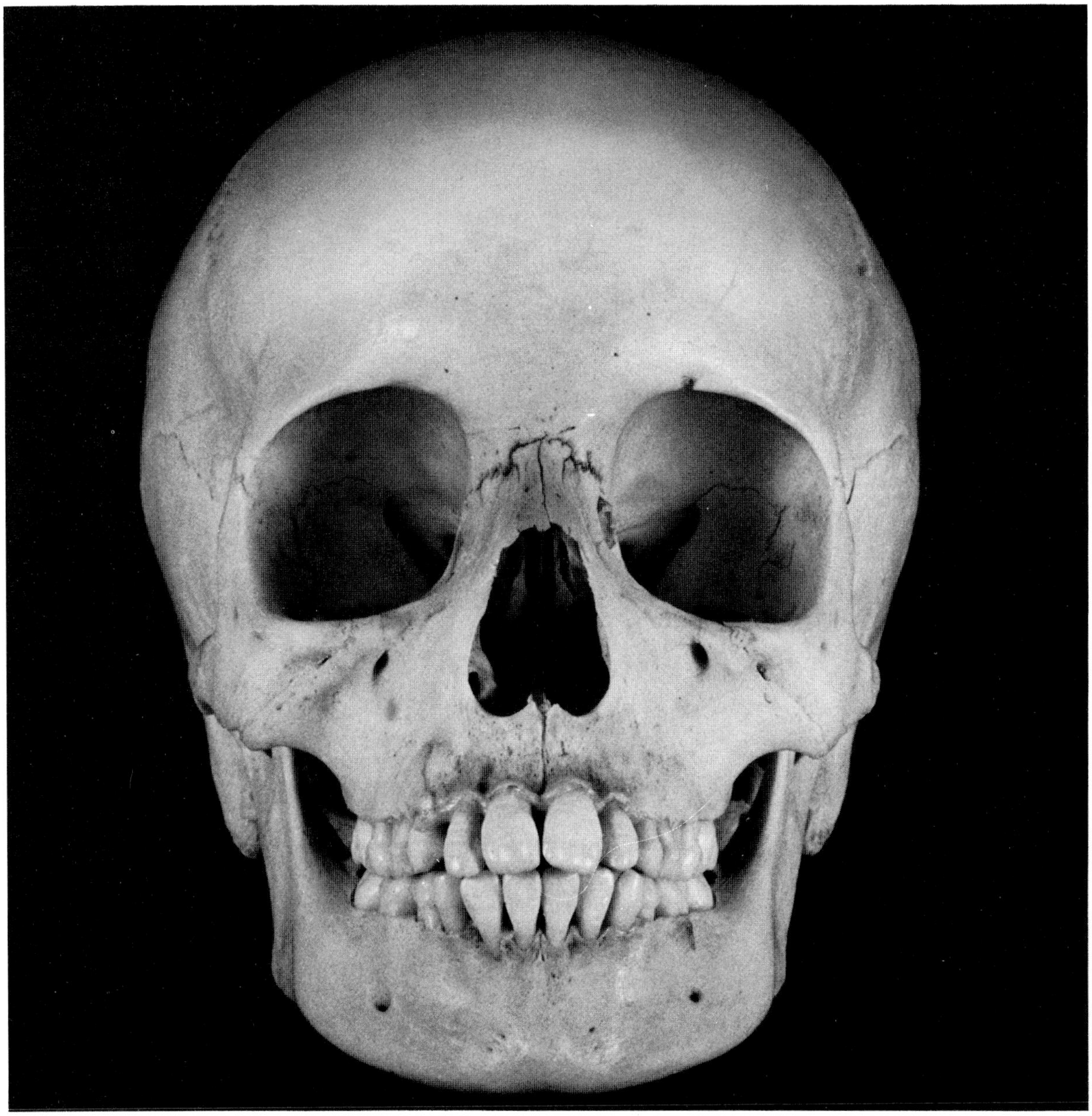

Abbildung 95

Der Schädel dieses ungefähr neun Jahre alten Kindes nähert sich in vielen Beziehungen den Proportionen eines Erwachsenenschädels. Die Okklusionsebene liegt halbwegs zwischen der unteren Begrenzung des Unterkiefers und einer gedachten Linie, die die Kondylen mit dem Processus coronoideus verbindet.
Noch ist kein Platz im Zahnbogen für die bleibenden zweiten und dritten Molaren vorhanden.
In diesem Schädel zeigen die oberen und in geringerem Maße auch die unteren Schneidezähne eine Protrusion, ein Zeichen für eine Diskrepanz zwischen der Summe der mesiodistalen Kronenausdehnung und dem Perimeter des Zahnbogens, der für den Durchbruch der Zähne zur Verfügung steht.

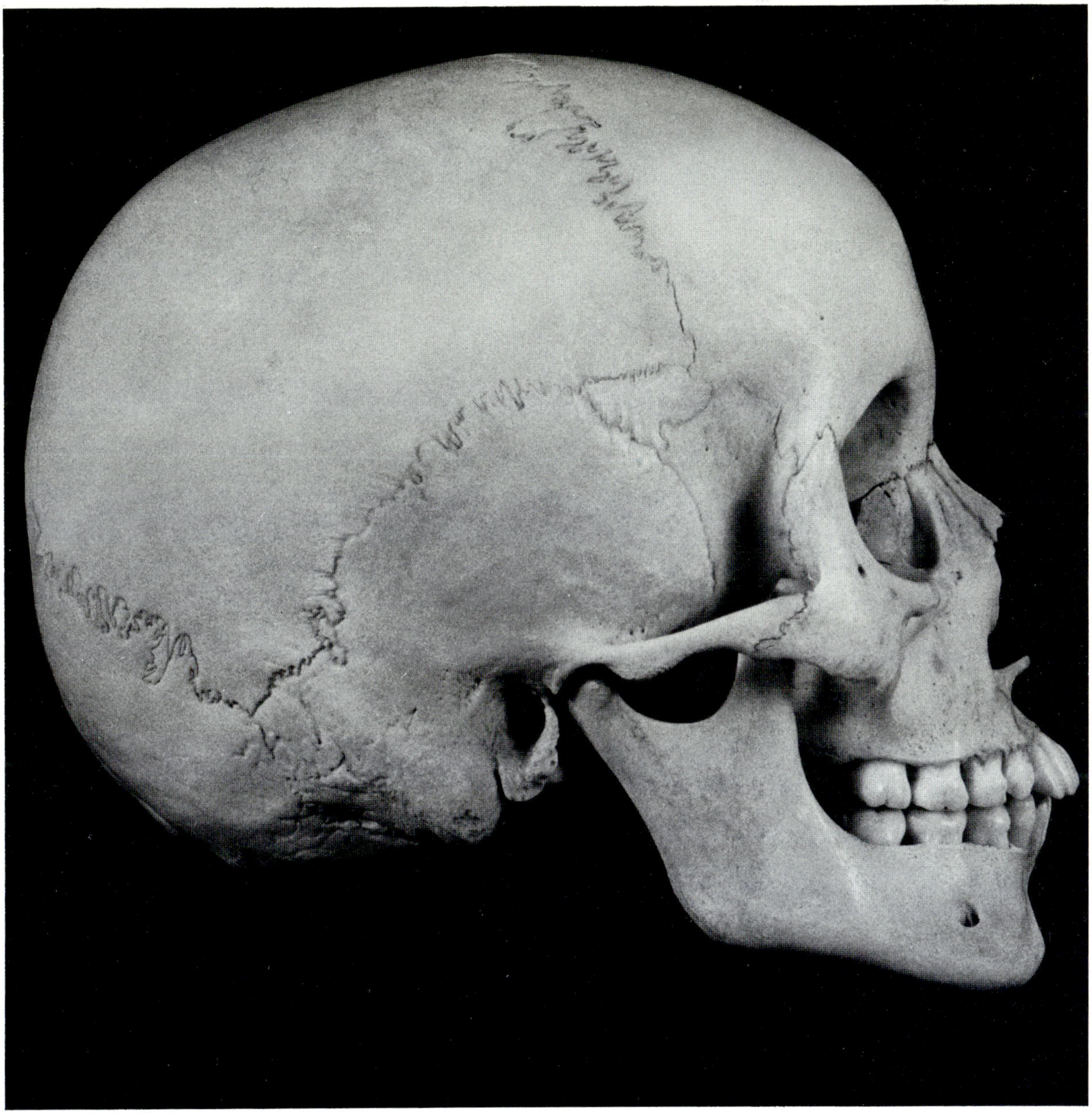

Abbildung 96

Die labiale Oberfläche des Alveolarfortsatzes ist hauptsächlich durch die Wurzeln der okkludierenden Zähne bestimmt. Die Prämolaren, zwischen den Wurzeln ihrer Vorgänger liegend, haben dabei einen wesentlich geringeren Einfluß auf die Formgebung des Alveolarknochens als die bleibenden Eckzähne. Die Kronen der unteren Prämolaren können meistens lingual und labial abgetastet werden. Ein Ertasten der oberen Prämolaren wird durch die große Breite des Alveolarkammes wesentlich erschwert; sobald die Wurzeln der Milchmolaren aber resorbiert worden sind, können sie leicht festgestellt werden.

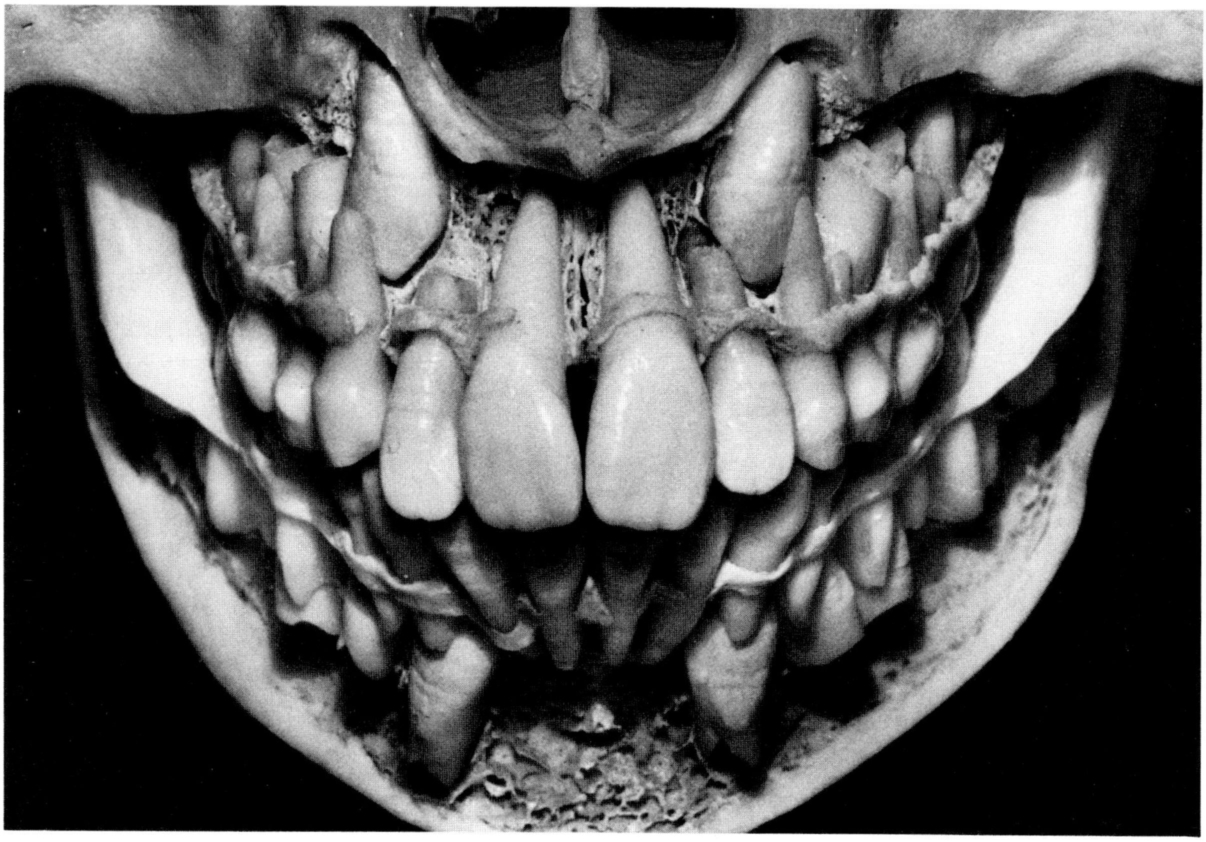

Abbildung 97

Die Wurzeln der oberen mittleren Schneidezähne sind mehr oder weniger vollständig entwickelt und liegen nahe am Nasenboden. Die Wurzelspitzen der oberen seitlichen Schneidezähne sind noch offen. Es ist möglich, daß in diesem Schädel die Wurzelentwicklung des oberen rechten seitlichen Schneidezahnes frühzeitig als Folge eines traumatischen Geschehens unterbrochen wurde.

Die Wurzeln der vier oberen Schneidezähne konvergieren. Sie sind in dem begrenzten Raum, der noch zwischen den Kronen der bleibenden Eckzähne zur Verfügung steht, eingeschlossen; die Eckzähne stehen verhältnismäßig hoch, ihre sich bildenden Teile stehen seitlich der Apertura piriformis, ihre Kronen weisen eine Mesialneigung auf. Die Eckzahnspitzen befinden sich lingual der bereits zum Teil resorbierten Wurzeln der Milcheckzähne.

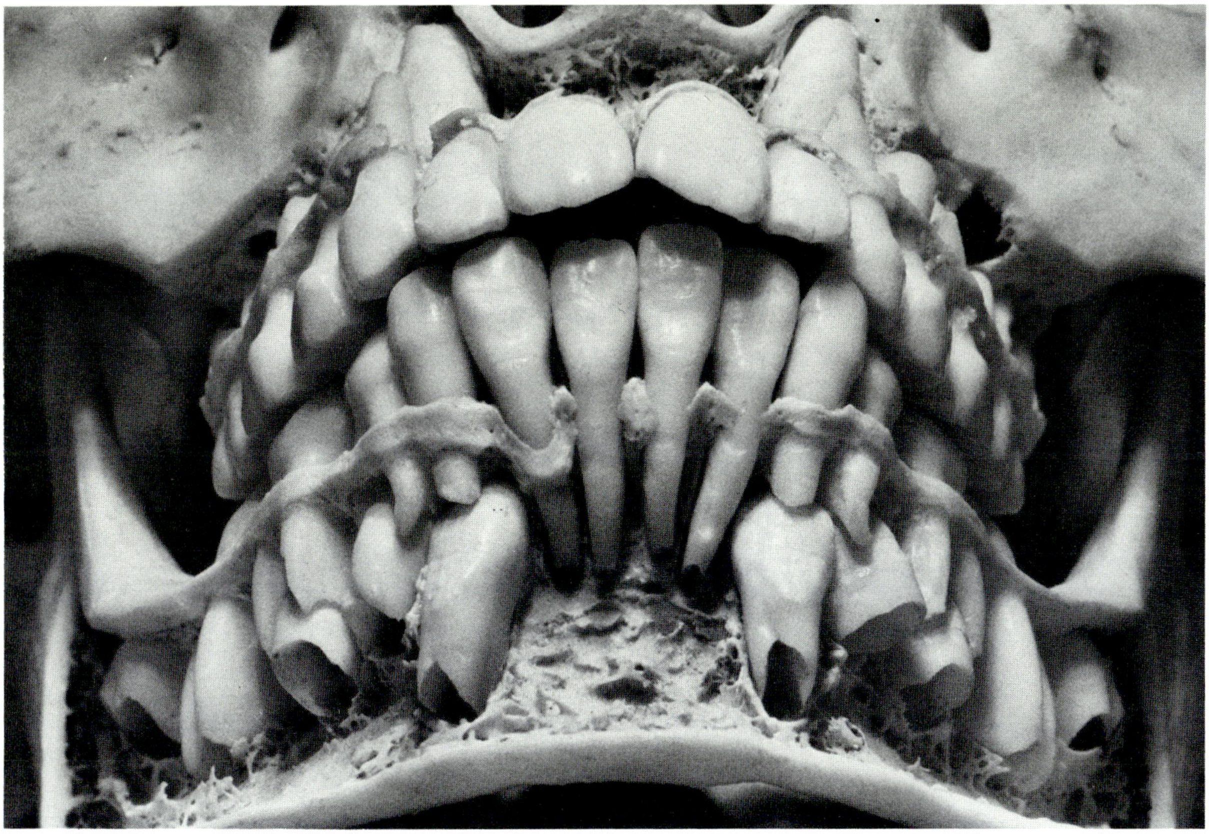

Abbildung 98

Die Wurzeln der unteren Schneidezähne sind noch unvollständig entwickelt und konvergieren apikal in dem begrenzten Raum, der ihnen zwischen den Kronen der bleibenden Eckzähne zur Verfügung steht.
Ungefähr ein Drittel der Wurzellänge der bleibenden unteren Eckzähne ist schon ausgebildet, und die sich aufbauenden Wurzeln liegen nahe am Unterkieferrand. Die Knochenstrukturen am Boden der Nischen lassen auf eine ziemlich stabile Situation schließen. In diesem Entwicklungsstadium findet noch kein aktiver Durchbruch der Eckzähne statt, obwohl schon Resorptionen an den Wurzelspitzen der Milchzähne begonnen haben.
Die Stellung der unteren Prämolaren mit ihren teilweise entwickelten Wurzeln zeigen die typische Neigung der sich aufbauenden unteren Seitenzähne auf, nämlich: Zahnkronen nach lingual und Wurzeln nach bukkal orientiert.
Beachten Sie den leichten Engstand der oberen Schneidezähne.

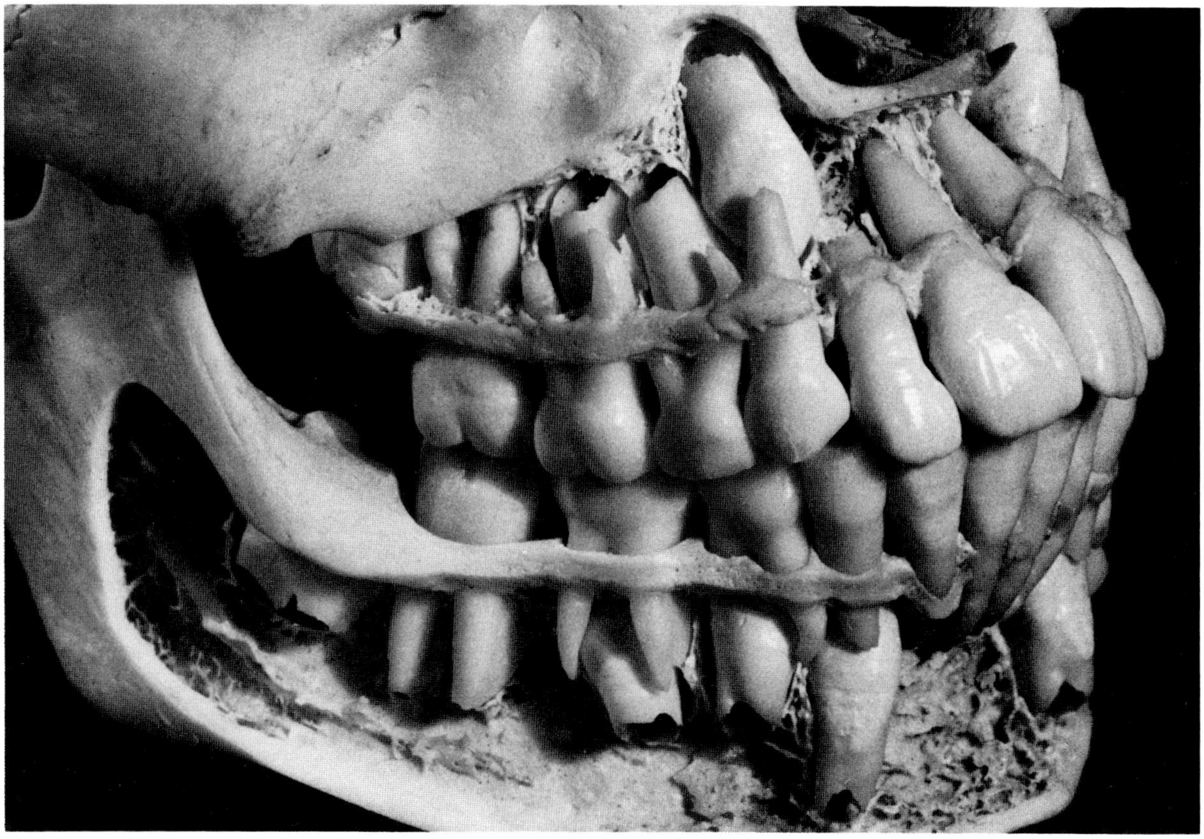

Abbildung 99

Der sich aufbauende Teil der oberen bleibenden Eckzähne liegt wesentlich höher als bei den anderen Zähnen. Auch nach dem vollständigen Durchbruch der bleibenden Zahnreihe befinden sich die Wurzelspitzen der oberen Eckzähne auffallend höher als die der anderen Zähne. Der obere Eckzahn ist der kräftigste Zahn des vollentwickelten Gebisses und besitzt die längste und stärkste Wurzel.
Die Kronen der oberen Prämolaren liegen zwischen den divergierenden Wurzeln der Milchmolaren. Nur geringe Resorption zeigt sich an den distalen Wurzeln dieser Molaren. Allerdings kann die Resorption am Milchmolaren, verbunden mit dem Durchbruch des Prämolaren, besser aus den Abbildungen 103 und 104 ersehen werden. Die Oberflächenmorphologie der Nischenwände der sich aufbauenden Prämolaren zeigt deutlich, daß bisher kein aktiver Durchbruch stattgefunden hat. Die sich aufbauenden oberen Prämolarenwurzeln haben eine Bukkalneigung. Der alveoläre Knochen am Zervikalrand der Milchmolaren ist resorbiert, stellenweise bis auf Bifurkationshöhe.

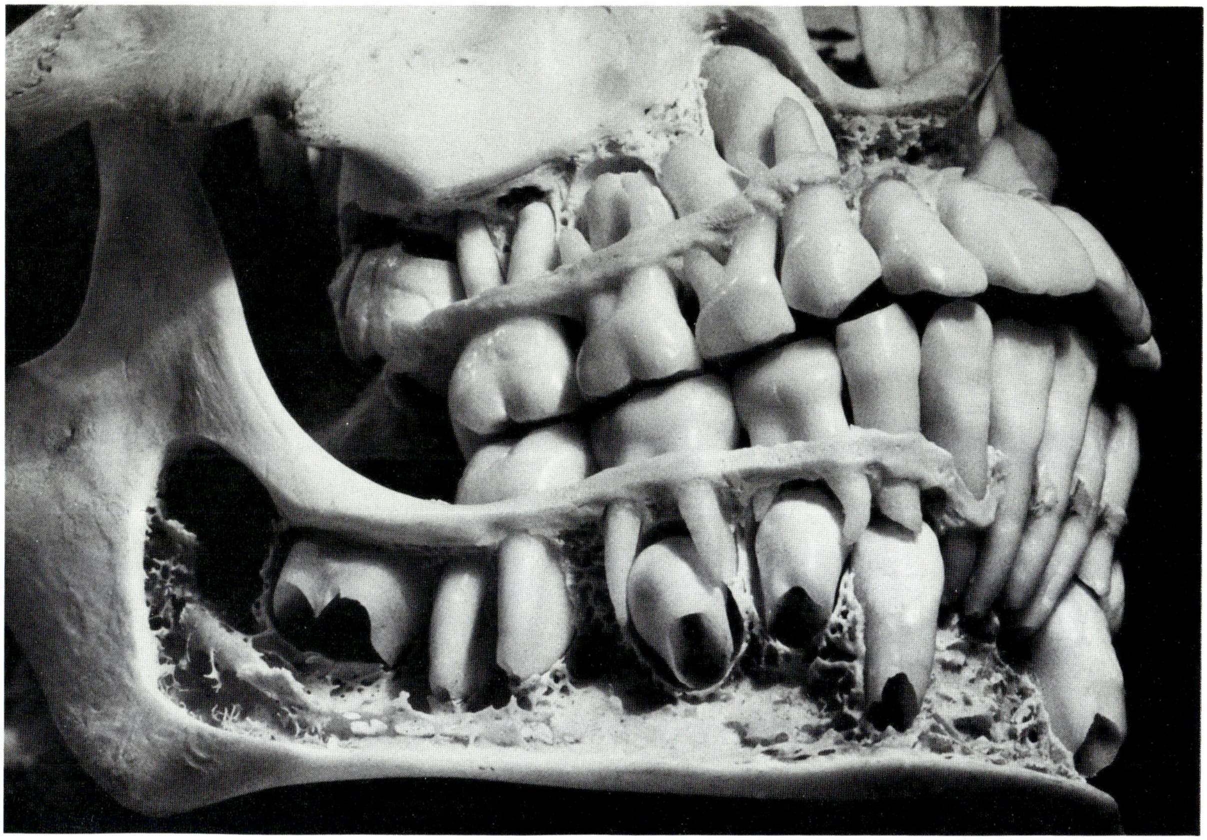

Abbildung 100

Die ersten und zweiten Milchmolaren stehen in normaler Okklusion; jedoch ist der erste Molar einwandfrei nicht der Angle Klasse I zuzuordnen[1]. Dies hauptsächlich, weil der untere zweite Milchmolar eine größere mesiodistale Ausdehnung aufweist als der obere. In diesem Stadium findet man oft eine Höcker-Höcker-Okklusion bei den ersten bleibenden Molaren.

Die oberen und unteren bleibenden ersten Molaren haben eine Mesialneigung, ihre Wurzelspitzen sind noch offen. Die Krone des unteren zweiten bleibenden Molaren ist vollständig entwickelt, die Wurzeln beginnen mit ihrem Aufbau. Die Kronen der unteren Prämolaren haben eine Lingualneigung und befinden sich zwischen den divergierenden und zum Teil schon resorbierten Wurzeln ihrer Vorgänger.

Der sich aufbauende Teil der unteren Eckzähne liegt merklich tiefer als bei den anderen sich noch entwickelnden Zähnen; das stimmt mit der späteren größeren Wurzellänge der Eckzähne überein.

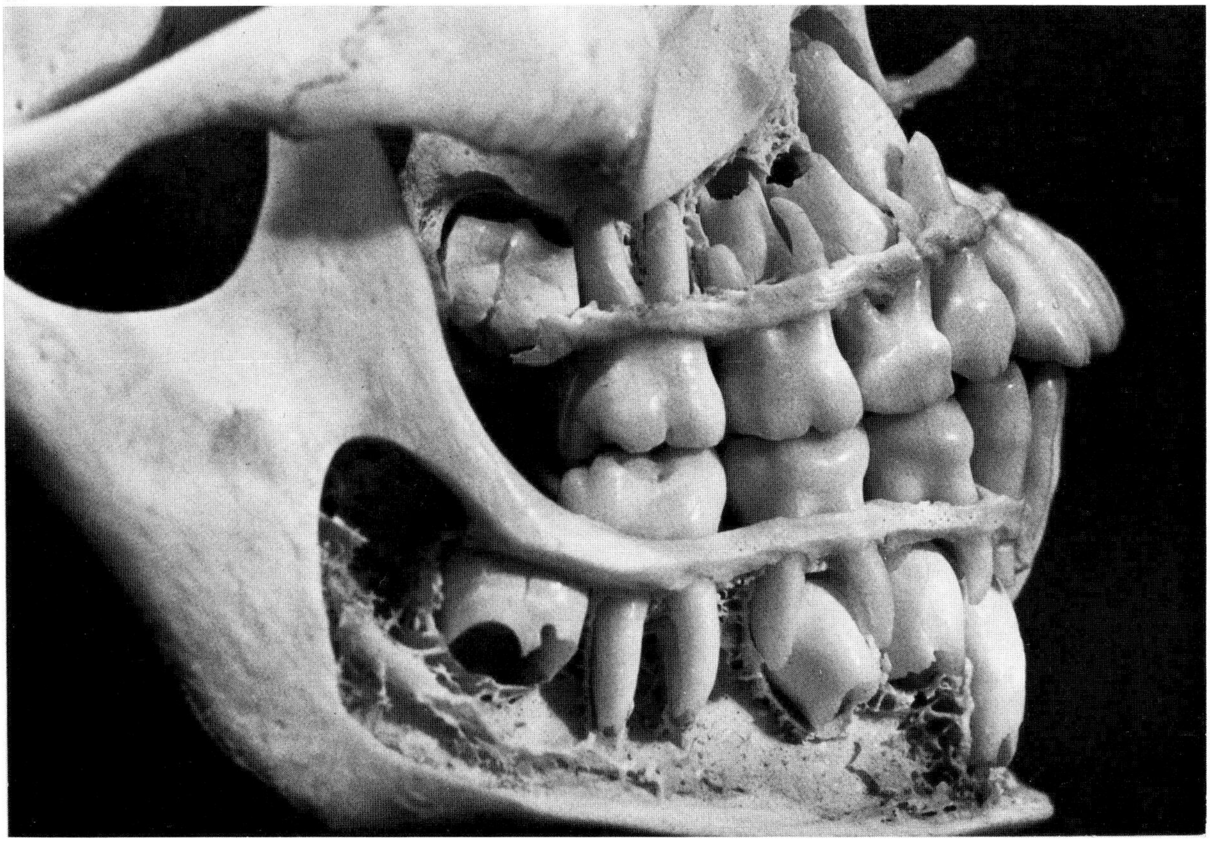

Abbildung 101

Die Abbildungen 101 und 104 illustrieren die Stellung der Prämolaren sowie der bleibenden Eckzähne innerhalb der Kiefer. Besondere Merkmale bei der Resorption an den Alveolarkämmen und den Wurzeln der Milchmolaren und Eckzähne, entsprechend dem Durchbruch ihrer Nachfolger, werden deutlich gemacht.
In dieser Fotografie scheint die Wurzelresorption an den Milchmolaren begrenzt und hauptsächlich an den distalen Wurzeln der oberen und unteren ersten Milchmolaren stattgefunden zu haben.

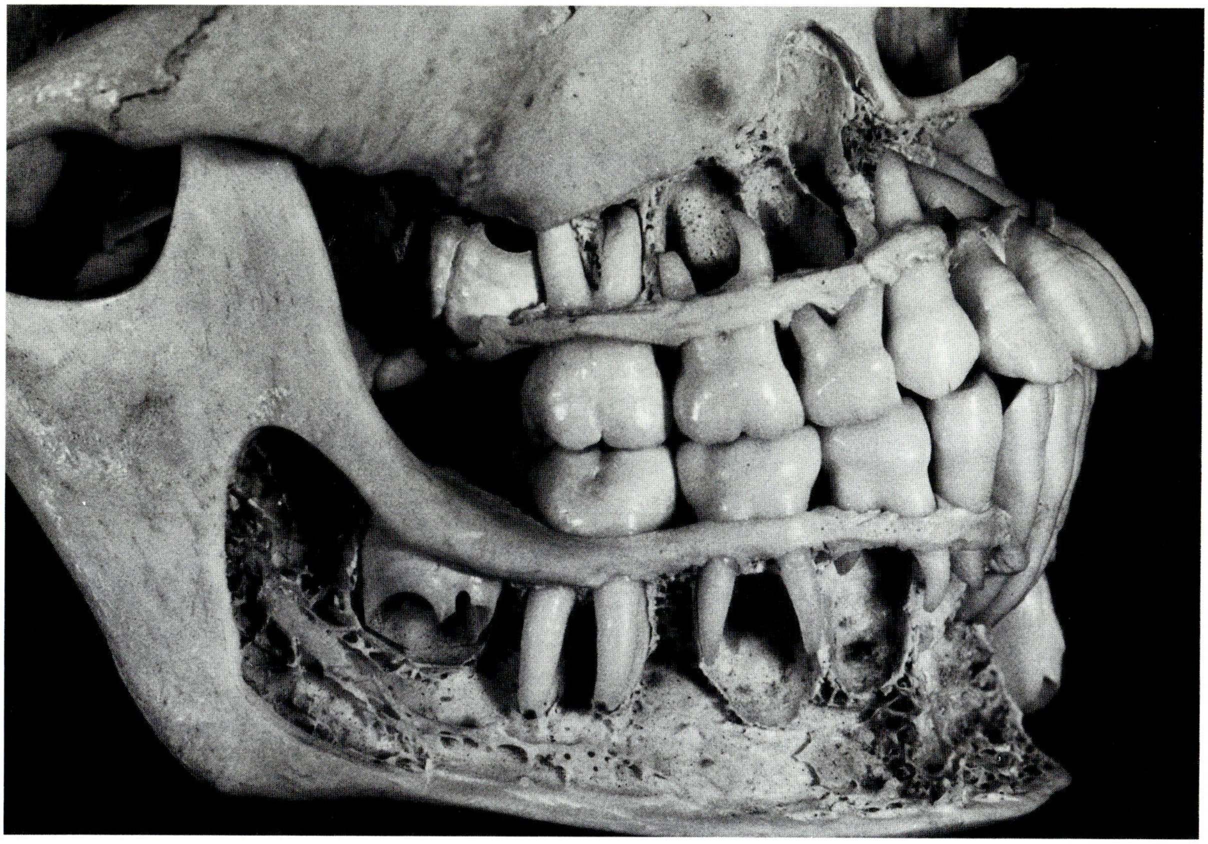

Abbildung 102

Nach Entfernung der Prämolaren und der bleibenden Eckzähne sind die Lingualwände der knöchernen Nischen gut sichtbar. Vergleichbare Knochenwände auf der bukkalen Seite wurden entfernt.

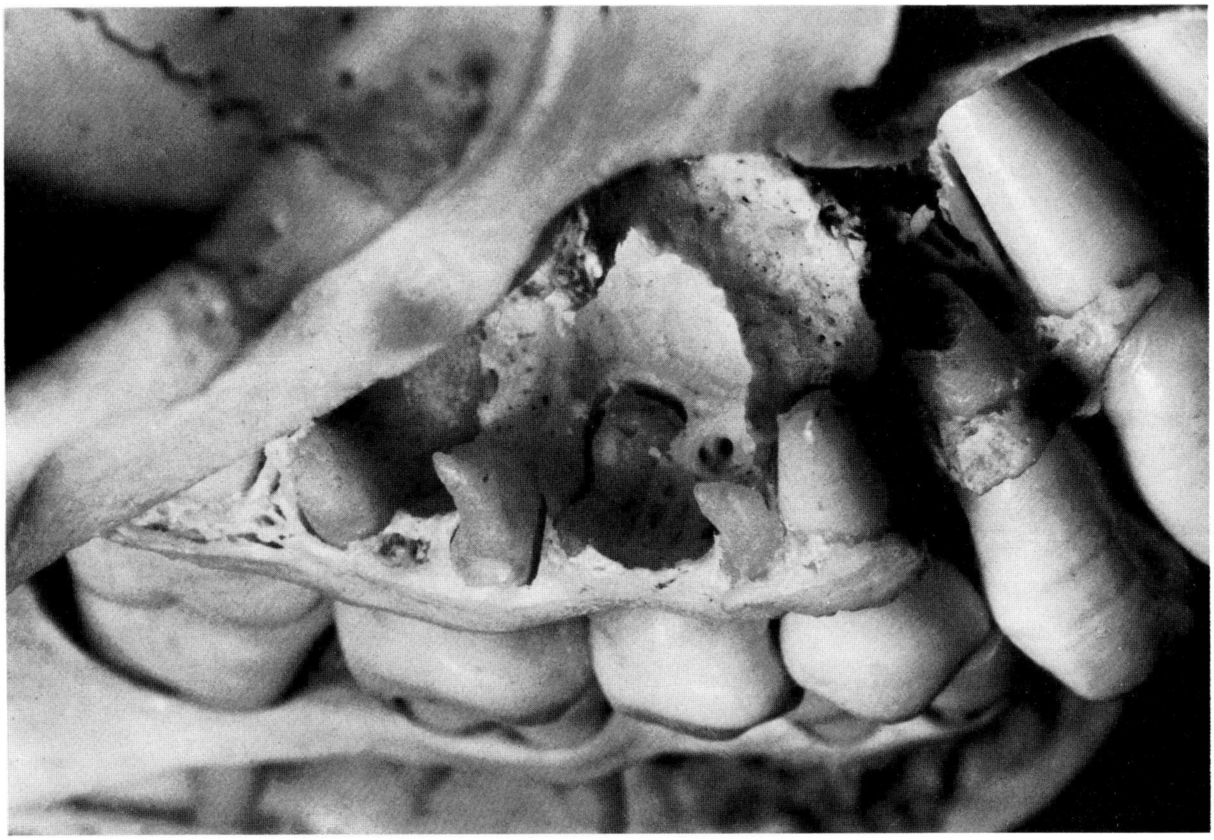

Abbildung 103

Die Ansicht von oben zeigt deutlich, daß in der apikalen Region der oberen Milchmolaren mehr Resorptionen stattgefunden haben, als bei der Seitenansicht zu bemerken war. Die beiden distalen Wurzeln des ersten Milchmolaren sind zum größten Teil resorbiert, der restliche Teil der mesialen Wurzel ist dünn. Die Resorption des zweiten Milchmolaren folgt demselben Schema, hat aber bis jetzt noch nicht begonnen.
Beachten Sie, daß am Milcheckzahn nur eine begrenzte Resorption stattgefunden hat.

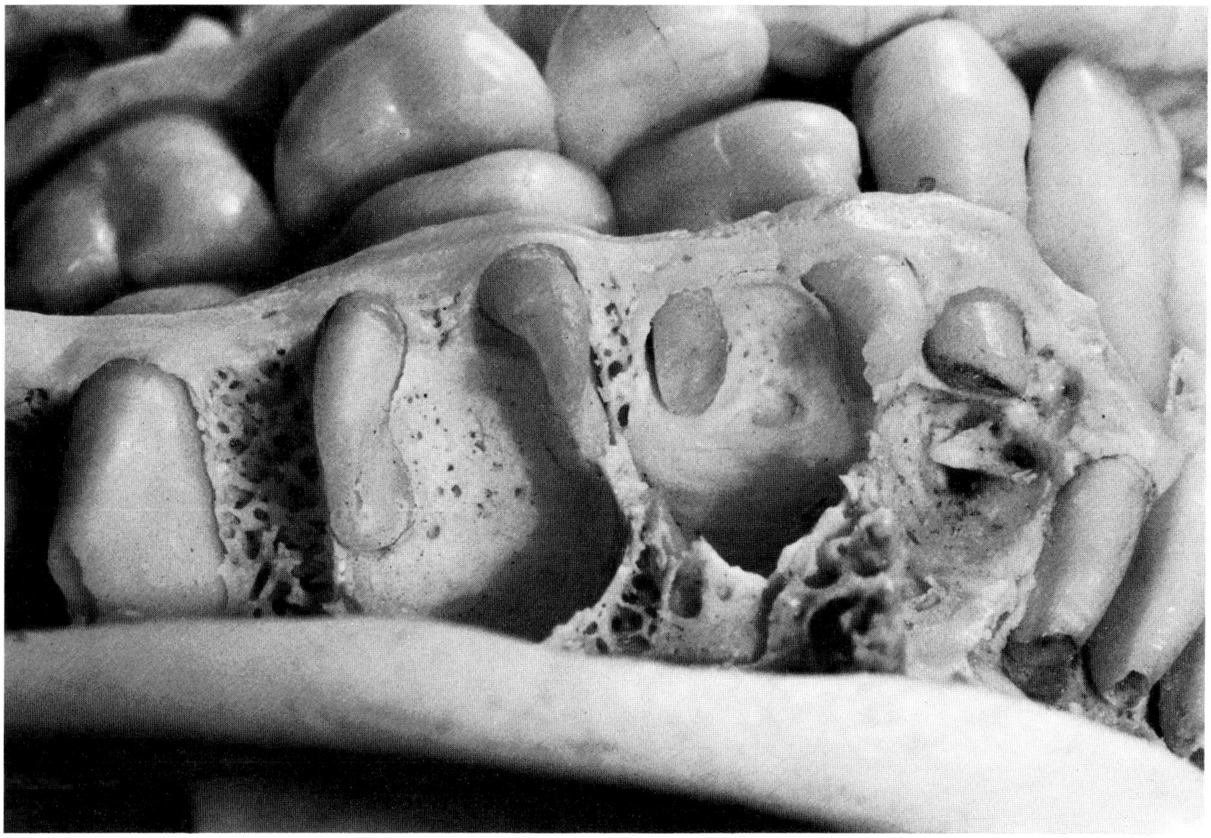

Abbildung 104

Im Unterkiefer ist die Resorption der ersten Milchmolaren auch hier weiter fortgeschritten als die der zweiten Molaren. Die resorbierten Wurzeln bilden eine mehr oder weniger glatte Oberfläche mit der sie umgebenden Knochenstruktur. Die Resorption an den Wurzeln sowie an dem benachbarten Alveolarknochen scheint gleichzeitig fortzuschreiten.
Beachten Sie die linguale Resorption an den Wurzeln der Milcheckzähne. Die unteren Eckzähne erscheinen ungefähr ein Jahr vor den oberen Eckzähnen. Daher ist auch die Resorption der Wurzeln der unteren Milcheckzähne bereits weiter fortgeschritten als bei den oberen Milcheckzähnen.

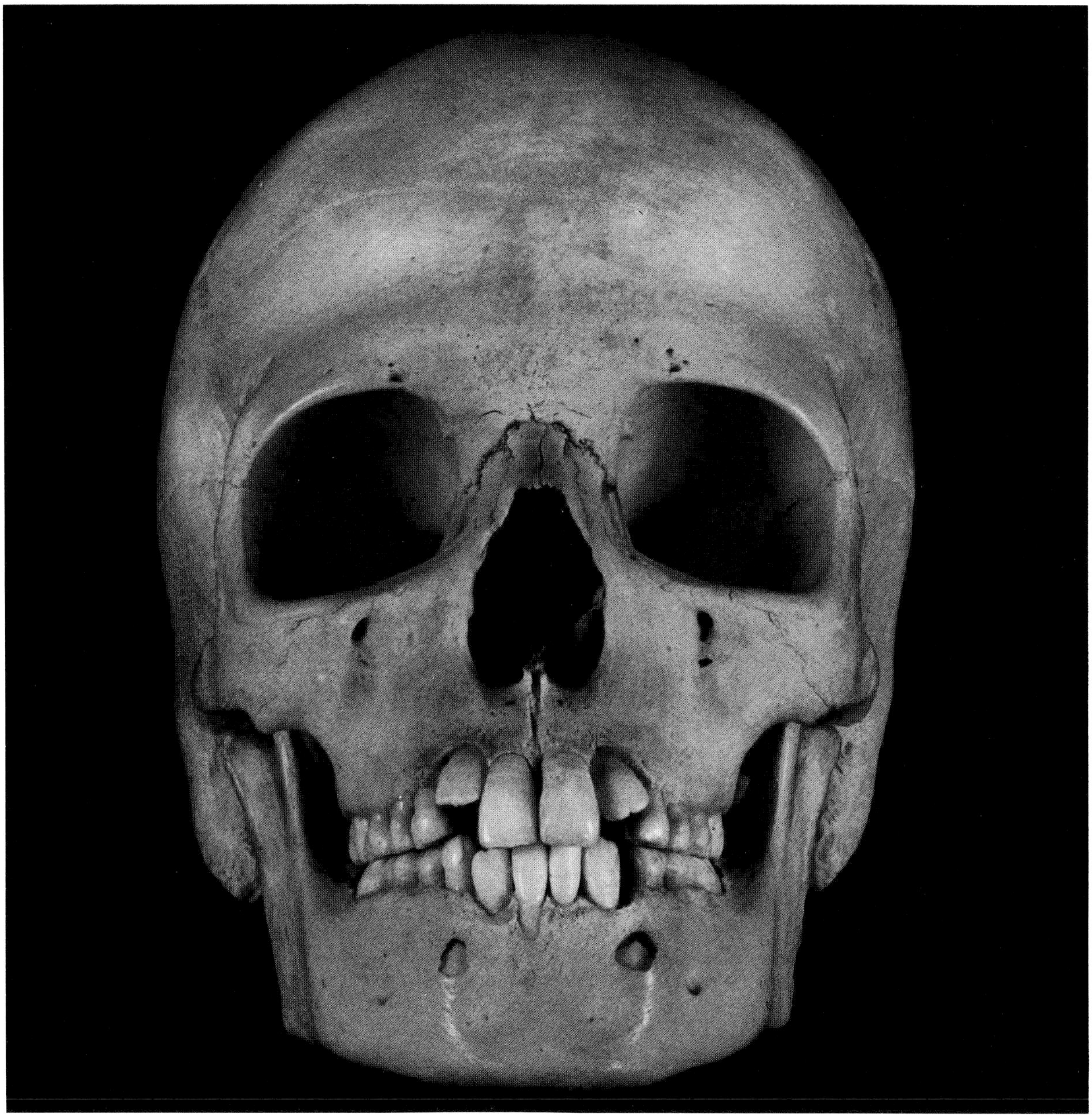

Abbildung 105

Hier hat man, wenn man den teilweisen Durchbruch der oberen seitlichen Schneidezähne als Richtlinie nimmt, den Eindruck, daß die Zahnreihe in diesem Schädel weniger entwickelt sei als im Falle der Abbildung 95. Dies ist aber keineswegs der Fall, da der begrenzte Durchbruch der oberen seitlichen Schneidezähne nur durch einen Zahnengstand im Oberkiefer verursacht wurde. Die Apertura piriformis ist schmal, genau wie die benachbarte apikale Basis[34].
Der untere linke Milchmolar fehlt, wahrscheinlich durch eine spontane Resorption in Verbindung mit dem Durchbruch des linken seitlichen Schneidezahnes. Die mandibuläre Mittellinie weicht etwas nach links ab. Ein weiteres Symptom für einen Engstand ist die Tatsache, daß im Bereich der unteren bleibenden Eckzahnkronen die bukkale Wand durchbrochen worden ist.

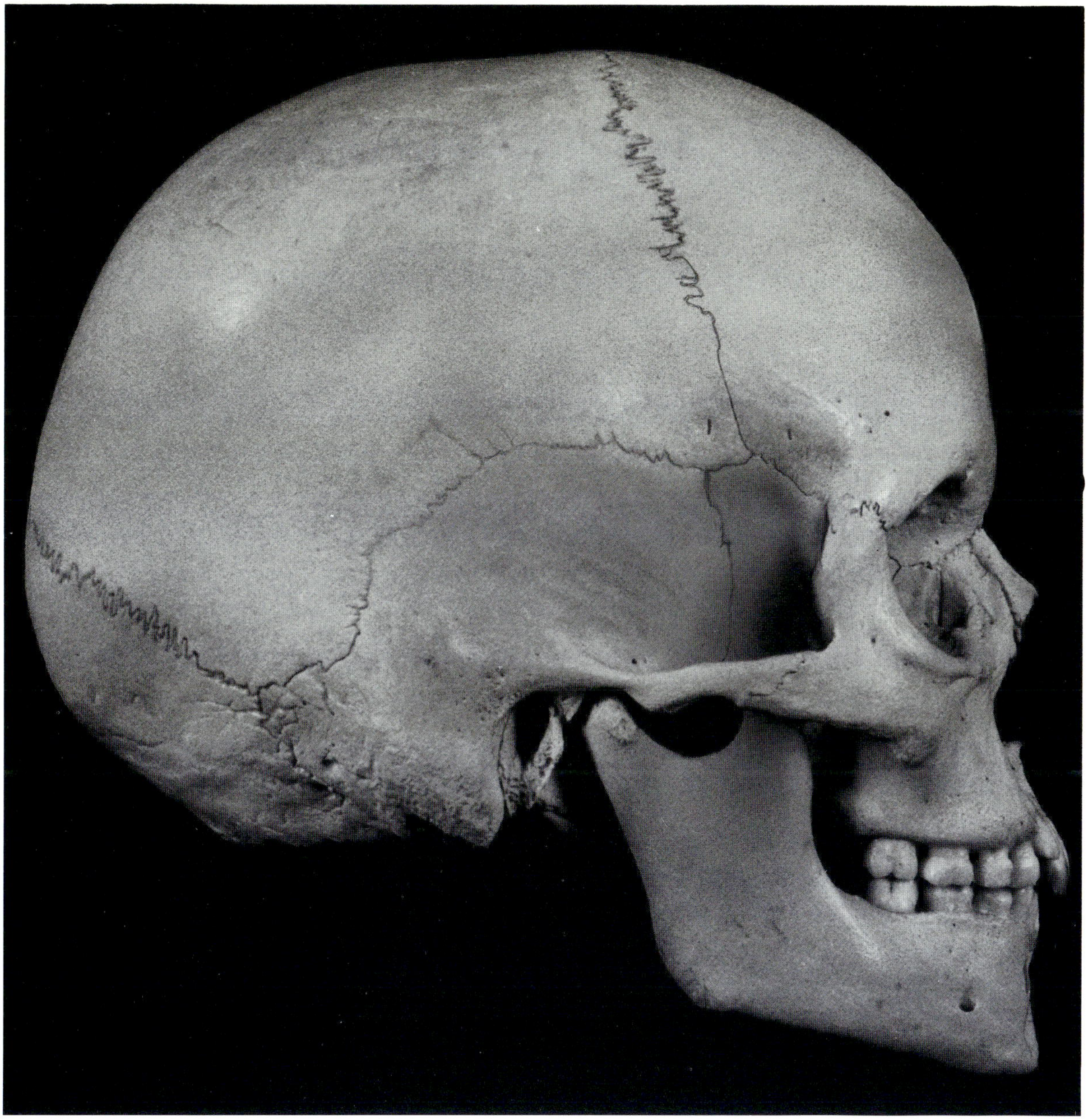

Abbildung 106

Bei diesem Schädel ist geringere Protrusion festzustellen als bei dem der Abbildungen 95 und 115, dafür aber ein größerer Zahnengstand. Diese Tatsachen sind wahrscheinlich sowohl mit der Morphologie der skelettalen Kieferstruktur als auch mit dem Unterschied in der oralen Physiologie in Verbindung zu bringen. Die Neigung der mittleren Schneidezähne ist vergleichbar mit der Neigung im Schädel des neun Jahre alten Kindes. Die unteren mittleren Schneidezähne stehen ein wenig invertiert. Der frühzeitige Verlust des linken unteren Eckzahnes erklärt zumindestens teilweise die stärkere Lingualneigung der bleibenden Schneidezähne. Außerdem kann angenommen werden, daß, wäre der untere linke Milcheckzahn im Zahnbogen verblieben, die Verschiebung der Mittellinie nicht stattgefunden hätte. Der Zahnengstand im Unterkiefer hätte sich dann verstärkt.

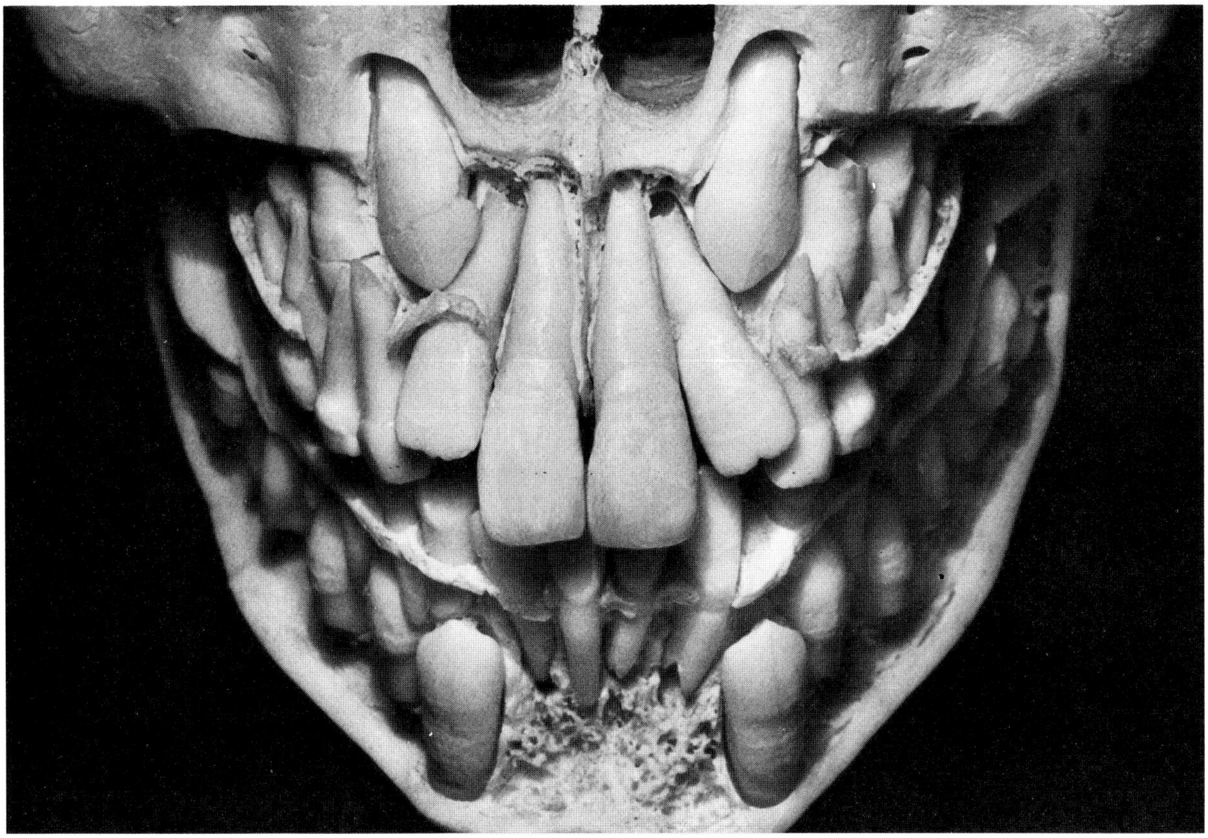

Abbildung 107

Der Standort der oberen bleibenden Eckzähne wird durch die Breite der Apertura piriformis stark beeinflußt. Eine weite Nasenöffnung ist mit einer starken Breite zwischen den sich bildenden Eckzähnen gekoppelt.

Bei diesem Exemplar ist der zur Verfügung stehende Raum für die Frontzahnwurzeln und die Kronen der Eckzähne sehr begrenzt. Die Wurzeln der seitlichen Schneidezähne liegen sehr nahe an den Wurzeln der mittleren Schneidezähne, die Kronen der Eckzähne wiederum sehr nahe an den Wurzeln der seitlichen Schneidezähne; so sind also die seitlichen Schneidezähne durch die Nachbarzähne eingeschlossen.

Die Wurzeln der mittleren Schneidezähne sind fast vollständig entwickelt, die Wurzeln der seitlichen Schneidezähne sind noch offen; ihre Entwicklung ist verzögert. Die Wurzeln der Milcheckzähne sind schon teilweise resorbiert.

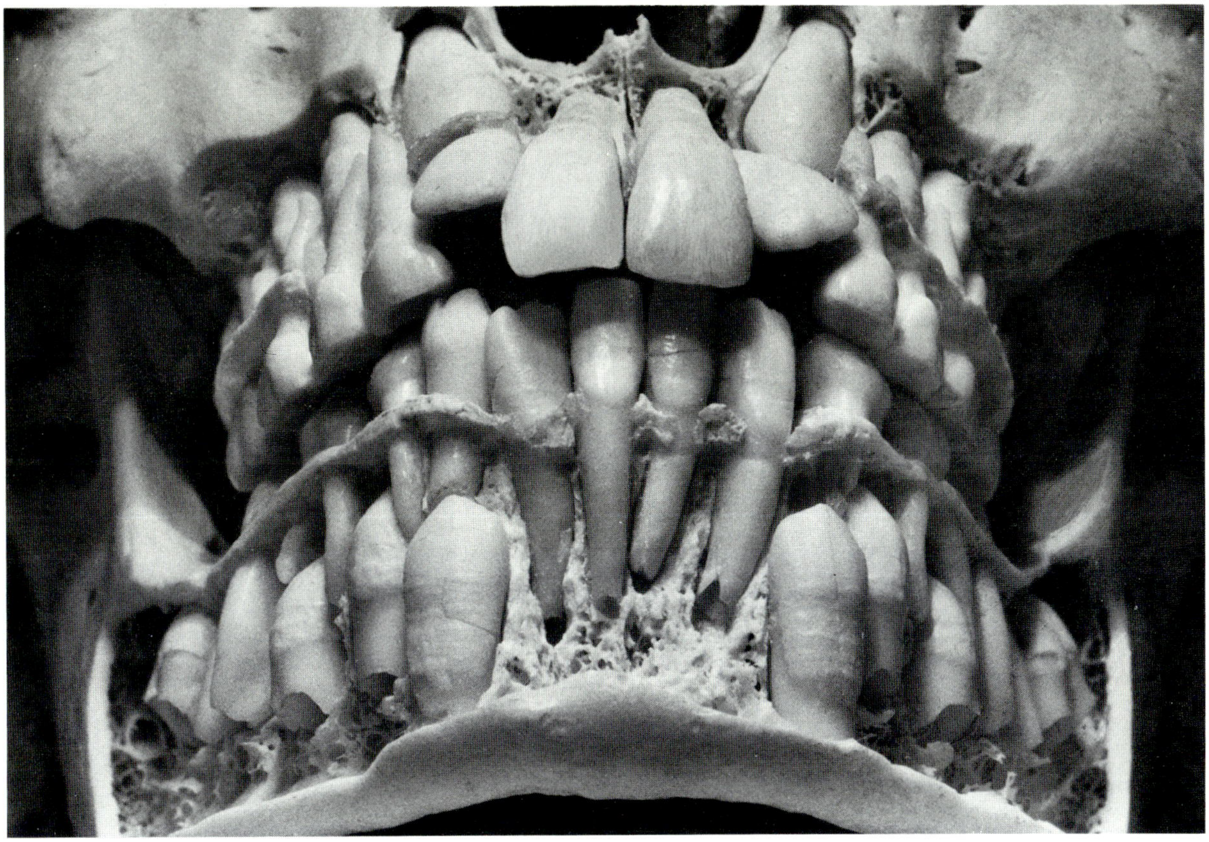

Abbildung 108

Die Wurzeln aller vier unteren Schneidezähne sind noch nicht restlos entwickelt. Die beiden linken Schneidezähne zeigen eine starke Krümmung, die am seitlichen Schneidezahn stärker ausgeprägt ist als am mittleren. Diese Krümmung begann wahrscheinlich, nachdem der linke Milcheckzahn zu früh verlorenging. Der bleibende linke Eckzahn befindet sich im selben Entwicklungsstadium, seine Höckerspitze ist auf derselben Höhe wie diejenige des rechten Eckzahnes, dessen Vorgänger noch vorhanden ist. Beachten Sie, daß sich beide bleibenden Eckzahnkronen im Unterkiefer in einer stark bukkalen Position befinden. Die beiden Perforationen an der bukkalen Alveolarwand, wie in Abbildung 105 fotografiert, lagen also an der Höckerspitze der bleibenden Eckzähne. Die Höckerspitze des bleibenden rechten unteren Eckzahnes liegt bukkal der sich resorbierenden Wurzel seines Vorgängers, ein weiteres Zeichen für einen Engstand.
Der Engstand der vier oberen Schneidezähne ist deutlich erkennbar.

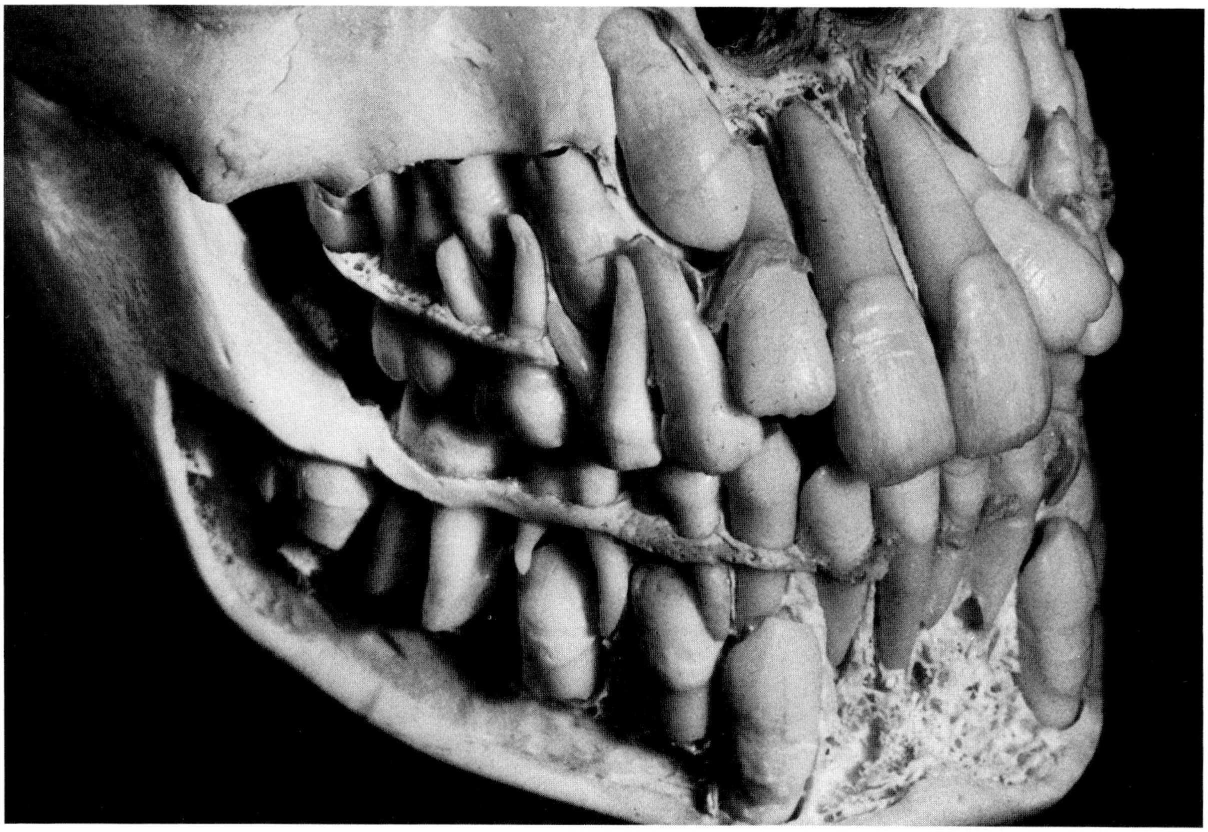

Abbildung 109

Die Wurzeln der unteren mittleren Schneidezähne befinden sich nahe am Nasenboden. Die sich aufbauenden Teile der oberen Eckzähne liegen lateral und oberhalb der Apertura piriformis. Das Resorptionsbild der Wurzeln der Milcheckzähne entspricht den Außenkonturen der bleibenden Eckzahnkronen. Noch kann keine Resorption an den Wurzeln der bleibenden seitlichen Schneidezähne, die sich in enger Nachbarschaft der Eckzahnkronen befinden, festgestellt werden. Die distale Kronenfläche der oberen seitlichen Schneidezähne liegt labial und distal der mesialen Kronenfläche der danebenliegenden Milcheckzähne.

Die Kronen der Prämolaren liegen tief eingebettet zwischen den divergierenden Wurzeln der Milchmolaren. Bei dieser Aufnahme ist nur eine geringe Resorption an den distalen Wurzeln ihrer Vorgänger zu erkennen. Der sich aufbauende Teil der oberen Prämolaren liegt nahe am Jochbogen.

Beachten Sie die dichte knöcherne Kortikalis am Unterkieferrand.

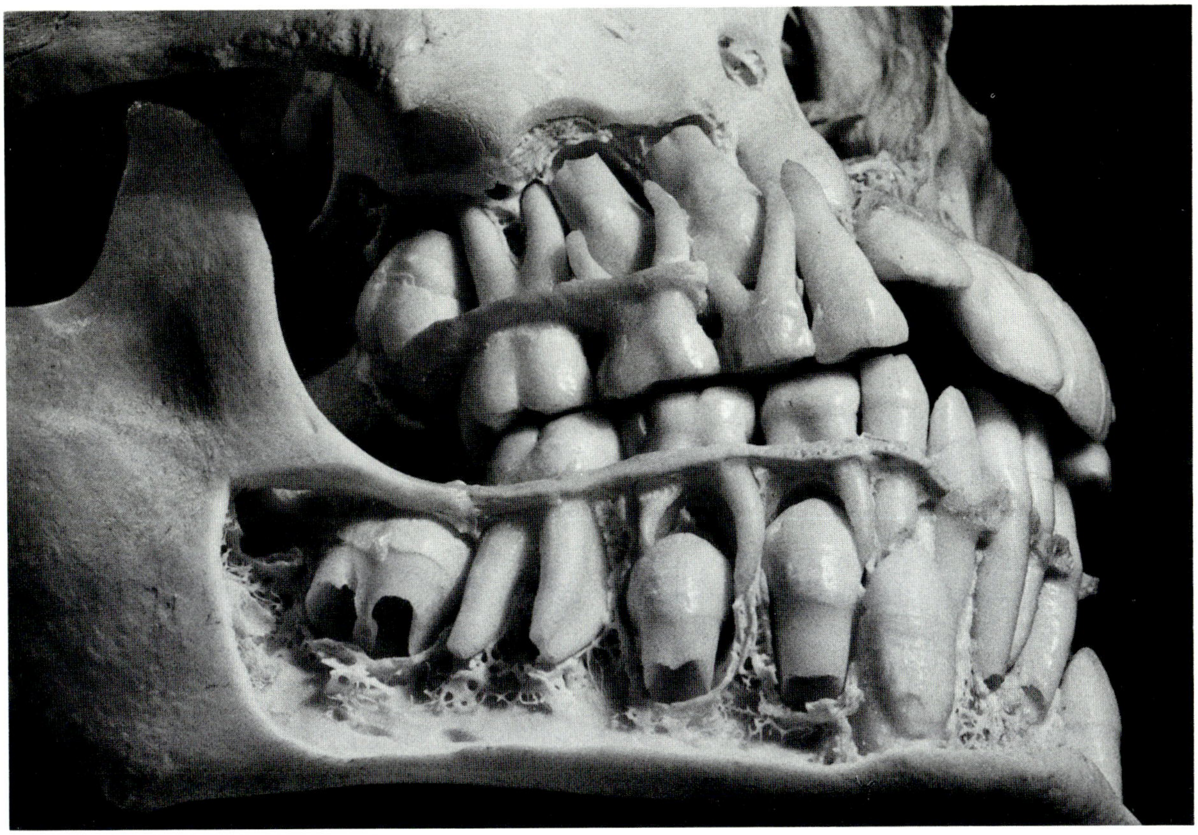

Abbildung 110

Die sich aufbauenden Teile der unteren Eckzähne liegen nahe am Unterkieferrand. Der Wurzelaufbau des unteren ersten Prämolaren ist weiter fortgeschritten als der des zweiten Prämolaren. Letzterer befindet sich auch distaler im Vergleich zu seinem Vorgänger. In beiden Fällen sind die distalen Wurzeln der Milchmolaren resorbiert; in dieser Abbildung ist keine Resorption an den Mesialwurzeln zu sehen.

Der mesiodistale Kronendurchmesser beim unteren zweiten Milchmolaren ist wesentlich größer als beim ersten Molaren; bei den Prämolaren dagegen ist der Unterschied nur sehr gering. Diese Punkte erklären, warum relativ mehr Raum im Kiefer für die unteren zweiten als für die ersten Prämolaren vorhanden ist.

Die Wurzeln der ersten bleibenden Molaren sind noch nicht vollständig aufgebaut. Die Bifurkation der Wurzeln des bleibenden unteren zweiten Molaren ist beendet. Die Knochenstrukturen an den oberen und unteren Prämolaren deuten darauf hin, daß noch kein aktiver Durchbruch stattgefunden hat.

Beachten Sie die mesiale Neigung der bleibenden unteren zweiten Molaren und die Distalneigung des oberen.

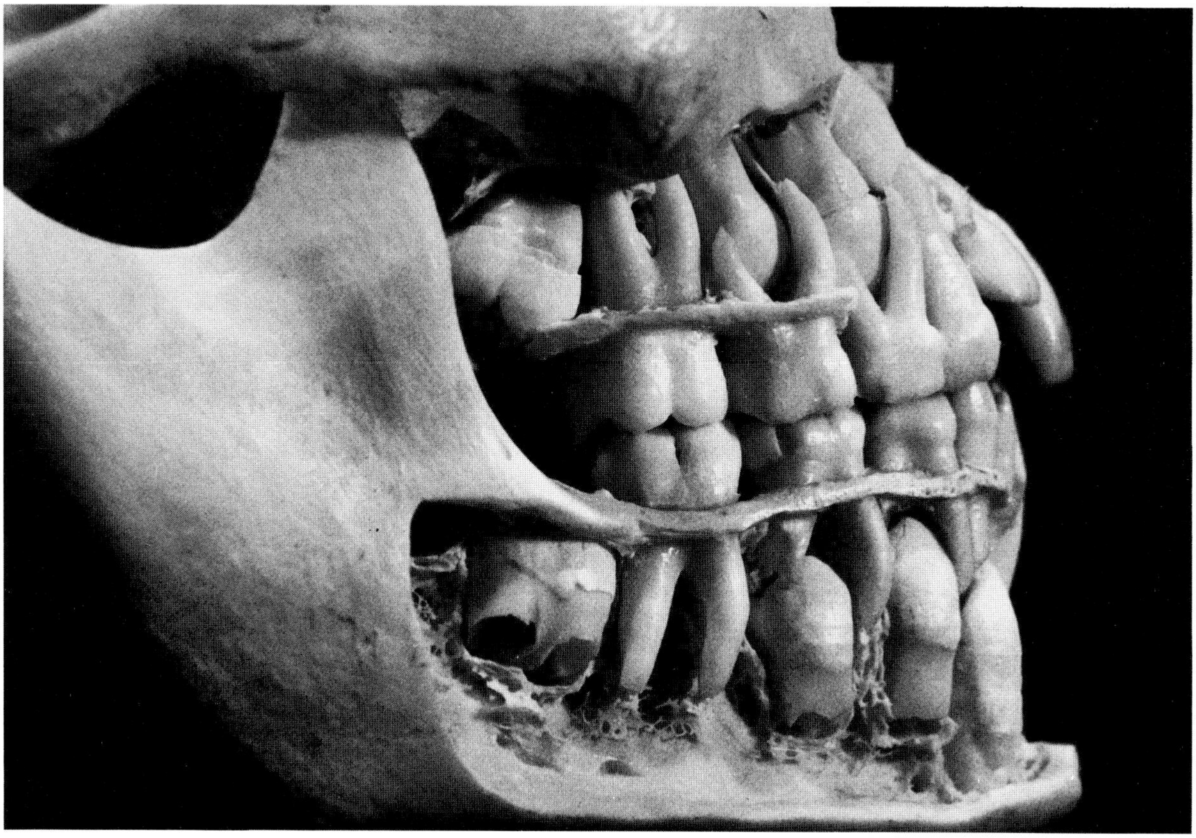

Abbildung 111

Diese sowie die folgenden Abbildungen 112 bis 114 demonstrieren die Stellungen der Prämolaren und der bleibenden Eckzähne innerhalb des Kieferbogens, die Resorption der Wurzeln von Milchmolaren und Milcheckzähnen sowie die Umgestaltung des Alveolarknochens durch den Durchbruch der bleibenden Zähne.

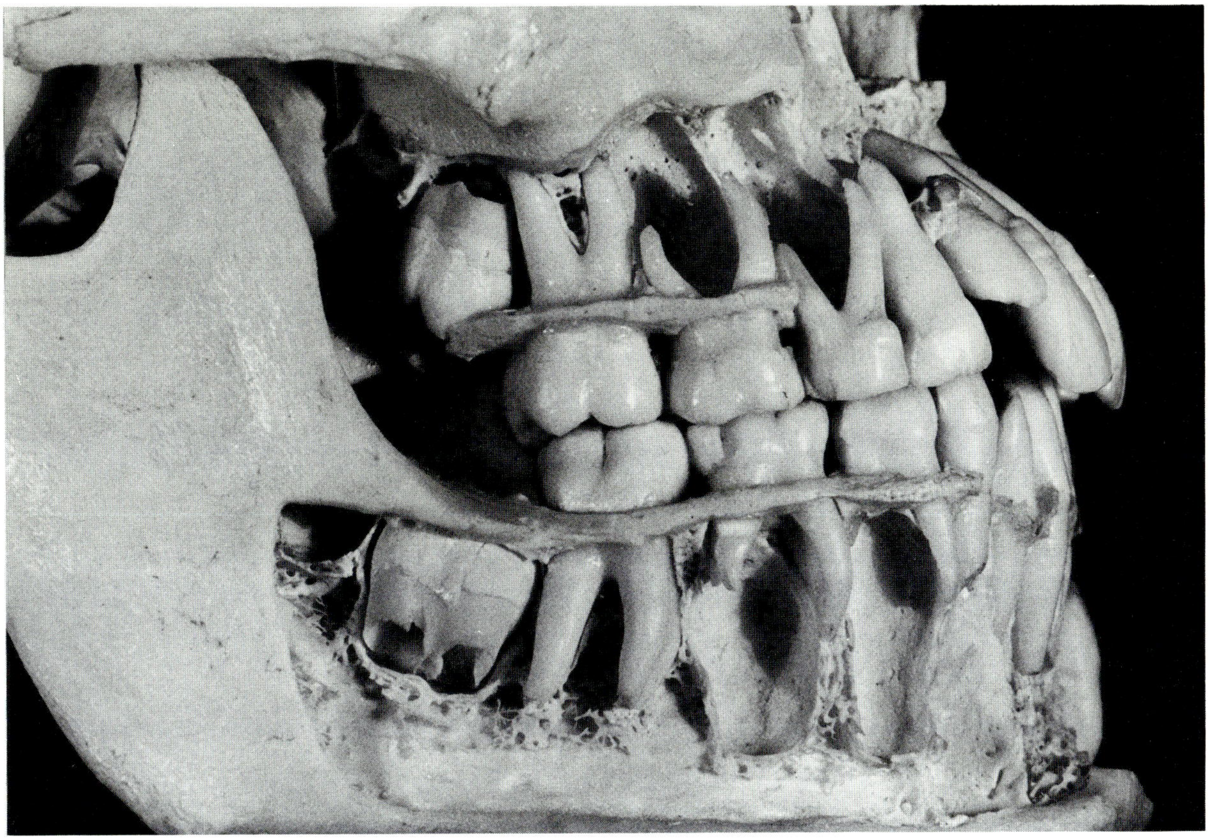

Abbildung 112

Die Entfernung der Prämolaren und der bleibenden Eckzähne ermöglicht eine orale Ansicht auf die die Zähne umgebenden Knochenwände. Die Struktur illustriert die Mesialneigung der oberen Prämolaren im Gegensatz zu der senkrecht zur Okklusionsebene erfolgten Ausrichtung der unteren Prämolaren.
Die Resorption der Wurzeln der Milcheckzähne ist im Unterkiefer weiter fortgeschritten als im Oberkiefer. Die Resorption des unteren Milcheckzahnes ist hier von labial erfolgt, nicht von lingual, wie sonst üblich.

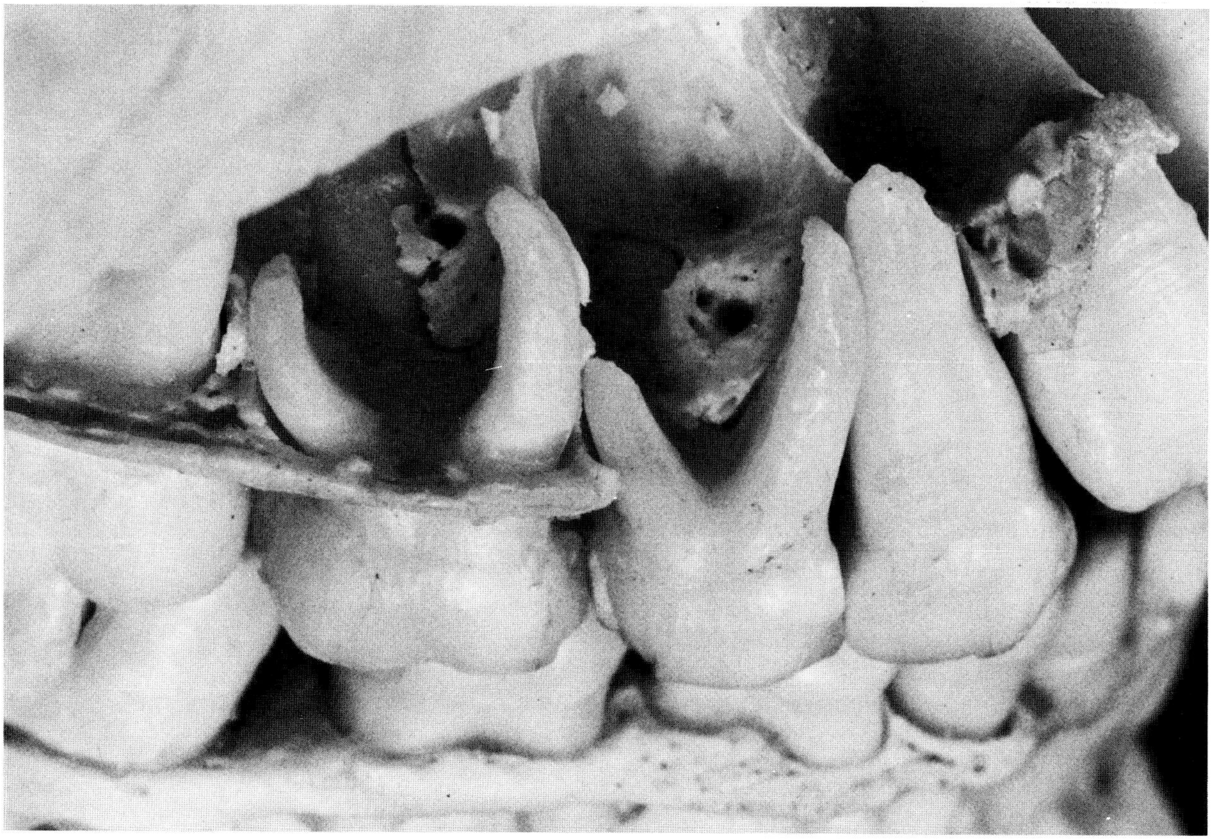

Abbildung 113

Nach Entfernung der bleibenden Zähne erkennt man, daß doch wesentlich mehr Resorption stattgefunden hat, als auf der Abbildung 111 ersichtlich war. In der Knochenwand, palatinal der Mitte der oberen Milchmolaren, sind Kanäle sichtbar. Das gleiche ist auch bei den unteren Milchmolaren und den Eckzähnen der nebenstehenden Abbildung 114 festzustellen. Diese Kanäle verbinden die Nischen der bleibenden Zähne mit der Mundschleimhaut. Ihre Bedeutung wird im 9. Kapitel näher behandelt.

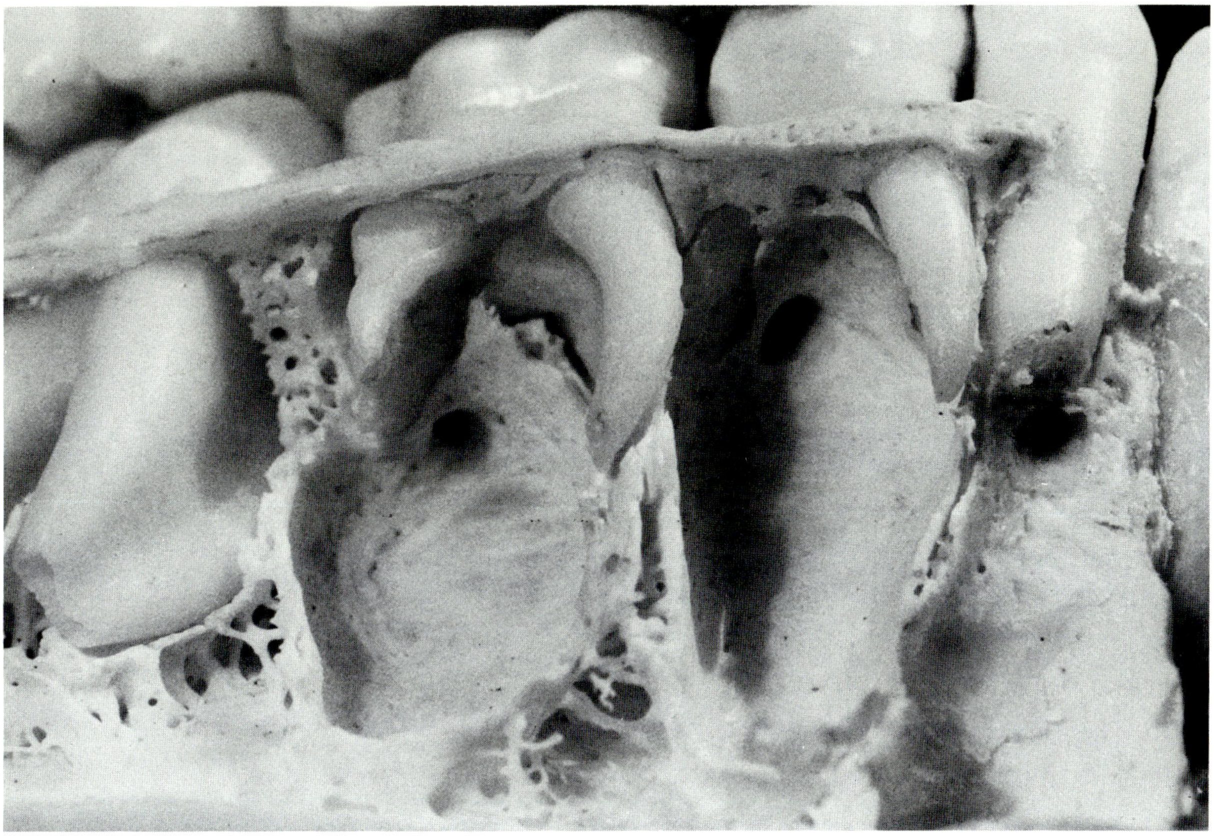

Abbildung 114

Der Durchbruch der Prämolaren beeinflußt die Anatomie der Milchmolarenwurzeln und ihre Relation zu diesen Zähnen. Die Wurzeln der Milchmolaren können sehr dünn werden, besonders die mesialen Wurzeln.

Die Resorption des Alveolarknochens ist weiter fortgeschritten, als nach Betrachten der Abbildungen 103 und 104 angenommen werden konnte. Die Bifurkation beider oberer und des zweiten unteren Milchmolaren ist nicht mehr vollständig mit Knochen bedeckt.

Beachten Sie die breitere mesiodistale Kronenausdehnung des zweiten Milchmolaren im Vergleich zum ersten Milchmolaren. Die Nische für den zweiten Prämolaren ist nur geringfügig größer als die für den ersten und mehr nach hinten verlagert.

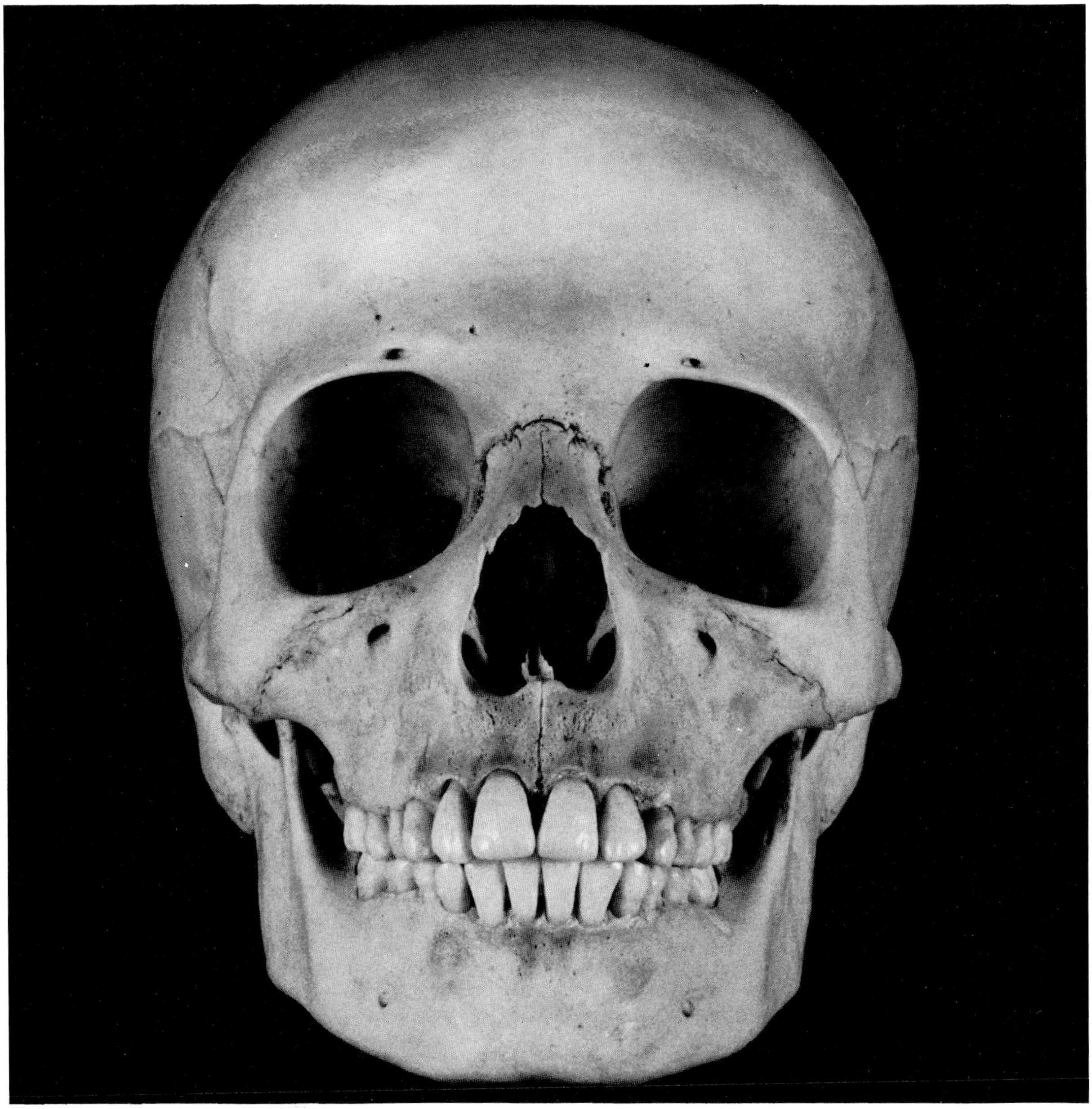

Abbildung 115

Dieser Schädel weist nun eine normale Zahnreihe auf. Alle Zähne haben Kontakt miteinander und sind verhältnismäßig gut ausgerichtet: Normalerweise ist aber das Diastema im Oberkiefer zu diesem Zeitpunkt noch nicht, wie hier, geschlossen.
Dieser Schädel nähert sich in seinen Proportionen bereits dem Schädel eines Erwachsenen. Die Knochennähte des kraniofazialen Komplexes sind noch offen. Die Frontzähne in beiden Kiefern divergieren nach mesiodistal, da die Kronen der bleibenden Eckzähne den Platz für die Frontzahnwurzeln immer noch stark einschränken.

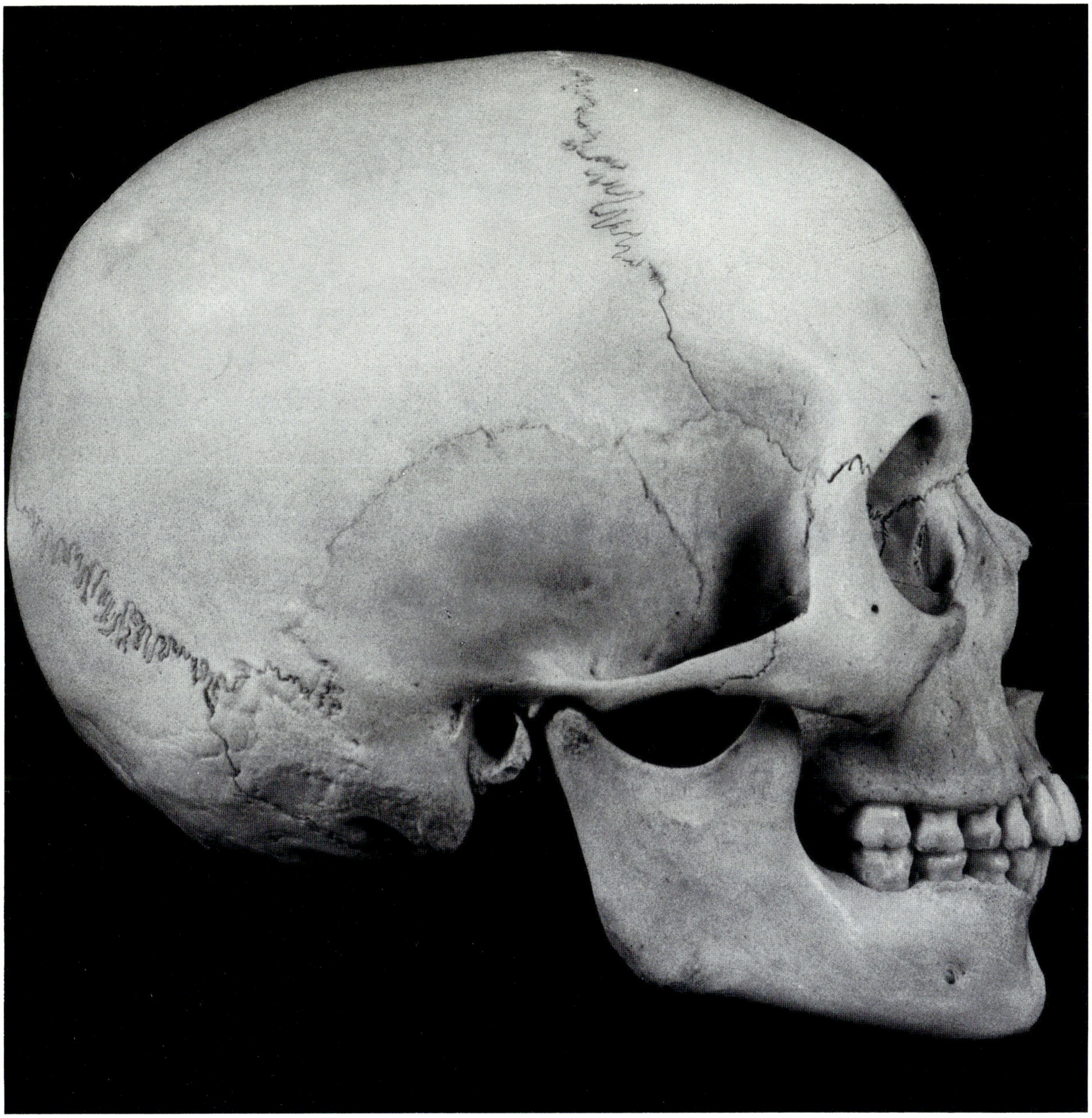

Abbildung 116

Die unteren und oberen Schneidezähne haben eine leichte Protrusion, übrigens ganz normal in diesem Stadium. Es steht nun in beiden Kiefern etwas Raum hinter dem ersten bleibenden Molaren zur Verfügung; es entsteht dadurch Platz im Zahnbogen, der für die bleibenden zweiten Molaren benötigt wird.
Die Verzahnung im Eckzahnbereich entspricht der einer normalen Klasse I. Wegen der Differenz in der mesiodistalen Breite zwischen den oberen und unteren Milchmolaren (wie auf Seite 153 erklärt) besteht hier eine okklusale Höcker-Höcker-Relation bei den ersten Molaren.
Beachten Sie die Alveolarknochenresorption in Höhe der Bifurkationen im Bereich der Milchmolaren.

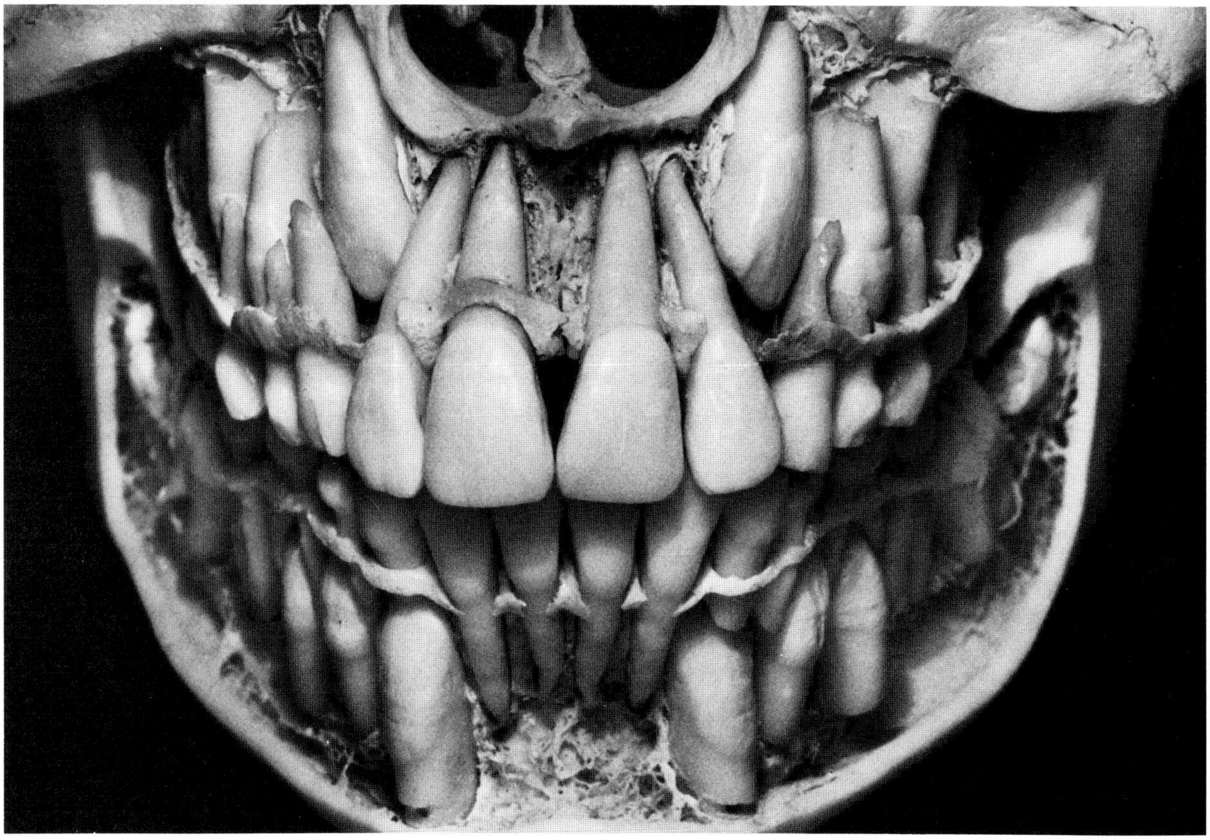

Abbildung 117

Die oberen vier Schneidezähne sind vollständig durchgebrochen. Die Wurzeln der mittleren Schneidezähne sind vollständig, die der seitlichen Schneidezähne fast vollständig ausgebildet. Die Wurzelspitzen, besonders der mittleren Schneidezähne, befinden sich nahe am Nasenboden.
Die Wurzeln der seitlichen Schneidezähne liegen nahe an den Eckzahnkronen. Der obere linke Milcheckzahn ist stärker resorbiert als der rechte, in Übereinstimmung mit der asymmetrischen Position der Krone des bleibenden oberen Eckzahnes. Die oberen ersten Prämolaren weisen eine leichte Bukkalneigung auf, die zweiten Prämolaren dagegen eine Palatinalneigung.

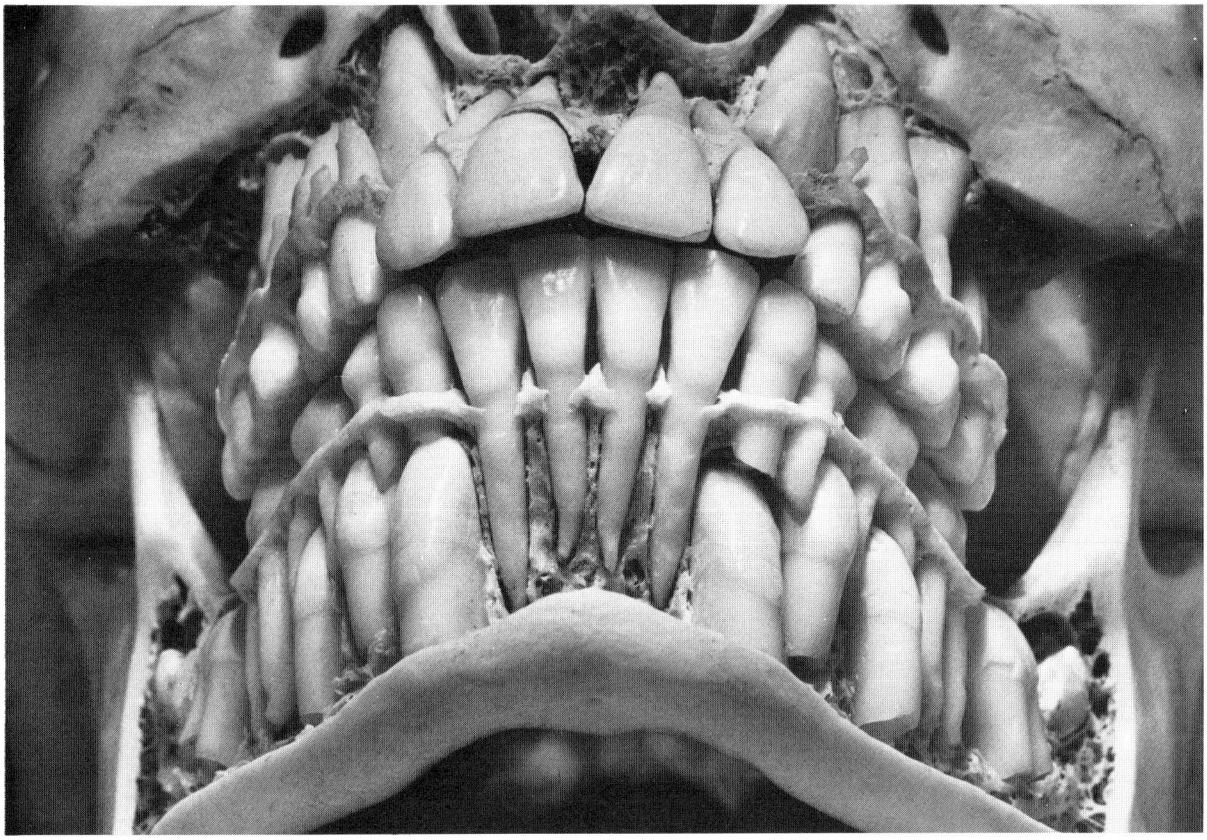

Abbildung 118

Die Wurzeln aller vier unteren Schneidezähne sind nun vollständig, die seitlichen länger als die mittleren. Die unteren Frontzähne divergieren nach okklusal. Der vorhandene Platz zwischen den bisher noch nicht durchgebrochenen unteren Eckzähnen ist beschränkt; der rechte bleibende Eckzahn steht weiter labial als der linke. Ihre Wurzeln, ebenso wie die der Milchmolaren, sind schon teilweise resorbiert.
Die labiale Plazierung des rechten unteren bleibenden Eckzahnes steht in Zusammenhang mit dem atypischen Resorptionsbild an der Wurzel seines Vorgängers. Die Wurzel ist mit einer schrägen Fläche in bukkaler Richtung resorbiert, also nicht in lingualer, wie sonst in den normalen Fällen üblich und wie am linken Milcheckzahn zu sehen.
Die unteren ersten Prämolaren haben eine leichte Bukkalneigung; die zweiten dagegen eine leichte Lingualneigung. Die unteren ersten Molaren sind bereits in Okklusion. Die sich noch aufbauenden Wurzeln der noch nicht durchgebrochenen bleibenden zweiten Molaren stehen leicht bukkal in Übereinstimmung mit dem in diesem Bereich etwas breiteren Kiefer.

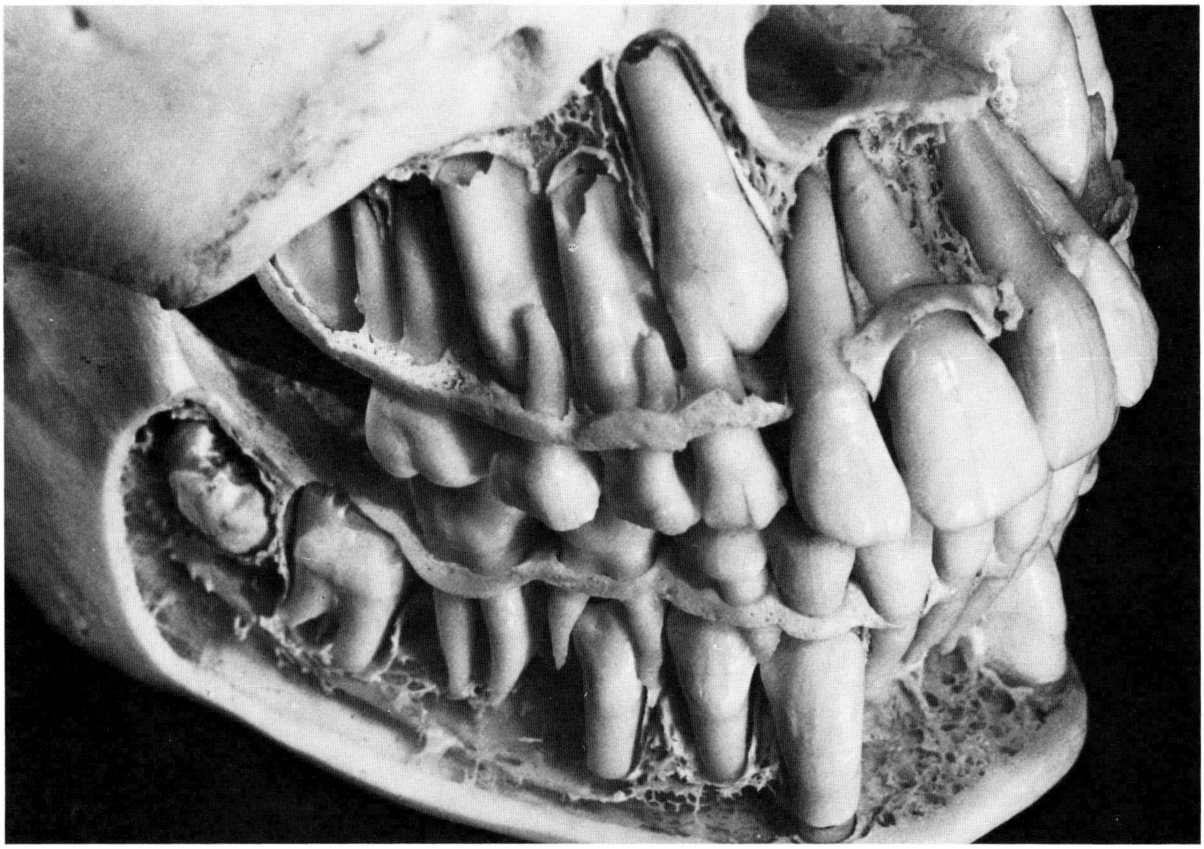

Abbildung 119

Die Wurzelspitzen der mittleren und seitlichen Schneidezähne liegen nahe beieinander. Der sich entwickelnde obere bleibende Eckzahn liegt höher und seitlich der Apertura piriformis. Es besteht eine enge Beziehung zwischen der Krone des bleibenden Eckzahnes und der Wurzel des seitlichen Schneidezahnes. Auf der linken Seite befindet sich der bleibende Eckzahn mehr bukkal und labial der Wurzel des seitlichen Schneidezahnes. Auf der rechten Seite liegt die Krone des Eckzahnes mehr palatinal, aber nicht palatinal der Wurzel des seitlichen Schneidezahnes.
Beachten Sie die Wurzellänge der Milchmolaren trotz des stark fortgeschrittenen Wachstums der Prämolarwurzeln (für genauere Details siehe Abb. 120).

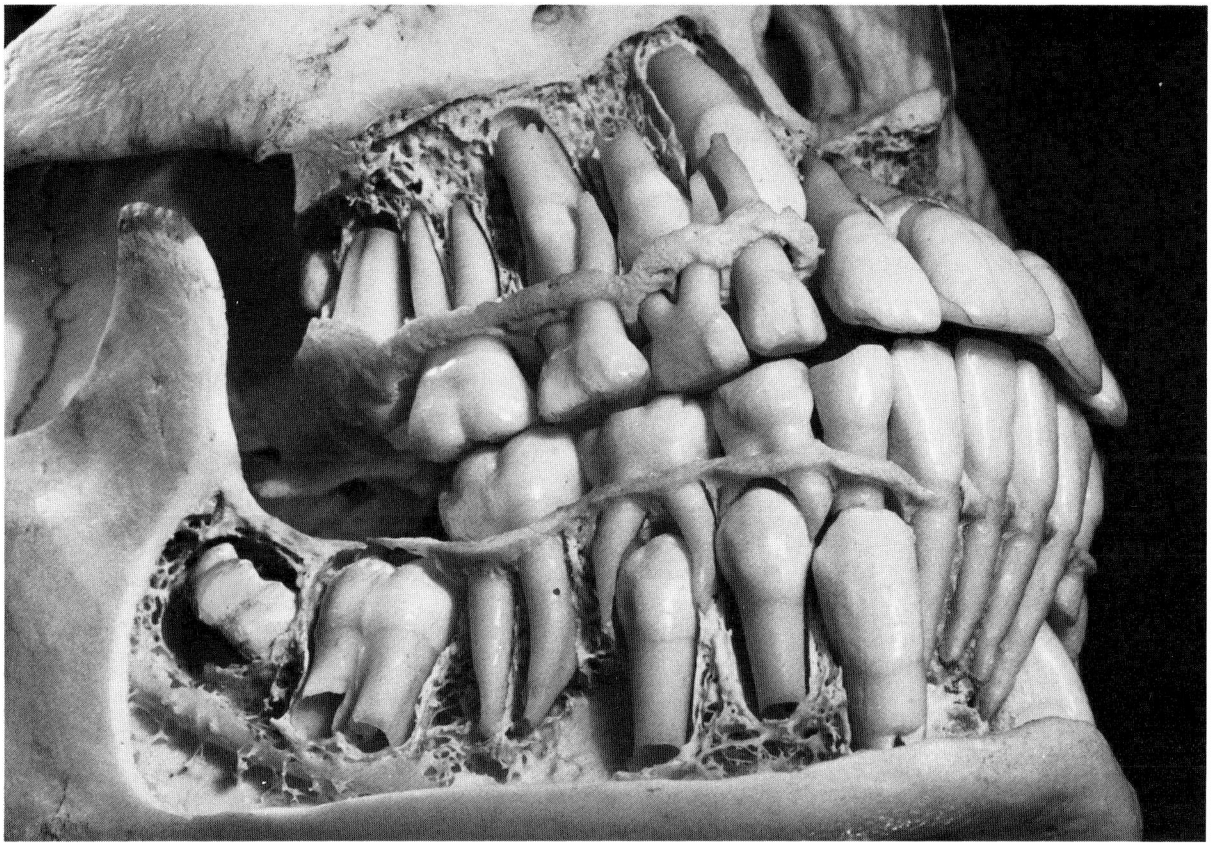

Abbildung 120

In beiden Kiefern ist bereits die Hälfte bis zu zwei Drittel der Wurzellänge der bleibenden Eckzähne und Prämolaren ausgebildet. Die Knochenstruktur im Aufbaubereich der Prämolaren beweist, daß der aktive Durchbruch bisher noch nicht begonnen hat. Dies steht im Gegensatz zu dem oberen bleibenden Eckzahn, wo bereits am Boden der Zahnalveole etwas Knochen deponiert worden ist.
In beiden Kiefern sind die Wurzeln der ersten bleibenden Molaren vollständig entwickelt. Die Höhe des Oberkiefers im Bereich der ersten Molaren übertrifft die Länge dieses Zahnes, eine vergleichbare Situation besteht auch im Unterkiefer.
Der Mandibularkanal, deutlich sichtbar, ist ziemlich weit von den Wurzelspitzen der ersten bleibenden Molaren entfernt. Nach Bildung der Bifurkation geht die Wurzelentwicklung am zweiten bleibenden Molaren weiter. Dieser Zahn ist nach mesial geneigt, der entsprechende obere zweite bleibende Molar dagegen nach distal. Die Krone des unteren dritten Molaren ist ungefähr zur Hälfte ausgebildet; sie liegt teilweise im aufsteigenden Ast.

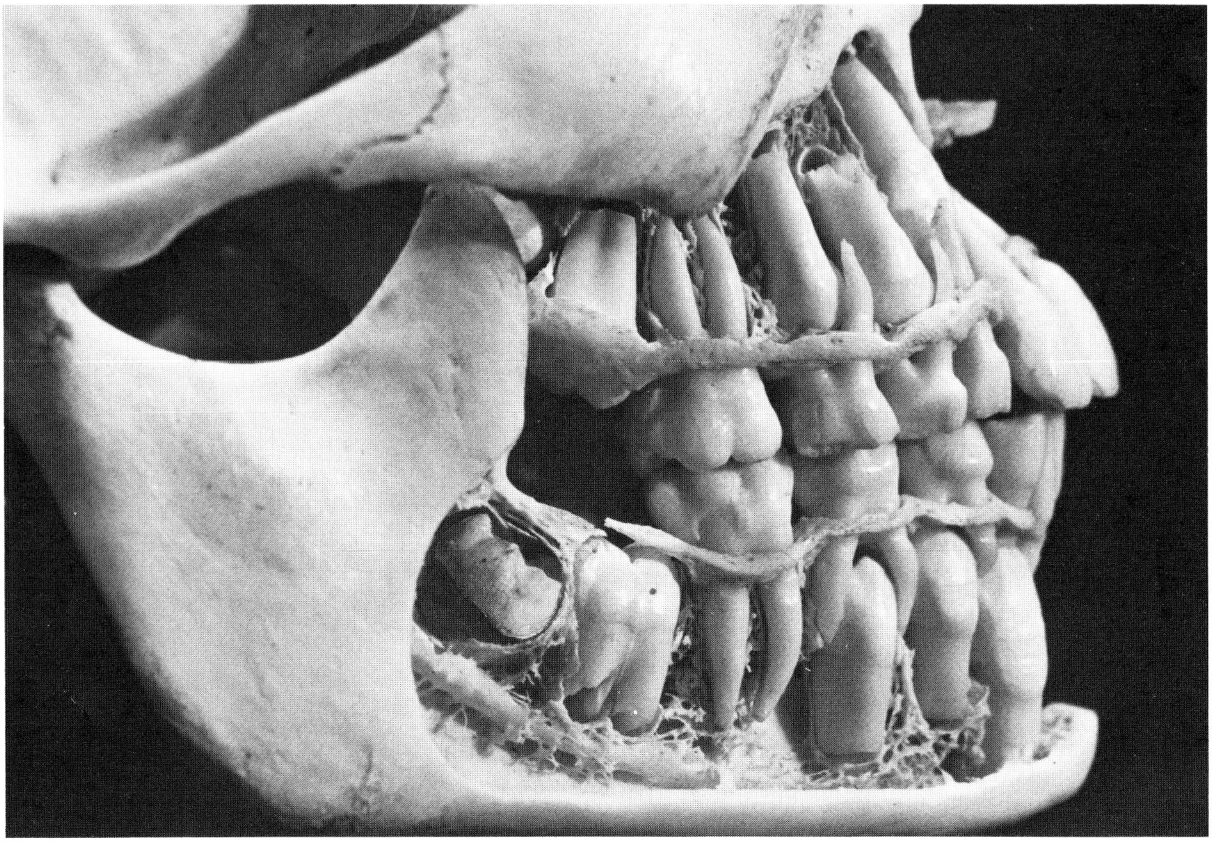

Abbildung 121

Diese und die Abbildungen 122 bis 124 wurden angeschlossen, um verschiedene Fakten zu zeigen: die Stellung der Prämolaren und bleibenden Eckzähne innerhalb des Kiefers, die Wurzelresorption an den Milchmolaren und Milcheckzähnen sowie den Umbau des Alveolarknochens in Verbindung mit dem Durchbruch der bleibenden Zähne.
Beachten Sie die dünnen Wurzeln der sich in Resorption befindlichen oberen Milchmolaren.

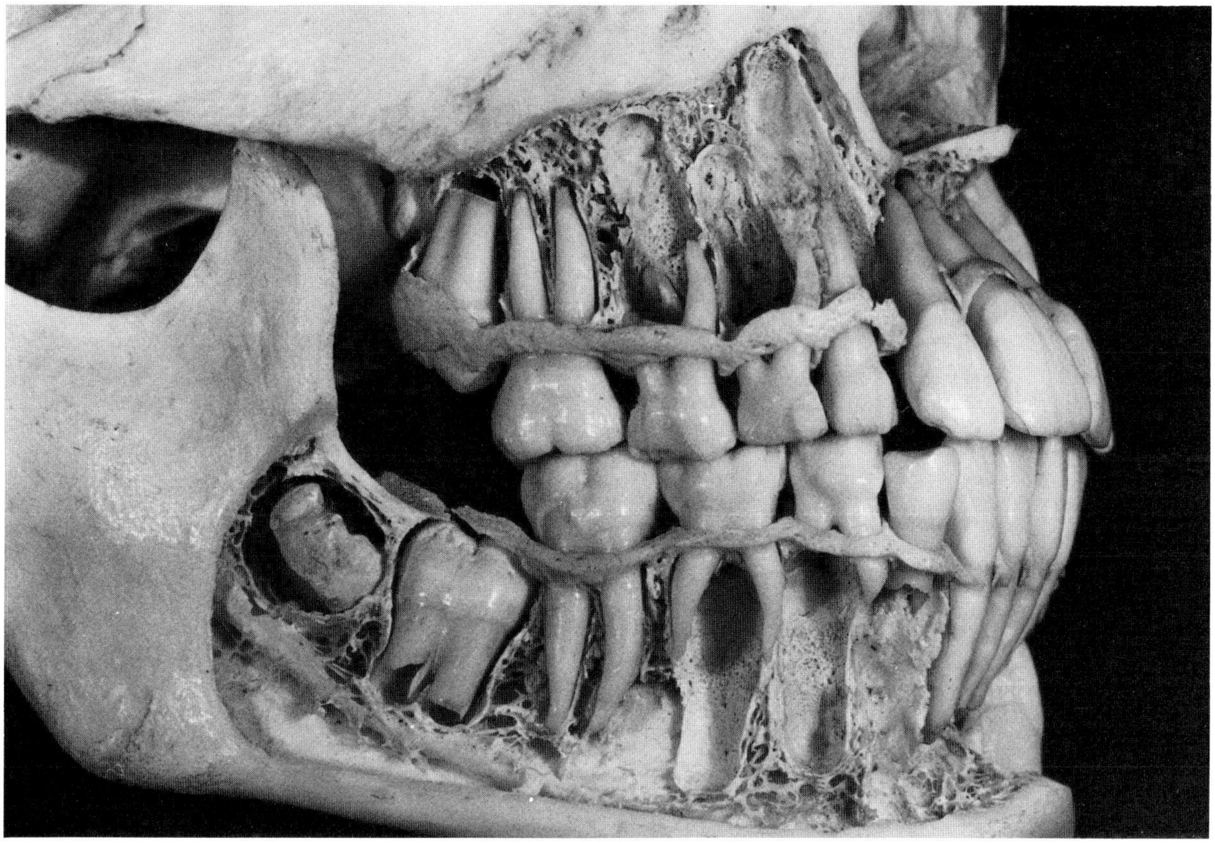

Abbildung 122

Die Entfernung der Prämolaren und der bleibenden Eckzähne ermöglicht einen Einblick auf die oralen Oberflächen der Knochenwände, die diese Zähne umgeben. Die Mesialneigung der oberen Prämolaren und bleibenden Eckzähne ist klar ersichtlich, ebenso die stärkere senkrechte Orientierung der unteren Prämolaren und bleibenden Eckzähne.
Die Resorption des unteren Milcheckzahnes ist weiter fortgeschritten als die am oberen Milcheckzahn.

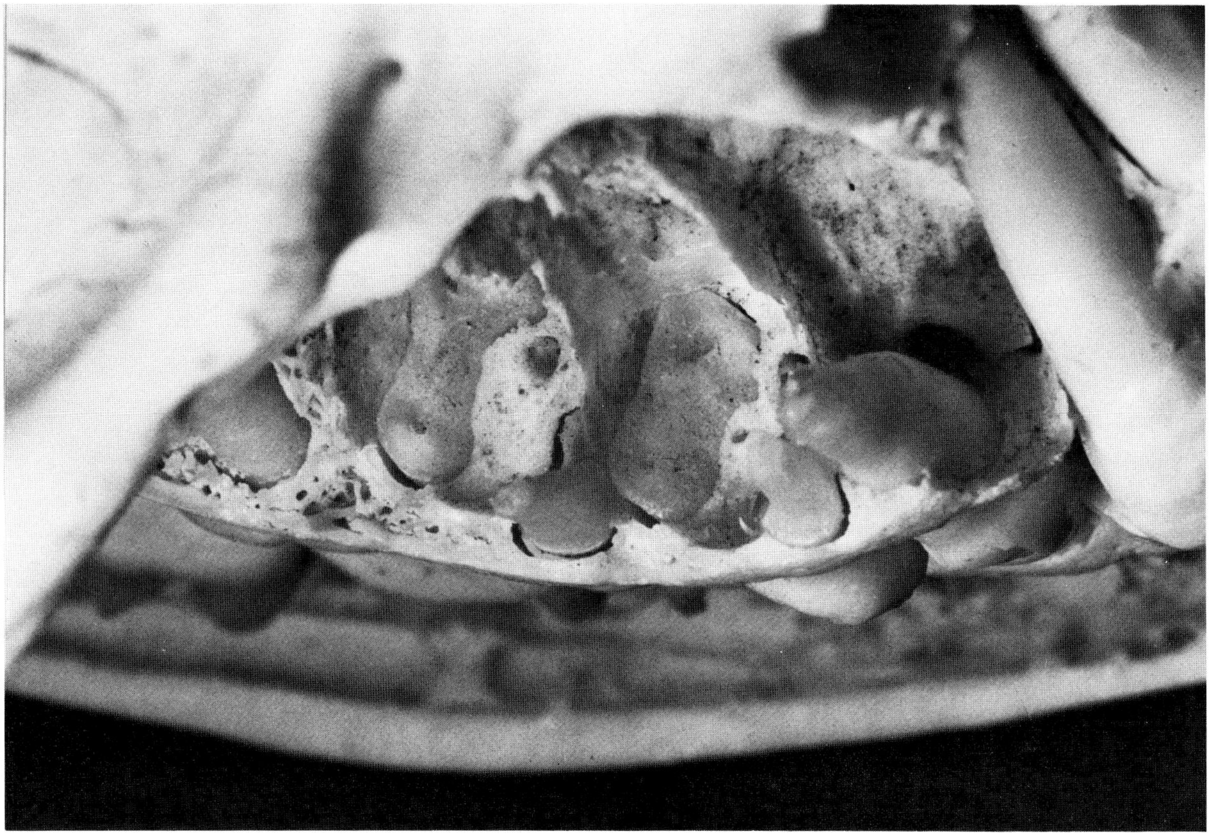

Abbildung 123

Die Bifurkation der Milchmolaren liegt nahe am Zervikalbereich; die Wurzeln stehen weit auseinander. Diese beiden Faktoren ermöglichen den Prämolarenkronen, eine Stellung in nächster Nähe zu den Kronen ihrer Vorgänger einzunehmen. Außerdem kann ein verhältnismäßig großer Teil der Milchzahnwurzeln unresorbiert bleiben und so dem Zahn zum Verbleib im Kiefer verhelfen. Gelegentlich kann man im Munde schon einen Prämolaren sehen, bevor sein Vorgänger verlorengegangen ist.

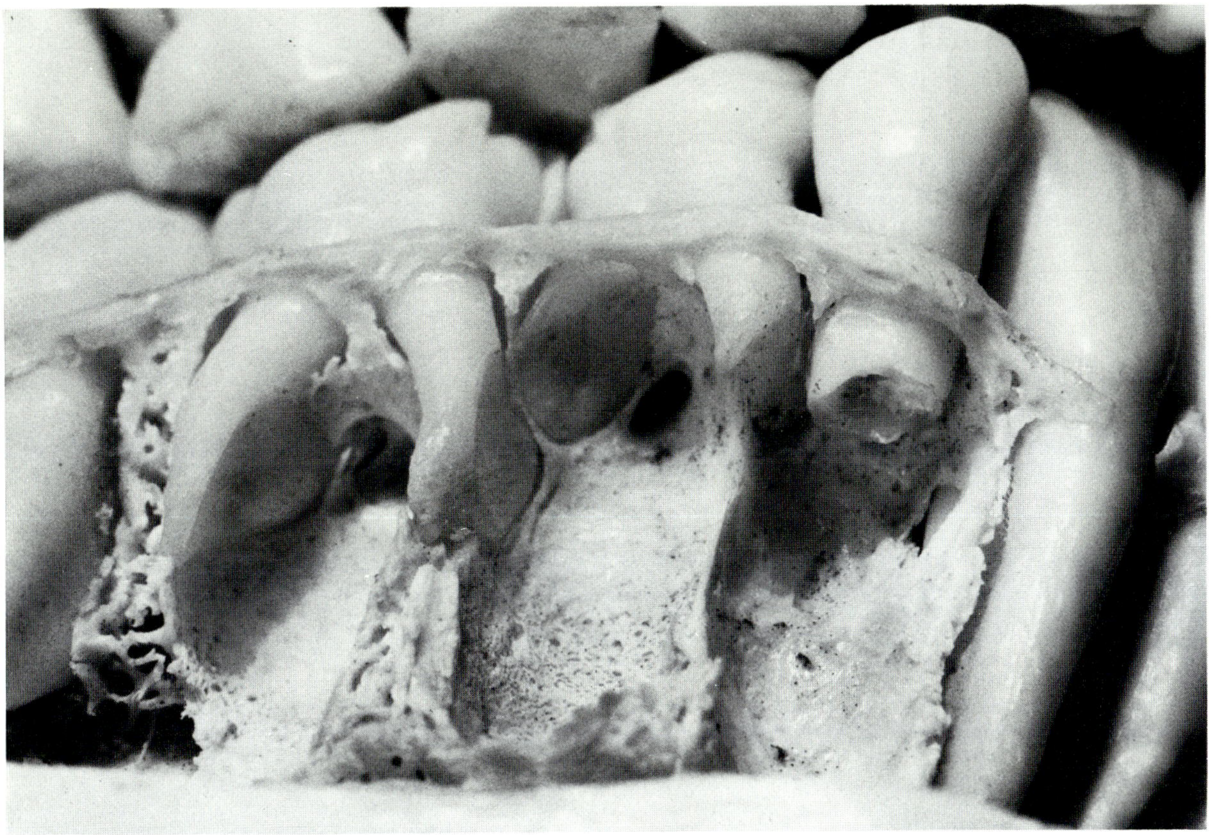

Abbildung 124

In dieser Nahaufnahme der Nischen des Prämolaren und des Eckzahnes des Unterkiefers sind die Eingänge der gubernakulären Kanäle sichtbar. An den Bifurkationen ist noch etwas Knochen vorhanden.
Beachten Sie die verschiedenartige Knochenstruktur am oberen respektive unteren Teil der Nischenwände. Der Aufbau des feinen gitterartigen Knochens an den Nischenwänden gegenüber den Wurzeln steht im Zusammenhang mit der Bildung des Periodontiums.

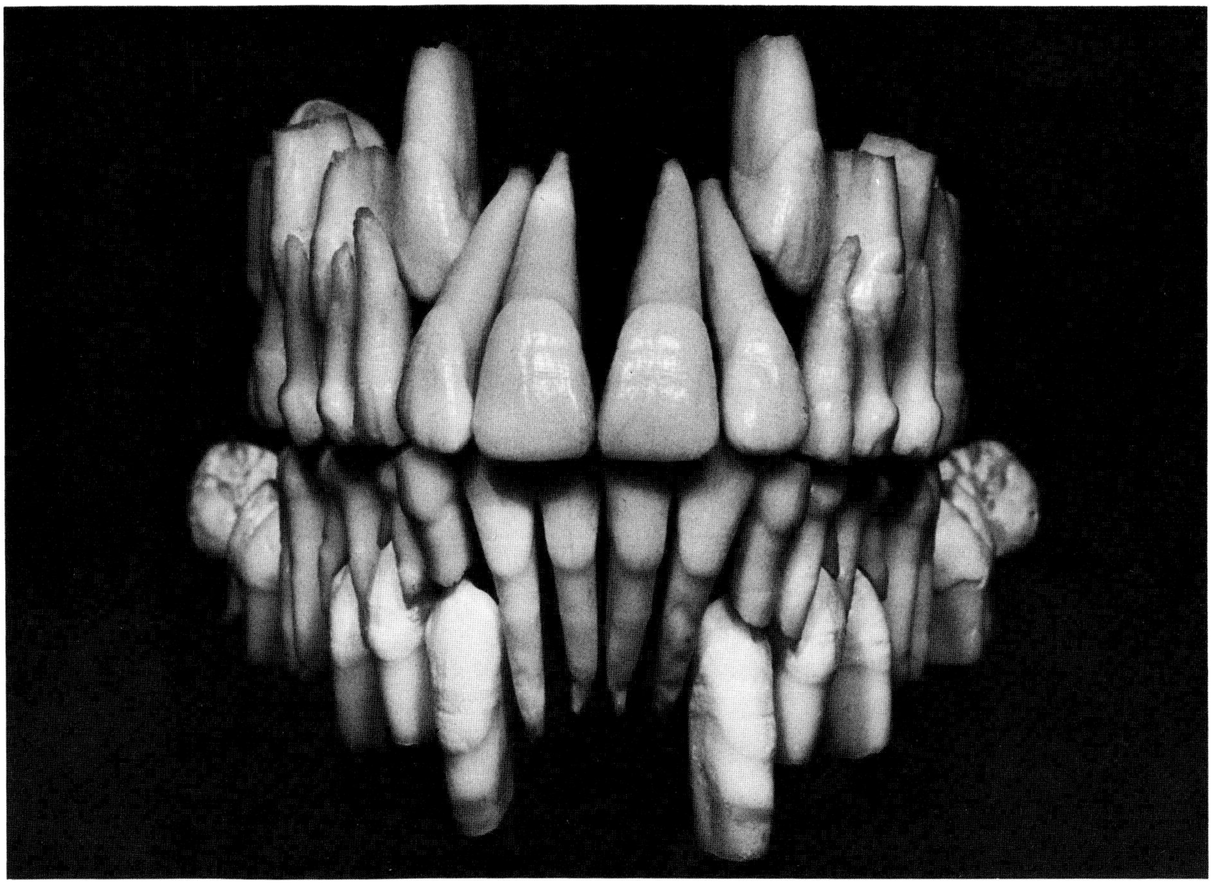

Abbildung 125

Die Zahnreihe des in den Abbildungen 115 bis 124 gezeigten Schädels wird hier und auf den folgenden Seiten außerhalb des Schädels gezeigt. Die Zähne wurden so aufgestellt, wie sie sich im Schädel befanden. Viele der räumlichen Beziehungen, die auf den vorstehenden Seiten diskutiert wurden, können in diesen Aufnahmen genauer betrachtet werden, zum Beispiel der geringe Abstand zwischen den oberen Schneidezahnwurzeln und den Eckzahnkronen. In diesem Schädel existiert eine gewisse Asymmetrie in der Beziehung des bleibenden oberen Eckzahnes zu den Wurzeln der seitlichen Schneidezähne und zu den Milcheckzähnen.

Die rechte bleibende obere Eckzahnkrone steht weniger bukkal als die linke. Im Gegensatz zu dem Eindruck dieser Aufnahme befindet sich die mesiale Schneidekante des rechten oberen bleibenden Eckzahnes nicht palatinal des seitlichen Schneidezahnes (siehe auch Abb. 128). Die Wurzel des rechten Milcheckzahnes ist weniger resorbiert als die des linken. Eine ähnliche Situation, wie hier für den oberen Eckzahn beschrieben, trifft auch auf den Unterkiefer zu. Der linke bleibende untere Eckzahn steht lingualer als der rechte. Dementsprechend ist auch die Resorption der Milcheckzahnwurzeln verschieden. Beachten Sie in beiden Kiefern den fortschreitenden Unterschied in der Neigung der bleibenden Eckzähne und Prämolaren. Die Wurzeln der zweiten Prämolaren sind in beiden Kiefern in einer bukkaleren Position als ihre Kronen.

Die bleibenden unteren Molarenkronen befinden sich bukkaler als die oberen. Beachten Sie auch den Unterschied in der Neigung.

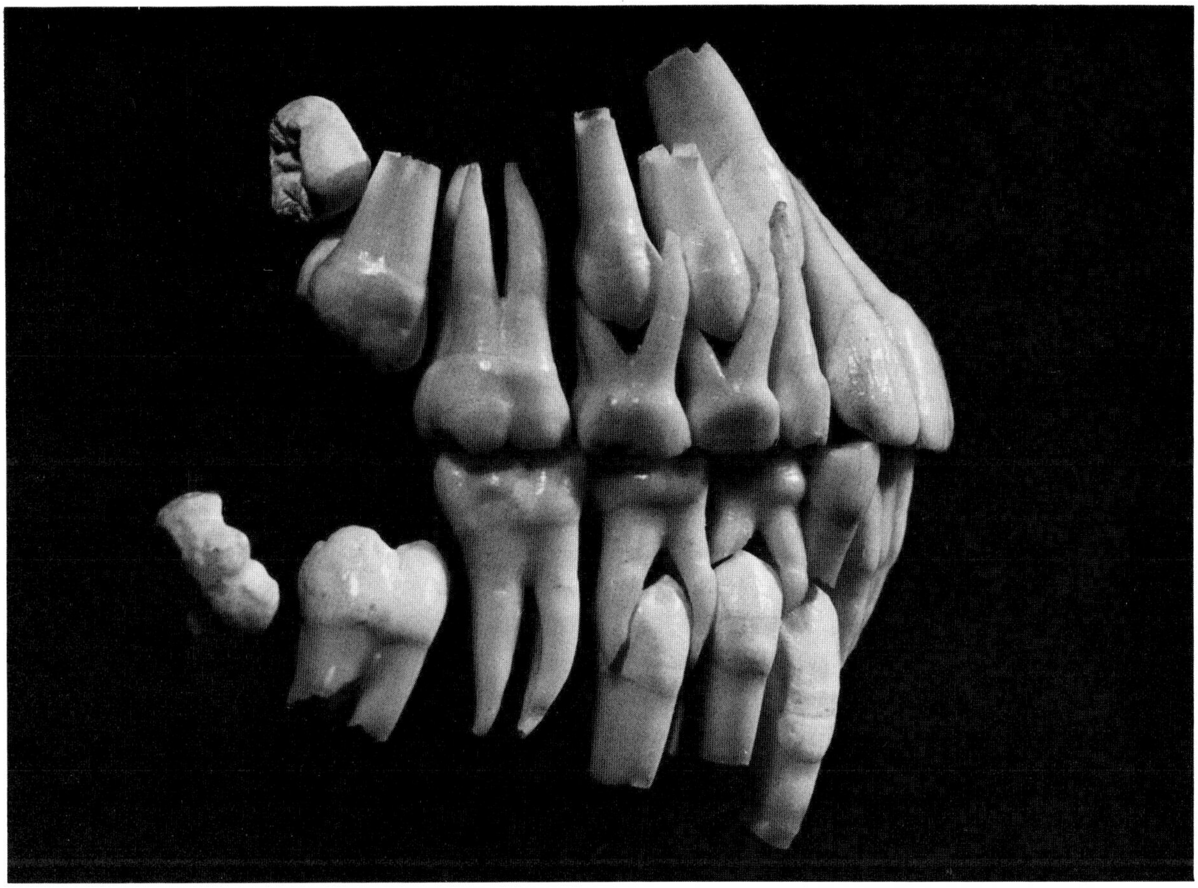

Abbildung 126

Beachten Sie den Unterschied in der Entwicklungsphase der bleibenden Eckzähne, der Prämolaren und zweiten bleibenden Molaren. Alle sind jetzt näher an die Okklusionsebene herangerückt als in den vorherigen Phasen (vergleichen Sie mit den Abb. 70 und 83). Die Kronen der Prämolaren sind noch tiefer zwischen den Wurzeln der Milchmolaren eingebettet; die Resorption der letzteren schreitet weiter fort.

In diesem Schädel sind die bleibenden Molaren in jedem Kiefer auf verschiedenen Ebenen und ohne direkten Kontakt miteinander. Die dritten Molaren zeigen die charakteristische Neigung nach distobukkal im Oberkiefer, nach mesiolingual im Unterkiefer.

Die nachfolgenden vier Aufnahmen zeigen Vorder- und Seitenansicht, jeweils von oben und von unten betrachtet.

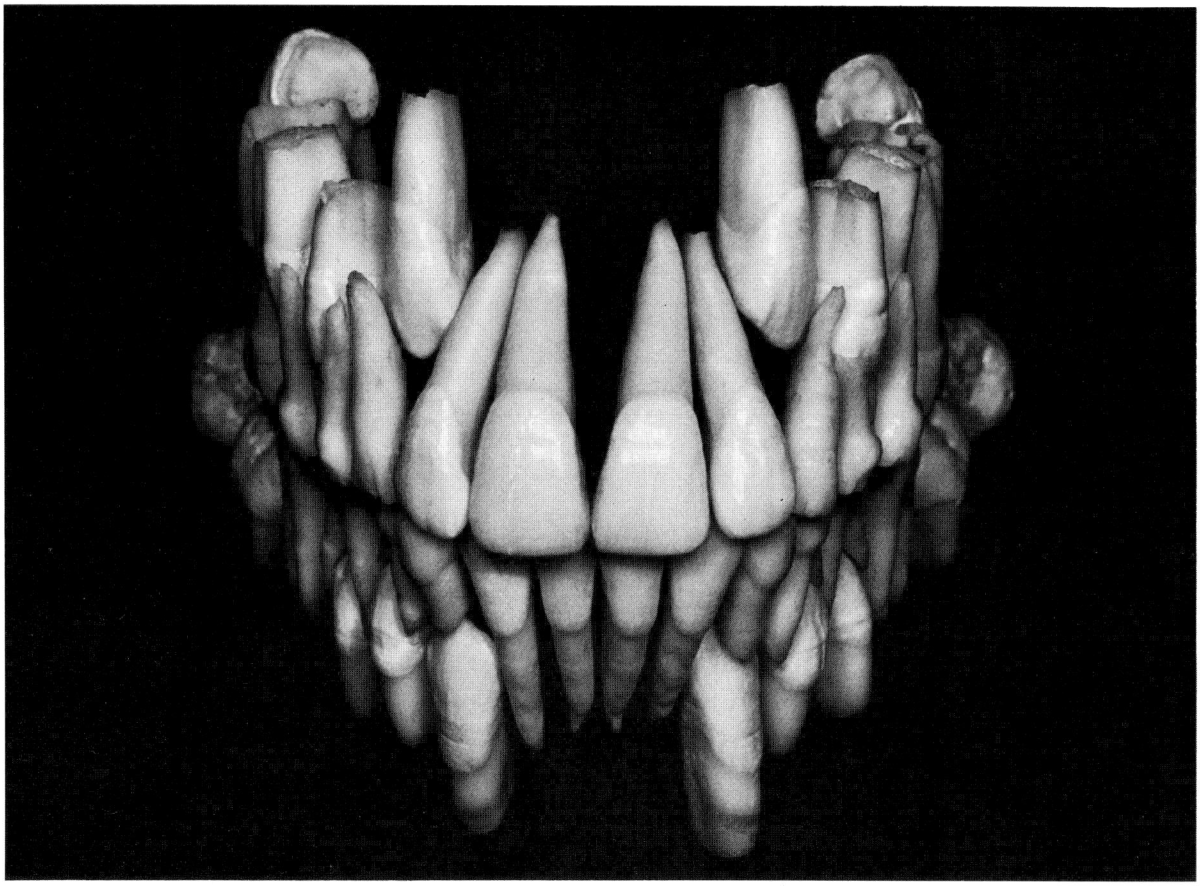

Abbildung 127a

Vorderansicht der Zahnreihe, von oben betrachtet.

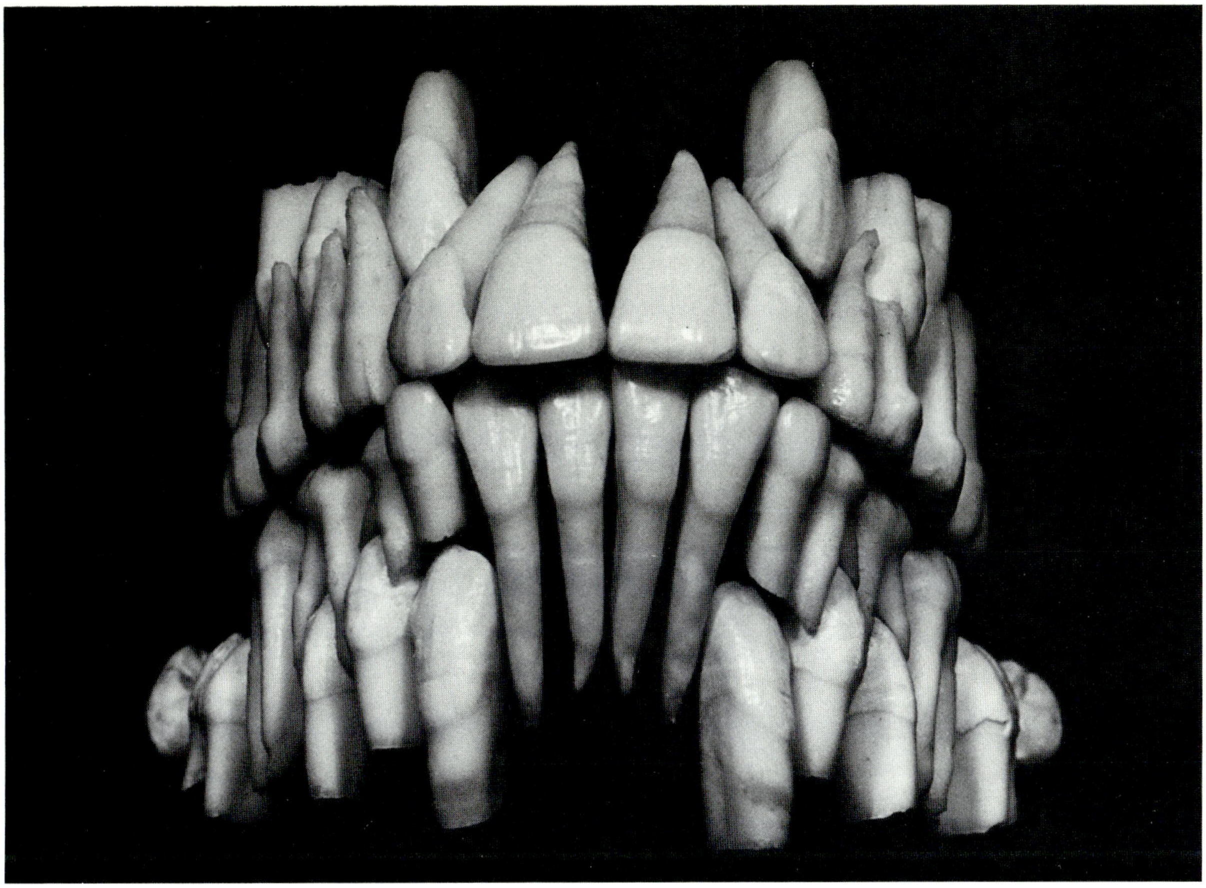

Abbildung 127 b

Vorderansicht der Zahnreihe, von unten betrachtet.

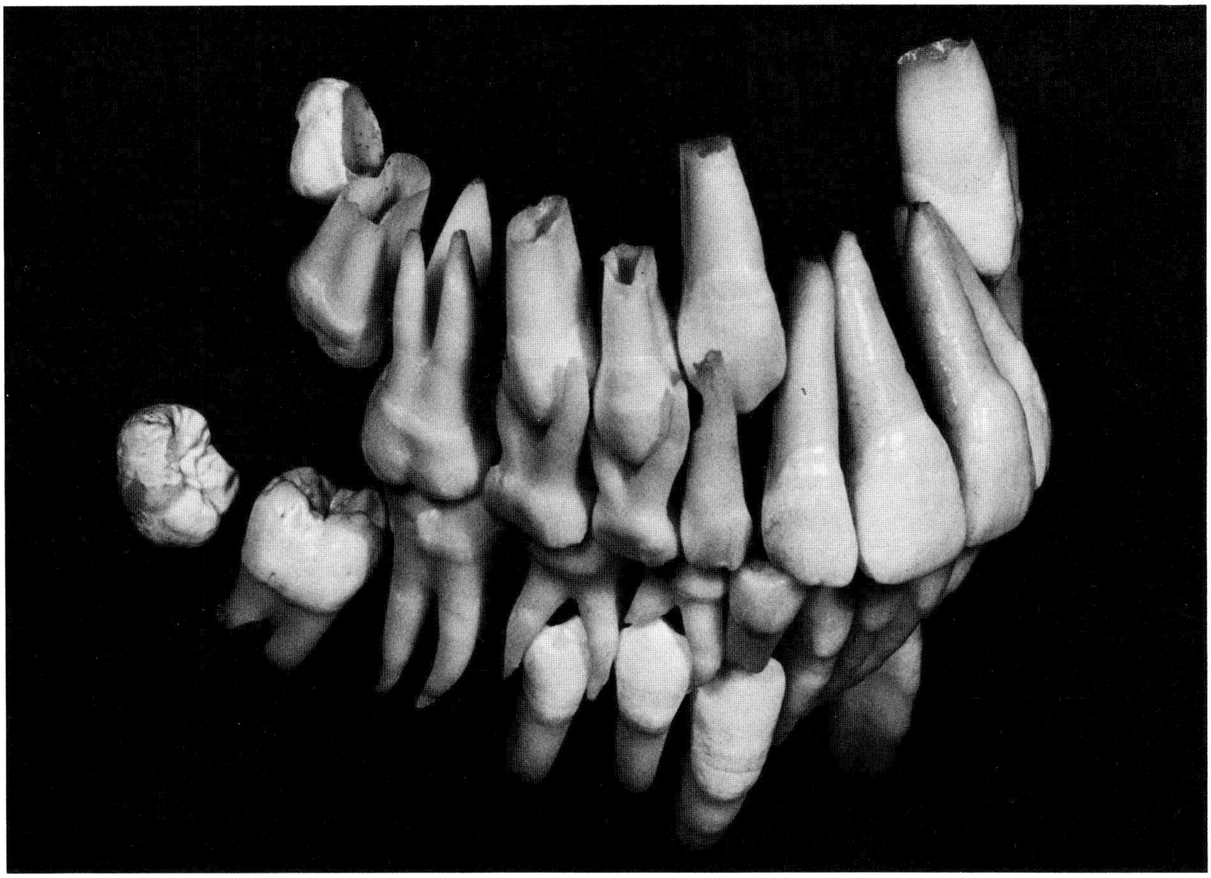

Abbildung 128 a

Seitenansicht der Zahnreihe, von oben betrachtet.

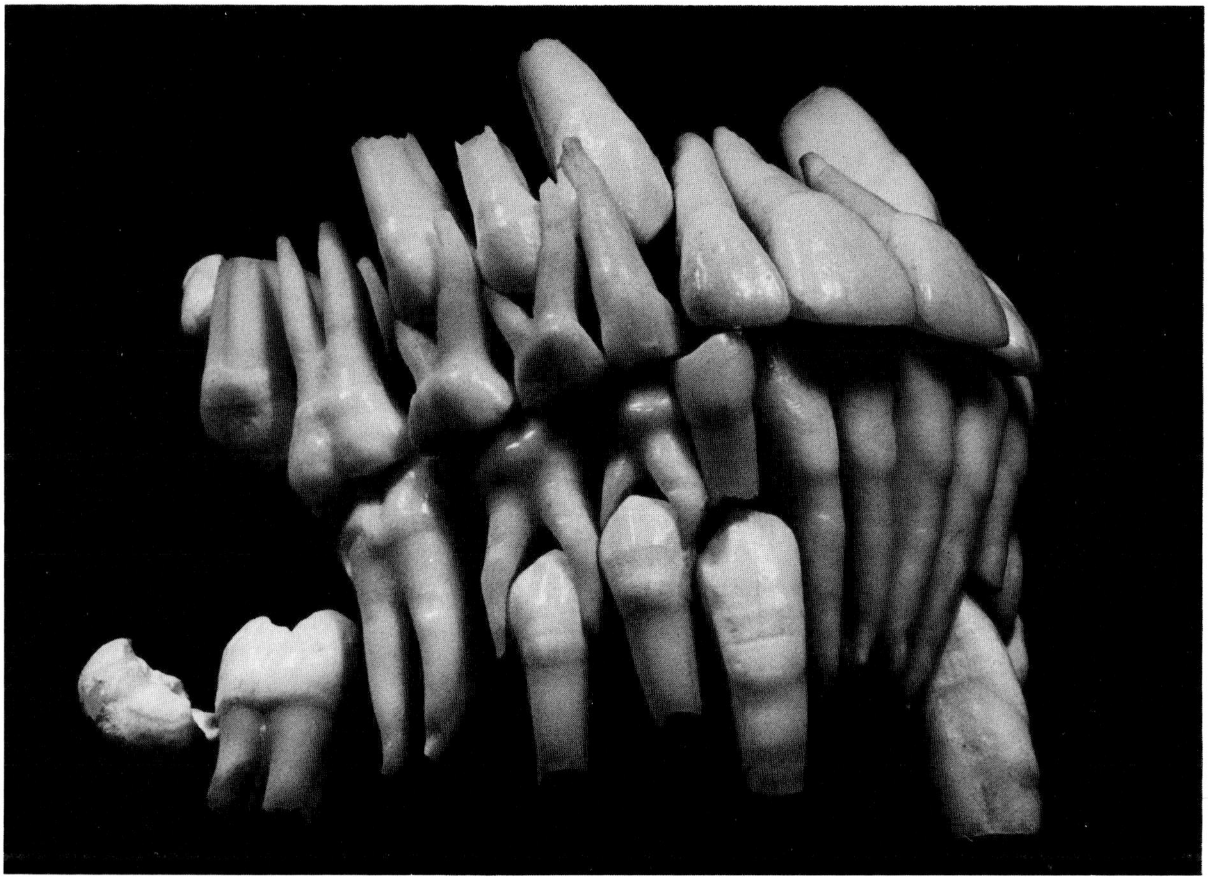

Abbildung 128b

Seitenansicht der Zahnreihe, von unten betrachtet.

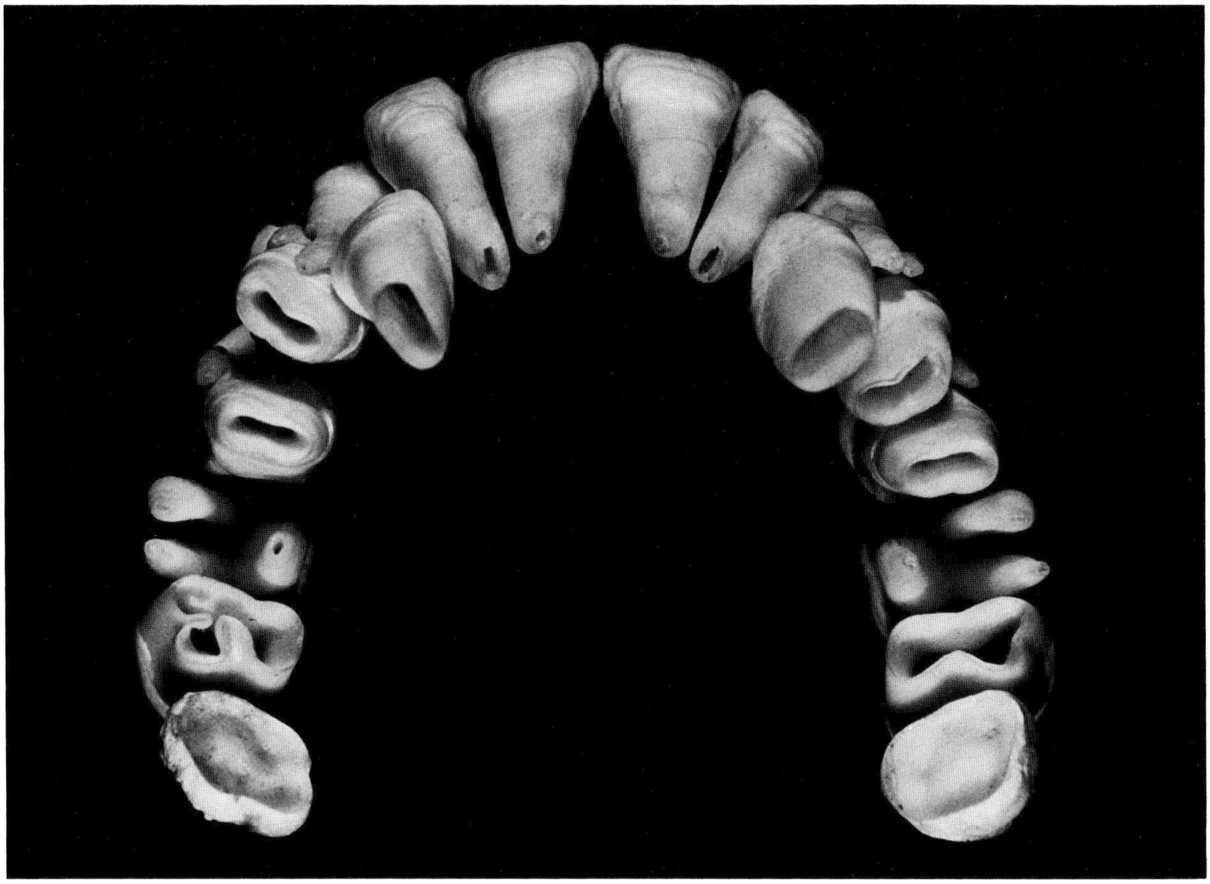

Abbildung 129a

Die apikale Ansicht gibt einen guten Einblick in die unterschiedliche Wurzelentwicklung der bleibenden Zähne; die Symmetrie in der Formgebung der einander entsprechenden linken und rechten Zähne; ihr momentanes Entwicklungsstadium und ihre Lage im Kieferbogen. Beachten Sie die Beziehung zwischen den restlichen Milchzähnen und ihren Nachfolgern.
Der Bereich, der die Wurzelspitzen und die noch nicht vollständig entwickelten Wurzeln der bleibenden Zähne umfaßt, ist die sogenannte apikale Basis[35]. Die äußere Kontur dieser apikalen Basis erweitert sich im Unterkiefer fortschreitend von den mittleren Schneidezähnen zu den dritten Molaren. Im Oberkiefer findet man die größte transversale Ausdehnung im Bereich der ersten bleibenden Molaren. Die bleibenden oberen seitlichen Schneidezähne sind die einzigen Schneidezähne, bei denen der Apex noch nicht vollständig ausgebildet ist.

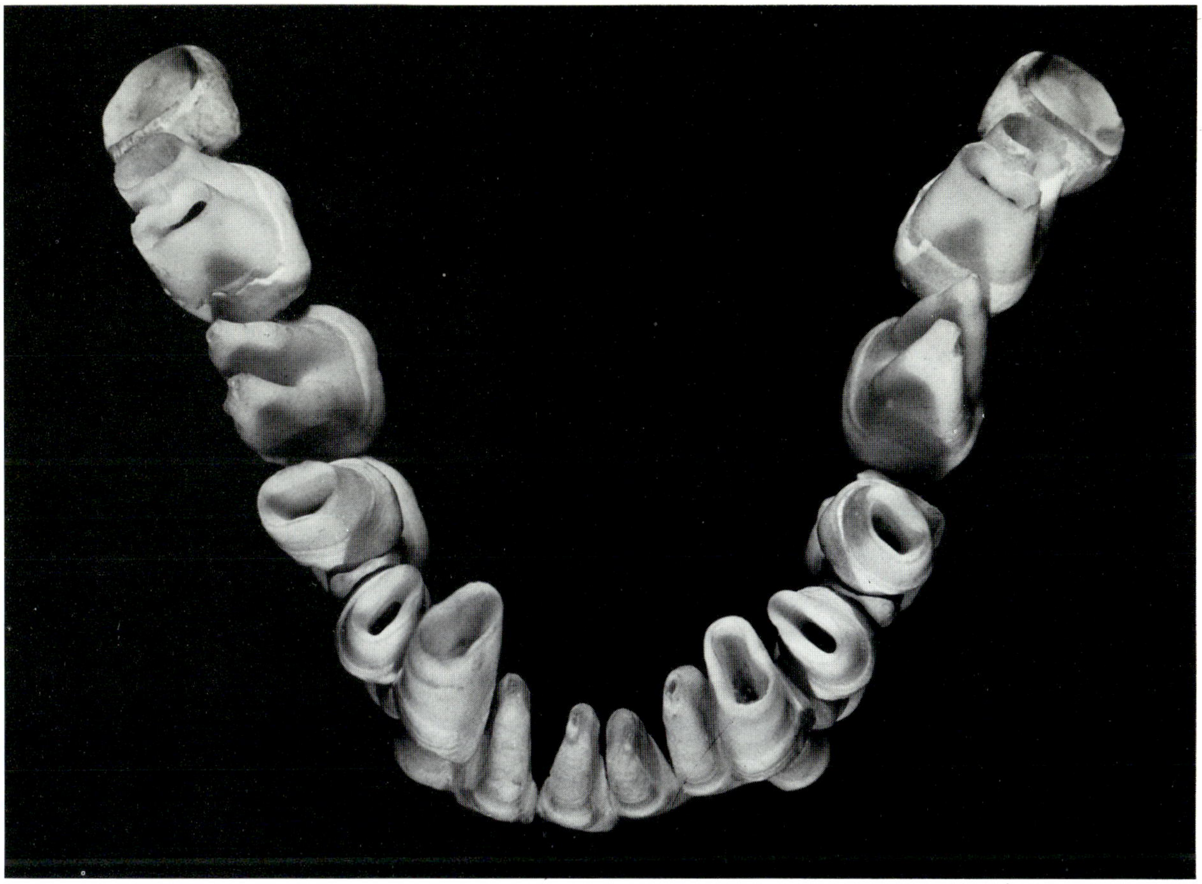

Abbildung 129b

Apikale Ansicht der unteren Zahnreihe.

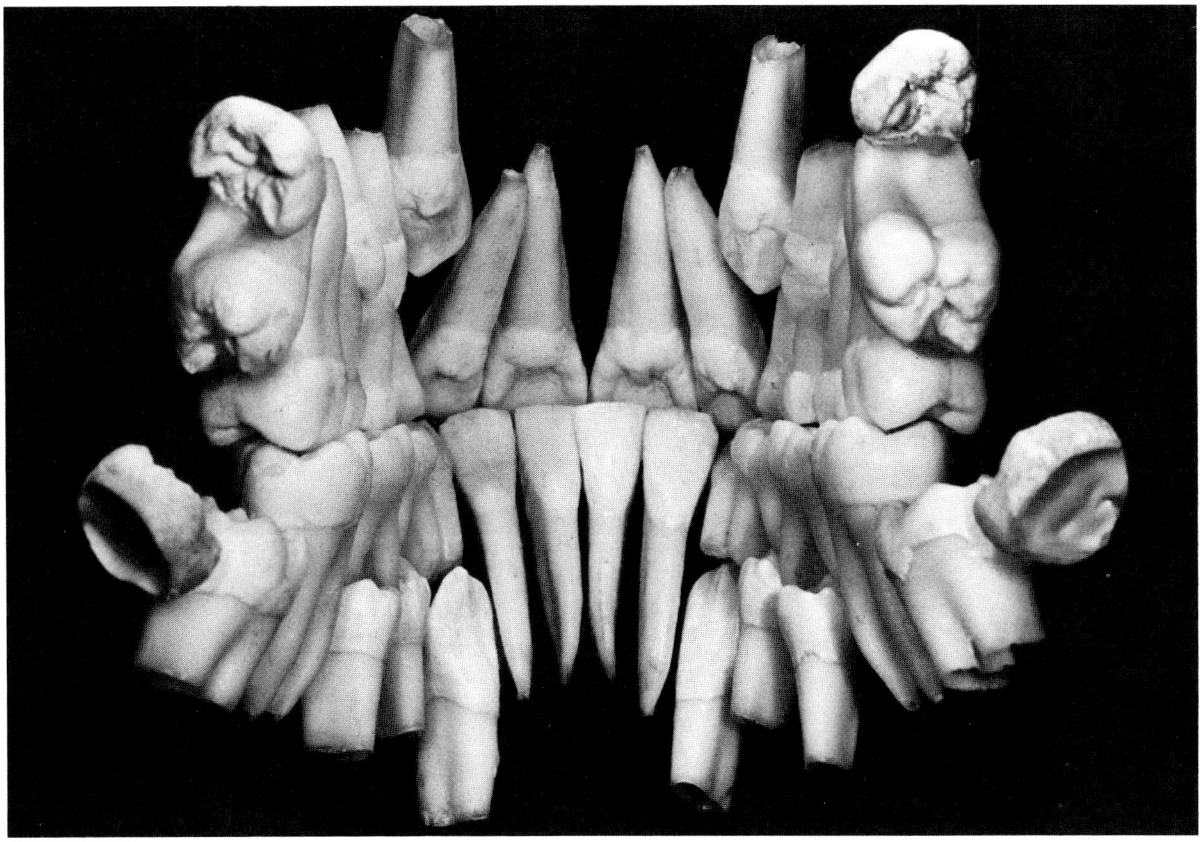

Abbildung 130 a

Die Abbildungen 130a und 130b und 131a bis 131d zeigen die linguale Ansicht. Beachten Sie die Okklusion und die Beziehung zwischen den Milchzähnen und den bleibenden Zähnen von oral gesehen.

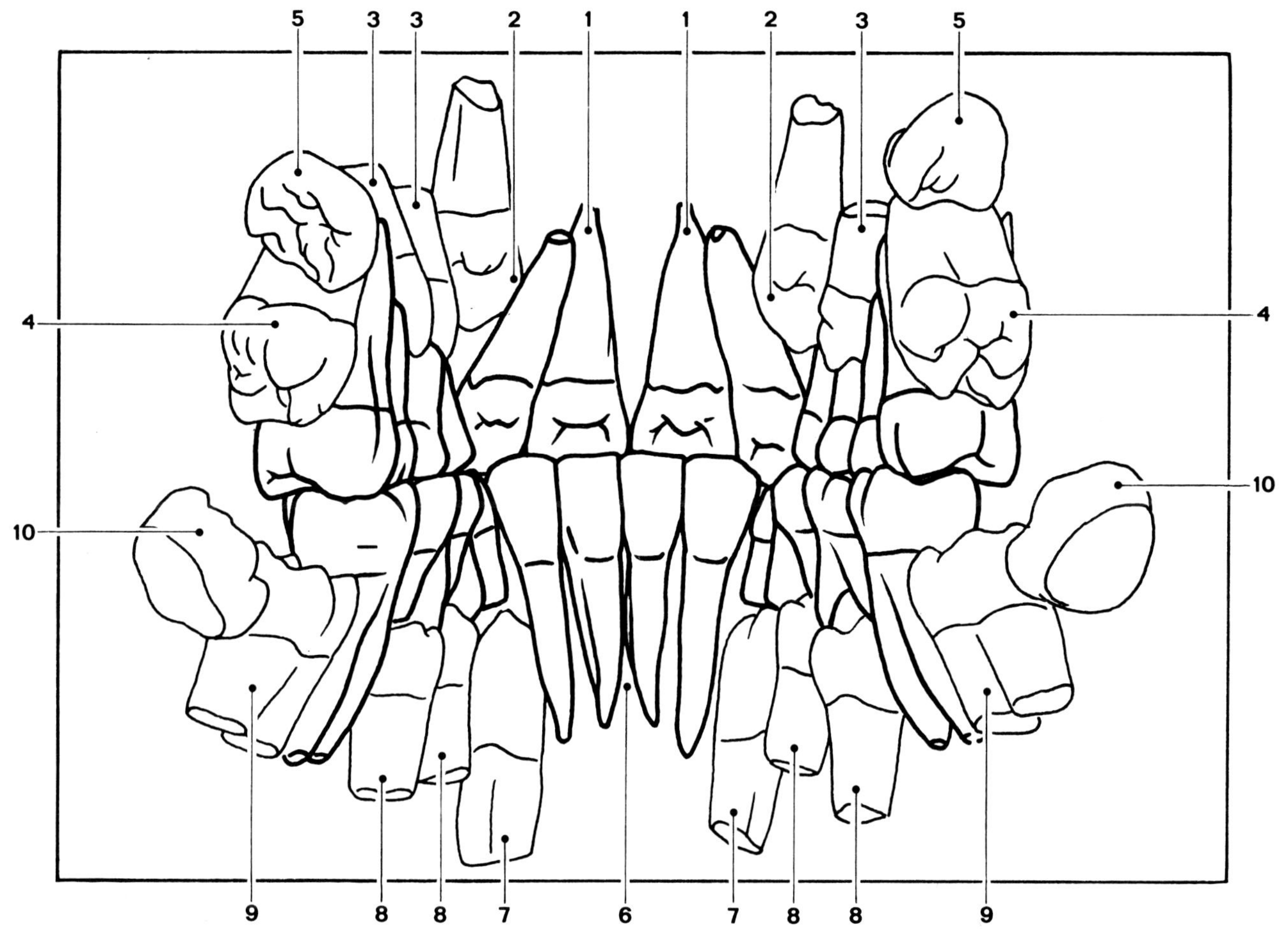

Abbildung 130b

1. Die Wurzeln der oberen mittleren Schneidezähne stehen fast parallel zueinander.
2. Die Mesialkante des bleibenden linken Eckzahnes befindet sich bukkal der Wurzel des danebenliegenden seitlichen Schneidezahnes, während die Mesialkante des rechten Eckzahnes palatinal liegt. Beachten Sie auch die leicht palatinale Neigung der Krone des rechten bleibenden Eckzahnes.
3. Die oberen Prämolaren befinden sich direkt über ihren Vorgängern.
4. Die oberen zweiten bleibenden Molaren haben eine distobukkale Neigung.
5. Die Kronen der oberen dritten Molaren sind teilweise ausgebildet.
6. Die Wurzeln der unteren Schneidezähne divergieren. Beachten Sie die Abrasionen an den Schneidekanten und vergleichen Sie sie mit den Abrasionen auf den Abbildungen 74 und 87.
7. Die unteren Eckzähne haben eine leichte Bukkalneigung, ein Phänomen, das auf eine kleine apikale Basis zurückzuführen ist.
8. Die unteren Prämolaren liegen genau unter den Milchmolaren.
9. Die Wurzeln der unteren zweiten bleibenden Molaren sind schon teilweise aufgebaut. Beachten Sie die mesiolinguale Neigung der Zahnkronen.
10. Die Kronen der unteren dritten Molaren sind zum Teil ausgebildet. Beachten Sie ihre deutlich mesiolinguale Neigung.

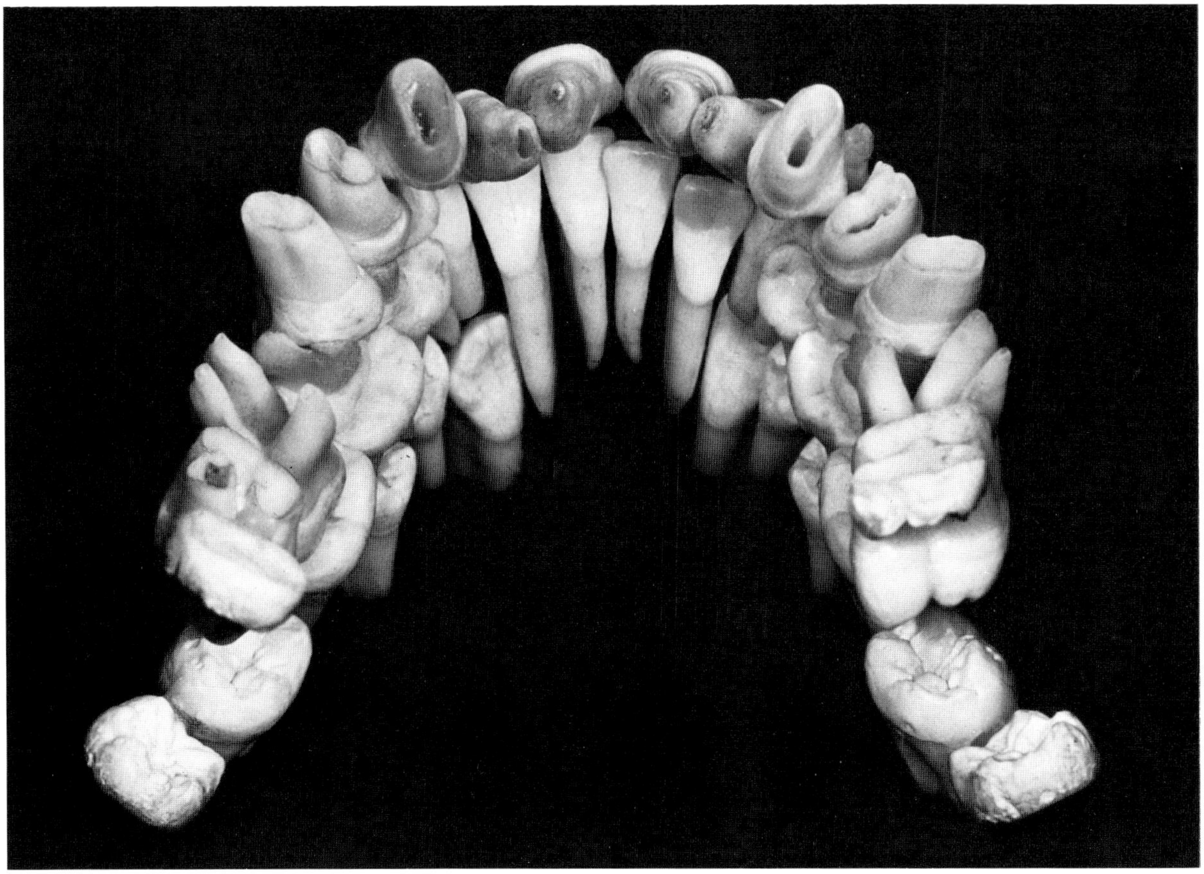

Abbildung 131a

Lingualansicht der Zahnreihe, von oben betrachtet.

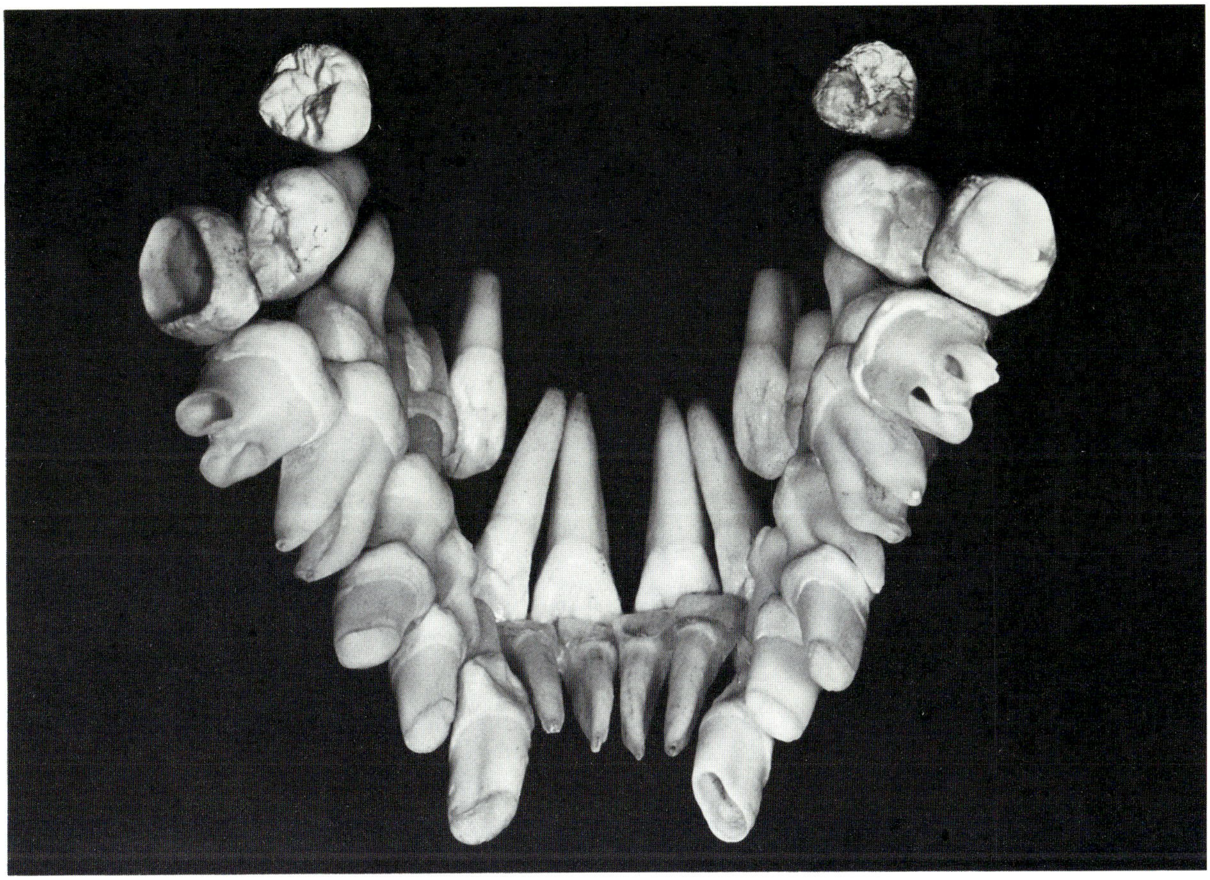

Abbildung 131b

Lingualansicht der Zahnreihe, von unten betrachtet.

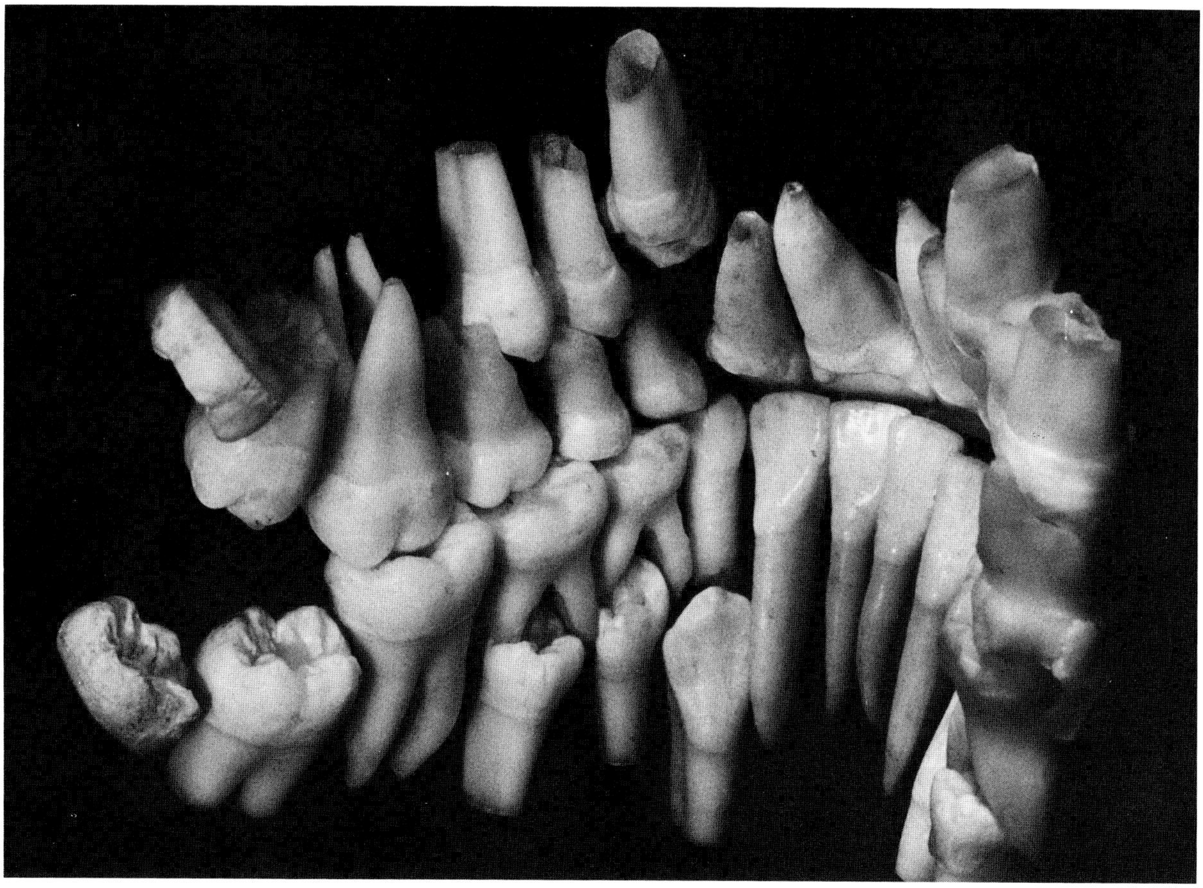

Abbildung 131c

Seitliche Lingualansicht der Zahnreihe, von oben betrachtet.

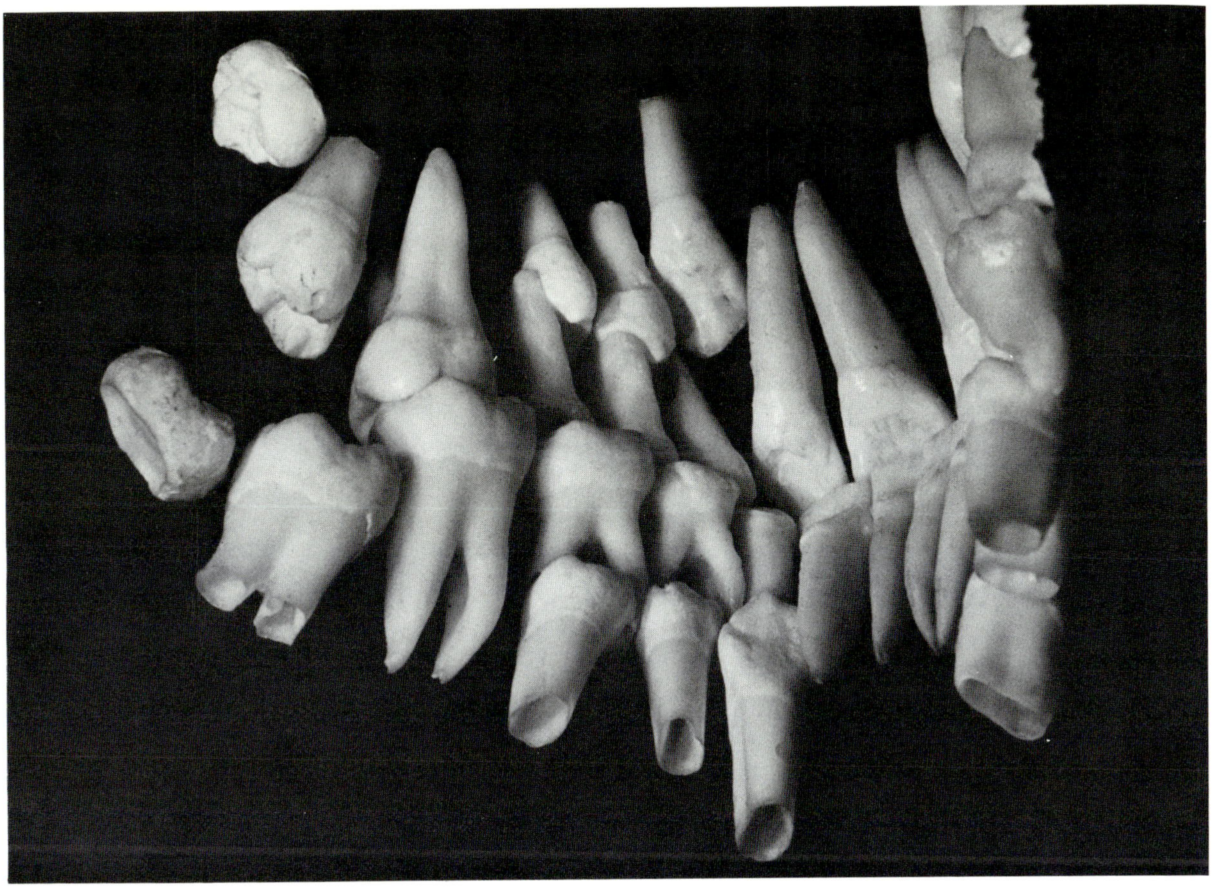

Abbildung 131 d

Seitliche Lingualansicht der Zahnreihe, von unten betrachtet.

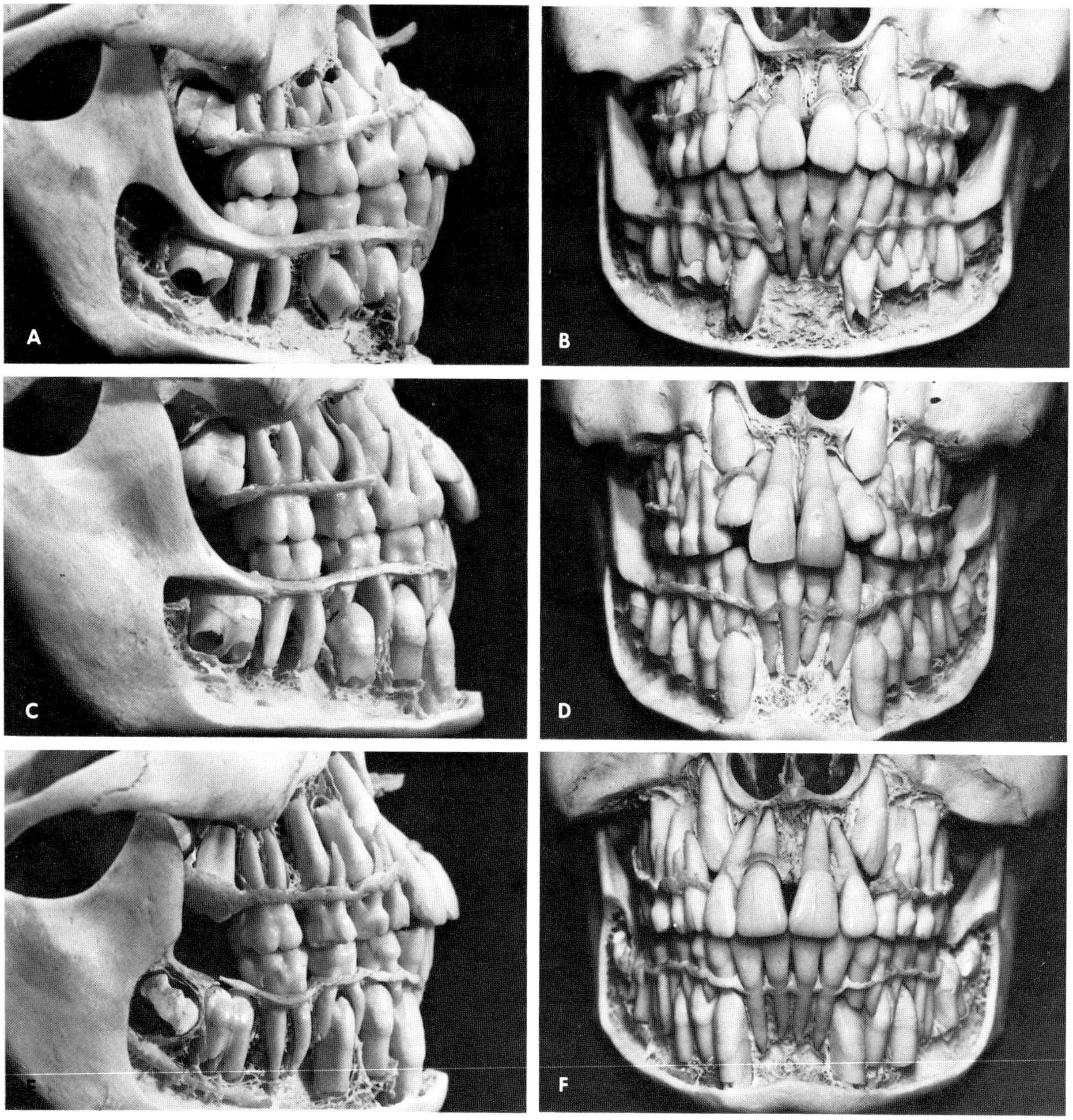

Abbildung 132

Auf den vorherigen Seiten dieses Kapitels wurden Zahnreihen von drei verschiedenen Schädeln, von oben und von unten betrachtet, demonstriert. Hier sind sie nun noch einmal in Vorder- und Seitenansicht fotografiert zwecks besserer Übersicht der verschiedenen Entwicklungsmerkmale der Zwischenperiode.

Wie bereits erwähnt, weisen alle diese drei Schädel dieses Kapitels einen deutlichen Engstand im Frontzahnbereich auf. Sie sind deshalb nicht repräsentativ für eine normale Entwicklung. Normalerweise müßte in dieser Zwischenperiode ein Diastema im Oberkiefer vorhanden sein.
Die mesiodistale Neigung der oberen Schneidezähne hängt einerseits vom vorhandenen Raum zwischen den noch nicht durchgebrochenen Kronen der oberen Eckzähne ab und andererseits von der hiermit zusammenhängenden Basisbreite der Apertura piriformis. Die Wurzeln der mittleren Schneidezähne liegen immer sehr nahe an den Eckzahnkronen. Die mittleren Schneidezähne sind die ersten Zähne, die ihre mesiodistale Neigung verstärken, beginnend im Moment des Erscheinens der seitlichen Schneidezähne.
Im Seitenzahnbereich kann der fortschreitende Aufbau der noch nicht durchgebrochenen bleibenden Zähne beobachtet werden. Es bestehen kaum Unterschiede im Resorptionsmuster der Milchmolaren. Die Kronen der Prämolaren sind im allgemeinen tief zwischen den Bifurkationen ihrer Vorgänger eingebettet.
Beachten Sie den Unterschied der Zahnkronenstellung der bleibenden unteren zweiten und dritten Molaren im Verhältnis zum horizontalen und vertikalen Teil des Unterkiefers. Beachtung sollte man auch den beiden letzten bleibenden Molaren und ihrer Position im dorsalen Bereich des Oberkiefers schenken.

Zusammenfassung

Im allgemeinen machen die Mädchen eine kürzere Zwischenperiode durch als die Knaben und beginnen damit auch ungefähr drei Monate früher. Beide Faktoren stimmen mit der Gesamtheit der Unterschiede in der Zahnreifung der beiden Geschlechter überein.

Der Pubertätsbeginn und die damit verbundene sichtliche Wachstumsbeschleunigung beginnt im allgemeinen bei den Mädchen zwei Jahre früher als bei den Knaben. Sie erreichen diesen Punkt meistens zur gleichen Zeit, in dem sie das Ende der Zwischenperiode ihrer dentalen Entwicklung erreichen. Die Knaben, deren Zahnwechsel im Seitenzahnbereich meistens um vier bis sechs Monate verzögert ist, beginnen ihre Pubertät mit okkludierenden Prämolaren und bleibenden Eckzähnen, jedoch ist die Korrelation zwischen dentaler Entwicklung einerseits und skelettaler und sexueller Reifung andererseits verhältnismäßig gering.

In der Zwischenperiode unterliegen die sagittalen und transversalen Dimensionen des Zahnbogens im allgemeinen nur geringen Veränderungen. Gewöhnlich findet eine leichte Vergrößerung der Eckzahndistanz vor Verlust der Milcheckzähne statt. Gleichzeitig erweitert sich auch der Seitenzahnbereich um ungefähr die Hälfte der Eckzahndistanz[38].

Die Zahnbogenform als solche bleibt fast unverändert. Der Durchbruch der leicht labial geneigten Schneidezähne kann zu einer größeren Kieferkammbreite führen sowie zu einem verstärkten Überbiß.

Manchmal brechen die zweiten bleibenden Molaren schon durch, bevor die Eckzähne und Molaren der Milchbezahnung verlorengegangen sind.

6

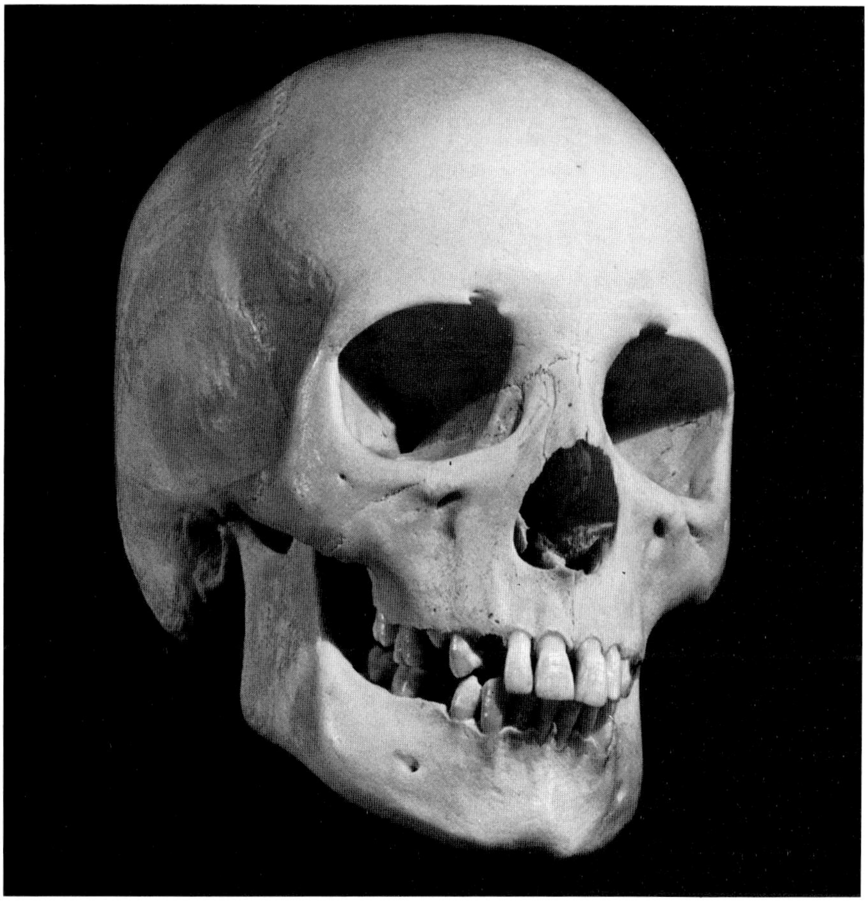

Die zweite Wechselgebißperiode

Die zweite Wechselgebißperiode beginnt bei den Mädchen ungefähr im zehnten Lebensjahr und etwa ein halbes Jahr später bei den Knaben. Sie dauert annähernd dreizehn respektive fünfzehn Monate. Diese zweite Wechselgebißperiode ist durch drei klinisch bedeutsame Merkmale gekennzeichnet:

- Verlust der Eckzähne und der Molaren der Milchbezahnung;
- Erscheinen und Durchbruch der bleibenden Eckzähne und Prämolaren;
- Erscheinen und Durchbruch der zweiten bleibenden Molaren.

Natürlich gibt es auch hier Variationen in der Reihenfolge des Verlustes der Milchseitenzähne respektive dem anschließenden Durchbruch ihrer Nachfolger. Im Oberkiefer ist die meist übliche Reihenfolge:

1. Eckzähne, erste Prämolaren, zweite Prämolaren;
2. erste Prämolaren, Eckzähne, zweite Prämolaren.

Im Unterkiefer ist die Reihenfolge meistens wie folgt:

1. Eckzähne, erste Prämolaren, zweite Prämolaren;
2. erste Prämolaren, Eckzähne, zweite Prämolaren.

Gleichzeitiger Durchbruch ist häufig, besonders bei den oberen Eckzähnen und zweiten Prämolaren; im Unterkiefer dagegen bei Eckzähnen und ersten Prämolaren. Nur in Ausnahmefällen bricht der zweite bleibende Molar vor dem ersten Prämolaren oder bleibenden Eckzahn durch.
Die erste Wechselgebißperiode beginnt meistens mit dem Durchbruch des ersten bleibenden Molaren. Der Durchbruch des zweiten bleibenden Molaren ist dann das Kennzeichen für den Abschluß der zweiten Wechselgebißperiode. Der klinische Einfluß des so späten Durchbruches des zweiten bleibenden Molaren wird am Ende dieses Kapitels besprochen, ebenso die Variationen in der Reihenfolge des Ersatzes der Milchbezahnung durch die bleibenden Zähne.
Genau wie in der ersten Wechselgebißperiode finden wir auch in der zweiten erhebliche Variationen, was den Zeitpunkt des Zahndurchbruches betrifft[29,31]; eine Zeitdauer von fünf Jahren muß als normal betrachtet werden. Es besteht eine positive Wechselbeziehung zwischen dem Zeitpunkt des Erscheinens der beiden Wechselgebißperioden[39]. Die Milchmolaren werden durch Prämolaren ersetzt, die kleinere mesiodistale Dimensionen ihrer Kronen aufweisen. Was die Eckzähne betrifft, ist es genau umgekehrt; ein Umstand, wie wir ihn auch beim Schneidezahnwechsel antreffen.
Die Entwicklungsmerkmale, die mit der zweiten Wechselgebißperiode verbunden sind, unterscheiden sich stark von denen der ersten Periode; sie werden auf den folgenden Seiten besprochen. Fünf Schädel werden in diesem Kapitel demonstriert, um so die aufeinanderfolgenden Veränderungen der zweiten Wechselgebißperiode aufzuzeigen. Die ersten beiden Schädel demonstrieren sehr detailliert das Anfangs- sowie das Endstadium dieser Periode. Die restlichen drei Schädel dienen der Erklärung der Zwischenstadien.

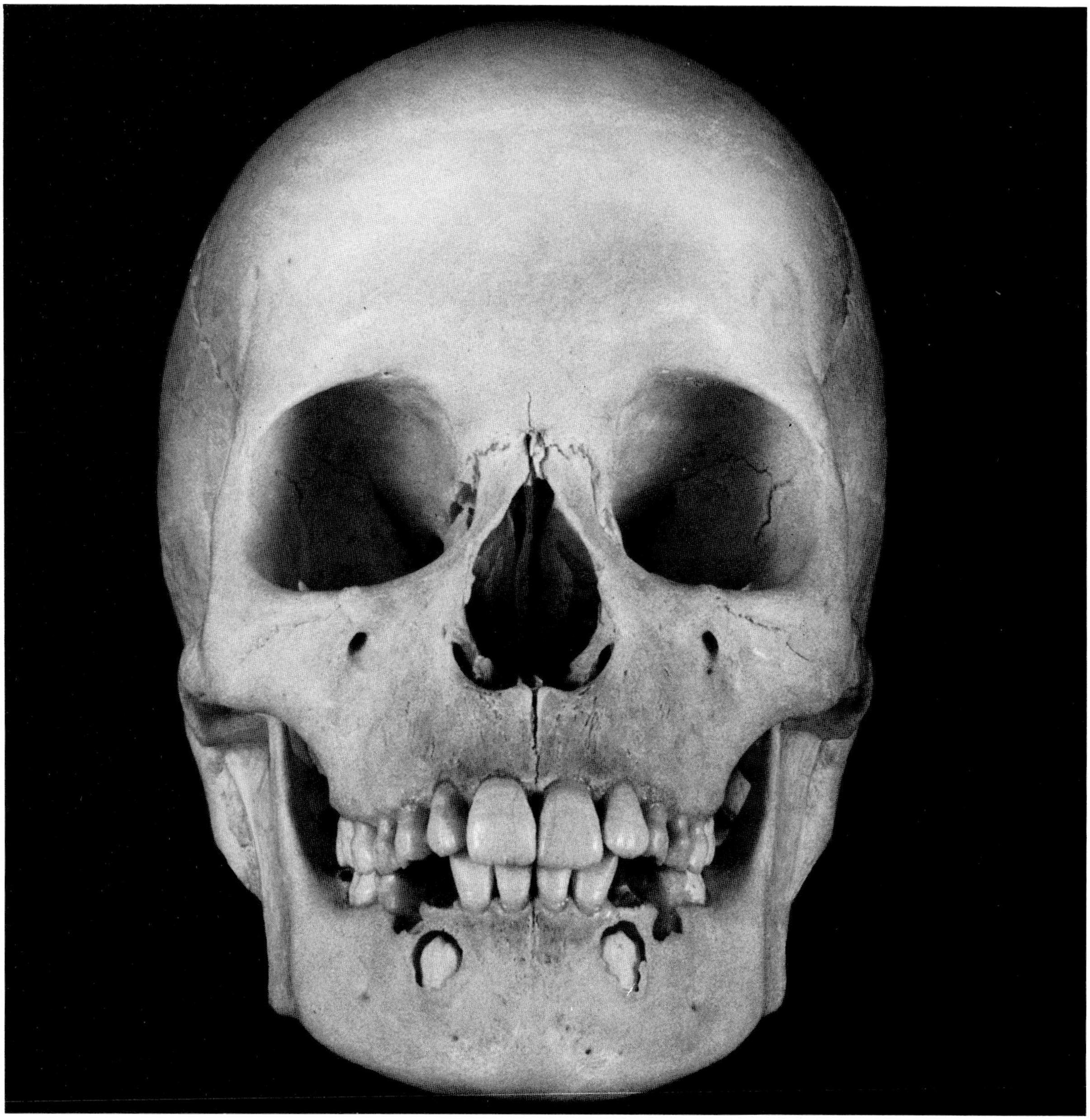

Abbildung 133

Dieser Schädel eines ungefähr zehneinhalb Jahre alten Kindes zeigt das Anfangsstadium der zweiten Wechselgebißperiode. Der dentofaziale Bereich ist vertikal sehr gut entwickelt. Die relative Höhe des Alveolarfortsatzes ist wesentlich größer als zu Beginn der ersten Wechselgebißperiode (vergleiche Abb. 54 und 55).
Die den Kronen der Eckzähne entsprechenden fensterartigen Öffnungen in der Bukkalwand sind ein Zeichen für einen Engstand, wie vorgehend besprochen. Sie liegen okklusaler als im vorher gezeigten Exemplar der Zwischenperiode (Abb. 105). Das in diesem Anfangsstadium fehlende Diastema im Oberkiefer ist ein weiteres Kennzeichen für einen Engstand.

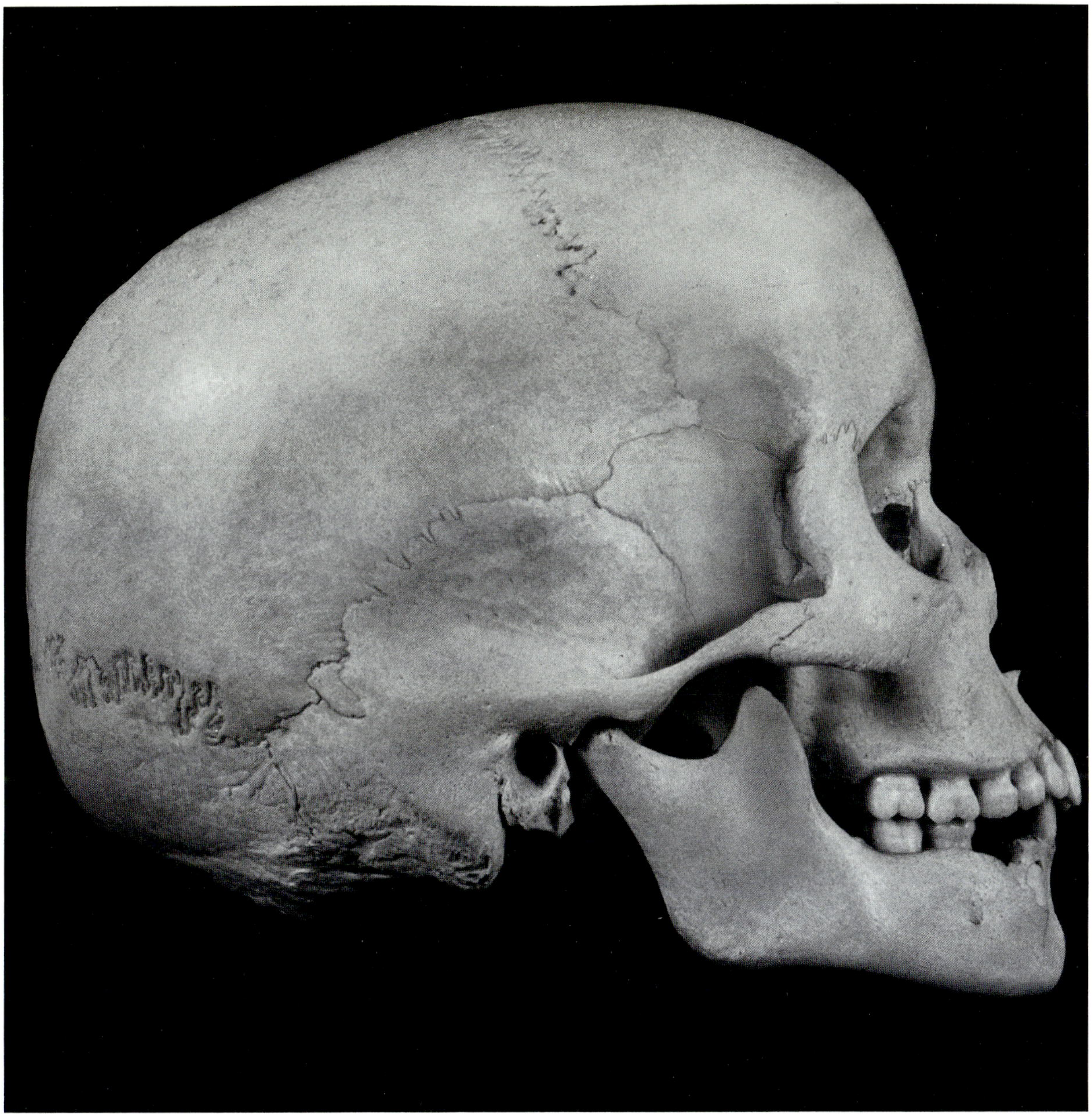

Abbildung 134

Dieses Exemplar weist eine leichte Protrusion auf, übrigens normal für diese Entwicklungsphase. Alle oberen Milchmolaren und Eckzähne sind noch vorhanden wie auch die unteren zweiten Milchmolaren; die unteren ersten Milchmolaren und Eckzähne wurden bereits verloren. Bis jetzt ist für die unteren zweiten Molaren noch kein Platz im Zahnbogen vorhanden.
Es ist unbekannt, ob in diesem Fall der Verlust der Milchzähne durch irgendeine Veränderung nach dem Tode bedingt wurde. Wahrscheinlich wurden sie nur noch durch supraalveoläre Fasern gehalten, während das am Knochen anhaftende Periodontium bereits vor dem Tode verschwunden war.

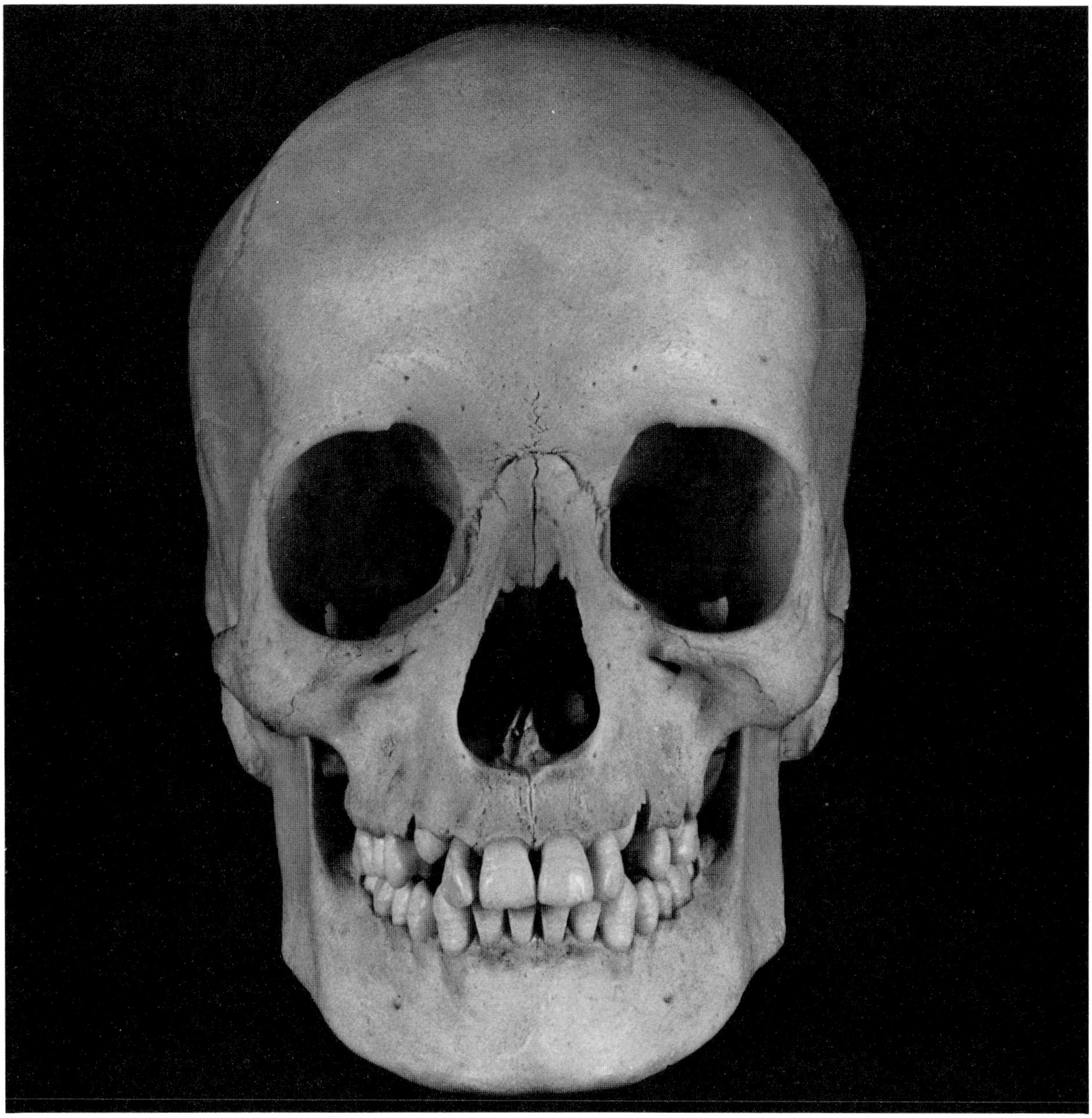

Abbildung 135

Dieser Schädel eines elfeinhalb oder zwölf Jahre alten Kindes zeigt das Endstadium der zweiten Wechselgebißperiode. Alle Milchzähne sind verlorengegangen, und alle bleibenden Zähne, mit Ausnahme der oberen Eckzähne, sind nun nicht nur vollständig durchgebrochen, sondern stehen auch in Okklusion. Im Zahnbogen ist noch genug Platz für die zweiten Molaren vorhanden.
Die Kontur der bukkalen Alveolarwand wird durch die Wurzeln der bleibenden Zähne bestimmt. Die oberen Kronen der Eckzähne buchten die alveoläre Randstruktur stark aus; während die Wurzeln sich nach palatinal neigen. Der obere linke Eckzahn bricht etwas mehr in lingualer Richtung durch als der rechte. Das einzige Diastema befindet sich zwischen dem rechten mittleren und dem rechten seitlichen Schneidezahn.

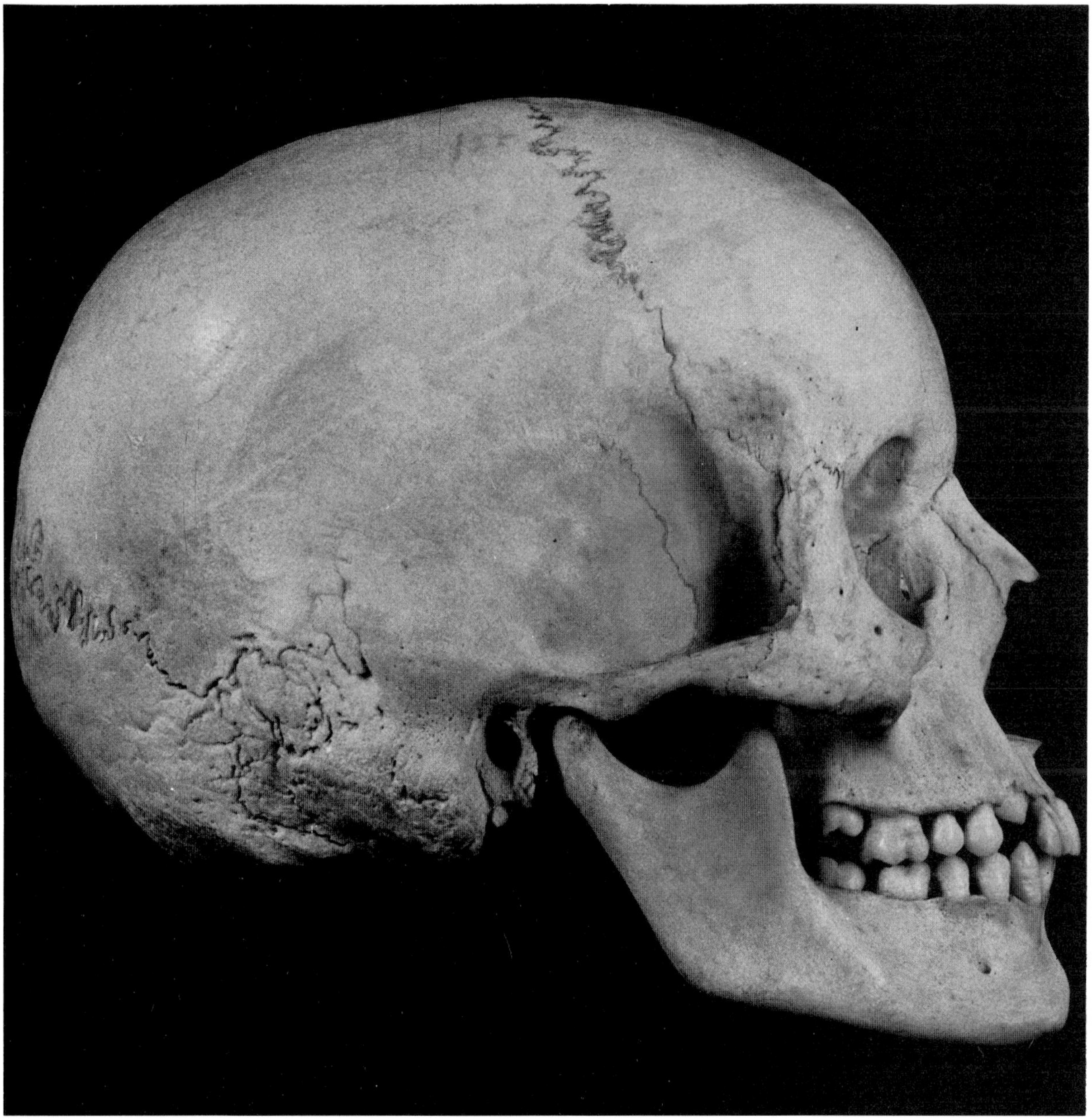

Abbildung 136

Die Frontzähne der beiden Kiefer zeigen eine leichte Protrusion, normal für diese Entwicklungsphase. Die unteren Prämolaren und Eckzähne stehen mehr oder weniger senkrecht zur Okklusionsebene, die oberen nach mesial geneigt. Eine leichte Okklusion der Klasse II ist feststellbar[1]; der frontale Überbiß ist zu groß, und die Prämolaren nähern sich einer okklusalen Höcker-Höcker-Verzahnung.
Der untere Eckzahn und der zweite Molar haben schon die Okklusionsebene erreicht. Ihre Antagonisten haben erst die Hälfte ihres Durchbruchweges zurückgelegt. Sie folgen der allgemeinen Regel, nach der die unteren Zähne den oberen beim Zahnwechsel vorausgehen. Diese Regel betrifft jedoch nicht die oberen Prämolaren, die im allgemeinen zuerst erscheinen.

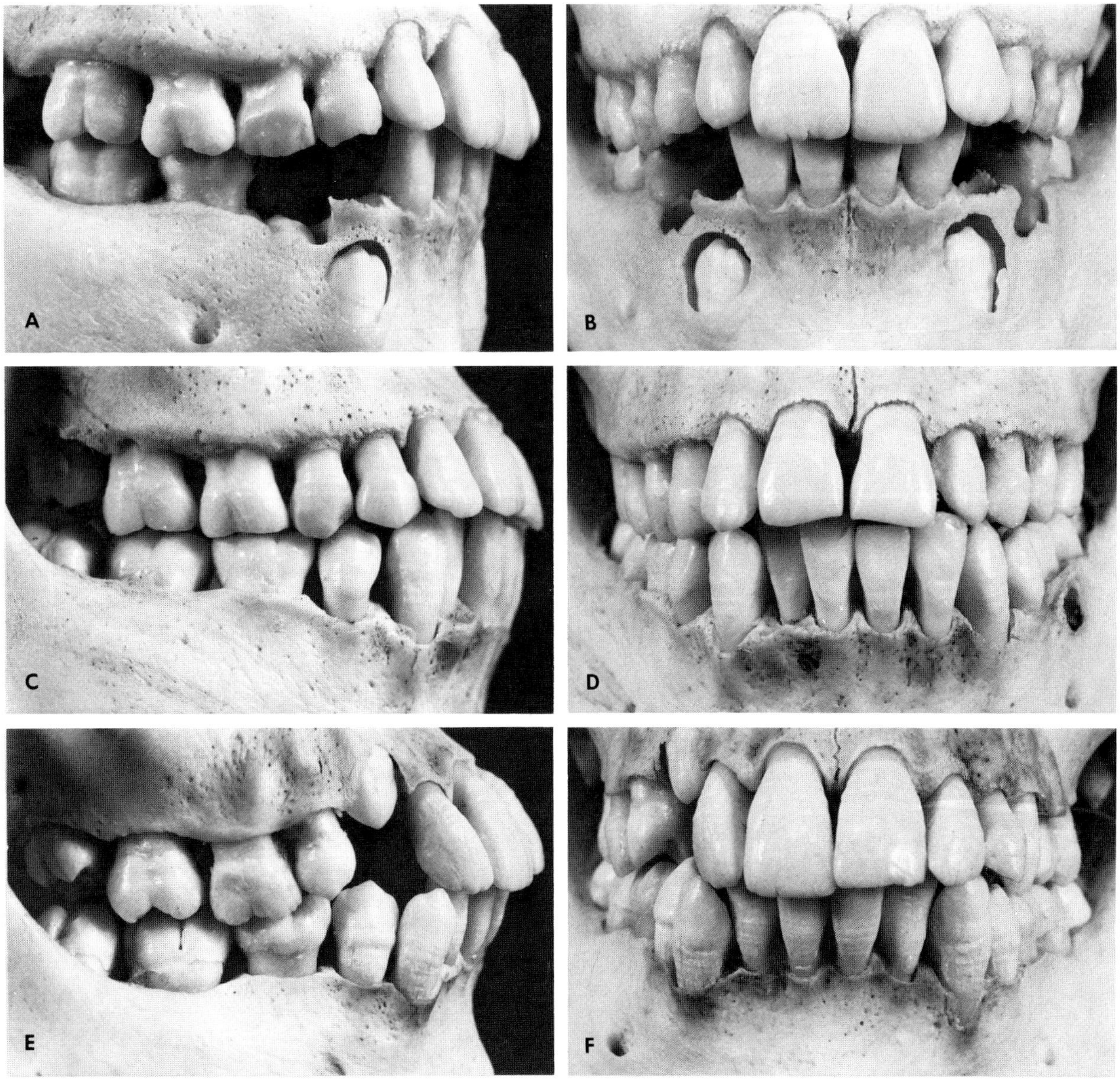

Abbildung 137

Nahaufnahmen der Zahnreihen der fünf gezeigten Schädel zeigen deutlich die Veränderungen während der zweiten Wechselgebißperiode. Variationen in der Reihenfolge des Verlustes der Milchseitenzähne ebenso wie im Erscheinen ihrer Nachfolger können deutlich festgestellt werden.

In den Abbildungen 137C und 137D sind die oberen Milcheckzähne und zweiten Molaren, im Unterkiefer die zweiten Milchmolaren noch vorhanden. Die unteren bleibenden Eckzähne und alle ersten Prämolaren sind vollständig durchgebrochen und okkludieren mit den antagonistischen Zähnen.

In den Abbildungen 137E und 137F sind noch alle zweiten Milchmolaren vorhanden; die unteren ersten Prämolaren und bleibenden Eckzähne sind schon fast vollständig durchgebrochen. Beide oberen ersten Prämolaren nähern sich der Okklusionsebene. Der obere rechte bleibende Eckzahn erscheint, während auf der linken Seite noch der Milcheckzahn vorhanden ist.

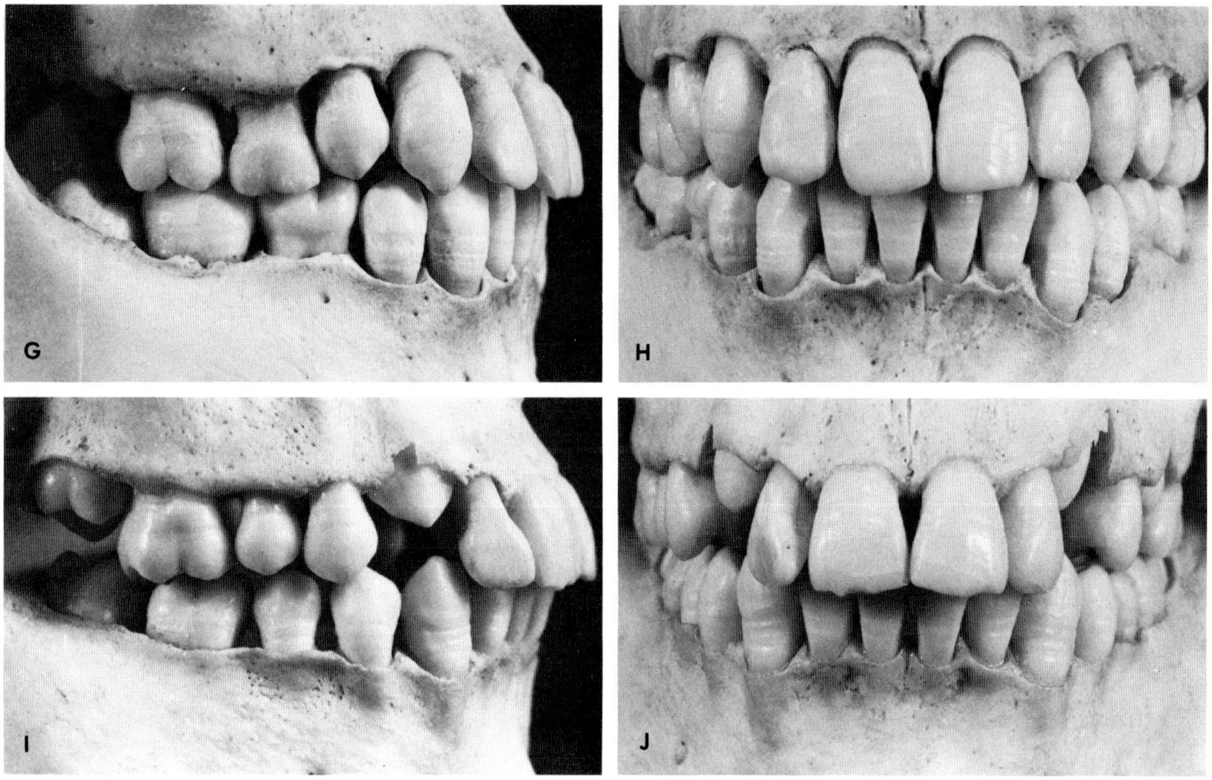

Abbildung 137 (Fortsetzung)

In den Abbildungen 137G und 137H sind nur noch die vier zweiten Milchmolaren vorhanden. Alle anderen Zähne der Milchbezahnung wurden ersetzt; ihre Nachfolger stehen in voller Okklusion. In den Abbildungen 137I und 137J brechen die oberen Eckzähne als letzte der bleibenden Zähne durch. Wie bereits früher erwähnt, ist die mesiodistale Breite der Kronen des durchgebrochenen Prämolaren kleiner als die Öffnung, die die verlorenen Milchmolaren hinterließen. Deshalb muß in diesem Stadium noch viel an Knochenapposition und Umbildung von Knochenstruktur in der Gegend des Zahnhalses des oberen ersten Prämolaren geschehen, wie Abbildung 137G zeigt.
Die größeren bleibenden Eckzähne brechen wesentlich weiter bukkal durch als ihre Vorgänger. Dies trifft auch auf die Prämolaren zu, allerdings in weit geringerem Maße. Sie sind apikal der Milchmolaren gelagert und mehr oder weniger zwischen den Wurzeln „gefangen“. In der Zahnreihe brechen die Prämolaren ungefähr an derselben Stelle durch wie ihre Vorgänger (oder etwas weiter bukkal).

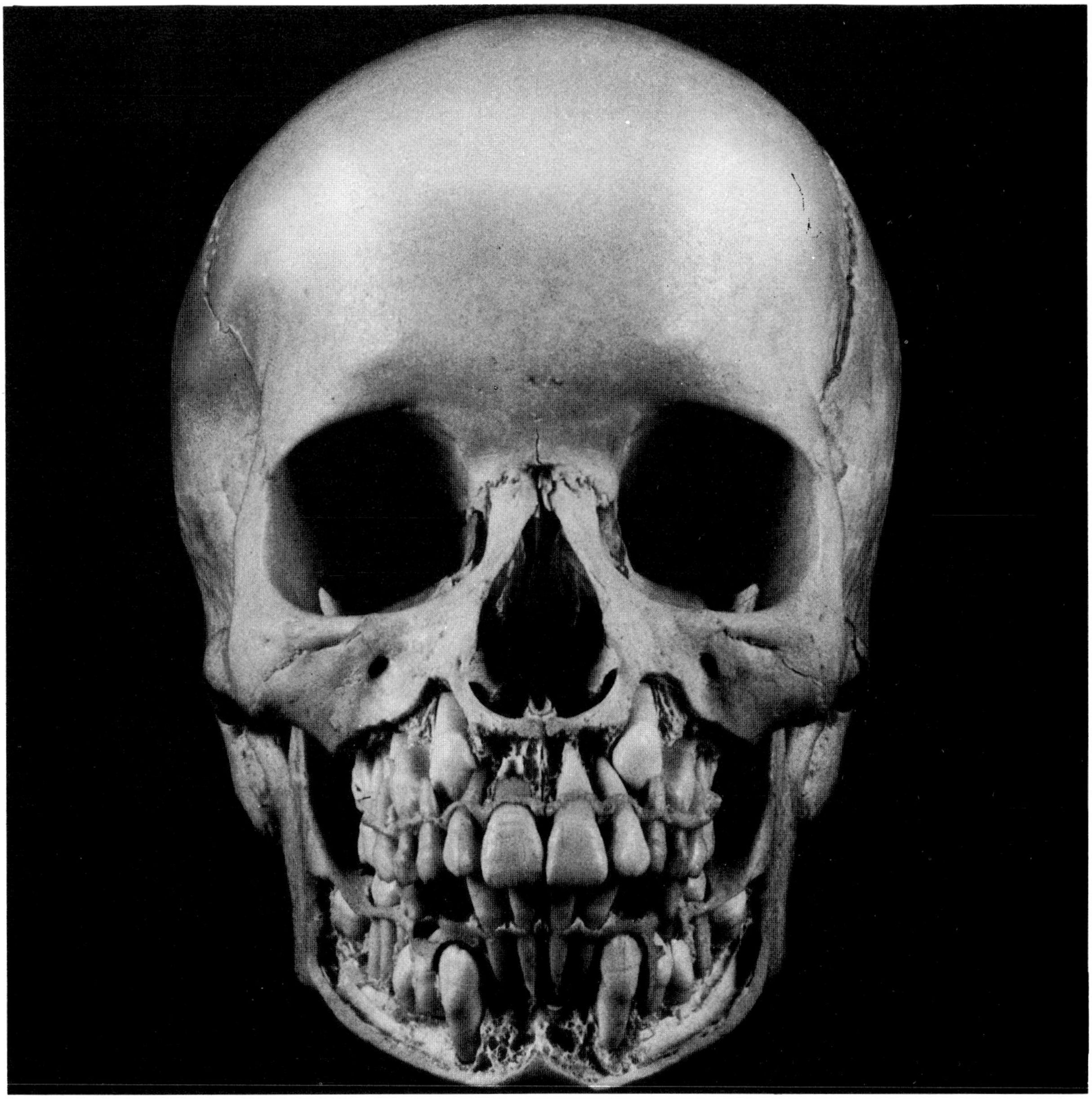

Abbildung 138

Dieser Schädel eines zehn bis zehneinhalb Jahre alten Kindes zeigt den Beginn der zweiten Wechselgebißperiode (siehe auch Abb. 133 und 134).
Der Apex des oberen linken mittleren Schneidezahnes liegt in einiger Entfernung zum Nasenboden. Wahrscheinlich traumatisch bedingt, hat der Wurzelaufbau am oberen rechten mittleren Schneidezahn zu früh aufgehört. Die sich aufbauenden Anteile der oberen Eckzähne stehen noch labial der Apertura piriformis. Der untere rechte Eckzahn befindet sich noch sehr nahe am Kieferrand, während der linke Eckzahn schon etwas höher gelagert ist und nun mit dem Durchbruch beginnt.
Es ist fraglich, ob die unteren Milcheckzähne und ersten Molaren schon vor dem Tode verlorengingen.

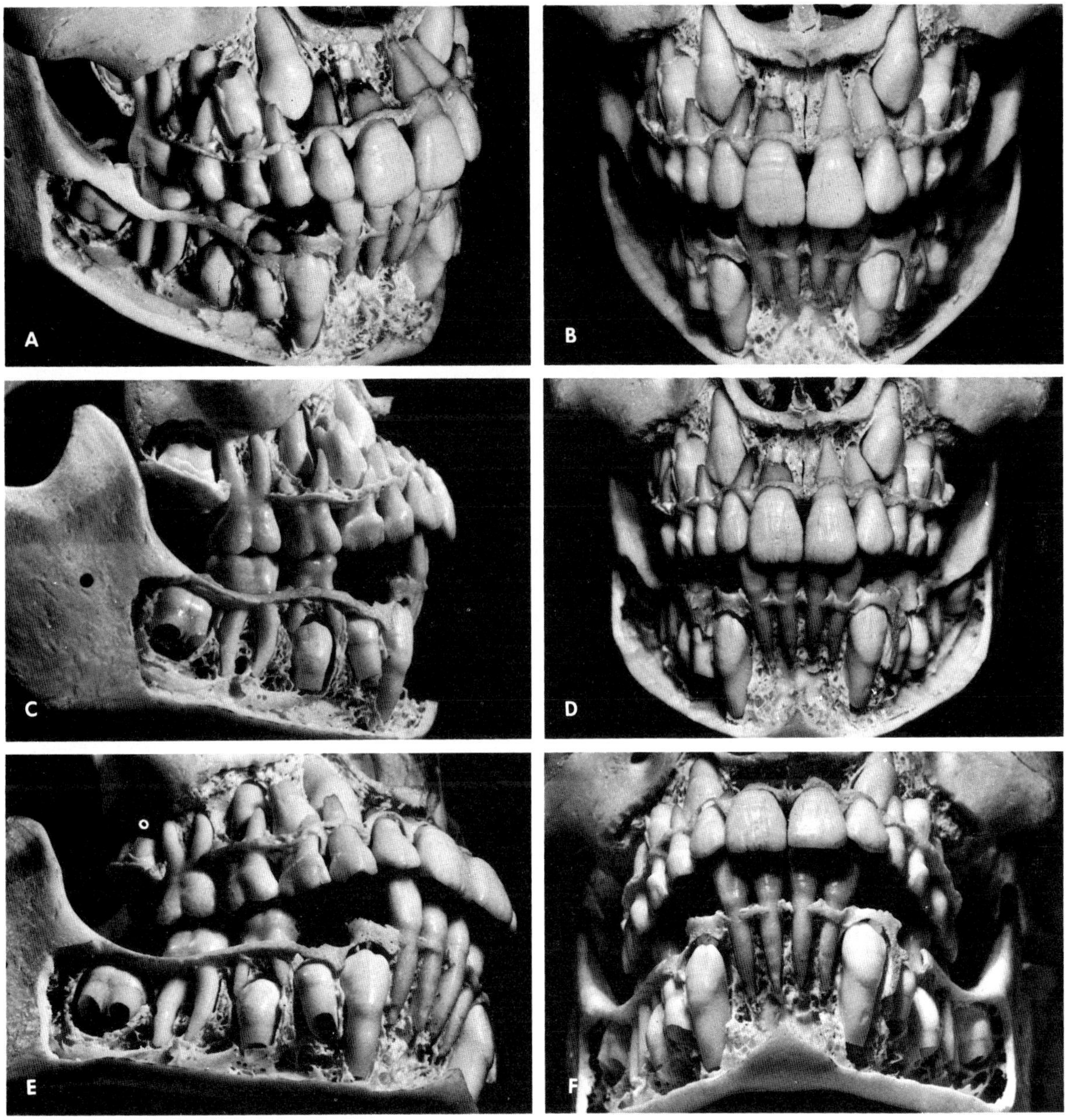

Abbildung 139

Die Kronen der bleibenden oberen Eckzähne liegen noch nahe an den Wurzeln der distal geneigten seitlichen Schneidezähne. In beiden Kiefern ist der Aufbau der Eckzahnwurzeln weiter fortgeschritten als derjenige der Prämolaren. (Als Regel gilt, daß die Prämolaren mit weniger entwickelten Wurzeln als die Eckzähne durchbrechen.) Die restliche Struktur des Alveolarknochens über den bleibenden unteren Eckzähnen muß noch vor dem Durchbruch der Zähne verschwinden. Das ist beim Durchbruch der Prämolaren nicht notwendig.
Beachten Sie den Abstand zwischen der unteren Begrenzung des Unterkiefers und den Wurzelspitzen der unteren Schneidezähne.

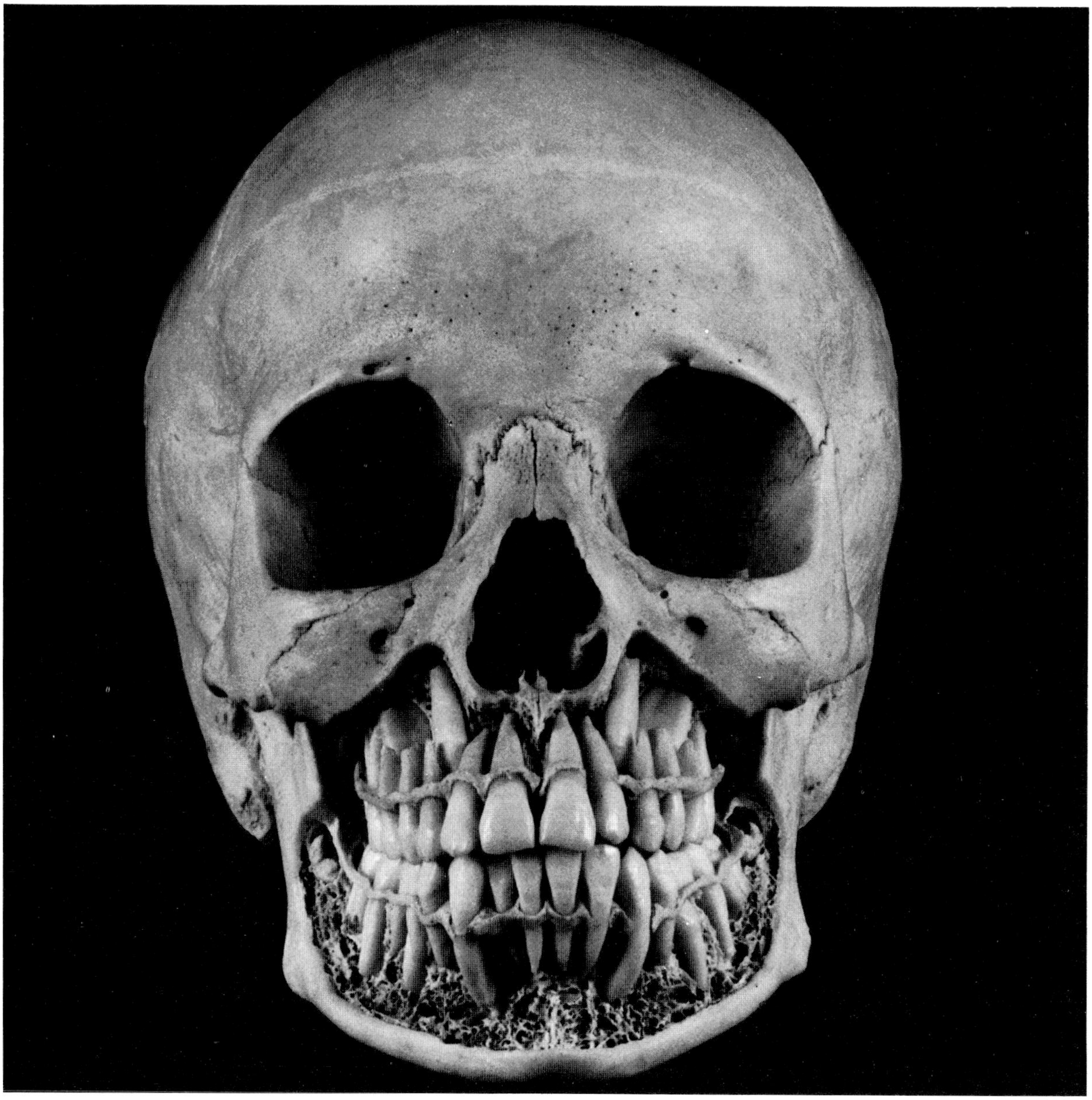

Abbildung 140

In diesem Exemplar sind die Eckzähne die einzigen noch nicht durchgebrochenen Zähne. Jedoch angesichts des Abstandes zwischen den Wurzelspitzen und dem Nischenboden hat der Durchbruch schon begonnen.
Die unteren Eckzähne haben wesentlich kräftigere und längere Wurzeln als die Schneidezähne und reichen auch näher an die Unterkante des Kiefers heran. Der Raum zwischen den Wurzelspitzen der unteren Zähne und der unteren Begrenzung des Kiefers zeigt deutlich an, daß die vertikale Entwicklung des Unterkiefers größer war als der für den Aufbau der Zähne benötigte Raum.

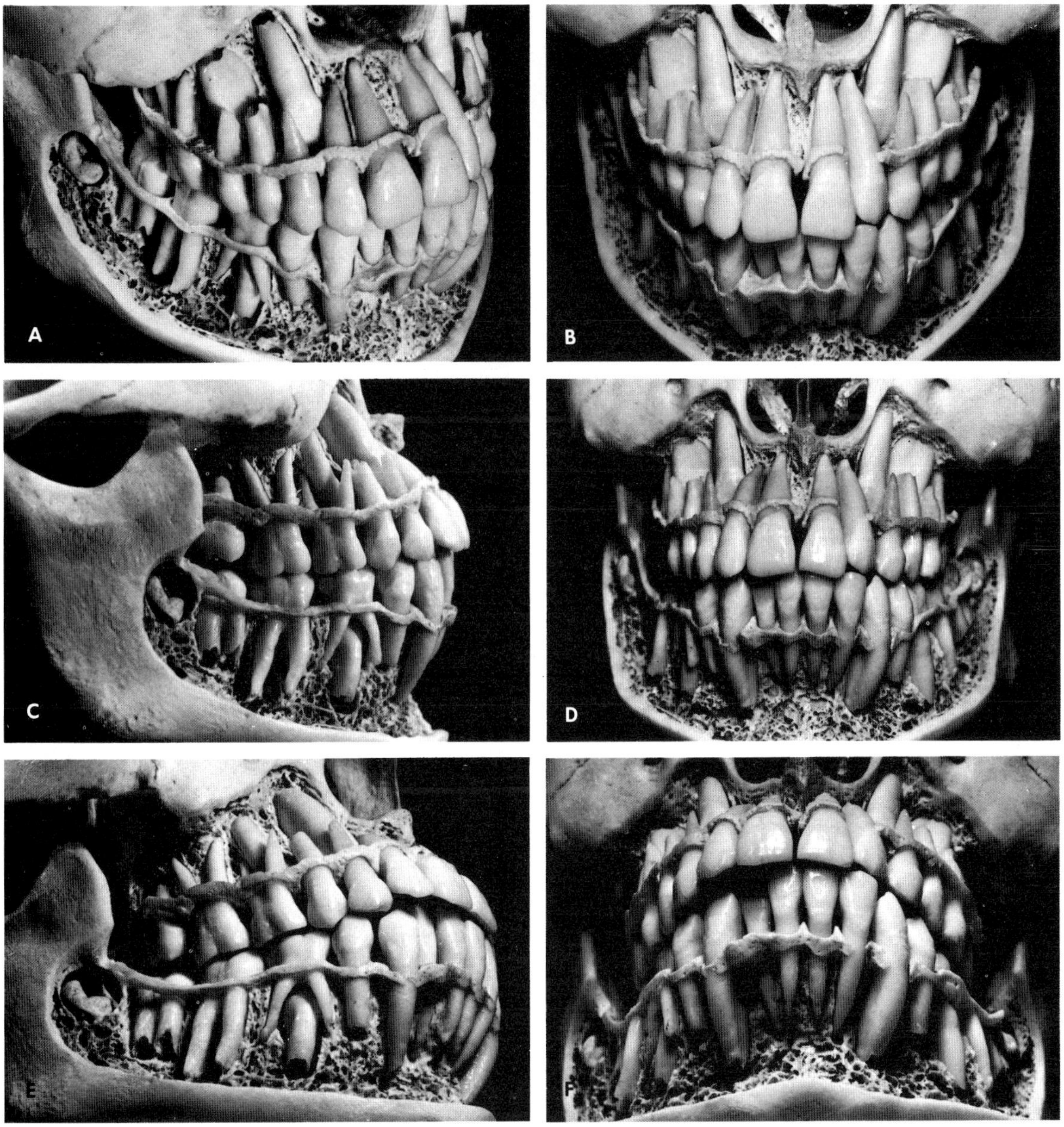

Abbildung 141

Die Kronen der bleibenden Eckzähne liegen lingual der Wurzeln der seitlichen Schneidezähne und auch palatinaler als normal. Die Resorption der Milcheckzähne wäre sicher schon stärker, ständen die bleibenden Eckzähne mehr nach bukkal. Der Alveolarknochen, der die durchgebrochenen ersten Prämolaren umfaßt, hat eine normale Morphologie. Die Wurzeln der zweiten Milchmolaren zeigen an ihren Spitzen nur eine geringe Resorption und dies, obwohl ihre Nachfolger bereits mit dem Durchbruch begonnen haben. Dies erkennt man an der Morphologie des Knochens am Boden der Nischen der oberen und unteren rechten zweiten Prämolaren. Bei letzteren ist der aktive Durchbruch auch am Zwischenraum zwischen Apex und Nischen erkennbar.

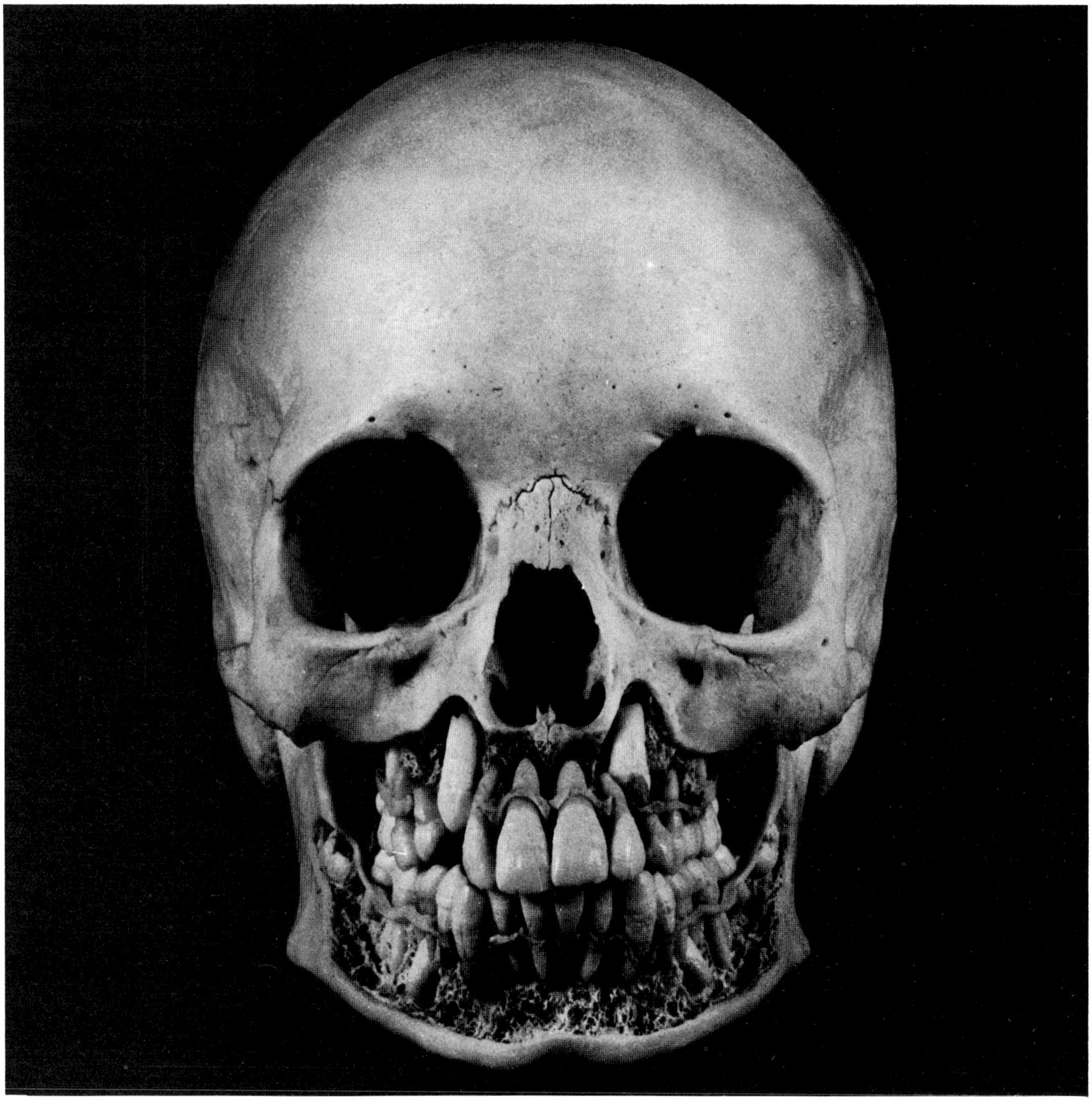

Abbildung 142

Dieser Schädel illustriert ein untypisches Merkmal: abnorm kurze Wurzeln im Verhältnis zu den Zahnkronen. Der Abstand zwischen den Wurzelspitzen der oberen Schneidezähne und dem Nasenboden respektive zwischen den unteren Schneidezähnen und der Unterkante des Kiefers ist, zumindestens teilweise, auf diese kurzen Wurzeln zurückzuführen.
Der obere rechte bleibende Eckzahn ist durchgebrochen und steht mehr bukkal als der linke. Sein Vorgänger ist bereits ausgefallen. Der sich noch weiter entwickelnde linke Eckzahn ist näher an der Apertura piriformis als der rechte.

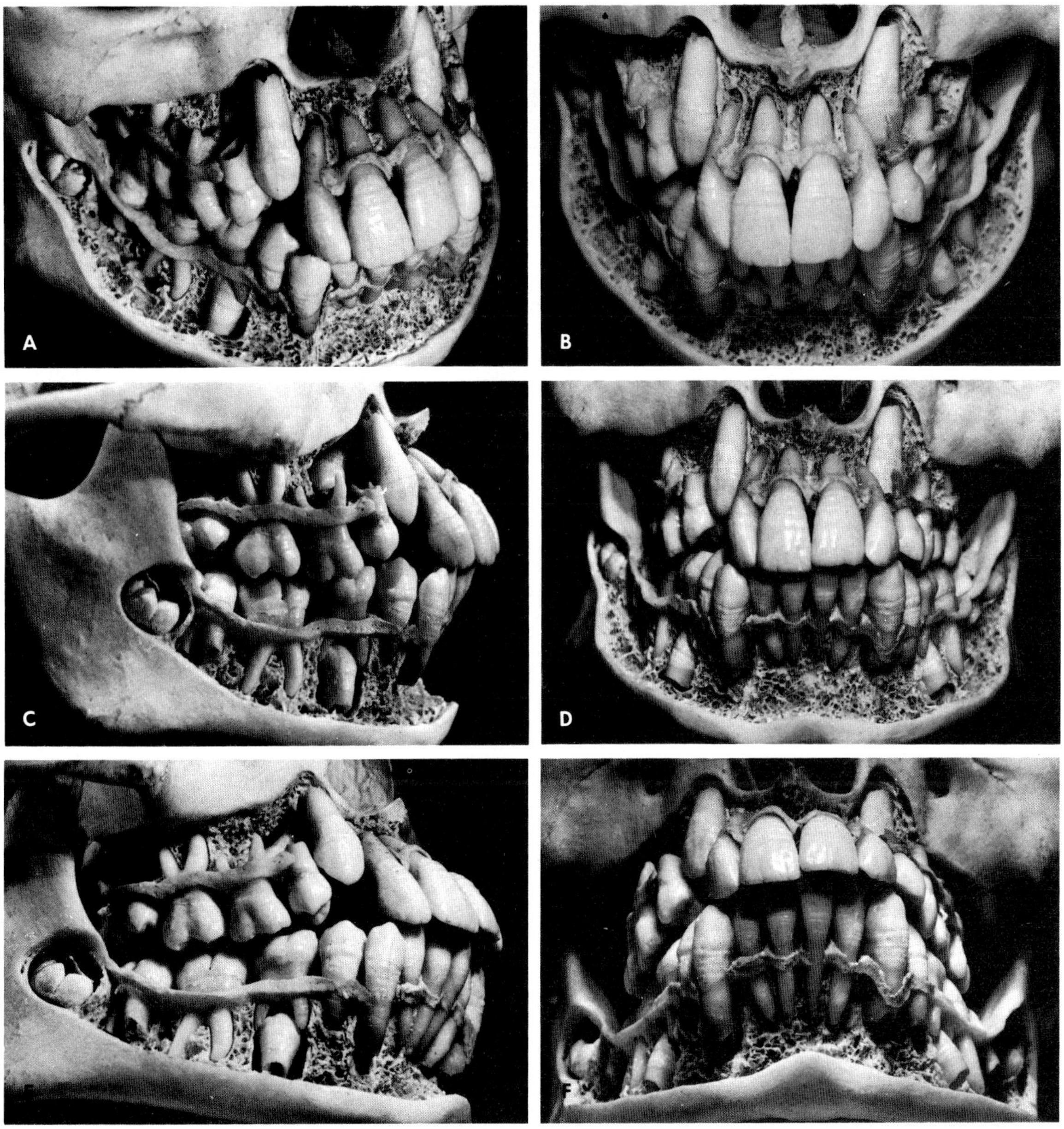

Abbildung 143

In einem verhältnismäßig beschränkten Raum weist der obere erste rechte Prämolar, schon nahe der Okklusionsebene, eine kleine, weit offene Wurzel auf. Wenn der bleibende obere rechte Eckzahn seinen Durchbruch weiter fortgesetzt hätte, wäre das Diastema, distal des ersten Prämolaren, schon geschlossen. Normalerweise ist in dieser Phase ein zentrales Diastema vorhanden, das sich beim Durchbruch des bleibenden Eckzahnes fast immer schließt. Bei diesem Geschehen wandert der seitliche Schneidezahn nach mesial und beginnt seine Neigungsrichtung zu verändern.

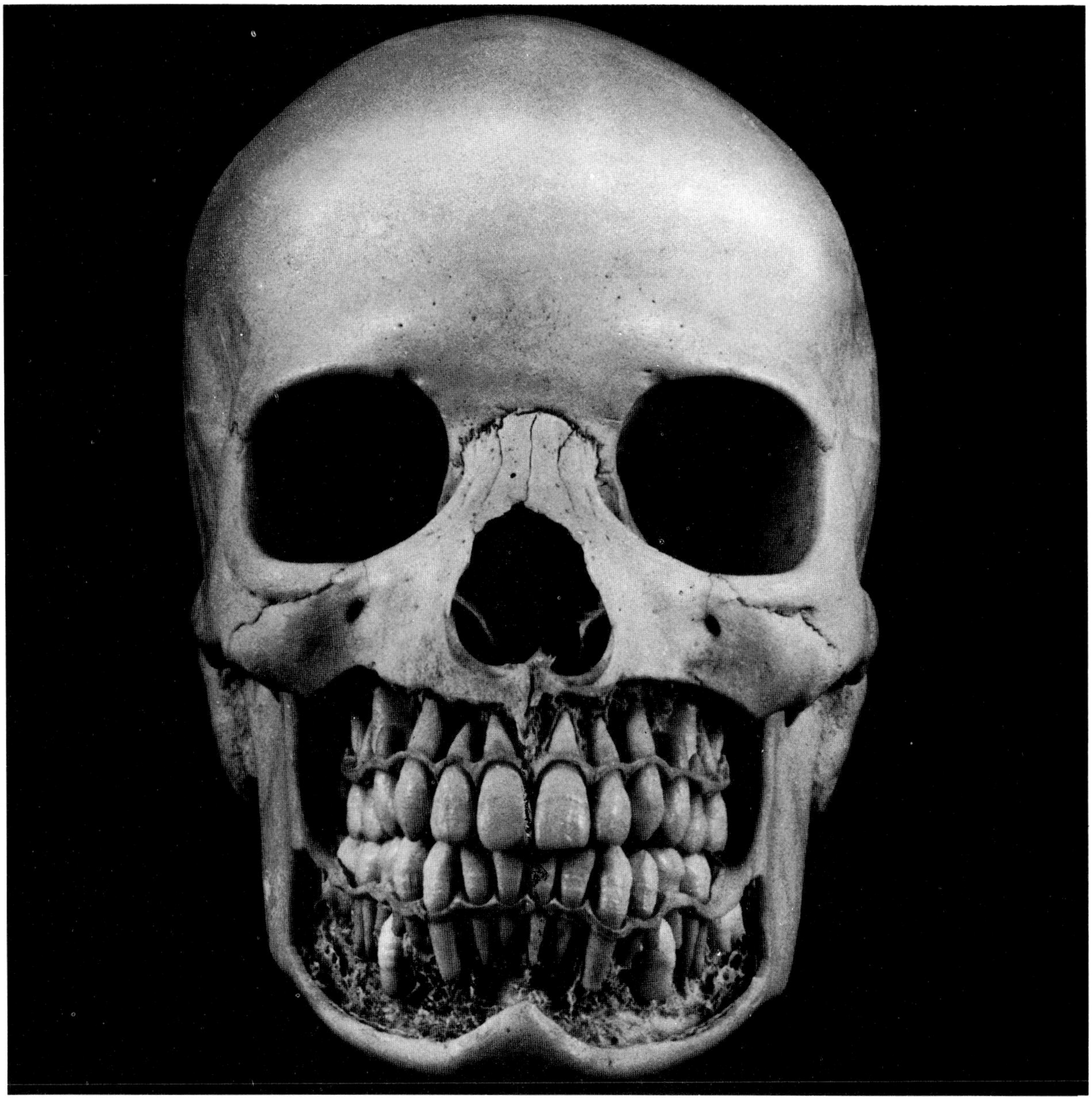

Abbildung 144

Die Wurzeln der Schneidezähne sind sehr spitz und ihre Spitzen geschlossen.
Mit dem Durchbruch der bleibenden Eckzähne, deren Wurzeln noch nicht ganz ausgebildet sind, wird innerhalb des Alveolarfortsatzes Platz für die Änderung der Neigungsrichtung der seitlichen Schneidezähne geschaffen. Es dauert normalerweise Jahre, bevor die distale Neigung der seitlichen Schneidezähne im Unterkiefer und ganz besonders im Oberkiefer korrekt erreicht ist. Diese distale Neigung ist eines der typischen Okklusionsmerkmale beim Erwachsenen.

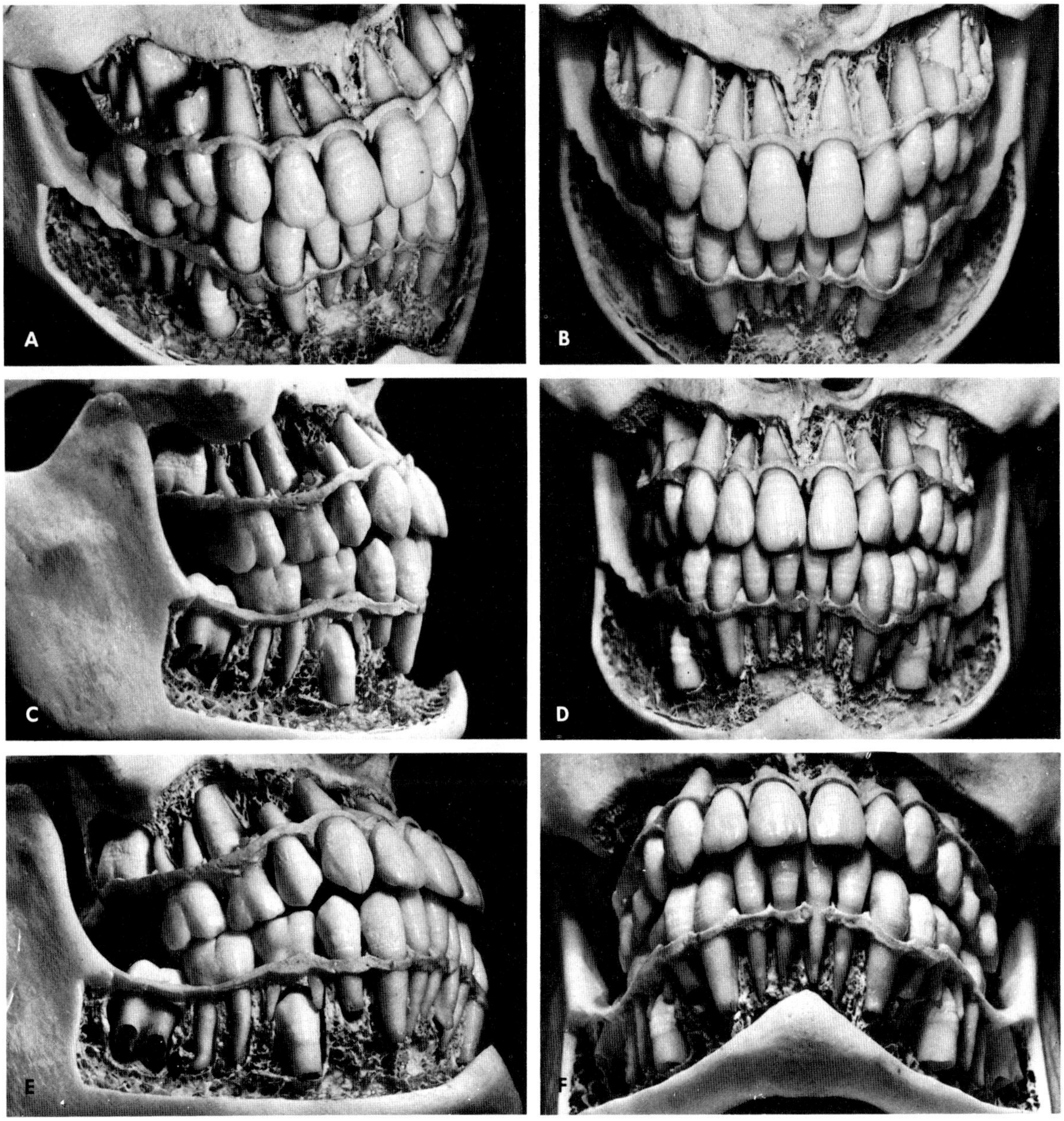

Abbildung 145

Die ersten Prämolaren und die bleibenden Eckzähne okkludieren noch nicht vollständig. Beachten Sie den Unterschied in der Lage des Alveolarknochens am Zahnhals des oberen rechten Eckzahnes und am danebenstehenden ersten Prämolaren. Die Wurzeln der bleibenden ersten Molaren sind nun vollständig ausgebildet.
Der untere zweite Molar hat bereits eine vollständige Bifurkation und befindet sich in der aktiven Durchbruchphase. Dies ist deutlich nicht nur an seiner Lage zur Okklusionsebene, sondern auch an der feinen spongiösen Knochenstruktur am Nischenboden zu sehen.
Der obere zweite bleibende Molar ist weder in seinem Aufbau noch in seinem Durchbruch so weit vorgeschritten.

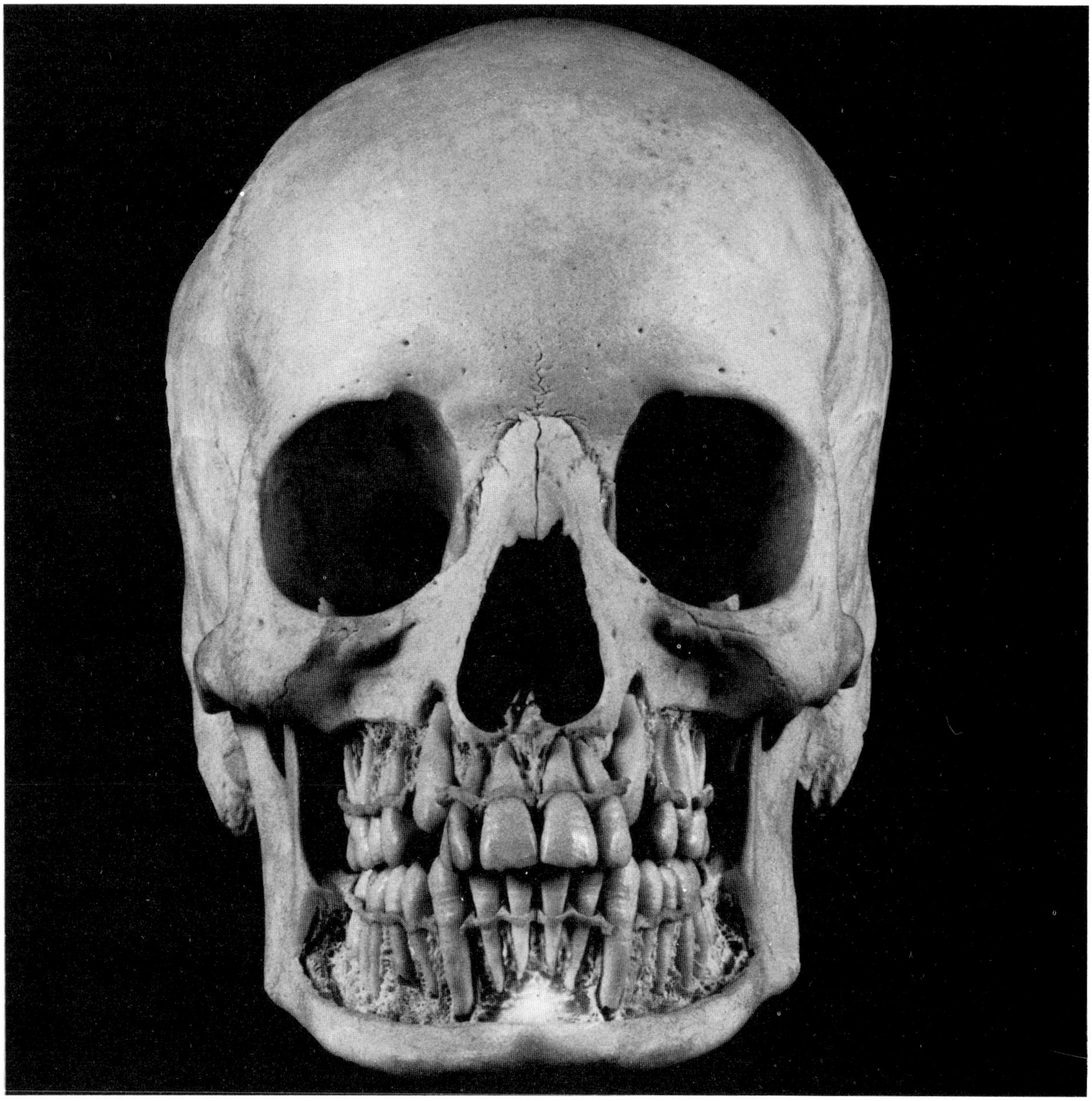

Abbildung 146

Dieser Schädel eines ungefähr elfeinhalb bis zwölf Jahre alten Kindes zeigt das Endstadium der zweiten Wechselgebißperiode an (siehe auch Abb. 135 und 136). Kein Milchzahn ist mehr vorhanden und die oberen Eckzähne brechen durch; der rechte weiter bukkal als der linke. Es kann angenommen werden, daß die asymmetrische Form der Apertura piriformis durch den Unterschied in der Eckzahnstellung bedingt ist. Außerdem spielen noch örtliche Faktoren im Zahnbogen eine Rolle für den Weg, den der Eckzahn in der letzten Durchbruchsphase nimmt; zum Beispiel können Zwischenräume ebenso wie ein Engstand im Eckzahnbereich dafür verantwortlich sein.

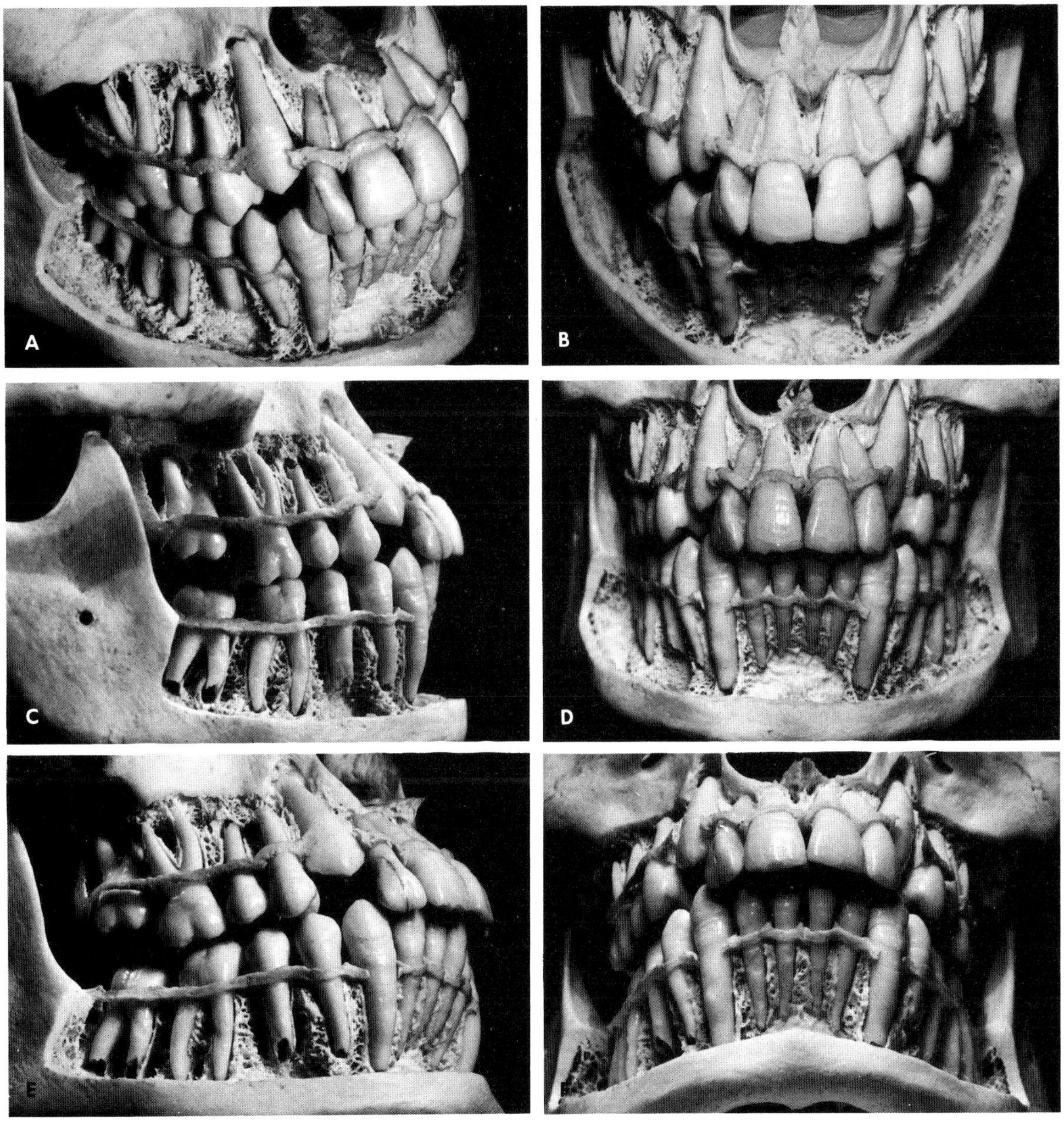

Abbildung 147

Alle Seitenzähne im Oberkiefer sowie die unteren ersten und zweiten bleibenden Molaren sind nach mesial geneigt. Die mesiodistale Neigung der oberen seitlichen Schneidezähne wird noch hauptsächlich durch die Eckzahnkronen bestimmt. Der Wechsel in der Neigung der seitlichen Schneidezähne muß wie auch im Unterkiefer allerdings noch bis zum vollständigen Durchbruch der Eckzähne warten. Die Wurzeln der Eckzähne, der Prämolaren und der bleibenden zweiten Molaren sind noch nicht vollständig aufgebaut; tatsächlich bilden sich ihre Wurzeln noch weiter, nachdem sie schon okkludieren.

Zusammenfassung

Die zweite Wechselgebißperiode ist eine Wachstumsphase mit großen Veränderungen. Dies bewahrheitet sich nicht nur in der Durchbruchsreihenfolge der sich normal entwickelnden Zahnreihe, sondern auch beim Einfluß, den gewisse örtliche Faktoren auf den Aufbau nehmen. Vorzeitiger Verlust der Eckzähne und der Molaren der Milchbezahnung kann den normalen Ablauf des Geschehens ganz besonders beeinflussen: Der Kammperimeter kann zeitweise, ja sogar für immer reduziert sein; zu frühes notwendiges Extrahieren der Milchmolaren kann den Durchbruch der Nachfolger erschweren, ebenso wie eine späte Extraktion ihr Erscheinen beschleunigen kann[25].
Die Differenz zwischen der Summe der mesiodistalen Dimension der Kronen der Milchmolaren und ihrer Nachfolger ist im Unterkiefer größer als im Oberkiefer[50]. Der durchschnittliche Unterschied beträgt für beide oberen Molaren 2,2 mm im Vergleich zu 3,5 mm für die unteren. Die mesiodistale Kronenausdehnung der Milcheckzähne ist kleiner als die der bleibenden Eckzähne. Der obere bleibende Eckzahn ist durchschnittlich 1,1 mm breiter als sein Vorgänger, der untere bleibende Eckzahn 1,0 mm breiter*.
Wie der zusätzliche Platz, der in der zweiten Wechselgebißperiode zur Verfügung steht, gebraucht wird, hängt von verschiedenen Faktoren ab:

- Engstand oder Lücken bei den Schneidezähnen;
- Interkuspidation;
- Stellung der bleibenden Zähne vor dem Durchbruch;
- normale oder anormale Resorption der Milchzähne;
- Größenunterschiede zwischen den bleibenden und den Milchzähnen;
- Reihenfolge und Richtung des Durchbruches;
- Verhalten der oralen Muskulatur und ihrer Funktion;
- Unterschied im Wachstum der beiden Kiefer;
- frühzeitiger Verlust der Milchzähne;
- traumatisches Geschehen.

Mangelt es im Zahnbogen an Platz, ist nicht genug Platz für denjenigen Zahn vorhanden, der vor dem ersten bleibenden Molaren durchbricht. Dies bedeutet fast immer einen bukkal gestellten Eckzahn, seltener einen palatinal gestellten zweiten Molaren im Oberkiefer oder gar beides.
Im Unterkiefer findet der durchbrechende Eckzahn manchmal nicht genügend Platz und muß deshalb bukkal durchbrechen. Günstige Verhältnisse vorausgesetzt, kann er später, teilweise oder vollständig, in die richtige Stellung wandern, wenn nach dem Ersetzen der Milchmolaren wieder mehr Raum zur Verfügung steht. Ist jedoch ein Engstand durch den zu frühen Verlust der Milchmolaren entstanden, bricht der zweite Prämolar meistens stark lingual durch, oder er bleibt retiniert.
Ein Durchbruch des zweiten bleibenden Molaren vor oder während des Seitenzahnwechsels kann sich durch den zusätzlichen mesialen Schub ungünstig auswirken. Dieser Schub, durch die zweiten Molaren verursacht, kann nicht nur zu einer ungewünschten Verdrängung des ersten Molaren, sondern auch zu einer Verringerung des Platzes führen, den die weiter vorn im Zahnbogen stehenden Zähne benötigen.
Während der zweiten Wechselgebißperiode gibt es nur geringe Veränderungen der Zahnbogengröße[39]. Der Zahnbogen wird zwar durch Hinzufügen der bleibenden Molaren etwas länger, andererseits aber besteht eine kleine Verringerung der Bogentiefe. Diese Bogentiefe wird von den Labialflächen der mittleren Schneidezähne senkrecht zu einer Linie gemessen, die die mesialen Oberflächen der bleibenden ersten Molaren berührt. Das resultiert aus der kleineren mesiodistalen Breite der Prämolaren und Eckzähne im Vergleich zu ihren Vorgängern.

* Unterlagen des „Center for Human Growth and Development“, Universität Michigan, Ann Arbor, Mich./USA.

7

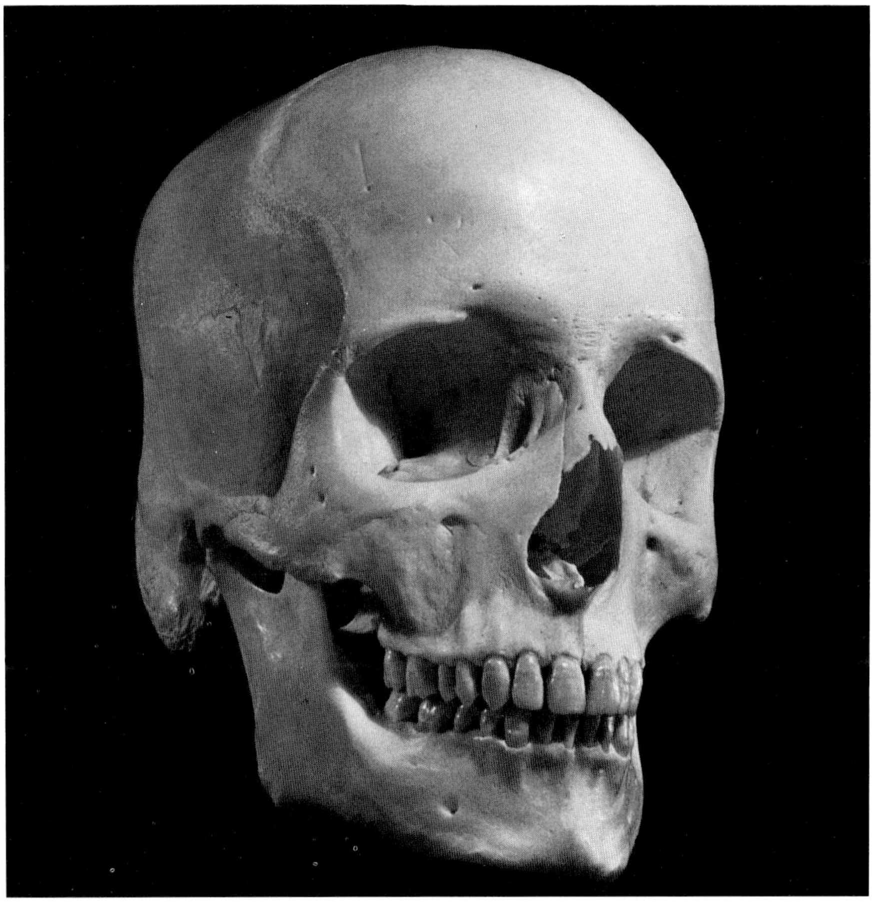

Das Gebiß des Erwachsenen

Nachdem die dritten Molaren in Okklusion stehen und ihre Wurzeln vollständig ausgebildet sind, ist die Entwicklung der Zahnreihe endgültig beendet. Im allgemeinen dauert es zwanzig Jahre, um dieses Stadium zu erreichen, also gut acht Jahre nach der zweiten Wechselgebißperiode. Dieser Zeitraum von acht Jahren, welcher auch gewisse Veränderungen in der Jugendzeit umfaßt, wurde in diesem Atlas nicht als ein besonderes Kapitel aufgeführt, weil die allmählichen Veränderungen innerhalb der Zahnbögen nur äußerst gering sind.
In der Jugend verlängern sich die die Zähne tragenden Kieferteile, und es entsteht der notwendige Platz für den Durchbruch der dritten Molaren (falls solche vorhanden). Meistens ist allerdings nicht genügend Raum für eine normale Stellung der dritten Molaren vorhanden; so können sie nur teilweise durchbrechen oder bleiben gar impaktiert. In der gleichen Zeit, in der das obenerwähnte Längenwachstum in beiden Kiefern stattfindet, setzt, besonders im Oberkiefer, zusätzlich ein nach vorn gerichtetes Wachstum ein, das mit einem Höhenwachstum des Alveolarkammes verbunden ist.
Während der Jugendzeit nimmt, in bezug auf den vorderen Teil der Kieferbasis, die Zahnreihe eine leicht dorsalere Position ein; die Schneidezähne erreichen eine senkrechtere Stellung[9]. Es existieren vergleichbare Geschlechtsunterschiede zwischen der Zeitdauer und der Intensität der Veränderungen des jugendlichen kraniofazialen Komplexes und denen des restlichen Körperbaues. Diese Veränderungen sind bei den Knaben stärker, erscheinen später, dauern dafür aber länger als die Veränderungen bei den Mädchen[4]. Hinzu kommt, daß Knaben eine relativ größere Nase und einen vorspringenderen Unterkiefer entwickeln; außerdem haben sie eine wesentlich stärkere Knochenstruktur am Kinn und im Bereich der Augenbrauen.
Die ideale Okklusion des Erwachsenen, wie zum Beispiel in zahnärztlichen Lehrbüchern dargestellt, findet man in der heutigen Zeit leider immer seltener. Es gibt sehr große Variationen in der Morphologie der Gebisse erwachsener Menschen. Dies bezieht sich nicht nur auf die Stellung der Zähne, auf den Zahnbogen und seine Okklusion, sondern auch auf die Lage der Wurzeln und auf die Neigung der Zähne.
Der Schädel, der in diesem Kapitel gezeigt wird, um gewisse Charakteristiken des Gebisses eines Erwachsenen zu illustrieren, entspricht nicht dem in den Lehrbüchern gezeigten Standard, obwohl keine wesentlichen Abnormitäten vorhanden sind.

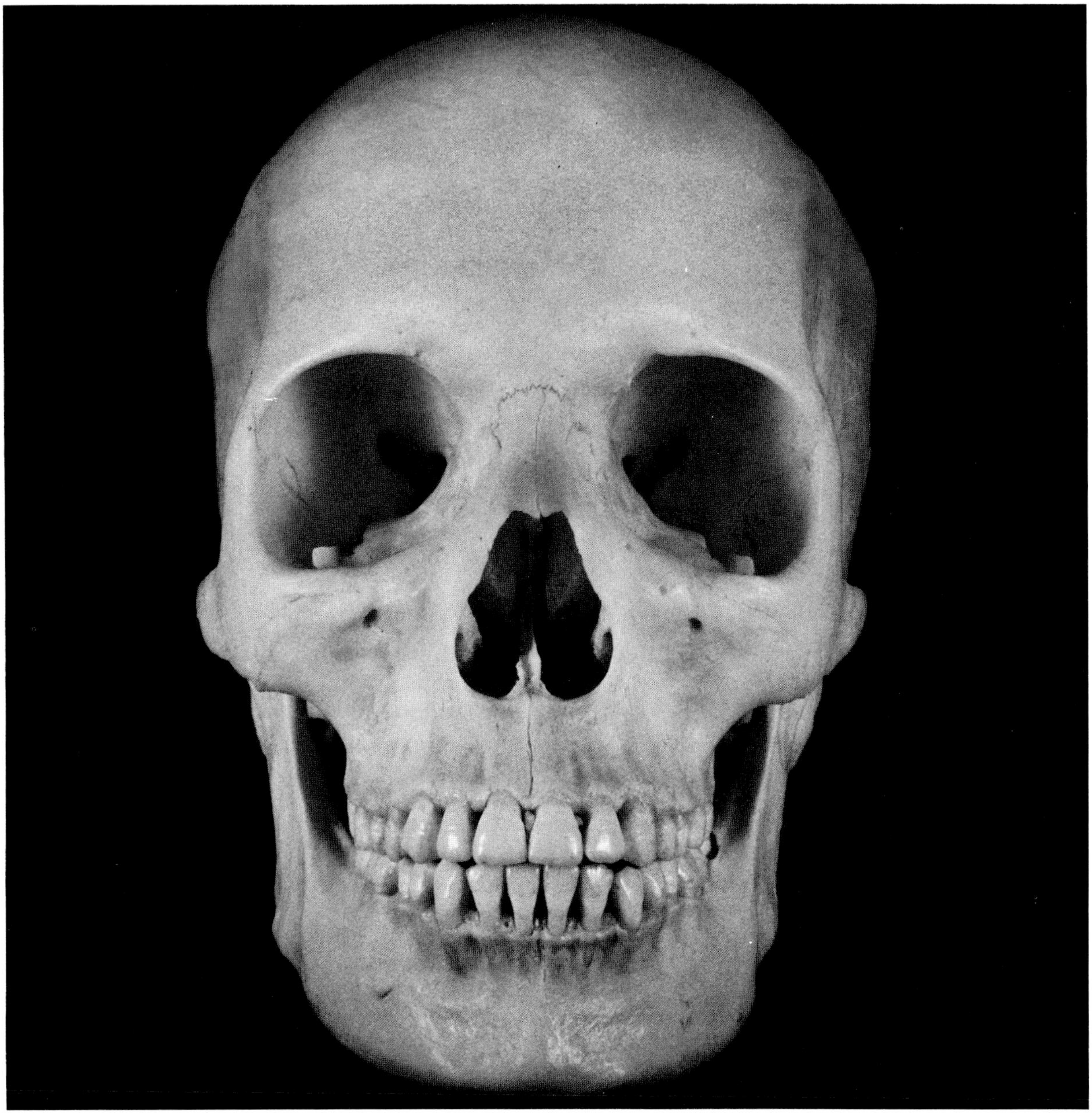

Abbildung 148

Der hier gezeigte Schädel eines jüngeren Erwachsenen ist gut proportioniert und die Zahnreihe harmonisch entwickelt. Die Breite des Unterkiefers ist etwas geringer als die des Hirnschädels. Der Abstand zwischen den unteren Rändern der Augenhöhlen und dem Nasenboden ist größer als der Durchschnitt des in den früheren Entwicklungsstadien wahrgenommenen Abstandes. Die Kieferhöhe übertrifft in vertikaler Dimension den für die Unterbringung der Zähne benötigten Platz.
Die Mittellinien der beiden Zahnreihen stimmen nicht überein. Die Schneidezähne der beiden Kiefer, ganz besonders die seitlichen, sind geringer nach distal geneigt, als üblicherweise beschrieben.

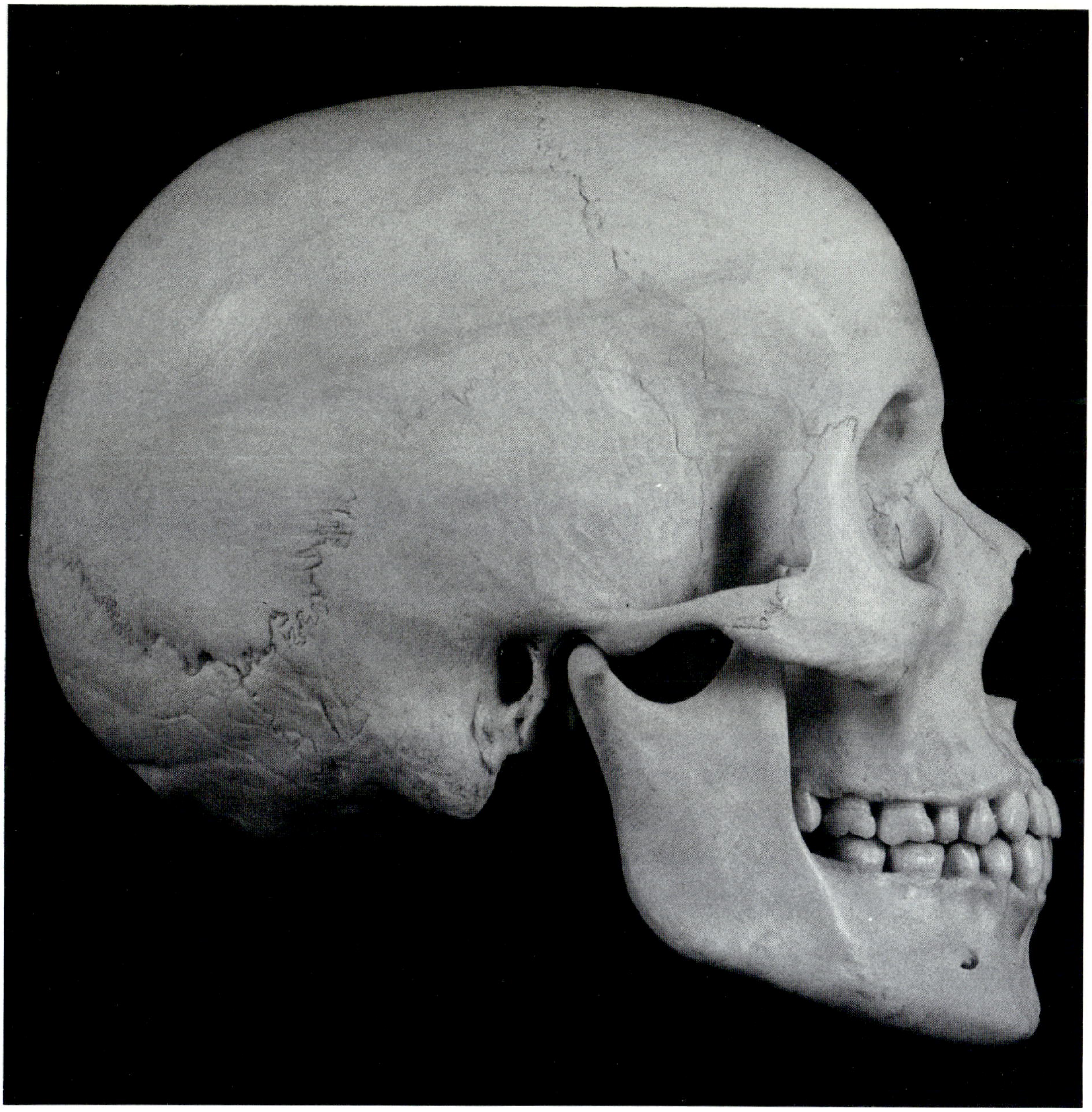

Abbildung 149

Von der Seite betrachtet, wirkt der Schädel sehr gut proportioniert, jedoch weisen die Schneidezähne etwas mehr Protrusion auf, als es dem allgemein angenommenen Ideal entspricht[30, 53]. Neuere Forschungen haben aber ergeben, daß man heute einen größeren Spielraum in den Variationen akzeptieren muß[16]. Auch ist die durchschnittliche Stellung der Zähne in einem harmonischen Gesicht weniger aufrecht, als bisher angenommen wurde[46].
Die Seitenzähne zeigen gute Okklusion. Der obere dritte Molar ist durchgebrochen, der untere fehlt.

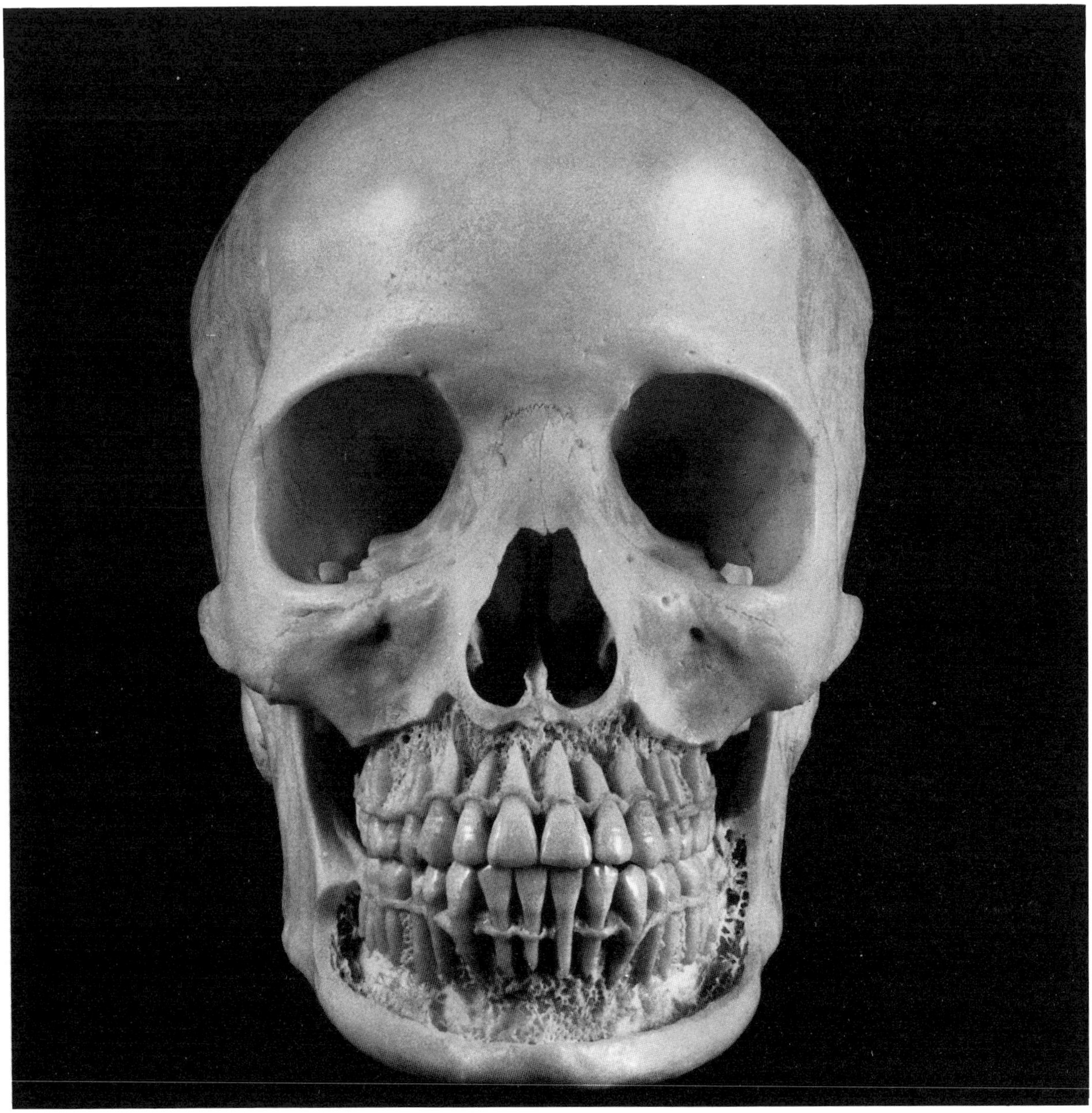

Abbildung 150

Die apikale Basis (der Bereich der Wurzelspitzen der Zähne) im Oberkiefer liegt in einer gewissen Entfernung vom Nasenboden, im Unterkiefer deutlich über der unteren Begrenzung des Kieferknochens.
Die Neigung der Frontzähne ist hauptsächlich durch die Größe der apikalen Basis im Verhältnis zur Größe der Frontzahnkronen bestimmt. Die mesiale Neigung der mittleren und seitlichen Schneidezähne bedarf einer größeren Zone an der apikalen Basis, als es hier der Fall ist. Hauptsächlich bestimmt die Größe der apikalen Basis die Möglichkeiten, aber auch die Einschränkungen für die anterioposteriore sowie mesiodistale Neigung.

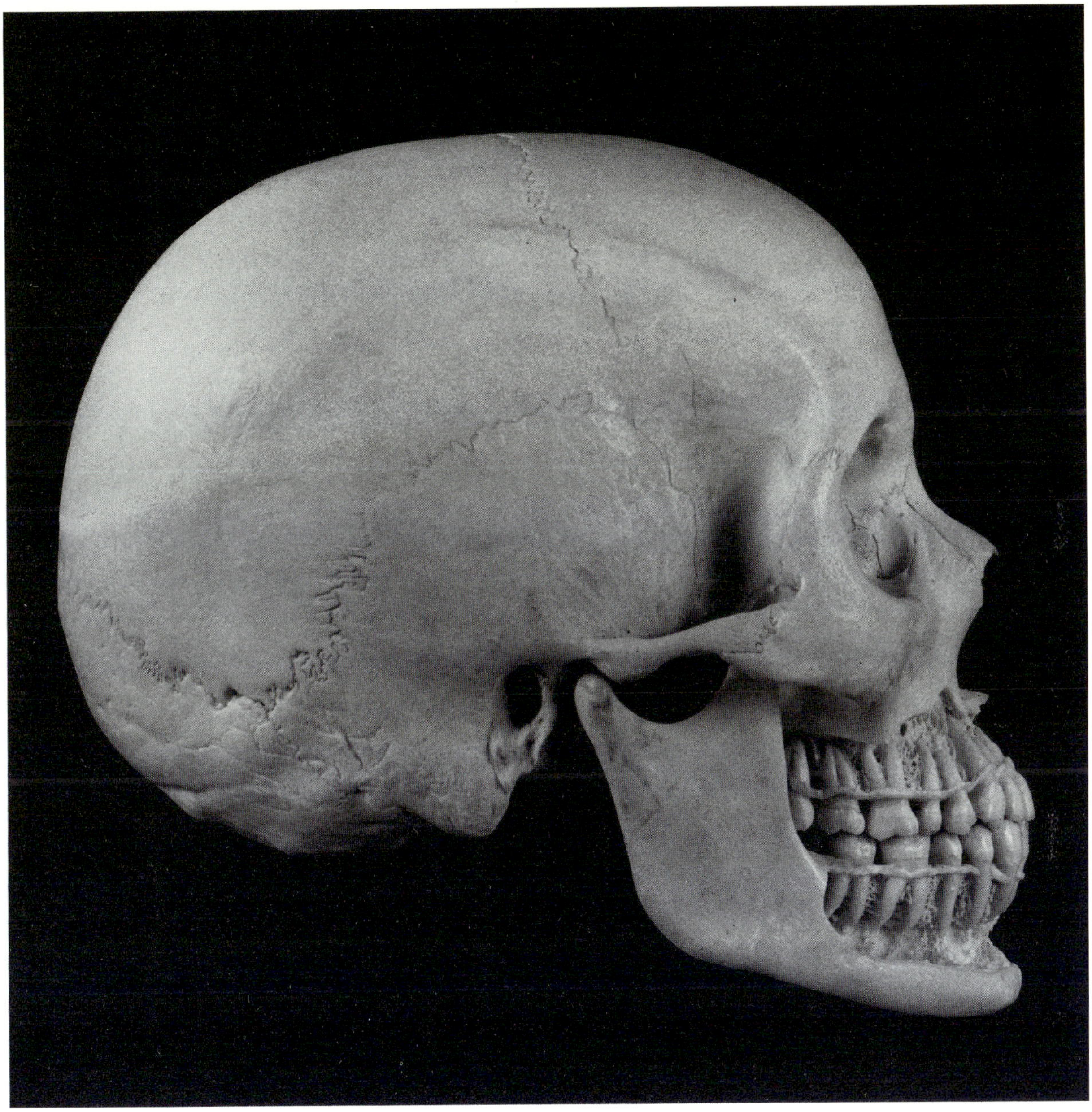

Abbildung 151

Die obere Eckzahnwurzel ist länger und liegt bukkaler als die der Schneidezähne und Prämolaren. Die Wurzeln der oberen seitlichen Schneidezähne sind kurz und liegen mehr lingual. Der Unterschied in Wurzellänge und Richtung spiegelt die anfängliche Stellung der die Zähne aufbauenden Teile in den früheren Entwicklungsperioden deutlich wider.

Die ersten und zweiten Molaren in beiden Kiefern haben eine mesialere Neigung als die dritten Molaren. Der distale Randwulst des ersten oberen Molaren befindet sich tiefer als der des danebenstehenden zweiten Molaren. Bei älteren Menschen mit begrenzten Abrasionen ist die Differenz in der Höhe des Randwulstes noch stärker ausgeprägt; dies ist durch eine größere mesiale Neigung der Molaren sowie eine mehr anteriore Stellung der unteren Zahnreihe im Vergleich zur oberen bedingt.

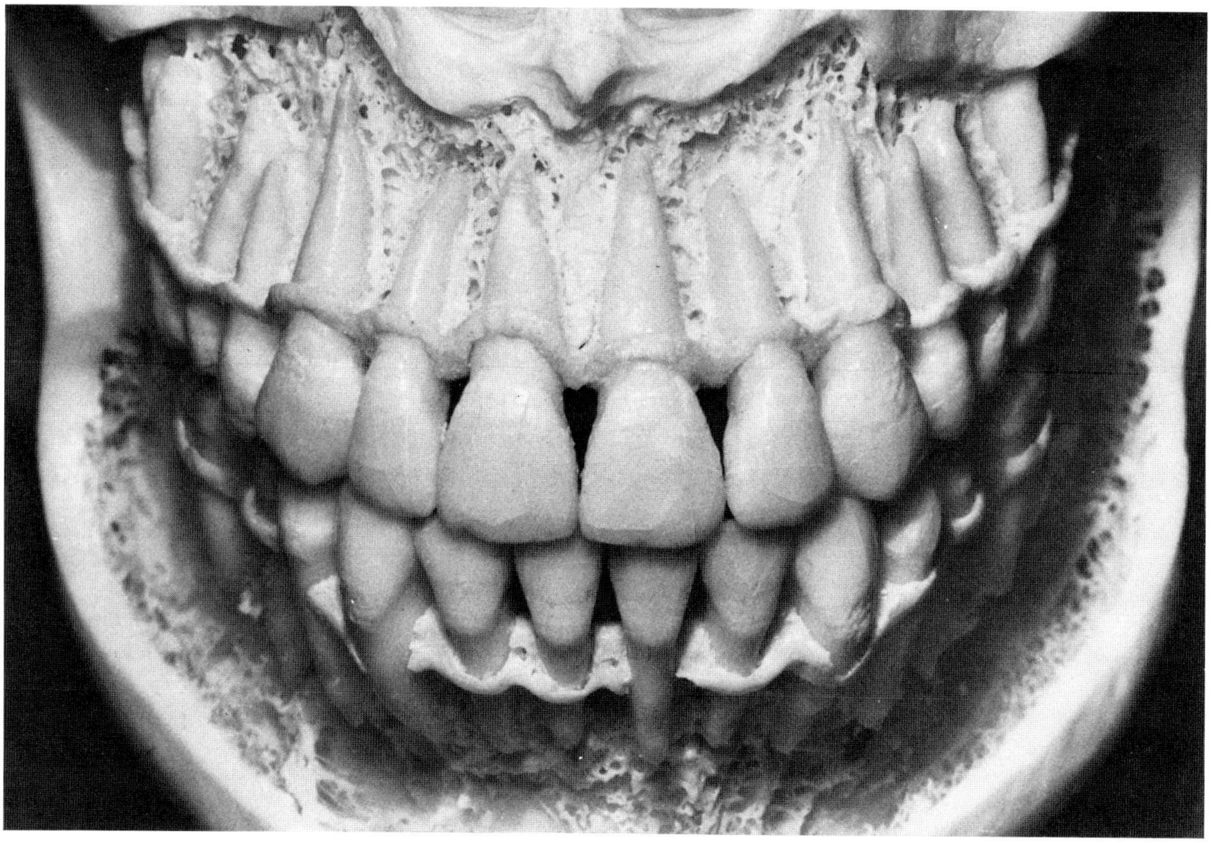

Abbildung 152

Alle Wurzeln sind vollständig ausgebildet, aber es bestehen Variationen in der Morphologie der Wurzelspitzen. Der obere linke Eckzahn zeigt eine Abweichung der Wurzelspitze, ebenso der obere zweite linke Prämolar. Es ist anzunehmen, daß diese Abweichungen der Wurzelspitzen in Verbindung mit Richtungsänderungen solcher Zähne zu suchen ist, deren Wurzeln sich noch nach dem Erreichen der Okklusionsebene weiterentwickelten.
Die alveoläre Knochenstruktur im zervikalen Bereich folgt fast genau der Kontur der Schmelzzementgrenze. Alle Wurzeln sind gut im Knochen eingebettet.

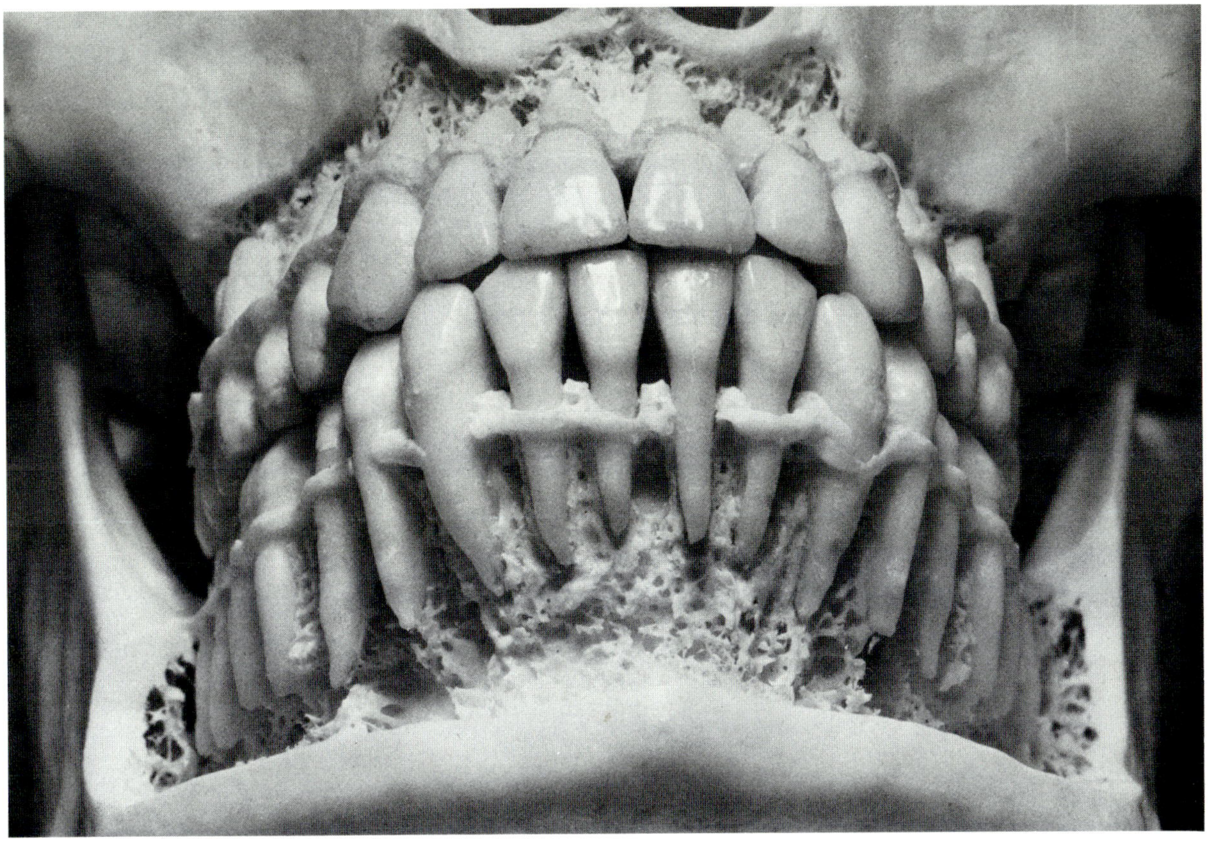

Abbildung 153

Weitere Variationen finden sich auch in der Form der Wurzelenden bei den unteren Zähnen. Die unteren Eckzähne haben in diesem Schädelexemplar verhältnismäßig kurze Wurzeln; in der Regel reichen sie weiter hinunter als die Wurzeln der Nachbarzähne. Die divergierende Neigung der unteren Schneidezähne steht im Zusammenhang mit der verhältnismäßig kleinen apikalen Basis.
Beachten Sie den Unterschied in der Dichte der Kortikalis des Ober- und Unterkiefers. Der Oberkiefer ist mit zusätzlichen Knochenstrukturen verbunden, die eine führende Rolle beim Auffangen der durch den Kauakt bedingten Kräfte spielen, der Unterkiefer ist in dieser Hinsicht ganz auf sich selbst angewiesen und daher wesentlich massiver in seiner Konstruktion. Eine dicke Schicht von kompaktem Knochenmaterial bildet die Außenfläche des Unterkiefers, dagegen ist im Oberkiefer nur eine sehr dünne Schicht kompakten Knochens vorhanden.

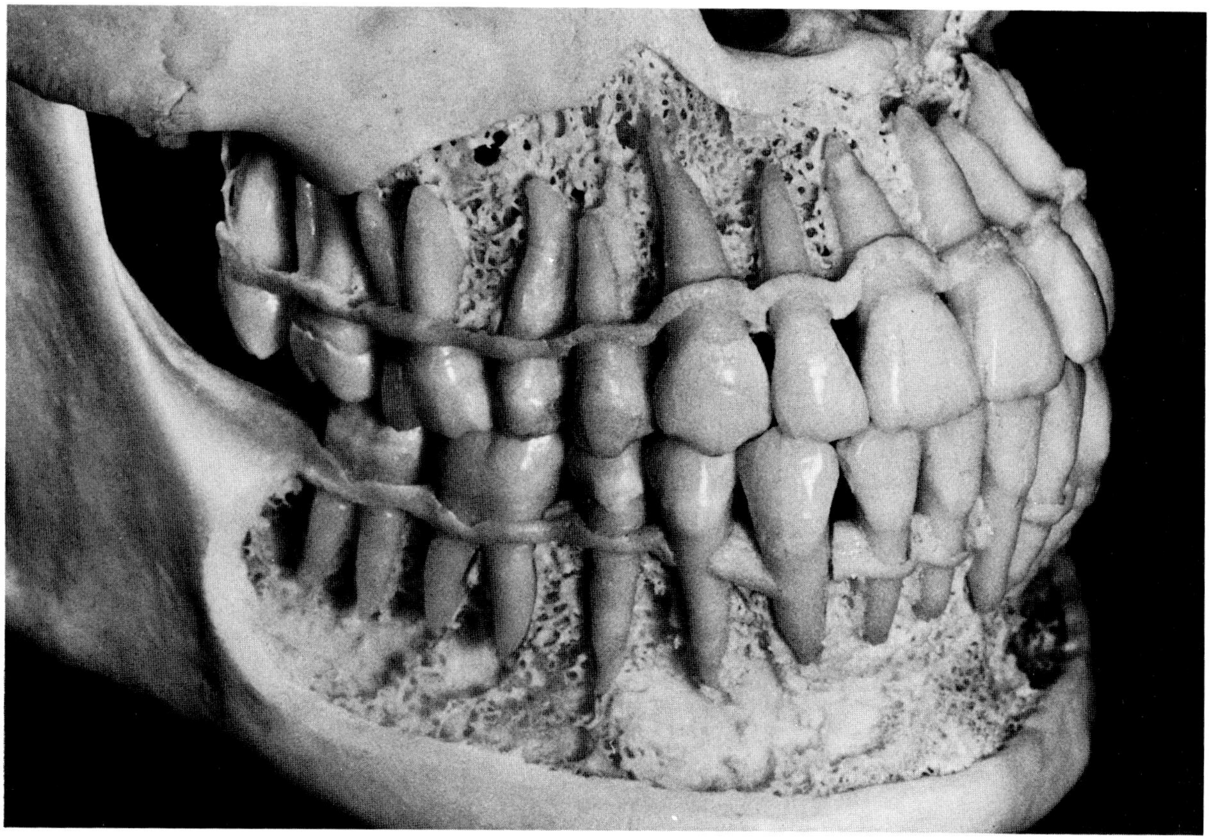

Abbildung 154

Die Kauflächen aller Zähne beginnen leichte Abrasionsspuren zu zeigen. Die Schneidekanten respektive die Kauflächen sind leicht abgenutzt. Die marginalen Tuberkulae an den Kanten der Schneidezähne sind verschwunden. Die Höckerspitzen bei den Eckzähnen sind noch vorhanden. Die approximalen Kontakte sind noch punktförmig und befinden sich noch in einer gewissen Distanz von der Okklusionsebene.

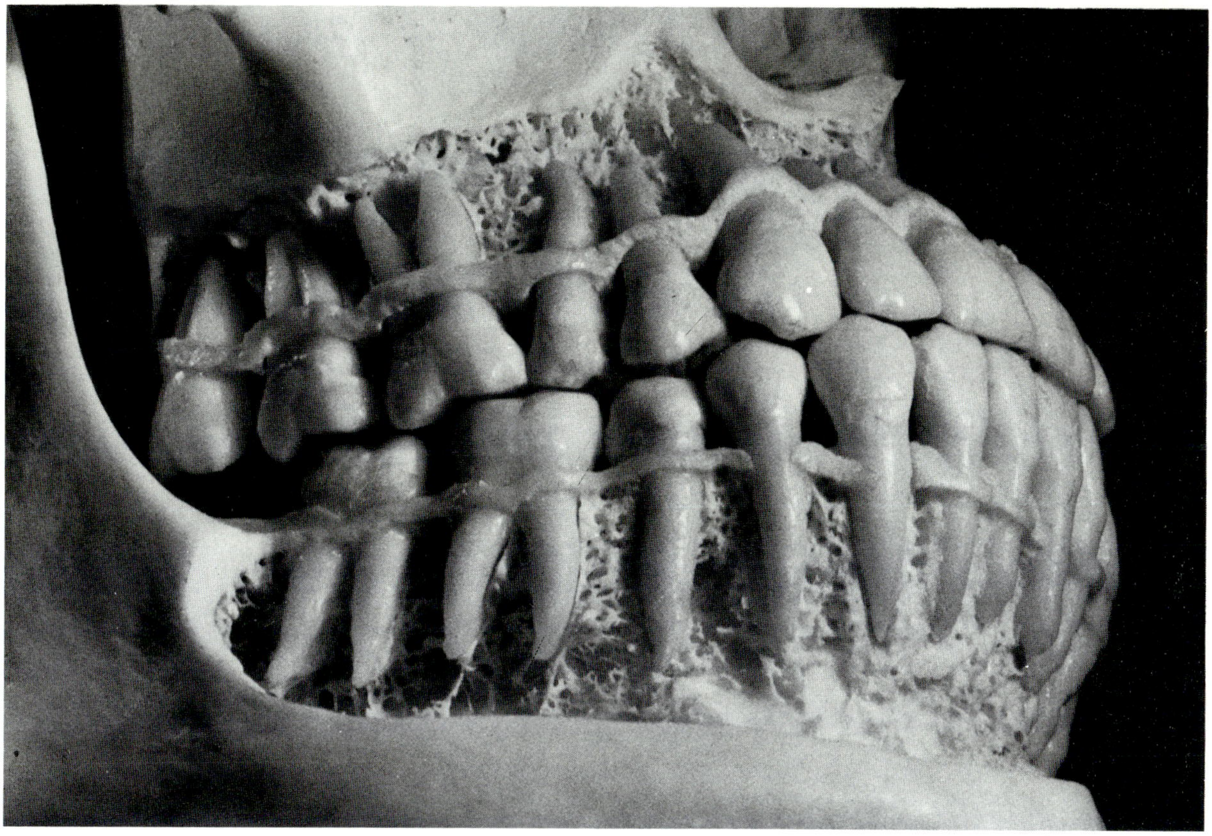

Abbildung 155

Der obere rechte dritte Molar ist bis zur Höhe der Okklusionsebene durchgebrochen; sein Antagonist fehlt allerdings. Der untere linke dritte Molar ist jedoch vorhanden; der erste obere Molar ist mit kompakterem Knochen umgeben als die anderen Zähne. Generell variieren die Unterschiede in Wurzellänge und Wurzelstärke bei den individuellen Bezahnungen.
Wie bereits früher erwähnt, sind die Eckzähne im Vergleich zu den anderen Zähnen meistens erheblich kräftiger, als dies im obigen Schädel der Fall ist.

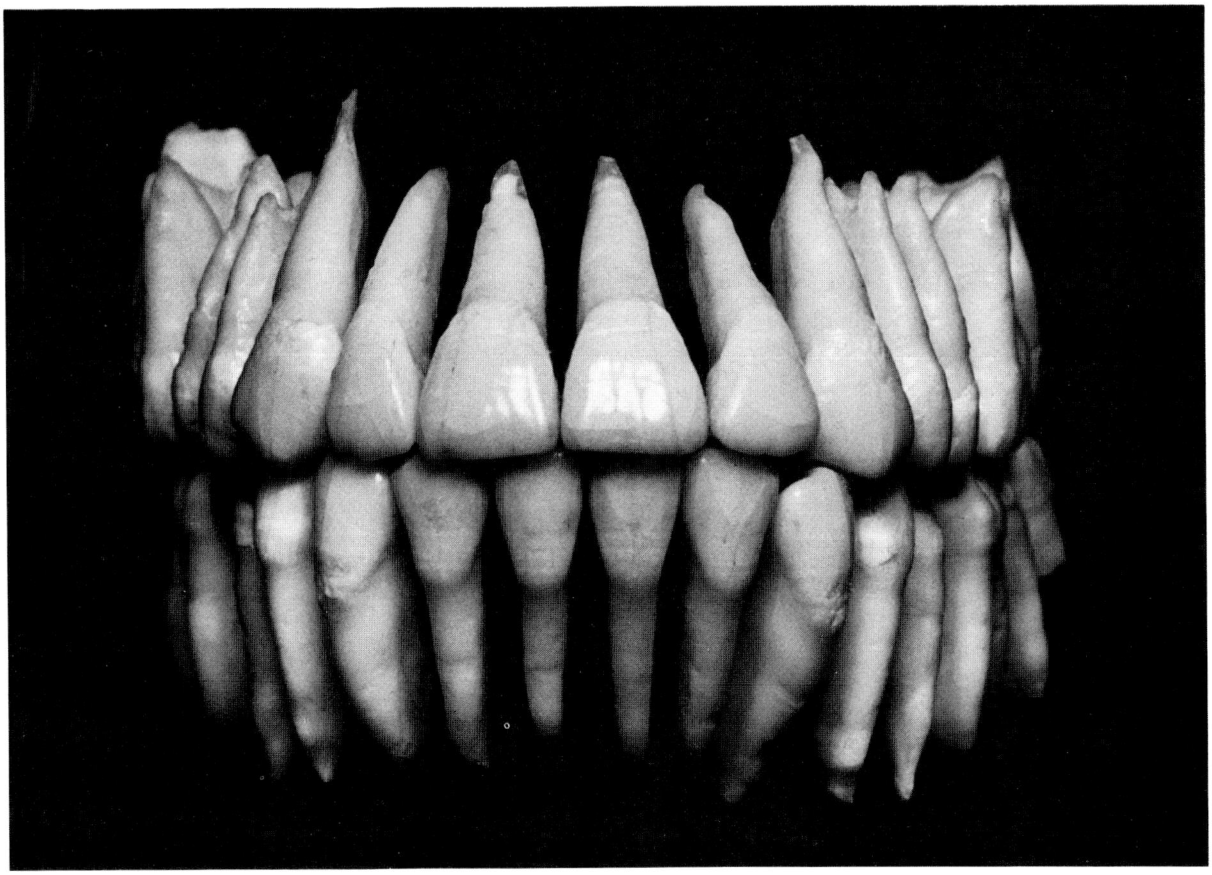

Abbildung 156

Hier und auf den folgenden Seiten wird die aus dem Schädel entfernte Zahnreihe gezeigt. Sie wurde wie im Schädel aufgefunden plaziert. Die Wurzeln sind spitz zulaufend, und die Abweichungen der Wurzelenden sind hier besser sichtbar als in den vorhergehenden Illustrationen dieses Kapitels.

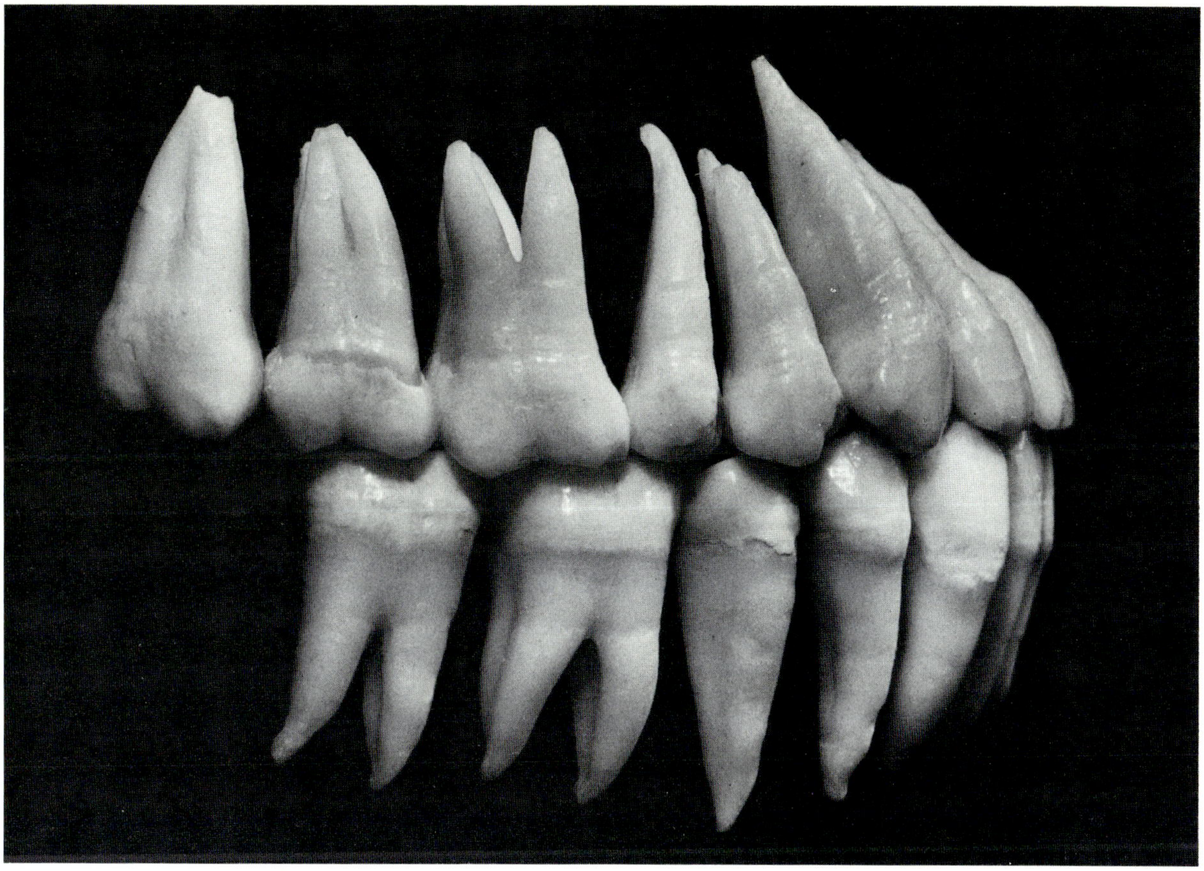

Abbildung 157

Die Zahnkronen zeigen geringen Abrieb. Die Zahnform und Zahngröße unterscheiden sich kaum von ihrer ursprünglichen Anatomie. Approximaler Kontakt beschränkt sich auf sehr geringe Flächen.
Beachten Sie die Interkuspidation im Seitenzahnbereich.

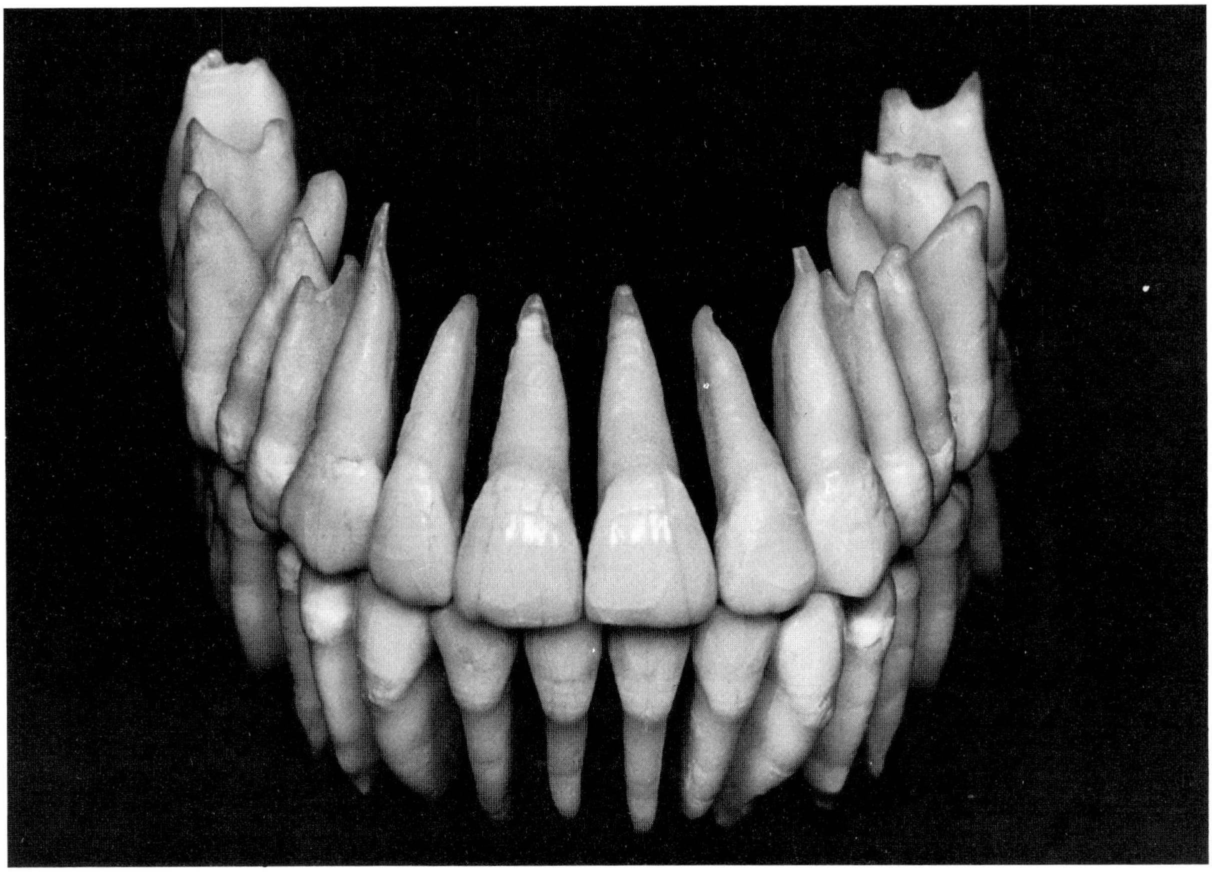

Abbildung 158 a

Vorderansicht der Zahnreihe, von oben betrachtet.

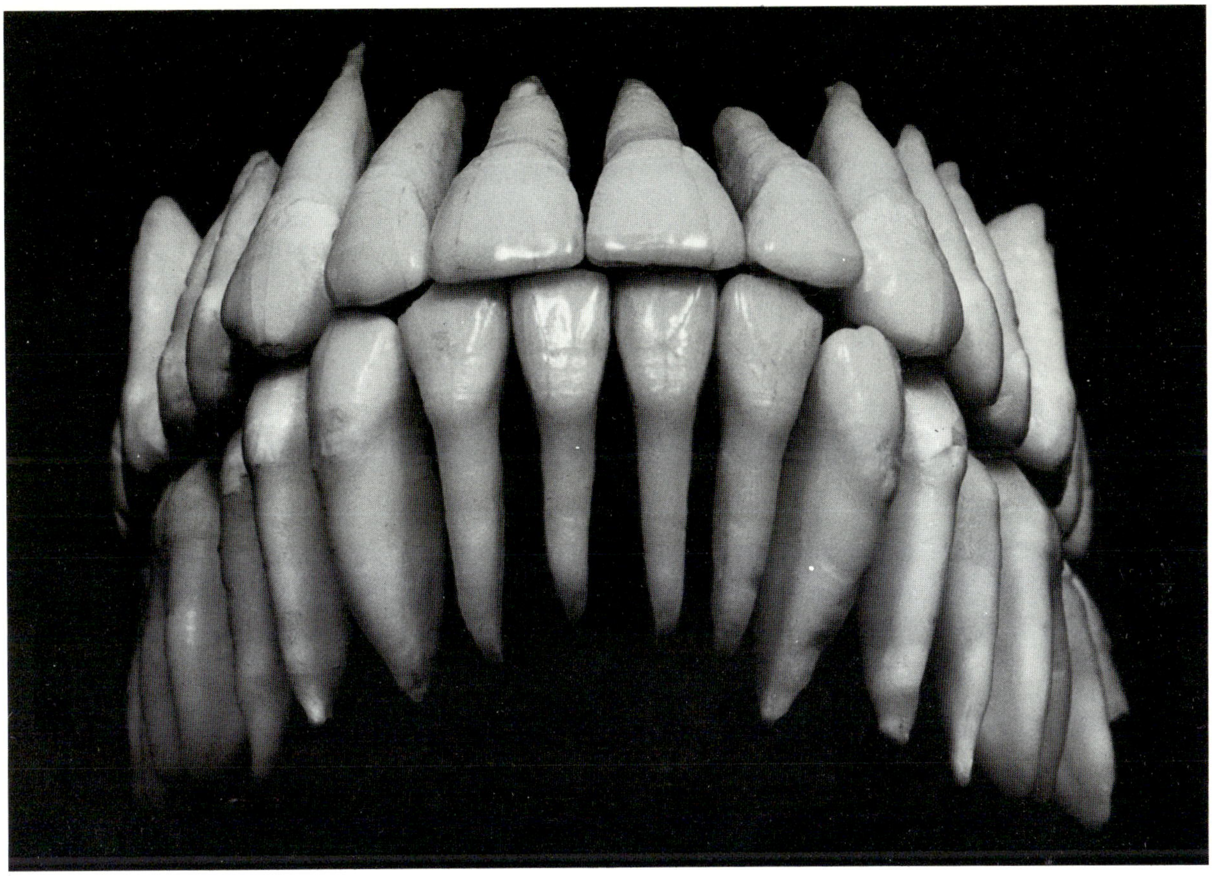

Abbildung 158b

Vorderansicht der Zahnreihe, von unten betrachtet.

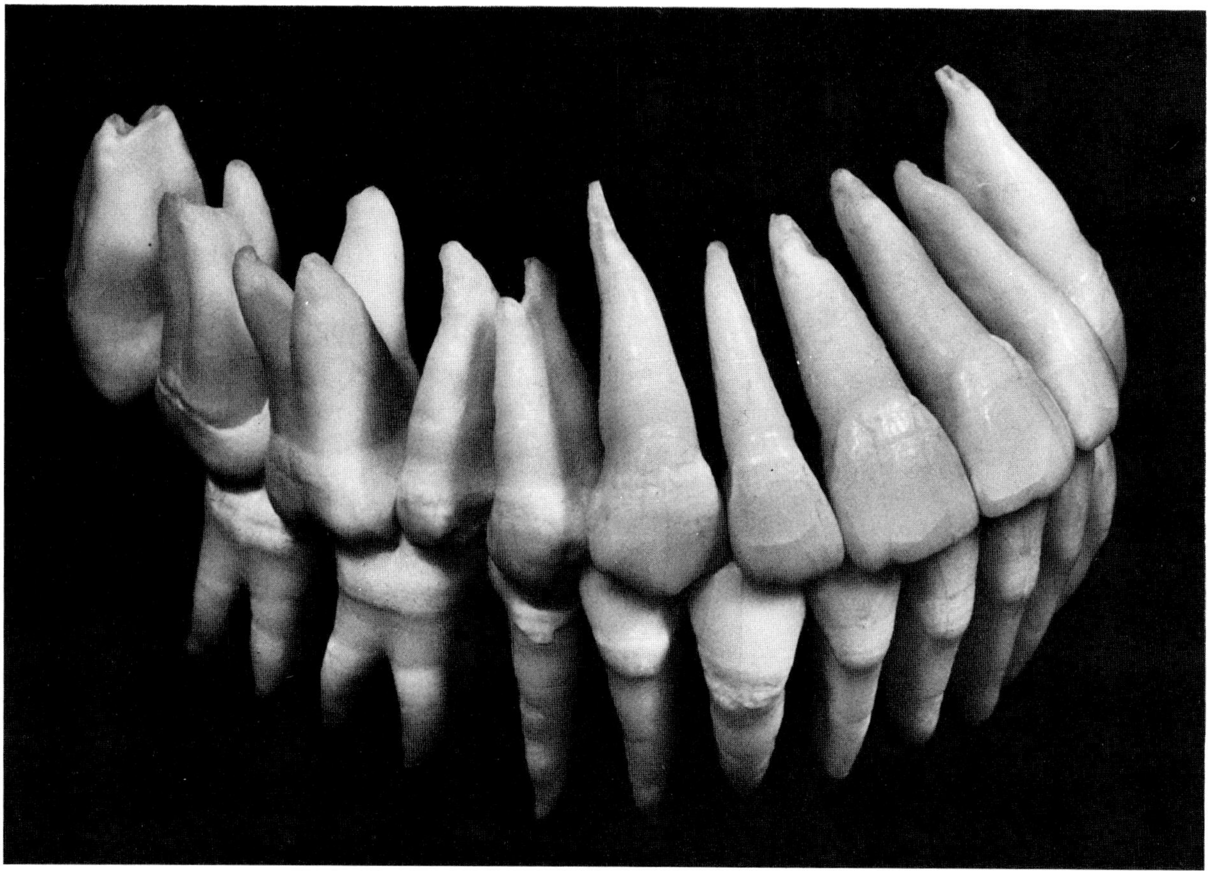

Abbildung 159 a

Seitenansicht der Zahnreihe, von oben betrachtet.

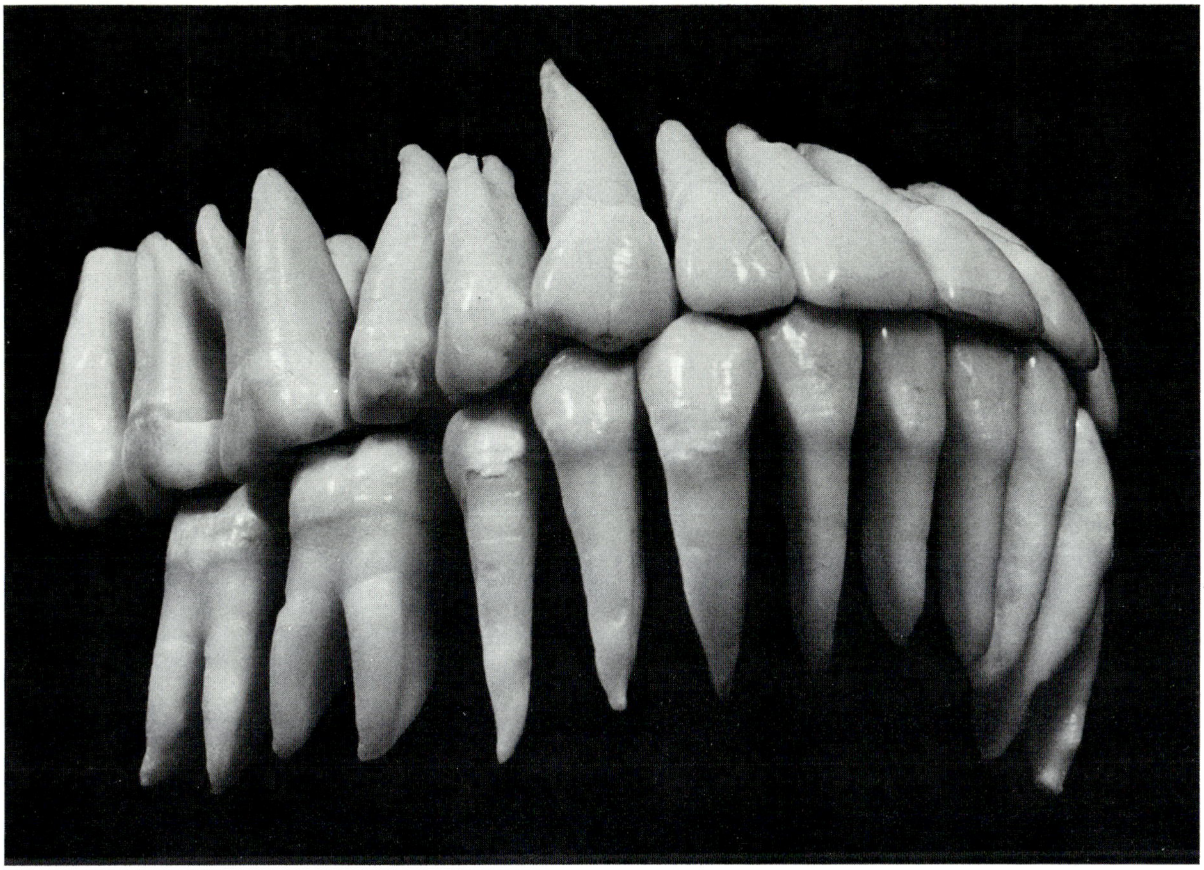

Abbildung 159 b

Seitenansicht der Zahnreihe, von unten betrachtet.

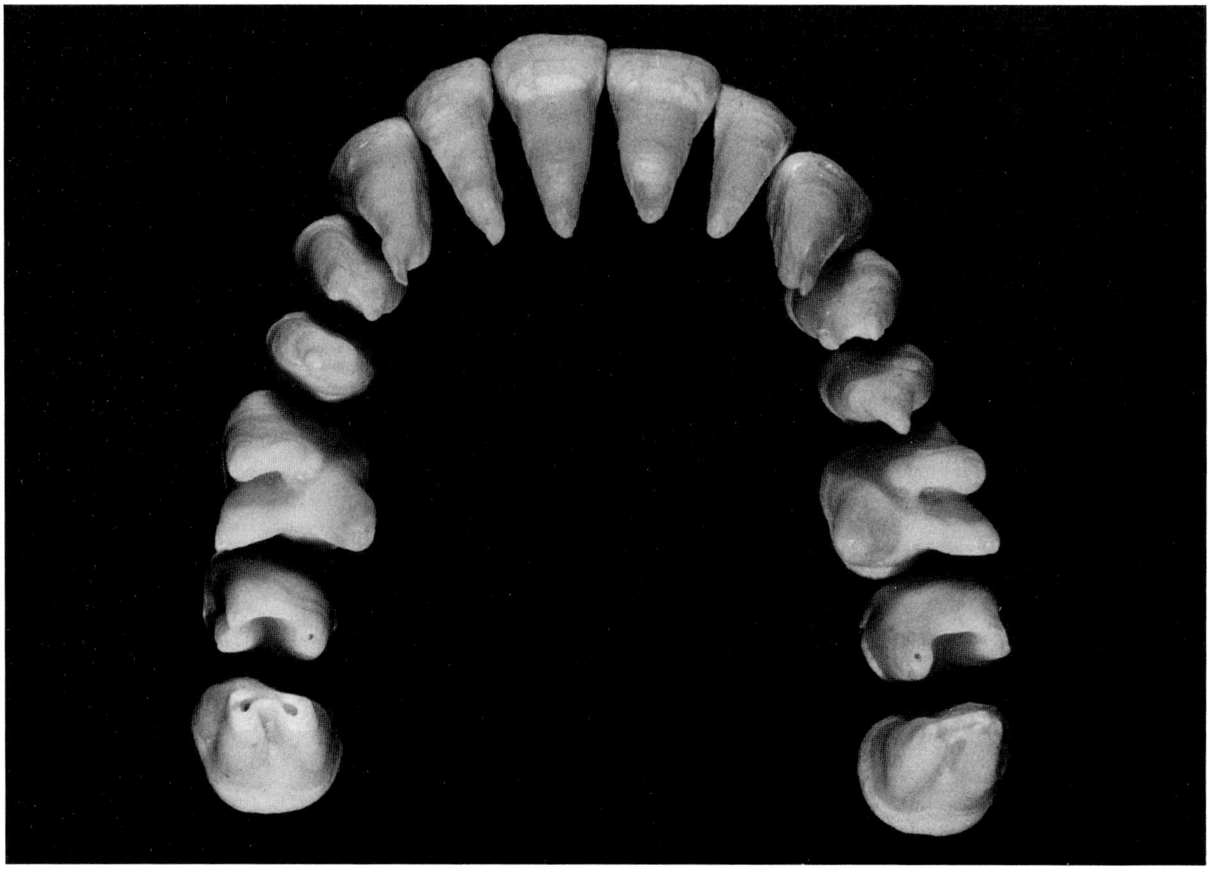

Abbildung 160 a

Die Ansicht von apikal zeigt, daß die Zahnenden in Form und Stellung symmetrisch sind. Dies scheint selbst für die abweichenden Wurzelenden zuzutreffen. Die Anordnung der Wurzelspitzen in beiden Kiefern gibt die Form und Größe der apikalen Basis wieder.
Auf dieser Fotografie und der Abbildung 161 wird die Zahnreihe von der Innenseite gezeigt.
Beachten Sie die linguale Ansicht der Okklusion im Front- und Seitenzahnbereich.

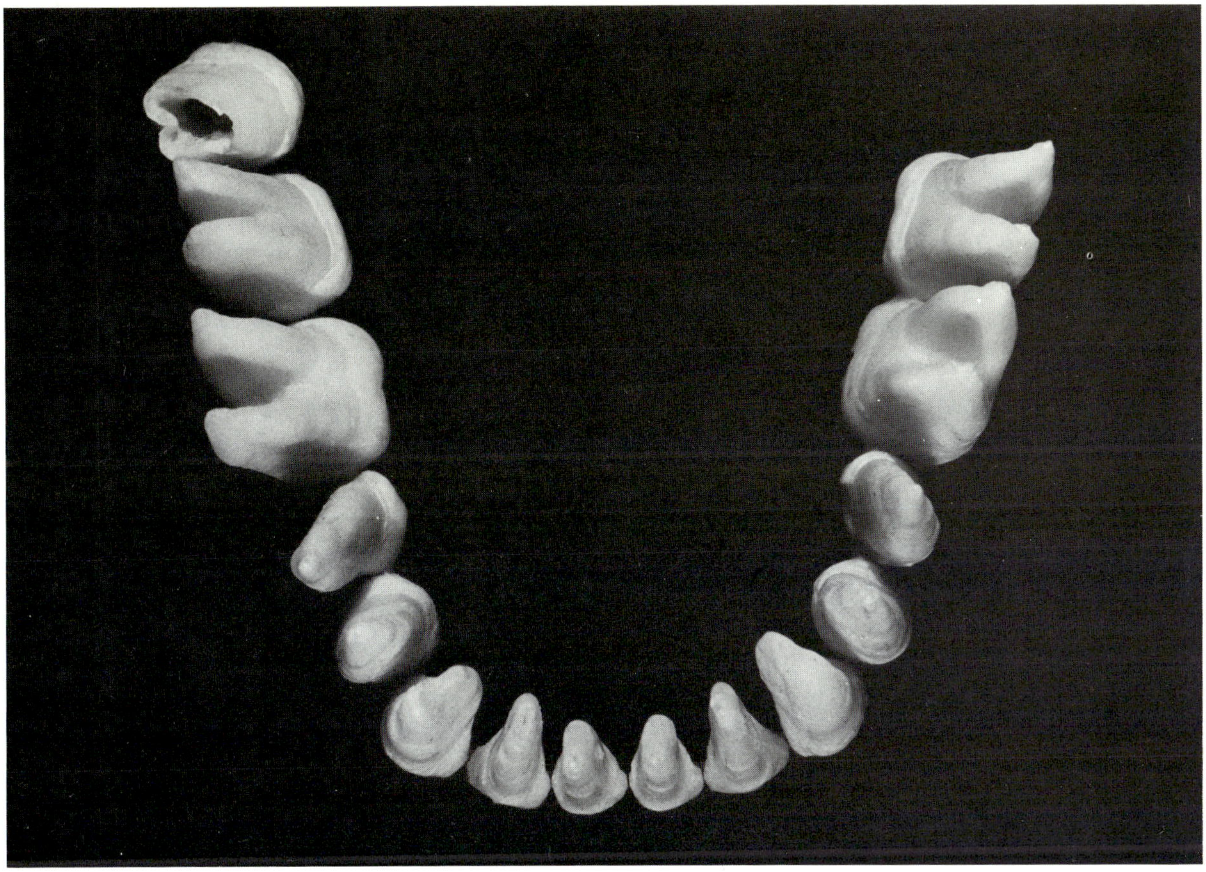

Abbildung 160b

Apikale Ansicht der unteren Zahnreihe.

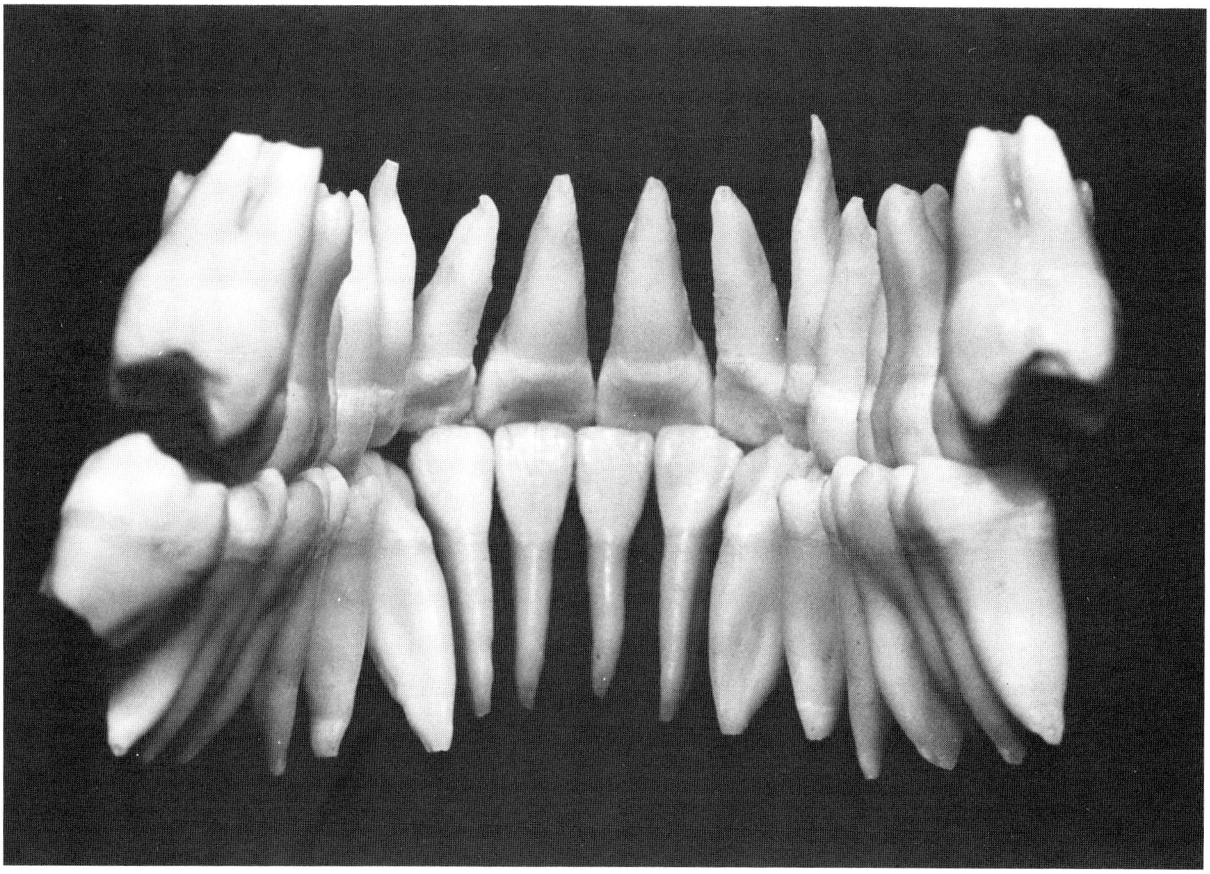

Abbildung 161 a

Die Abbildungen 161 a und 161 b sowie die Abbildungen 162a bis 162d zeigen die Zahnreihe von innen betrachtet. Beachten Sie die linguale Ansicht der Okklusion im Front- und Seitenzahnbereich.

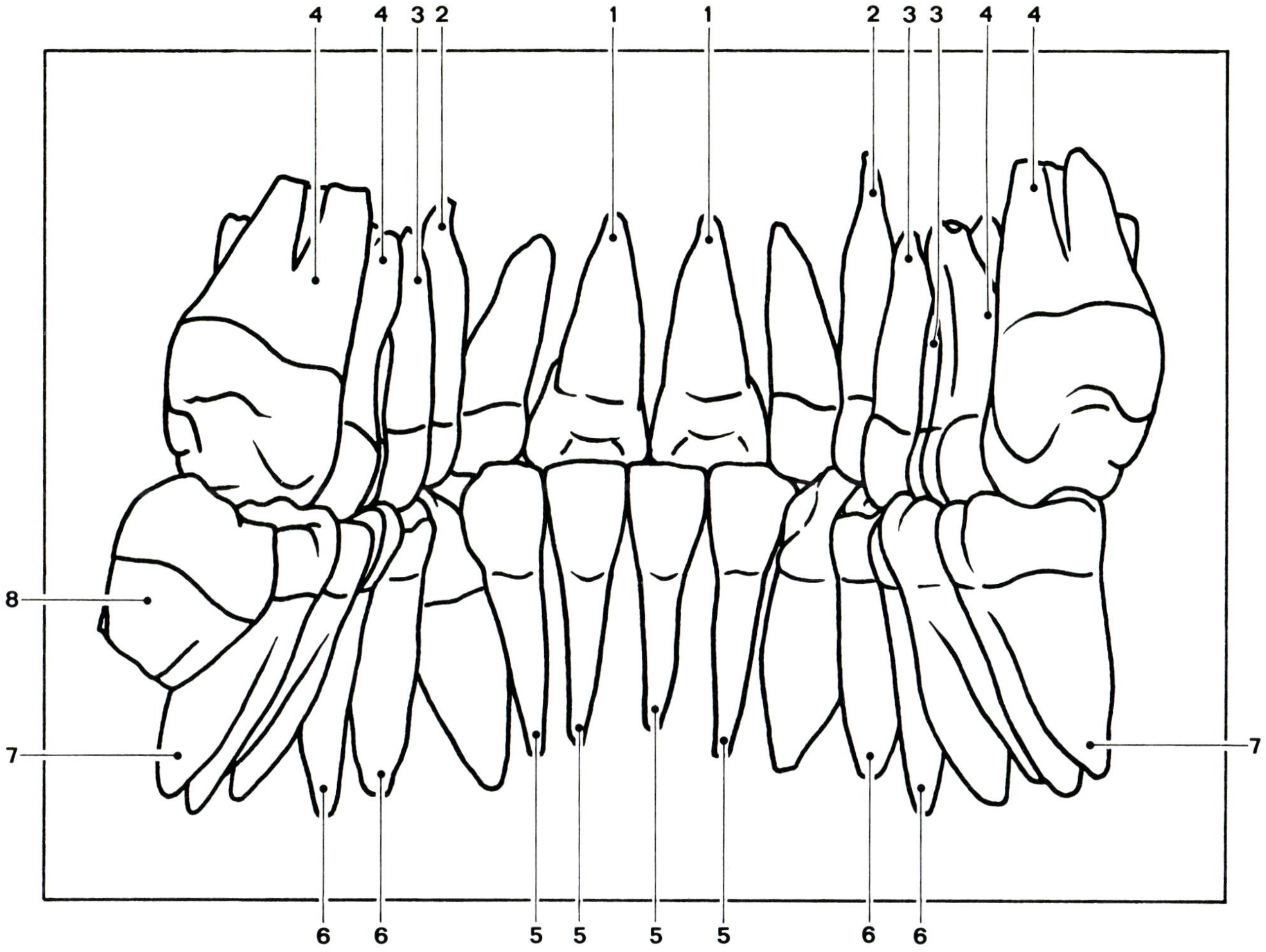

Abbildung 161 b

1. Die Wurzeln der oberen mittleren Schneidezähne sind fast parallel.
2. Die Wurzeln der oberen Eckzähne sind länger als die der Schneidezähne und Prämolaren.
3. Die oberen Prämolaren stehen mehr oder weniger senkrecht zur Okklusionsebene.
4. Die oberen Molaren sind leicht nach bukkal geneigt, die zweiten Molaren stärker als die ersten und die dritten am allerstärksten.
5. Die Wurzeln der unteren mittleren Schneidezähne konvergieren leicht, ein Phänomen, das durch den kleinen apikalen Raum bedingt wurde. Beachten Sie, daß die Wurzeln der unteren seitlichen Schneidezähne länger sind; sie geben dadurch ihre seinerzeitige niedrigere Stellung vor dem Durchbruch deutlich wieder (hierzu siehe Abb. 74).
6. Wie im Oberkiefer stehen auch die unteren Prämolaren mehr oder weniger senkrecht zur Okklusionsebene.
7. Die unteren Molaren haben eine Lingualneigung. Diese verstärkt sich im Unterkiefer vom ersten zum dritten Molaren. Vergleichen Sie diese Neigung und die okklusalen Beziehungen der Molaren mit denjenigen in den Abbildungen 74, 87, 130 und 178.
8. Die Entwicklung der Wurzeln des linken unteren dritten Molaren ist noch unvollendet, während der rechte dritte Molar fehlt.

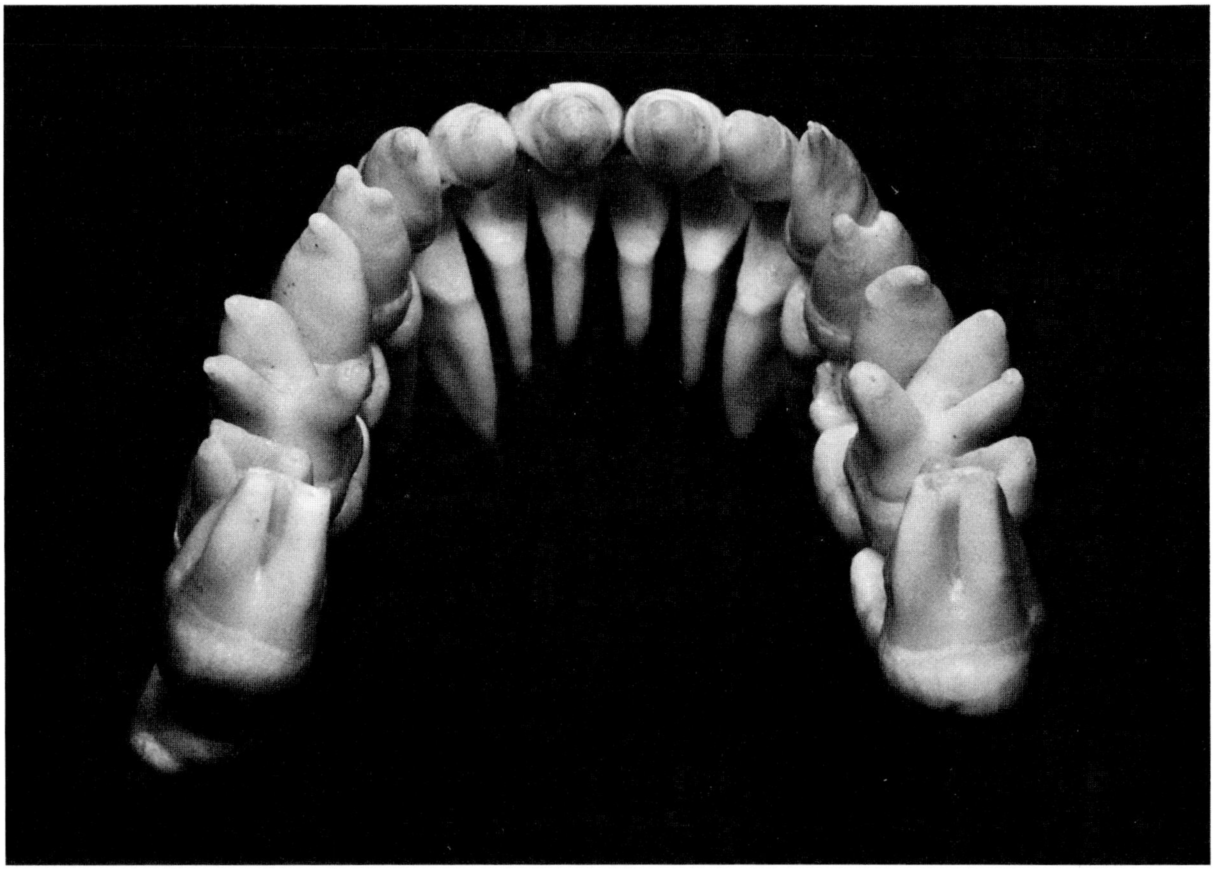

Abbildung 162a

Lingualansicht der Zahnreihe, von oben betrachtet.

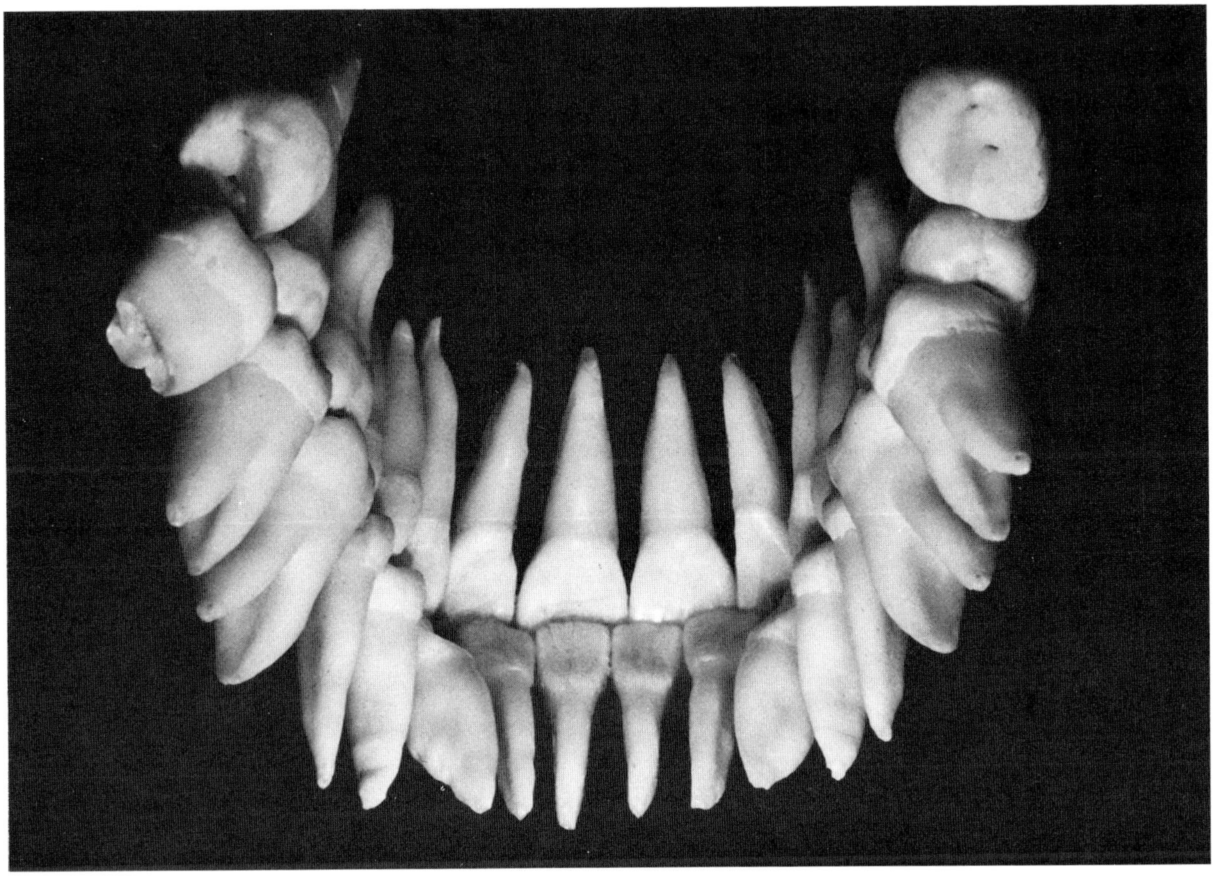

Abbildung 162b

Lingualansicht der Zahnreihe, von unten betrachtet.

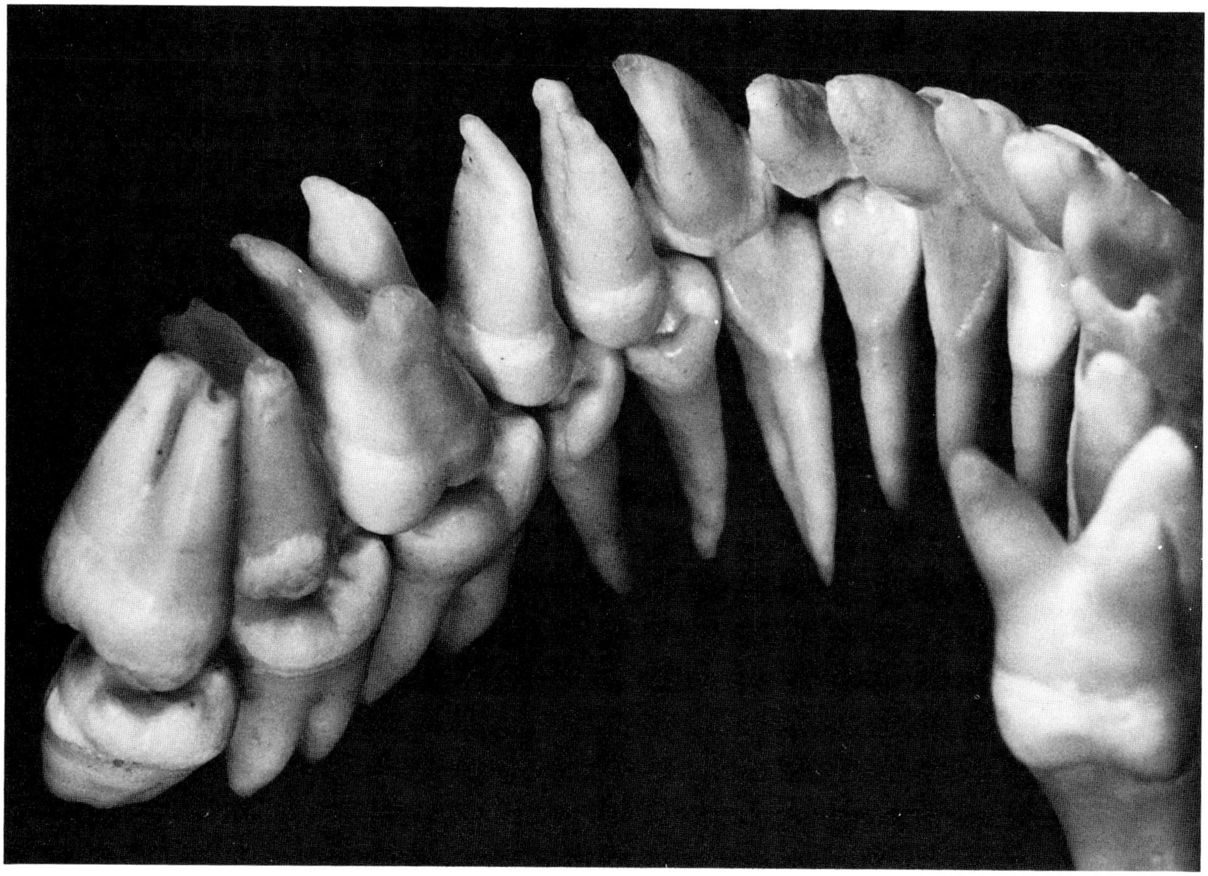

Abbildung 162c

Seitliche Lingualansicht der Zahnreihe, von oben betrachtet.

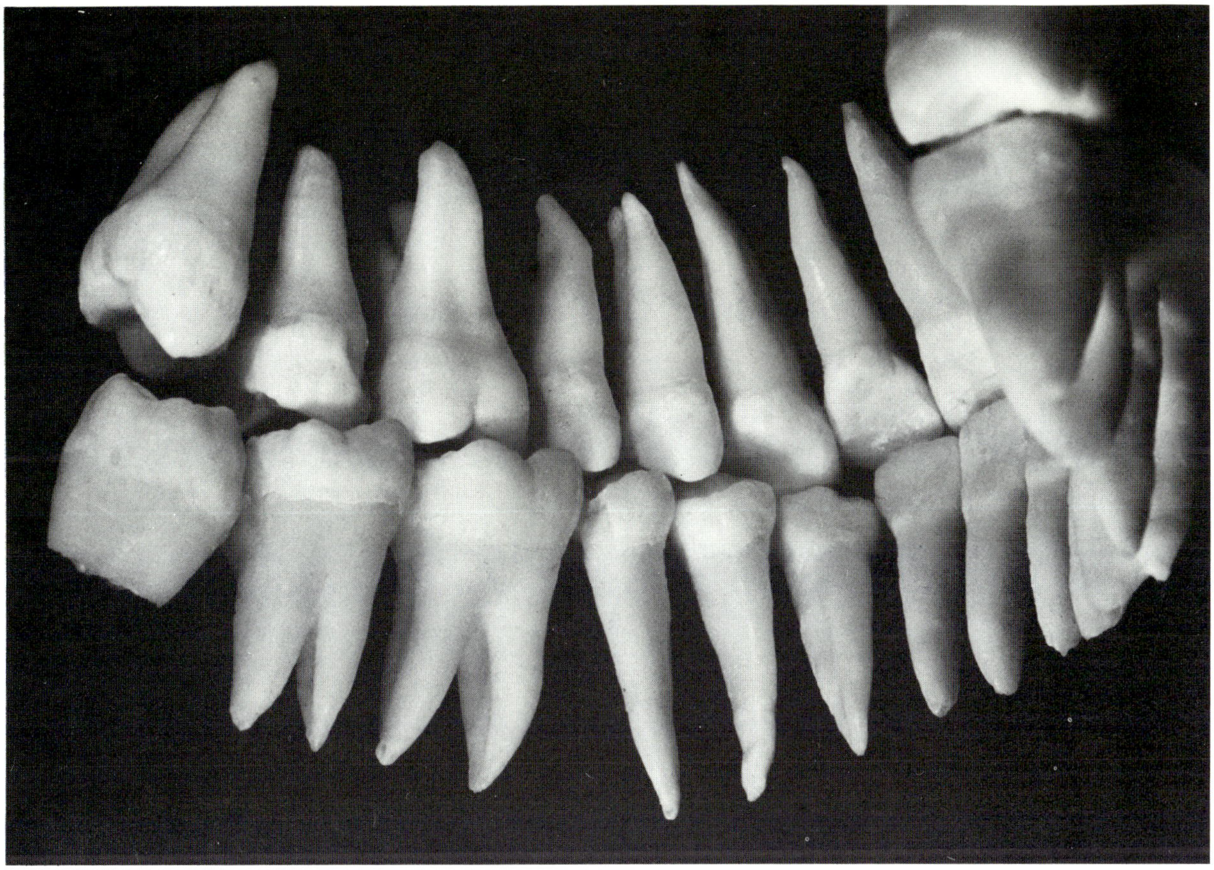

Abbildung 162d

Seitliche Lingualansicht der Zahnreihe, von unten betrachtet.

Zusammenfassung

Die Morphologie des Erwachsenenschädels versteht man besser, wenn seine Morphogenese und die nachfolgende Entwicklung bekannt sind. Die Stellung der Zahnreihe des erwachsenen Menschen im vollständig entwickelten kraniofazialen Komplex ist nämlich das Resultat verschiedener Faktoren, die sich untereinander je nach Formentwicklung der Zähne, der Entwicklung der Zahnstellung selbst und dem Wachstum des kraniofazialen Skelettes wesentlich unterscheiden. Hinzu kommt, daß funktionelle Aspekte der Muskulatur und anderer Weichgewebe eine wichtige Rolle spielen.
Sehr große Variationen gibt es im Gesichtsbild, in Zahnform und Zahngröße sowie in den meisten der anderen Komponenten des Gesichtes und des Kopfes. Abweichungen von einer normalen „Standard"-Okklusion oder Gesichtsgestaltung sind die Regel und nicht die Ausnahme. Als Beispiel: Nur wenige Zahnreihen erwachsener Menschen weisen keinen Überbiß im unteren Frontzahnbereich auf.
Wie bereits erwähnt, ist eine vollständige und perfekt ausgerichtete Zahnreihe beim Erwachsenen nur selten feststellbar. Nicht nur eine normale Okklusion ist selten, sondern Karies und parodontale Erkrankungen führen oft zu einer frühzeitigen Zerstörung vieler Zahnreihen.

8

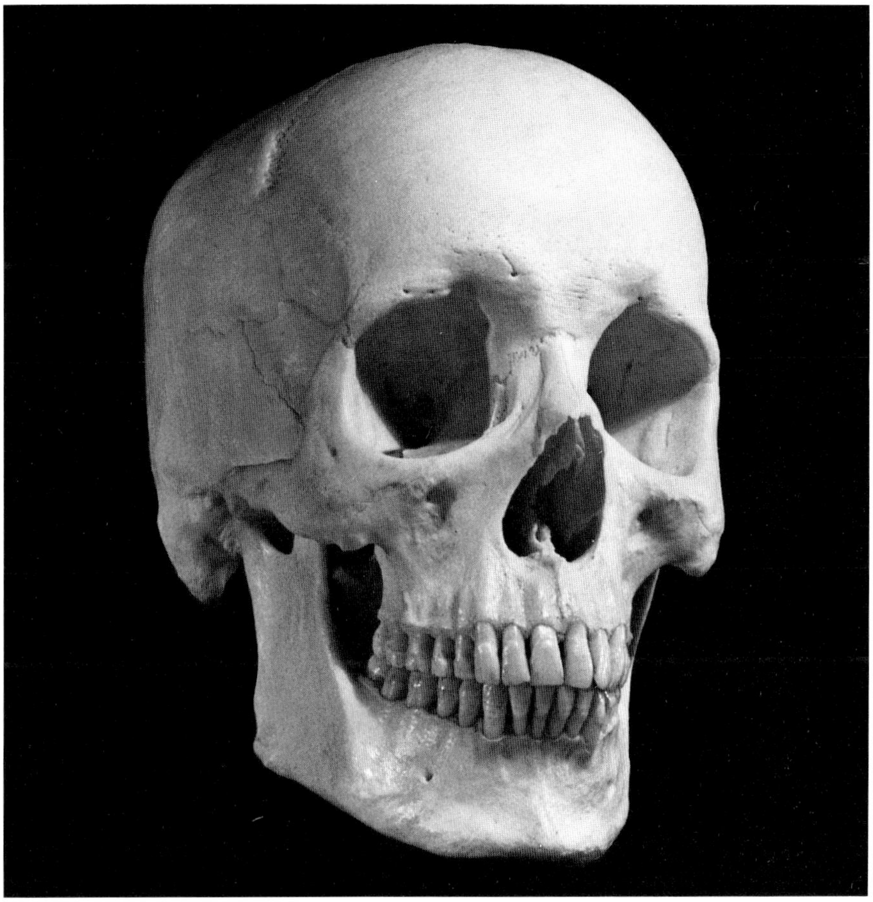

Der Alterungsprozeß im Erwachsenengebiß

Mit zunehmendem Alter sind die morphologischen Veränderungen am Gebiß wie folgt charakterisiert:

- Abnutzung und Abrasion des okklusalen und approximalen Schmelzes und Dentin;
- Entwicklung von Sekundärdentin;
- progressive Ablagerung von Wurzelzement, ganz besonders im Bereich der Wurzelspitzen;
- destruktive Veränderungen des die Zähne umgebenden Gewebes.

Das Abrasionsbild an den menschlichen Zähnen hängt von der Kaufunktion, der Art der Nahrung, der Härte des Zahnschmelzes und der Stellung der Zähne innerhalb des Zahnbogens ab. In Fällen von normaler Okklusion und (nach modernem Standard) starker Abnutzung entsteht ein ganz typisches Abrasionsbild[41,44]. Wenn die Abrasion fortschreitet, bildet sich eine charakteristische helikoidale Abrasionsform. Der Überbiß der Schneidezähne verschwindet. Zahnabrieb wird nicht durch einen neuen Zahndurchbruch kompensiert, weshalb die Abrasion immer zu einer Verminderung der Gesichtshöhe führt[55].
Obwohl ein Zahnschmelzverlust durch Abrasion nicht ersetzt werden kann, führt er nur in ganz seltenen Fällen zu einem Zahnverlust. Viel kritischer dagegen sind destruktive Veränderungen der die Zähne haltenden Knochenstruktur. Solche Veränderungen erhöhen nicht nur die parodontale Insuffizienz, sondern sie ziehen noch allgemeine Veränderungen in den Geweben nach sich[36,48].
Schwund am Alveolarknochen ist die größte Veränderung im zunehmenden Alter. Die alveoläre Knochenstruktur scheint, was ihre Reizbeantwortung anbetrifft, grundsätzlich verschieden von normaler Knochenstruktur zu reagieren[21].
Der Alveolarknochen ist poröser als die restliche Knochenstruktur des Kiefers. Außerdem ist die bukkale alveoläre Kortikalis poröser als die linguale Kortikalis. Die hier beschriebenen Unterschiede im Knochenbau stehen im Zusammenhang mit der Bildung einer intensiven Entwicklung der Gefäße und der sie begleitenden *Havers*schen Umgestaltung[2].
Auch bei der Verringerung der Knochendichte, die mit dem Alterungsprozeß einhergeht, bleibt die bukkale alveoläre Kortikalis poröser als die linguale. Es wird angenommen, daß das Muster der Abnahme der Knochendichte in einem umgekehrten Zusammenhang mit dem ursprünglichen Entwicklungsmuster des Knochens im Kindesalter steht[2,18,19].
Im wachsenden Gesicht unterliegen gewisse Knochenpartien einer Resorption, auf anderen dagegen entstehen Knochenappositionen. Große Bereiche der bukkalen Wände des menschlichen Oberkiefers und Unterkiefers unterliegen während ihres Wachstums gewissen Resorptionen. Diese inneren Wachstumsfelder befinden sich hauptsächlich im Innern der Knochen und umschließen auch Blutgefäße und Knochenmarkgewebe. Sie werden mit zunehmendem Alter poröser.
Alveoläre Knochenstruktur besteht hauptsächlich aus einer feinen spongiösen Struktur, mit einem gefäßreichen Geflecht versorgt. Dies macht den alveolären Knochen empfindlicher; er neigt dadurch schneller zu einer Resorption.

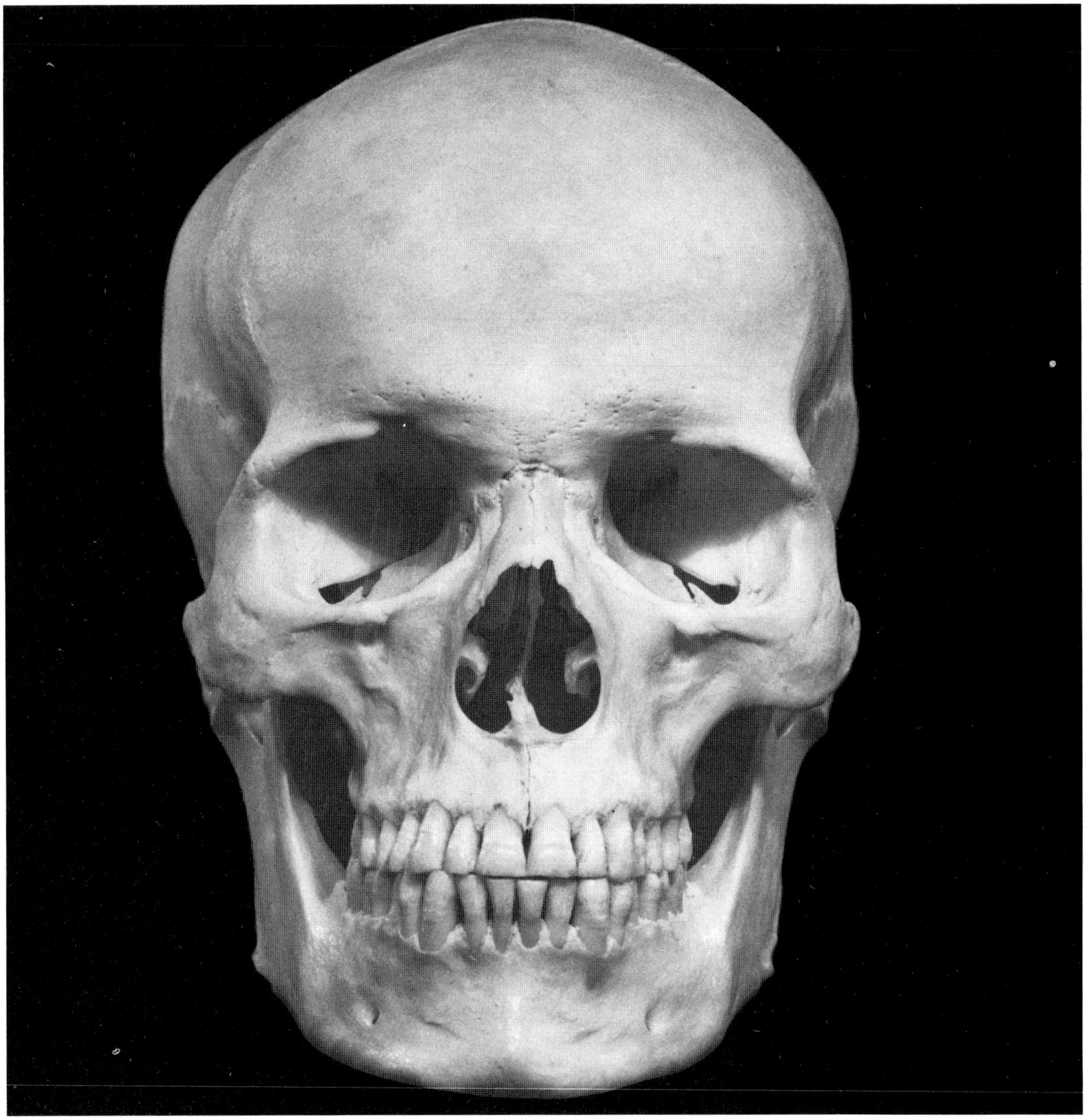

Abbildung 163

Dieser Schädel charakterisiert das alternde Gebiß eines Mannes, der eine primitive Lebensweise durchmachen mußte. Zahnkaries fehlt vollständig, aber eine sehr starke Abrasion ist feststellbar, und der Alveolarkamm zeigt deutliche Zeichen einer regressiven Resorption. Der starke Zahnsteinbefall wurde entfernt, um eine bessere Sicht auf die Beziehung zwischen Zähnen und den sie umgebenden Knochen zu haben.

Die oberen Eckzähne, ganz besonders aber der rechte, haben eine Bukkalneigung. Diese Neigung ist eine Folge des Verhältnisses zwischen der apikalen Basis und dem Zahnbogen. Die Größe und Lage der vorderen apikalen Basis im Oberkiefer ist hauptsächlich durch den Bereich genau unter dem Nasenboden und durch die Apertura piriformis bedingt.

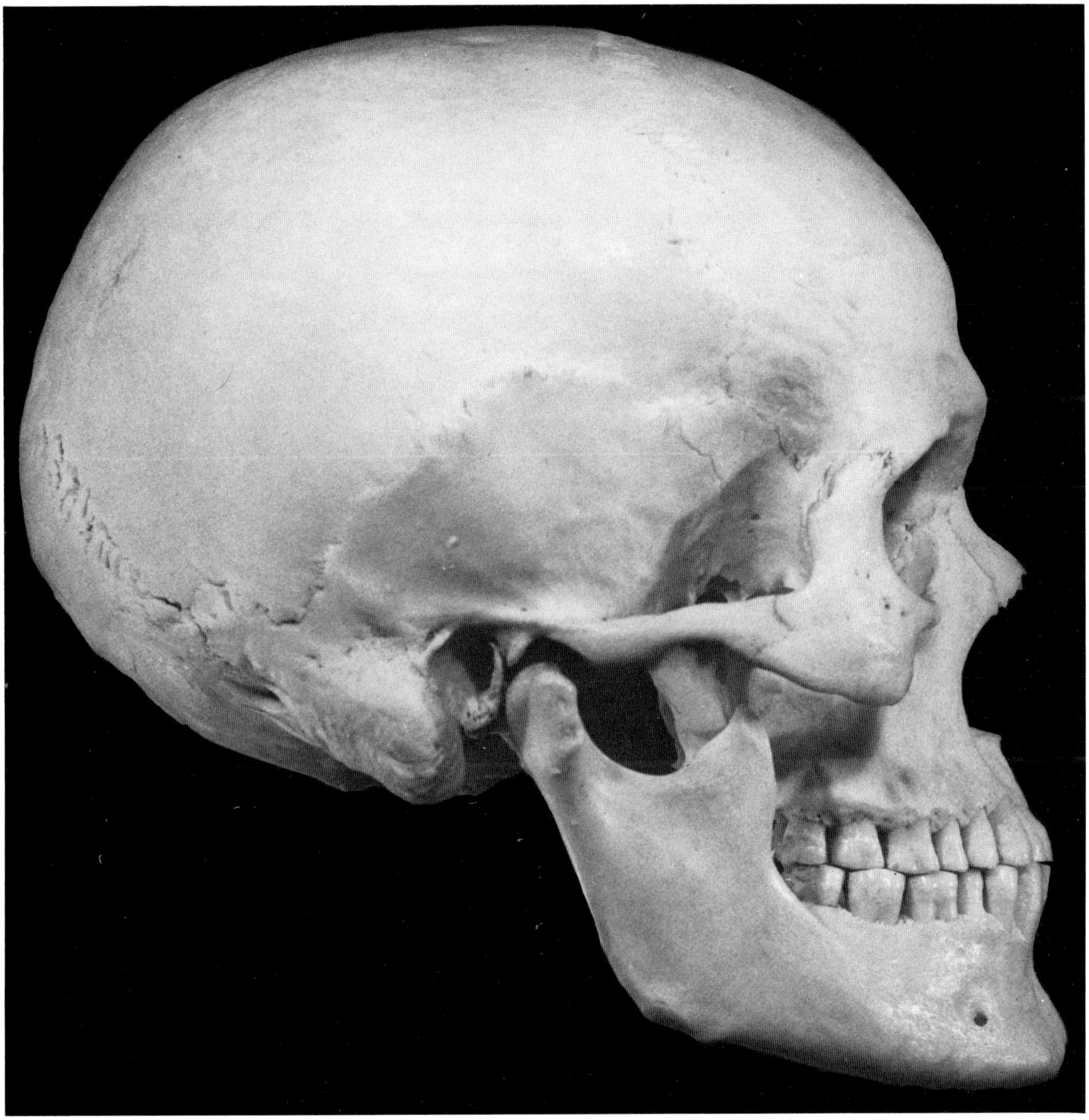

Abbildung 164

Im Verhältnis zum Mittelgesicht befinden sich Zahnreihen und Unterkiefer in einer ventralen Lage. Die Apertura piriformis und die Spina nasalis anterior liegen relativ stark dorsal; die oberen Schneidezähne neigen sich nach vorn. Die Knochen der Kinnpartie sind gut entwickelt. Sekundäre Knochenablagerungen haben besonders an der Augenbrauenzone stattgefunden. Die Okklusionsebene befindet sich ungefähr halbwegs zwischen den mandibulären Kondylen und der Unterkante des Unterkiefers.

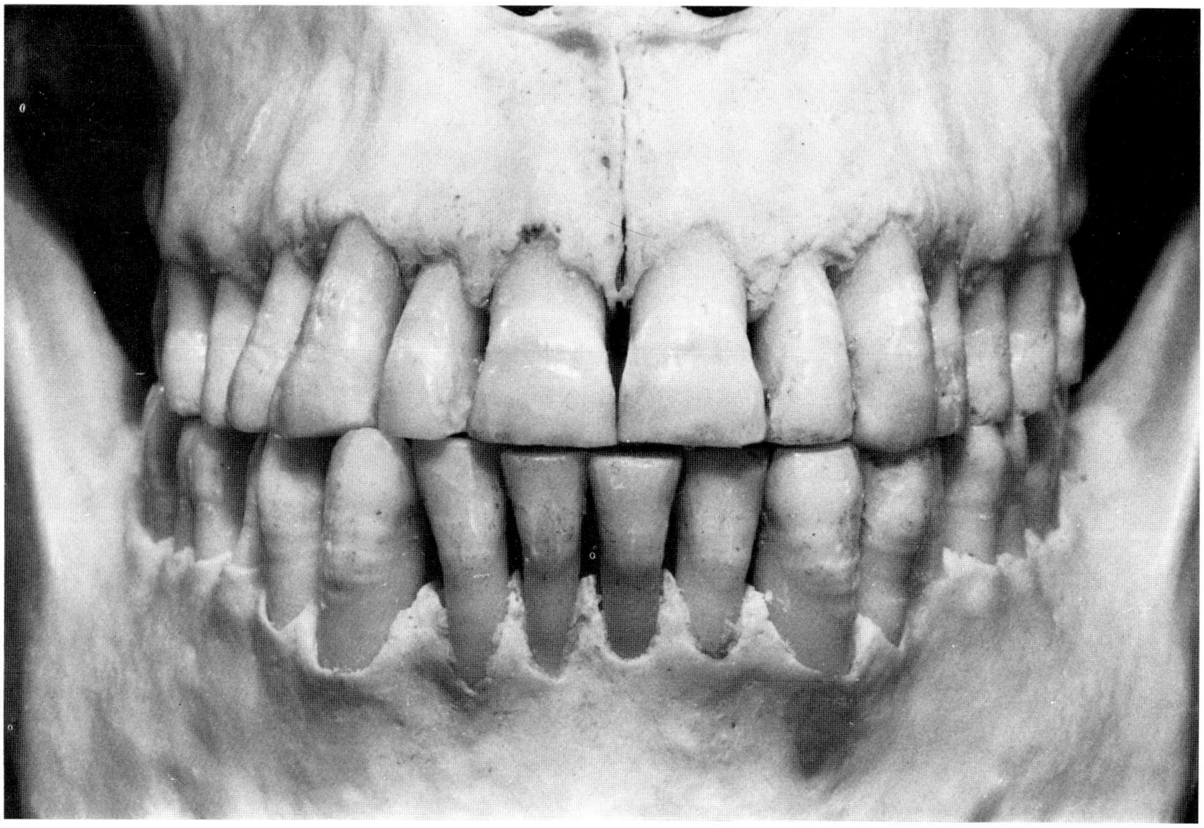

Abbildung 165

Die untere Zahnreihe ist im Verhältnis zur oberen stark vorgerückt, eine Situation, die durch die Reduktion der unteren Gesichtshöhe – bedingt durch starken Abrieb auf den Okklusalflächen – hervorgerufen wurde[55]. Diese nach vorn verlegte Stellung der unteren Zähne führte zu einer Änderung der transversalen Relation der Seitenzähne. Die unteren Molaren okkludieren mit den oberen in einer bukkaleren Position, als dies bei jungen Menschen feststellbar ist.

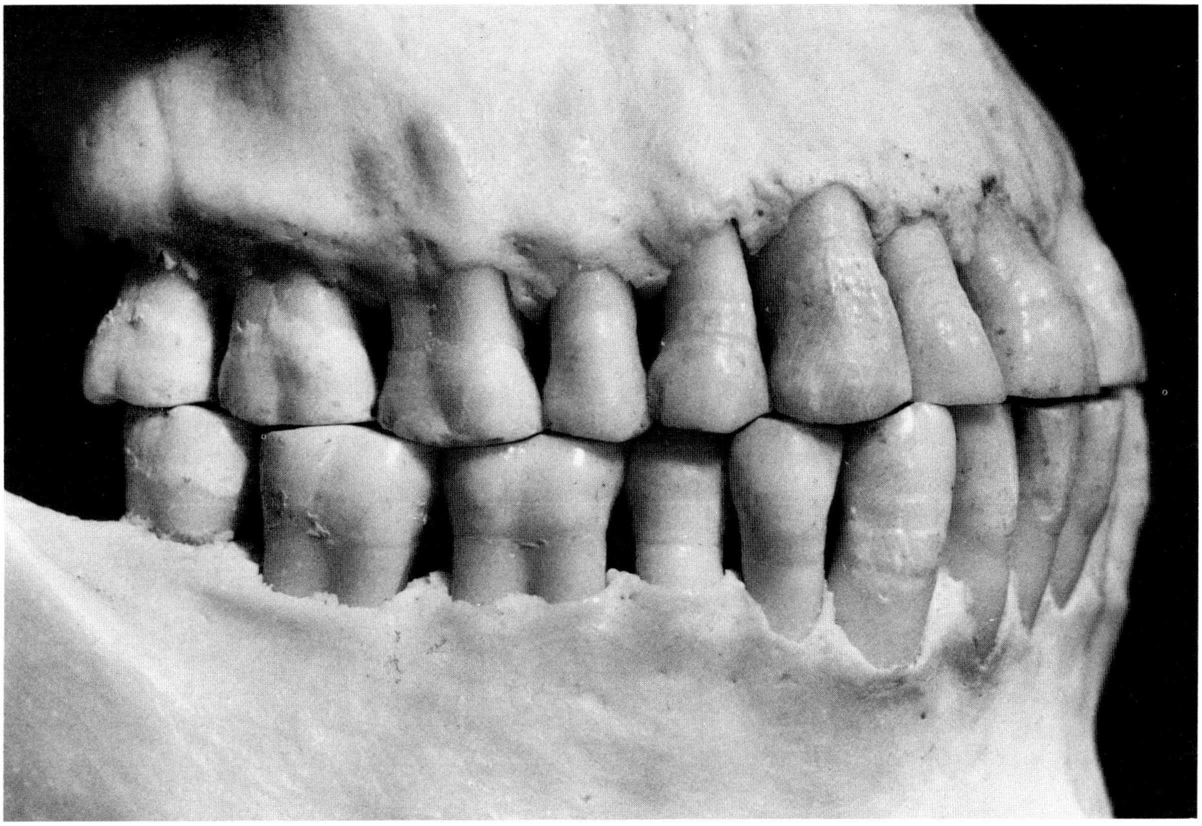

Abbildung 166

Die ursprünglichen Höcker der Seitenzähne sind abradiert. Das Bild dieser Abrasion folgt der helikoidalen Verwindungskurve der Okklusionsebene und dem frontal offenen Biß wie von *Murphy* beschrieben[41,42]. Die Frontzähne stehen in einer okklusalen Höcker-Höcker-Beziehung.

Die Prämolaren greifen nicht in der Interkuspidation ineinander, und die unteren Molaren stehen mesialer, als dies bei jungen Menschen der Fall ist.

Die Randwülste sind verschwunden, und die nachbarlichen okklusalen Kanten liegen auf gleicher Höhe. Die Kontaktzonen zwischen den Zähnen reichen nun schon bis zu den Okklusionsflächen. Die mesiodistale Dimension der Zahnkronen hat sich verringert.

Die Knochenstruktur, die die einzelnen Zähne umfaßt, liegt parallel zur Schmelzzementgrenze. Anzeichen von Resorption sind vorhanden.

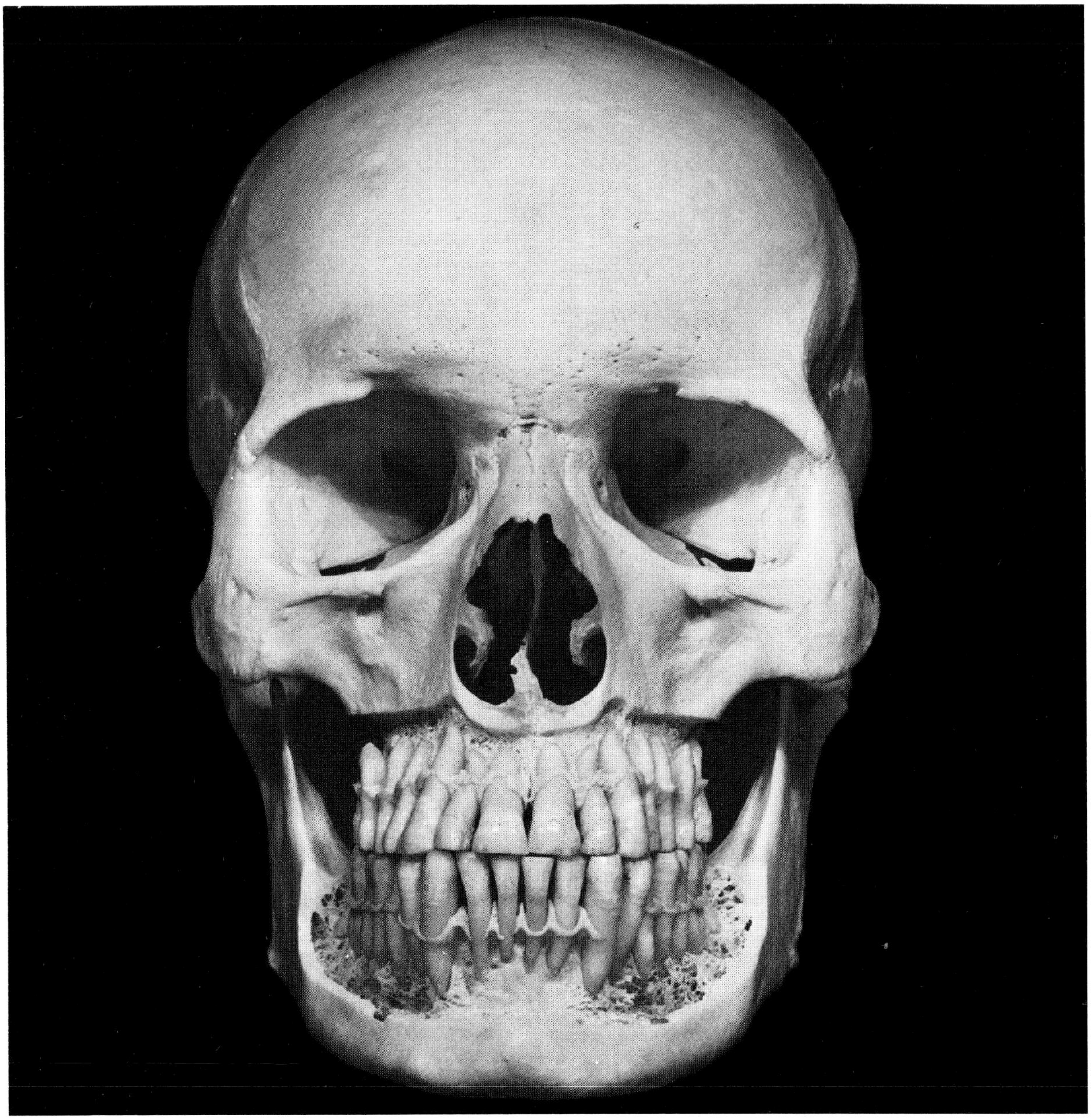

Abbildung 167

Die Wurzelspitzen aller Zähne sind durch stetes Auftragen von Wurzelzement abgerundet, ein deutliches Zeichen dentaler Alterung[62].
Gleichzeitig mit der okklusalen Abnutzung brechen die Zähne noch weiter durch, und die Distanz von den Wurzelspitzen zum Nasenboden im Oberkiefer respektive bis zur Unterkante im Unterkiefer verlängert sich. Die lingualen Knochenwände sind im unteren Frontzahnquadranten sehr solide und kompakt. Die apikale Basis im Oberkiefer ist relativ klein im Verhältnis zu den Dimensionen der Kronen der Frontzähne.

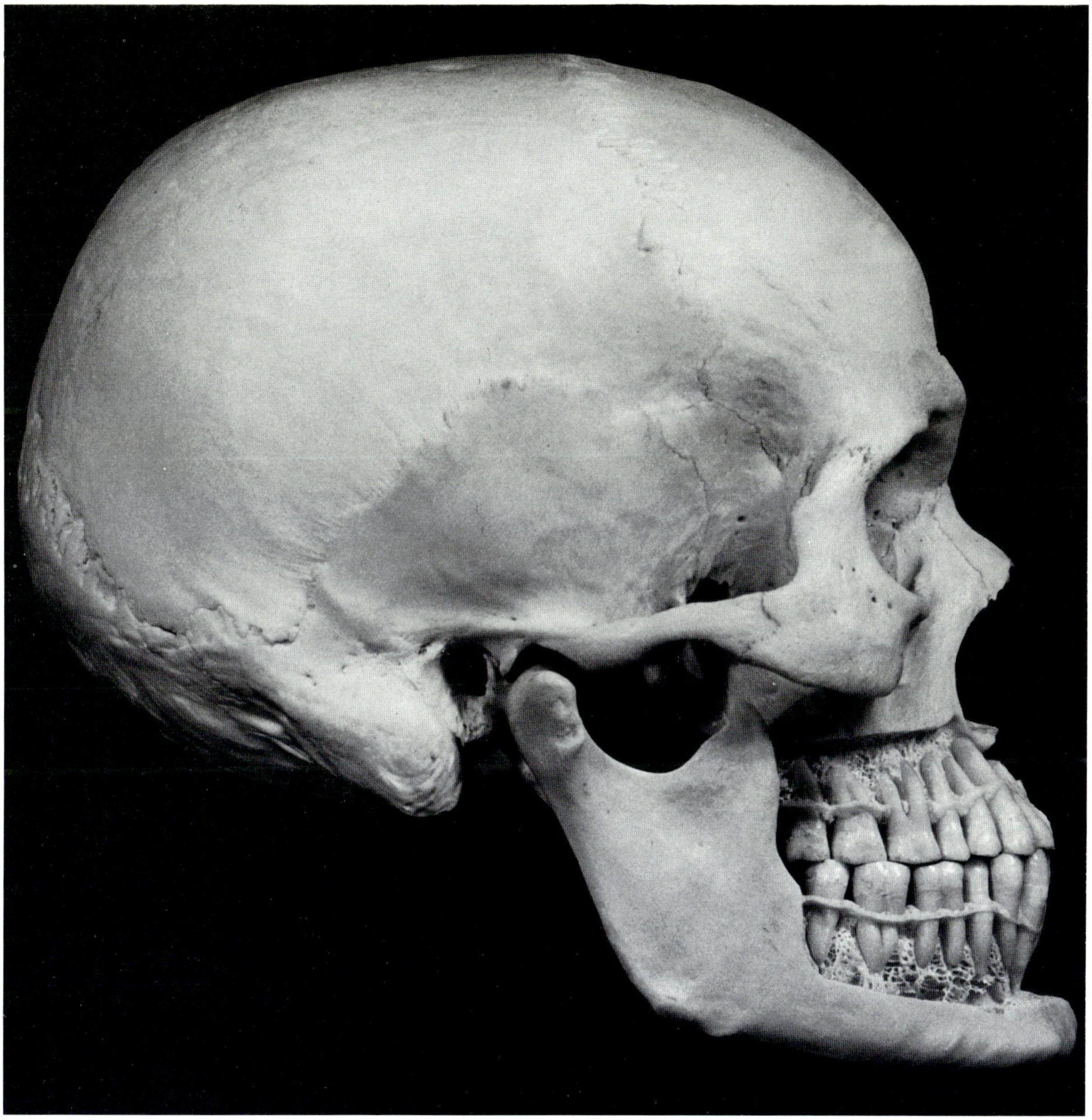

Abbildung 168

Die unteren Prämolaren stehen mehr oder weniger senkrecht zur Okklusionsebene. Die restlichen Seitenzähne weisen eine Mesialneigung auf. Der obere Eckzahn hat eine anormal starke Mesialneigung.
Ein atypisches Merkmal in diesem Schädel ist der Zusammenschluß der Wurzeln der oberen und unteren zweiten Molaren.

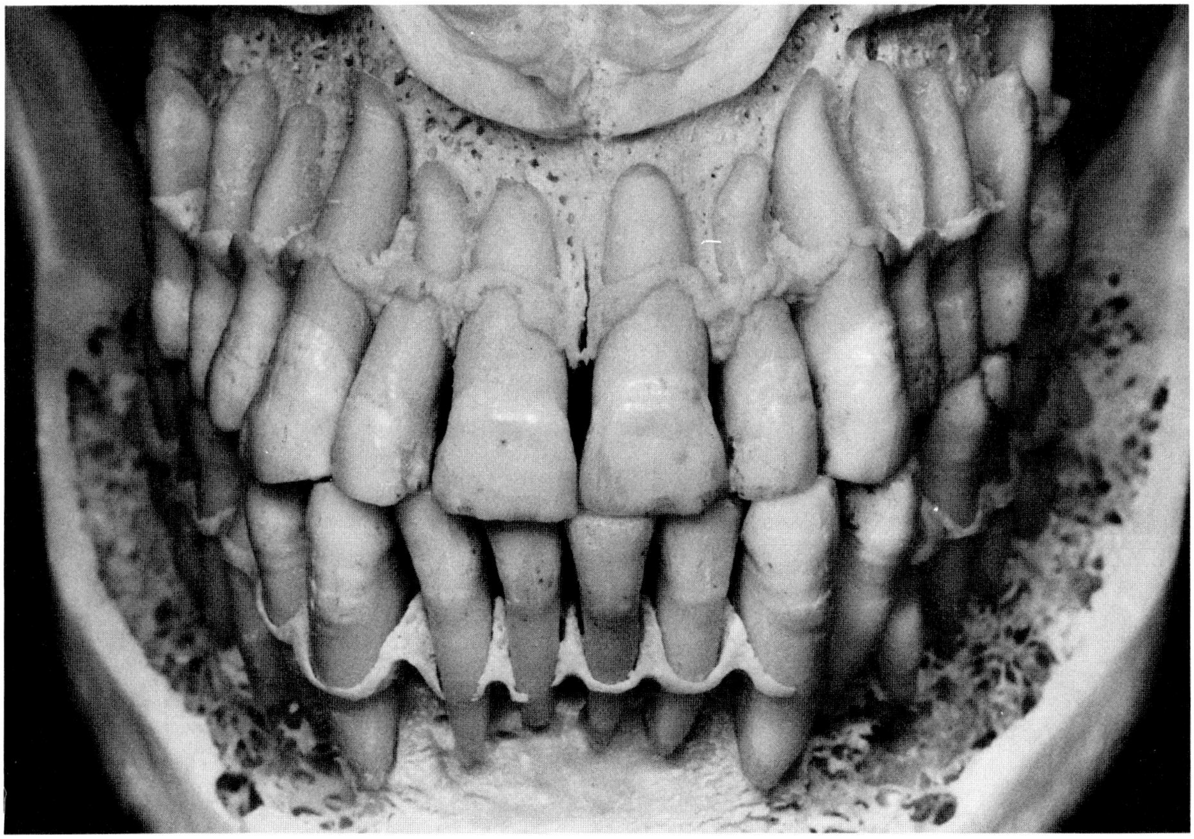

Abbildung 169

Die Wurzelspitzen der Zähne sind abgerundet, die Länge der einzelnen Zähne wurde durch die Abrasionen auf den Okklusalflächen reduziert.
Die Eckzähne sind länger und stärker als die anderen Zähne. Alle oberen Frontzähne, auch die Eckzähne, haben eine Labialneigung, und ihre Wurzeln konvergieren.
Bei den seitlichen Schneidezähnen und den Eckzähnen divergieren die Wurzeln.
Beachten Sie die Relation zwischen der Apertura piriformis und der apikalen Basis.

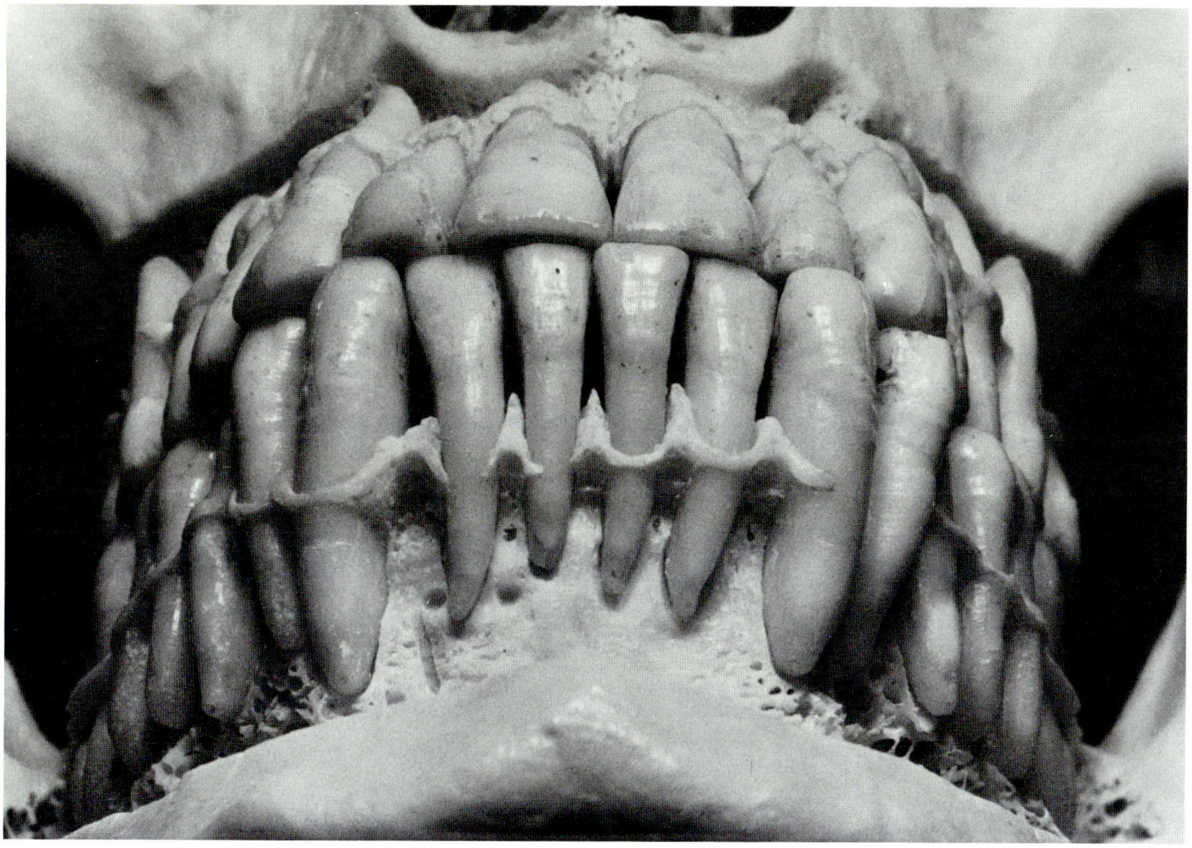

Abbildung 170

Die unteren Eckzähne haben breite Wurzeln. Die Kronen der unteren seitlichen Schneidezähne haben eine Distalneigung, die Wurzeln der ersten Prämolaren eine Lingualneigung, dagegen haben die Wurzeln der restlichen Seitenzähne eine Bukkalneigung.
Beachten Sie die abweichenden Wurzelenden einiger Schneidezähne.

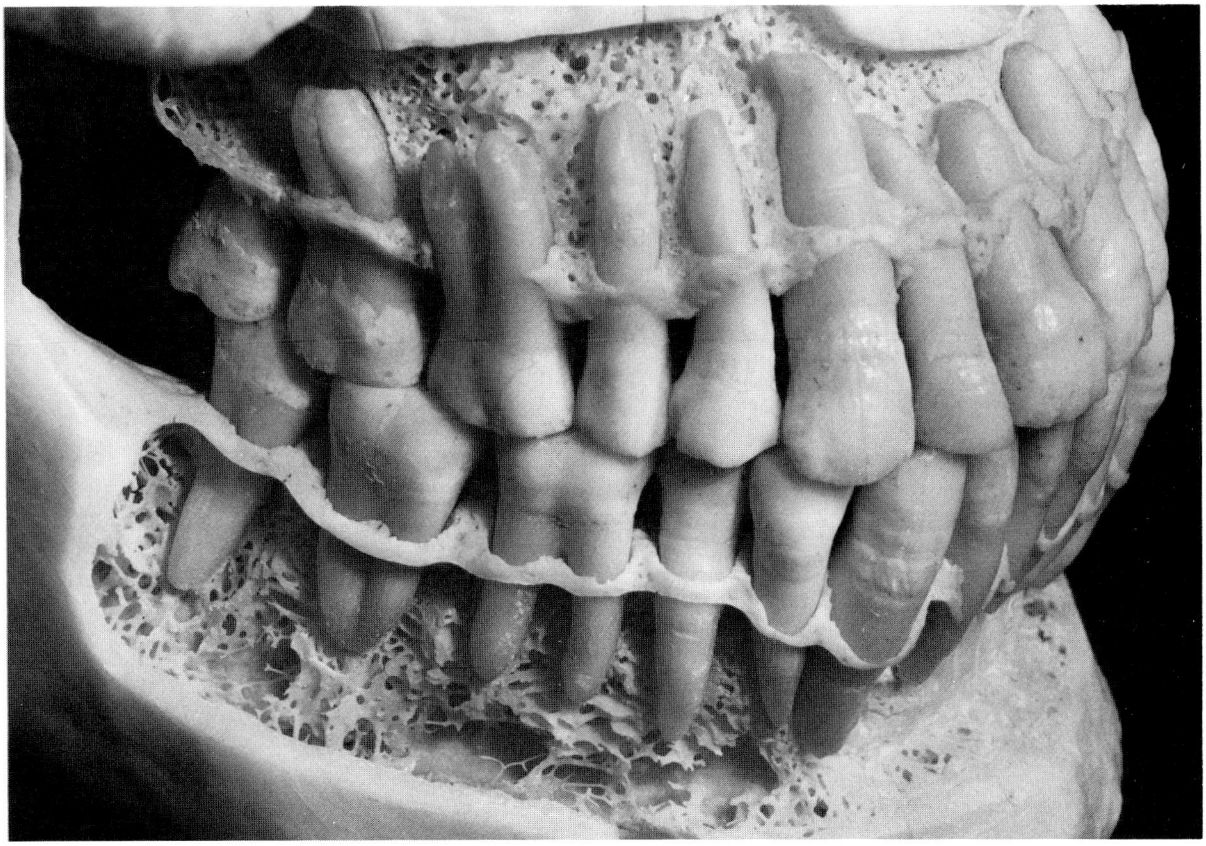

Abbildung 171

Alle Zähne haben einen engen Kontakt miteinander. Die Approximalflächen sind flach abradiert. Die mesiodistalen Kronenausdehnungen sind im Verhältnis zur Breite des Zahnhalses verringert.
Beachten Sie das abweichende Wurzelende beim oberen Eckzahn und die mehr palatinale Lage des Apex des seitlichen Schneidezahns.

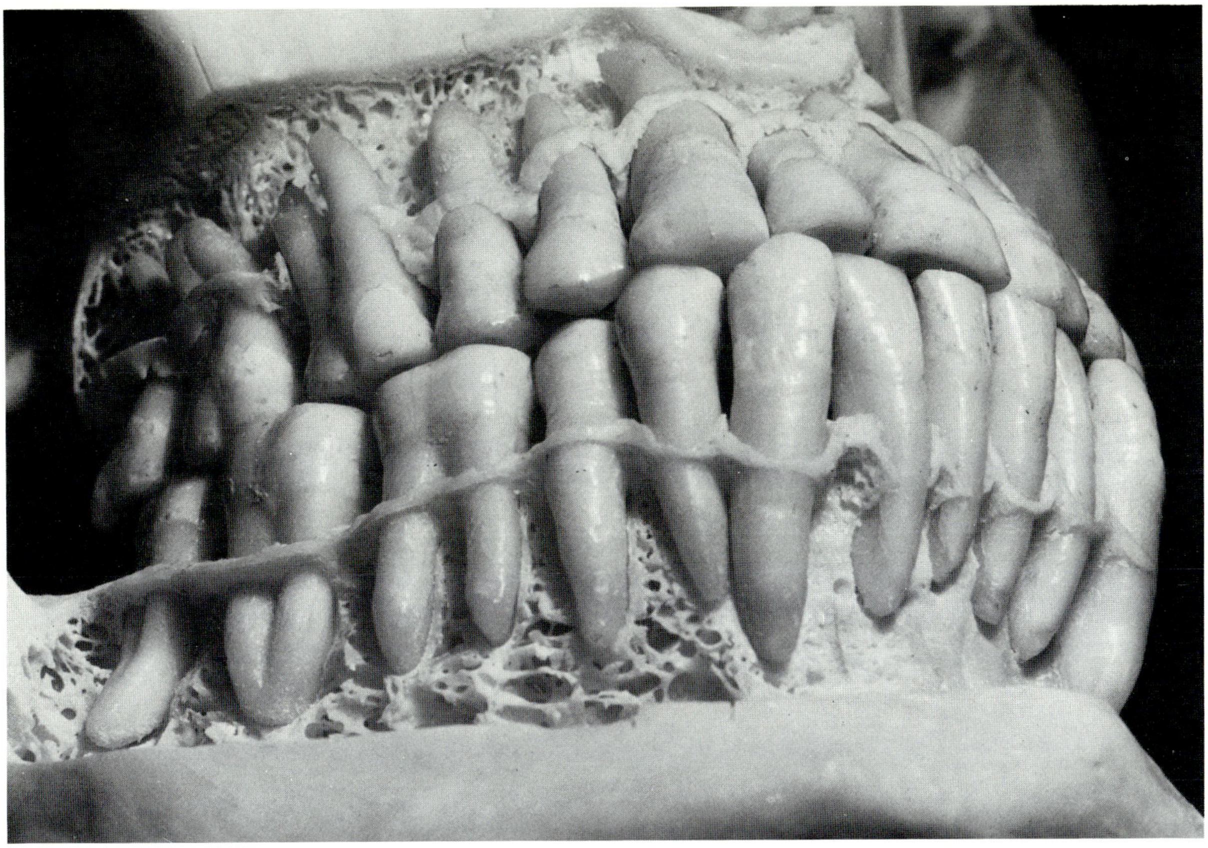

Abbildung 172

Alle Wurzelspitzen sind abgerundet. Einige Wurzeln zeigen Spuren von Hyperzementose. Wie bereits erwähnt, sind die Höcker der Seitenzähne mehr oder weniger abgekaut, und die unteren Zähne okkludieren in einer stärkeren mesialen Position mit den oberen, als dies bei der Okklusion jüngerer Menschen der Fall ist.
Die Wurzeln der oberen und unteren zweiten Molaren stehen näher nebeneinander, als es normal wäre. In diesem Schädel sind sie sogar miteinander verschmolzen.

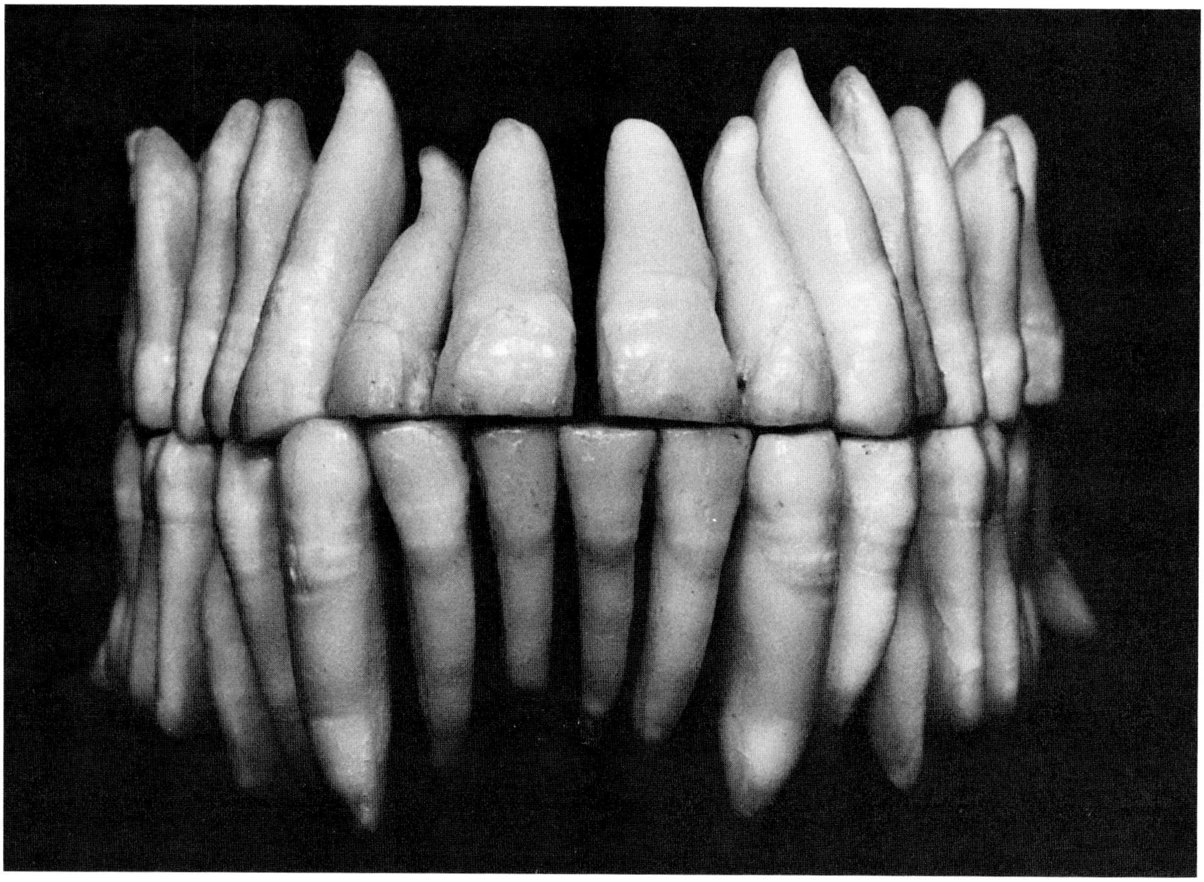

Abbildung 173

Die Zahnreihe des auf den vorherigen Seiten gezeigten Schädels werden hier und auf den folgenden Seiten außerhalb desselben demonstriert. Die Zähne wurden so aufgestellt, wie sie sich im Schädel befanden.
Die Kronen aller Zähne sind in der Höhe stark reduziert, und die Approximalflächen zeigen starke Abrasionen und sind fast flach. Die Frontzähne haben keinen Kontakt miteinander, was normalerweise bei stark abgekauten Zähnen der Fall ist.
Die mesialen Schneidekanten der oberen mittleren Schneidezähne waren abgesplittert. Der Artefakt wird durch Restaurationen illustriert. (Die Originalform der Kronen der beiden oberen mittleren Schneidezähne und ihr Kontaktpunkt sind aus der Abbildung 169 ersichtlich.)
Die Mittellinien der Zahnbogen sind nicht genau ausgerichtet.

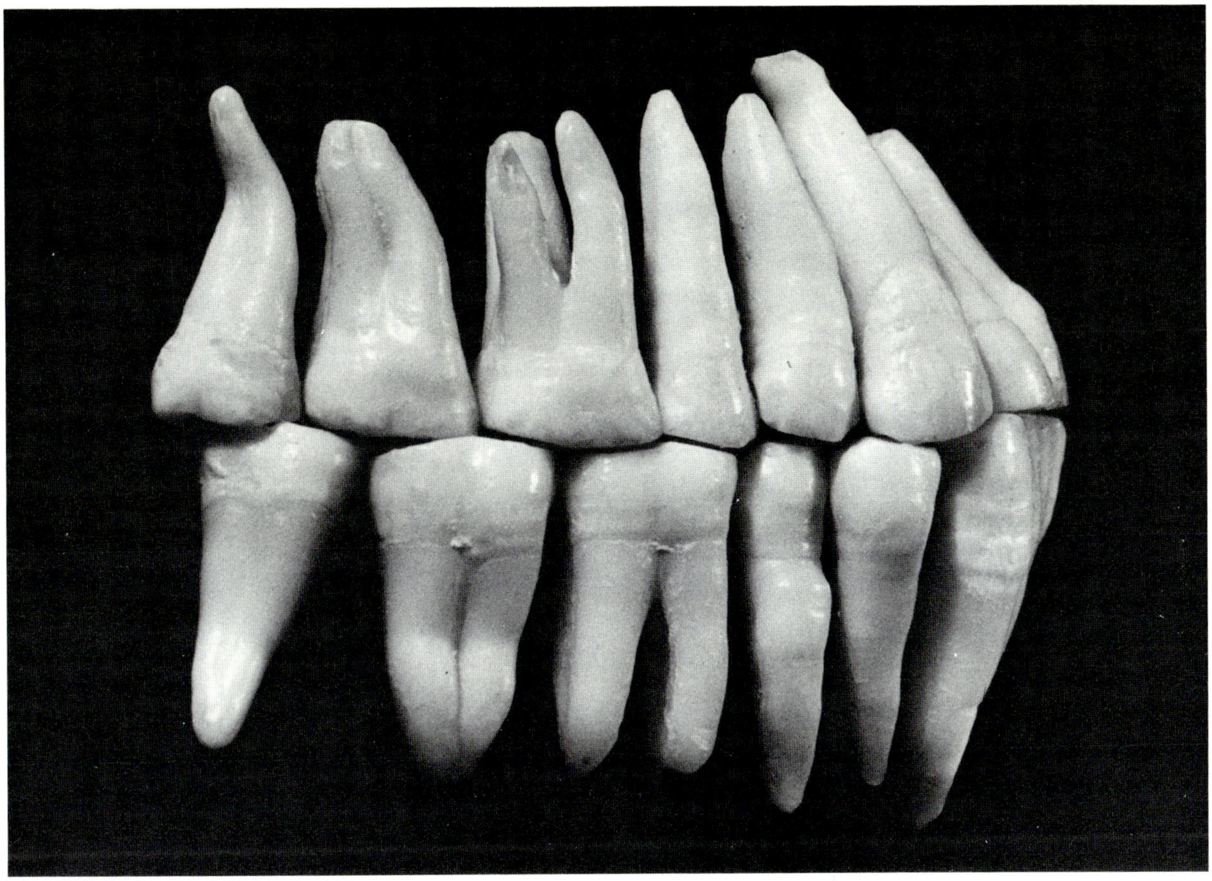

Abbildung 174

Die Kronen der oberen und unteren Seitenzähne sind wesentlich kürzer, und ihre Approximalflächen zeigen deutliche Zeichen einer fortschreitenden Abrasion. Die approximalen Kontakte sind nun abgeflachte Zonen in nächster Nähe der Okklusalflächen.

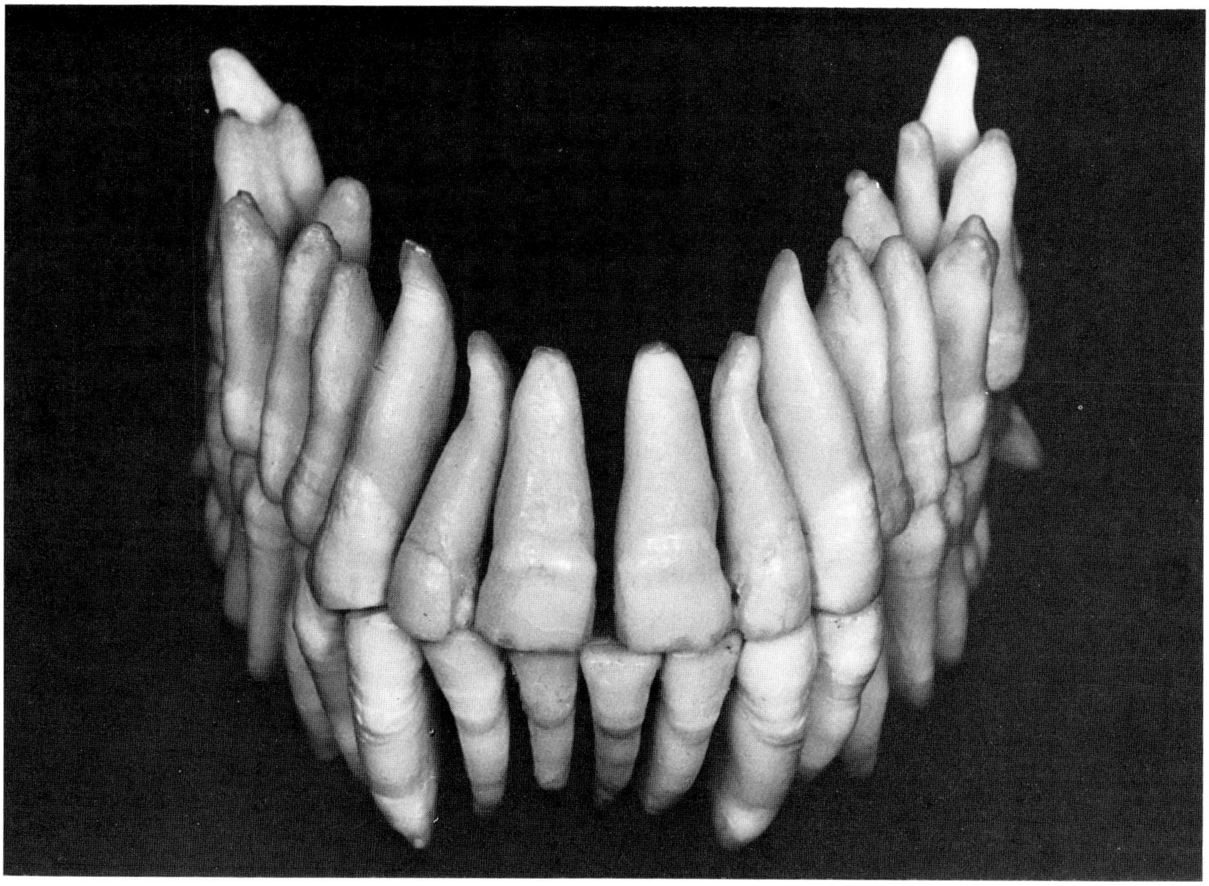

Abbildung 175a

Vorderansicht der Zahnreihe, von oben betrachtet.

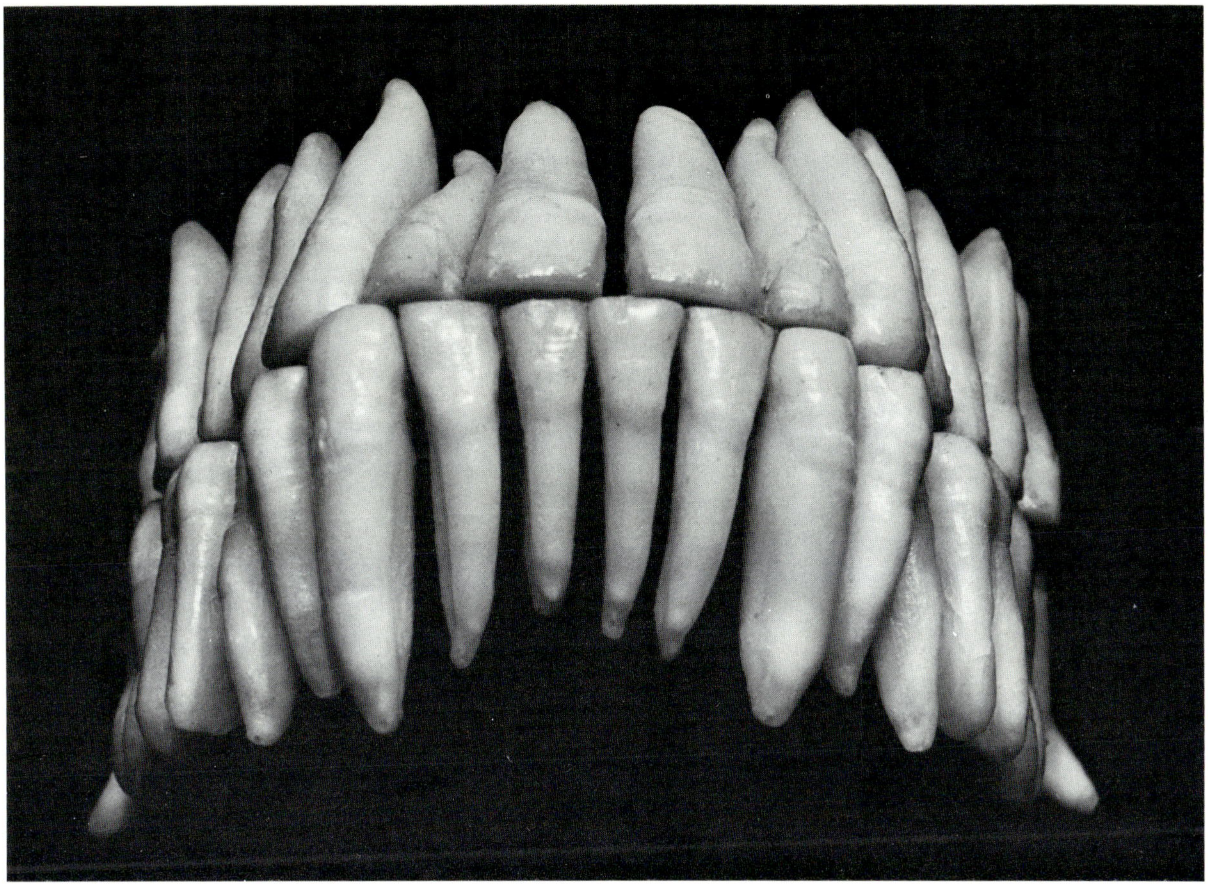

Abbildung 175 b

Vorderansicht der Zahnreihe, von unten betrachtet.

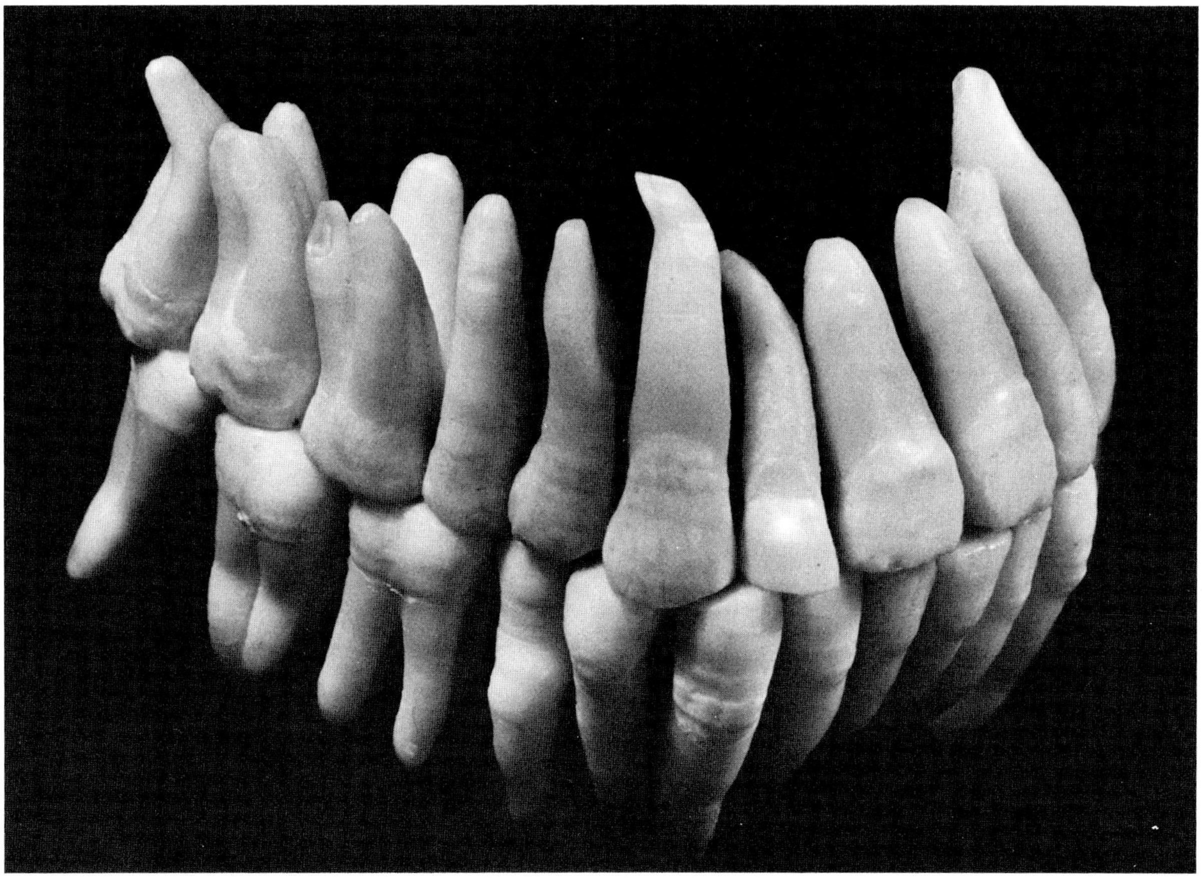

Abbildung 176 a

Seitenansicht der Zahnreihe, von oben betrachtet.

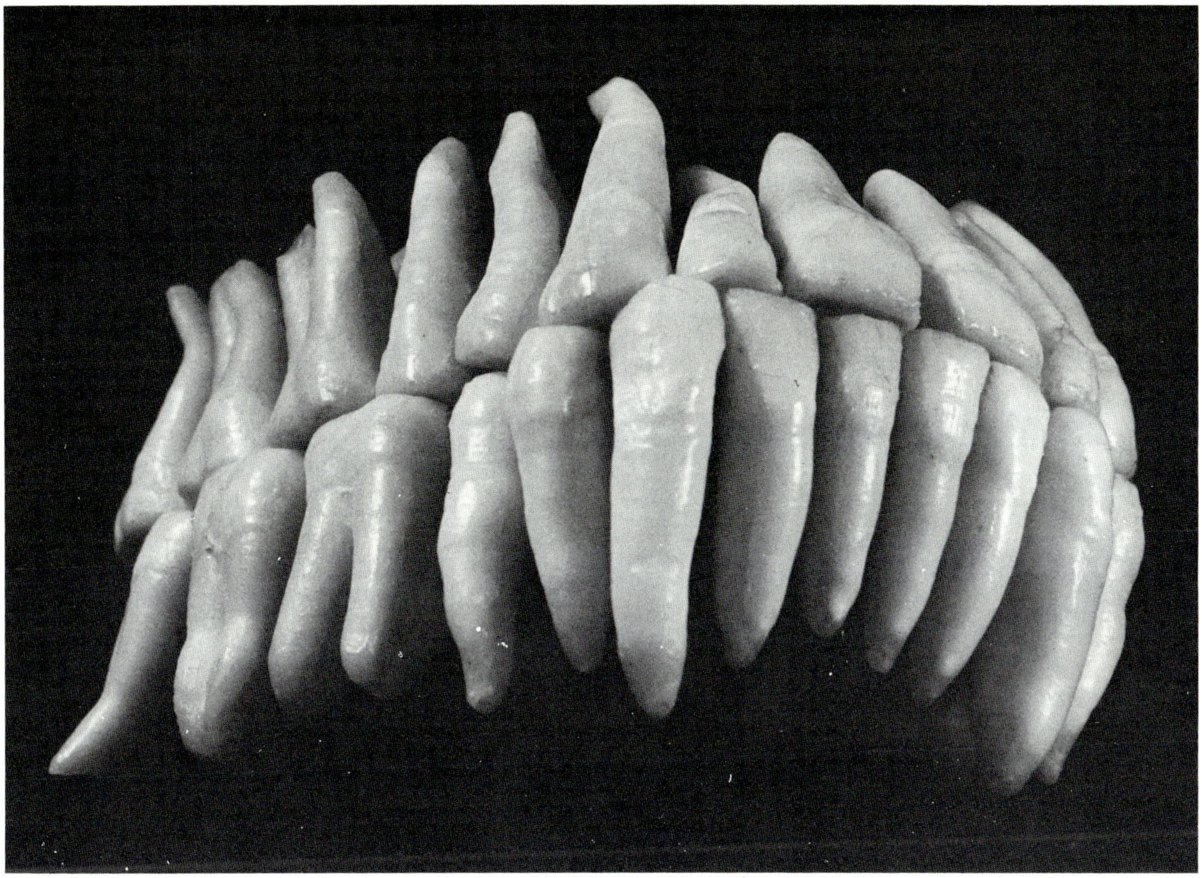

Abbildung 176 b

Seitenansicht der Zahnreihe, von unten betrachtet.

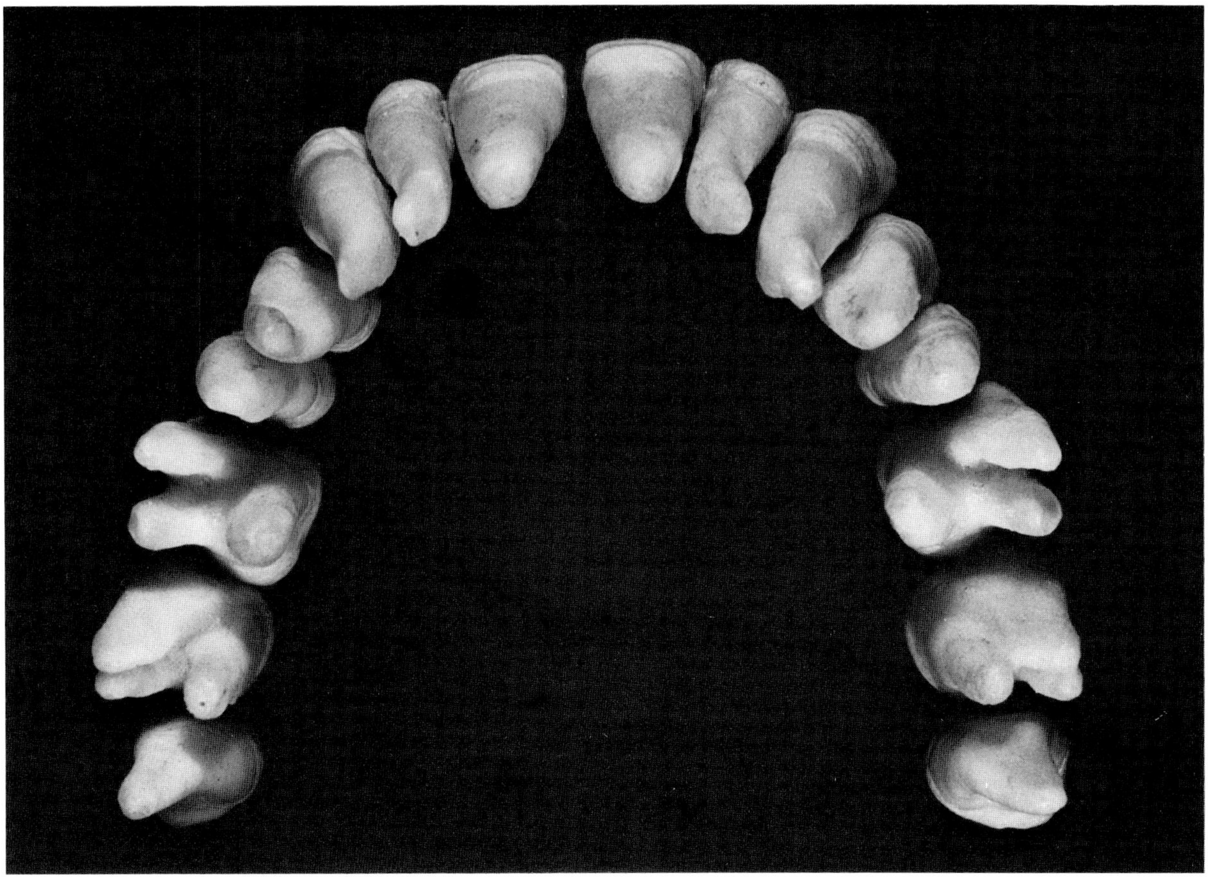

Abbildung 177a

Diese Illustration zeigt die apikale Ansicht. Die Wurzeln der Zähne sind fast symmetrisch in ihrer Form und in ihrer Stellung. Beachten Sie die Anordnung der Wurzelenden in beiden Kiefern; sie entsprechen der Größe und Form der apikalen Basis.

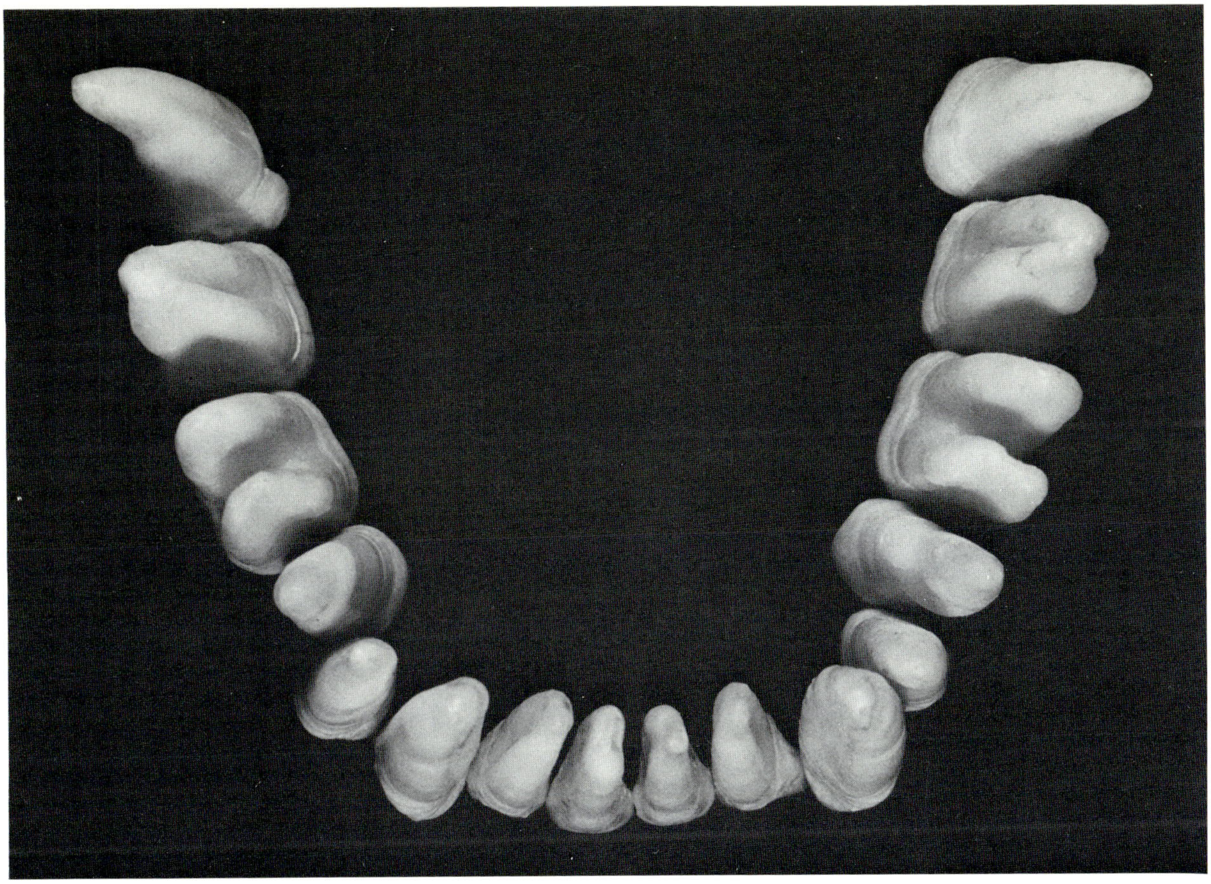

Abbildung 177 b

Apikale Ansicht der unteren Zahnreihe.

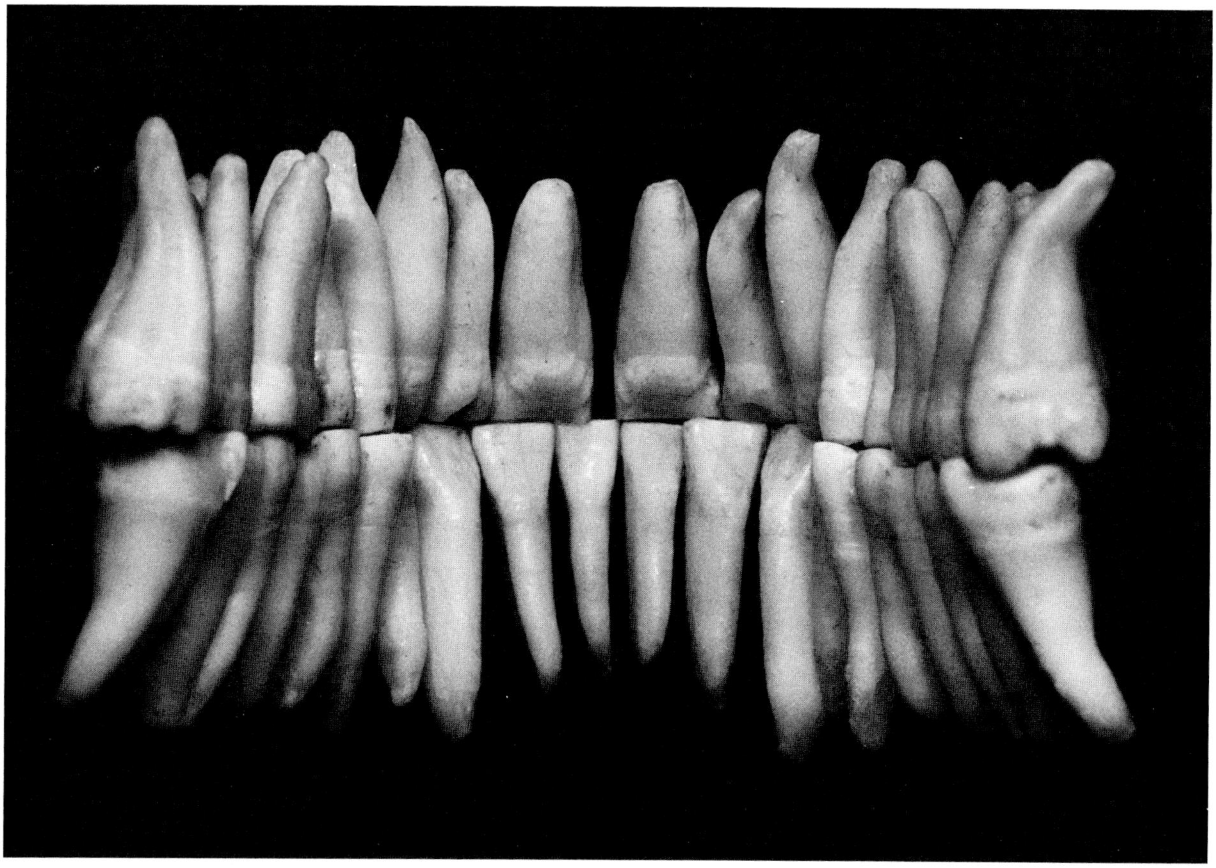

Abbildung 178 a

Auf dieser und den folgenden Seiten zeigen wir die Zahnreihen von der Lingualseite her betrachtet. Beachten Sie die ziemlich flachen Okklusalflächen und die verhältnismäßig starke Mesialstellung der unteren Zähne.

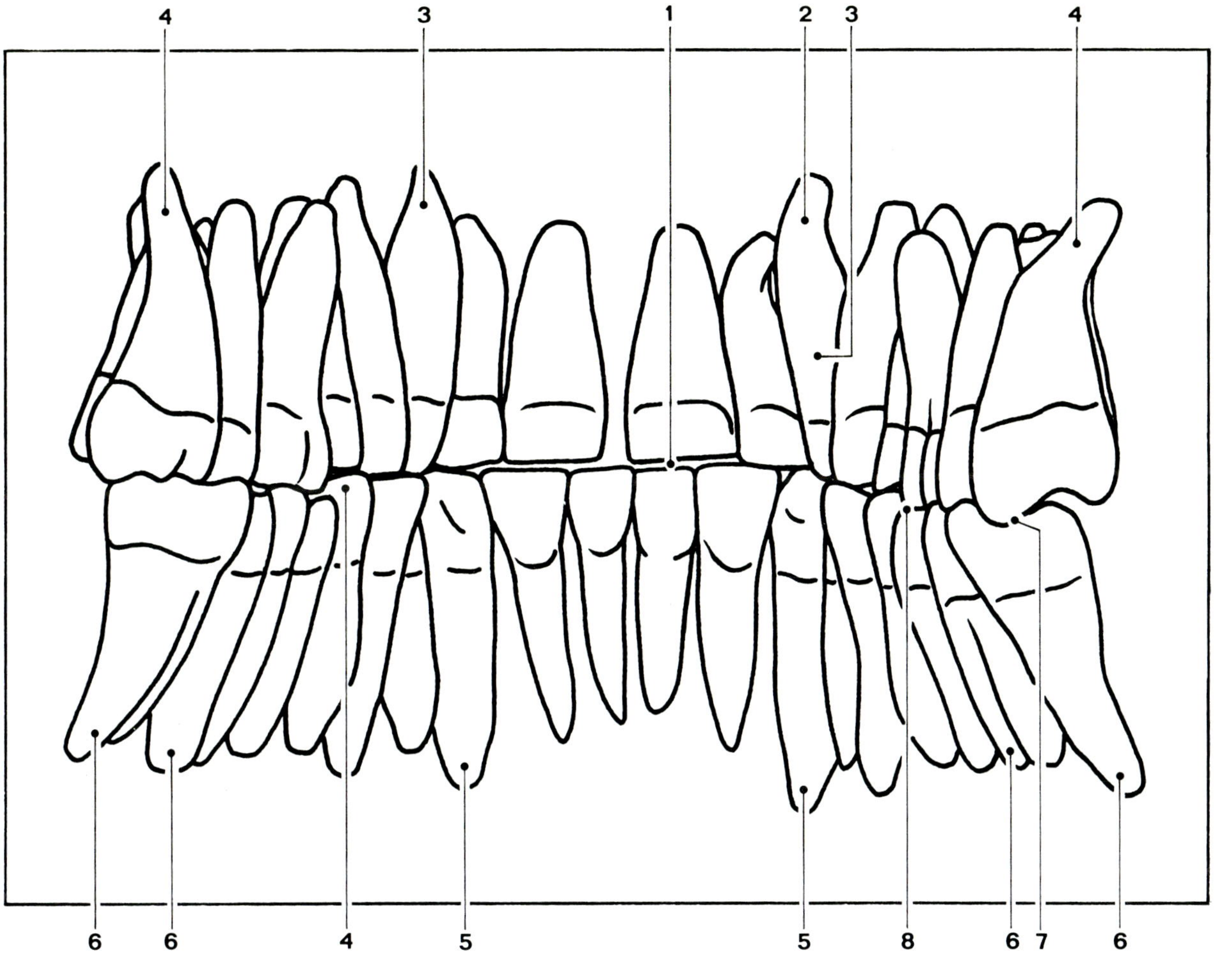

Abbildung 178b

1. Es gibt keinen inzisalen Überbiß; die Schneidekanten sind abradiert.
2. Die Wurzelenden des oberen rechten Eckzahnes sowie auch anderer Zähne weichen von der Geraden ab.
3. Die Wurzeln der oberen Eckzähne konvergieren und ihre Kronen neigen sich leicht nach bukkal.
4. Bei diesem Exemplar sind die oberen dritten Molaren fast senkrecht auf die Okklusionsebene orientiert.
5. Die Wurzeln der unteren Eckzähne sind mehr oder weniger parallel.
6. Die unteren Molaren sind nach mesiolingual geneigt, aber wesentlich geringer als bei der Zahnreihe Jugendlicher, wie in den Abbildungen 74, 87, 130 und 161 aufgezeigt.
7. Beachten Sie das atypische Abrasionsbild am oberen rechten und an den beiden unteren dritten Molaren (siehe auch Abb. 174).
8. Die transversale okklusale Beziehung ist bei diesem Gebiß anders als bei der Zahnreihe eines jungen Menschen, wie wir sie in der Abbildung 161 vorzeigen konnten. Der untere Zahnbogen steht in Beziehung zum oberen Bogen mehr anterior und bukkal.

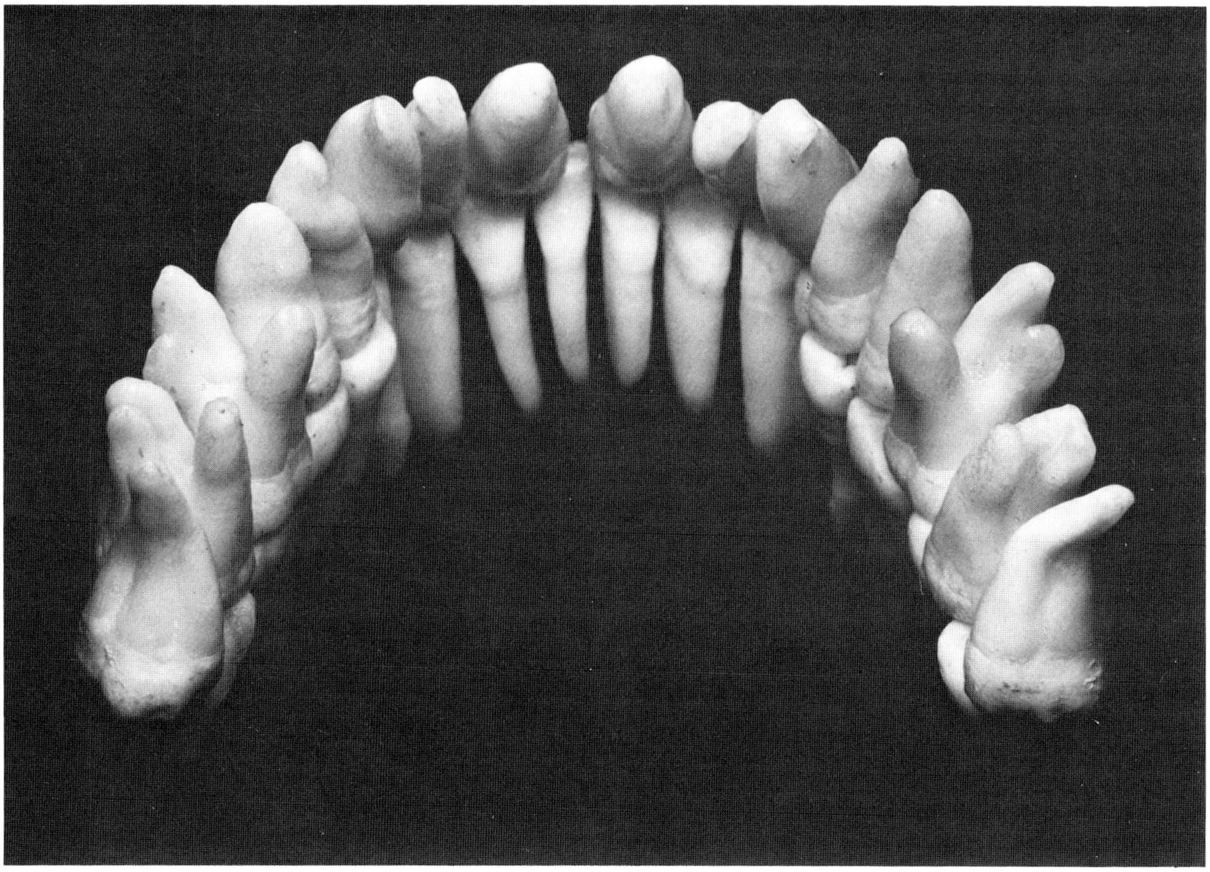

Abbildung 179a

Lingualansicht der Zahnreihe, von oben betrachtet.

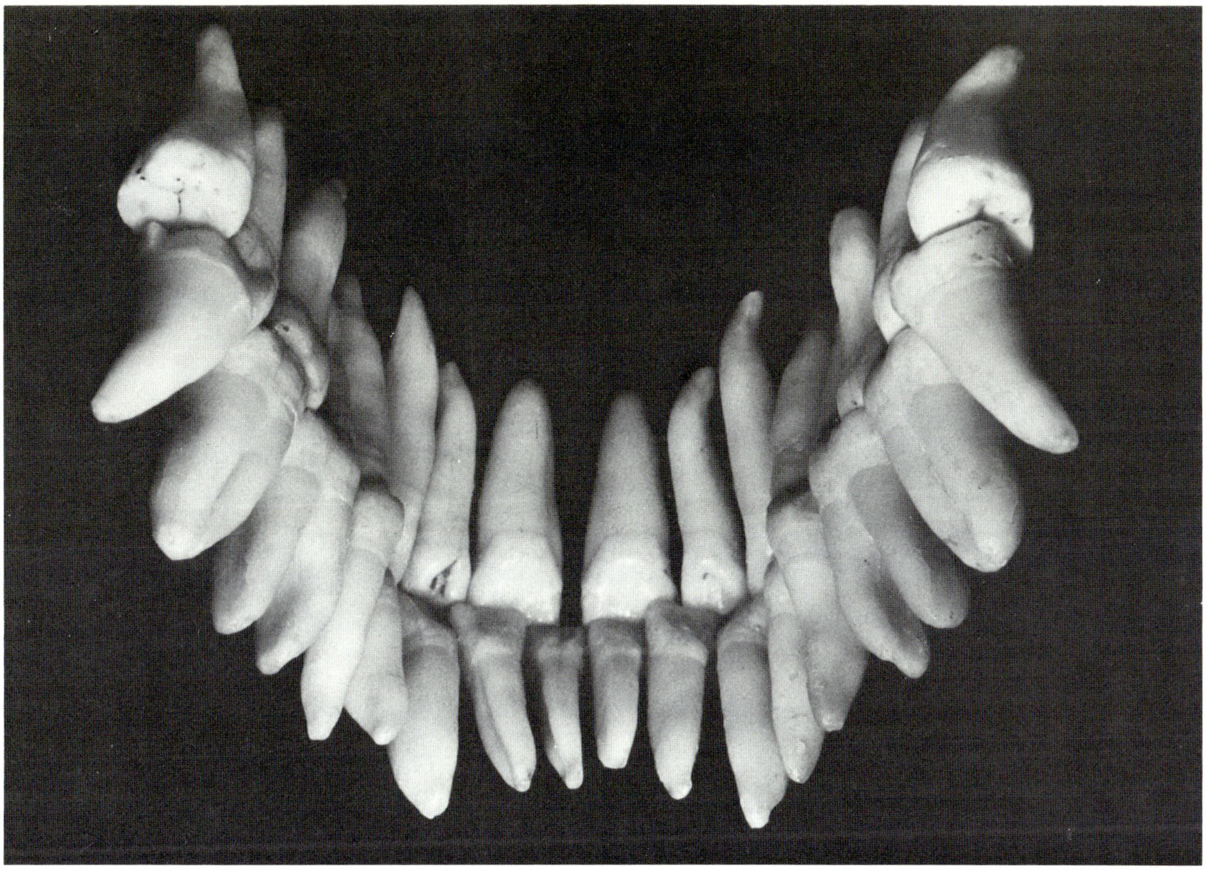

Abbildung 179b

Lingualansicht der Zahnreihe, von unten betrachtet.

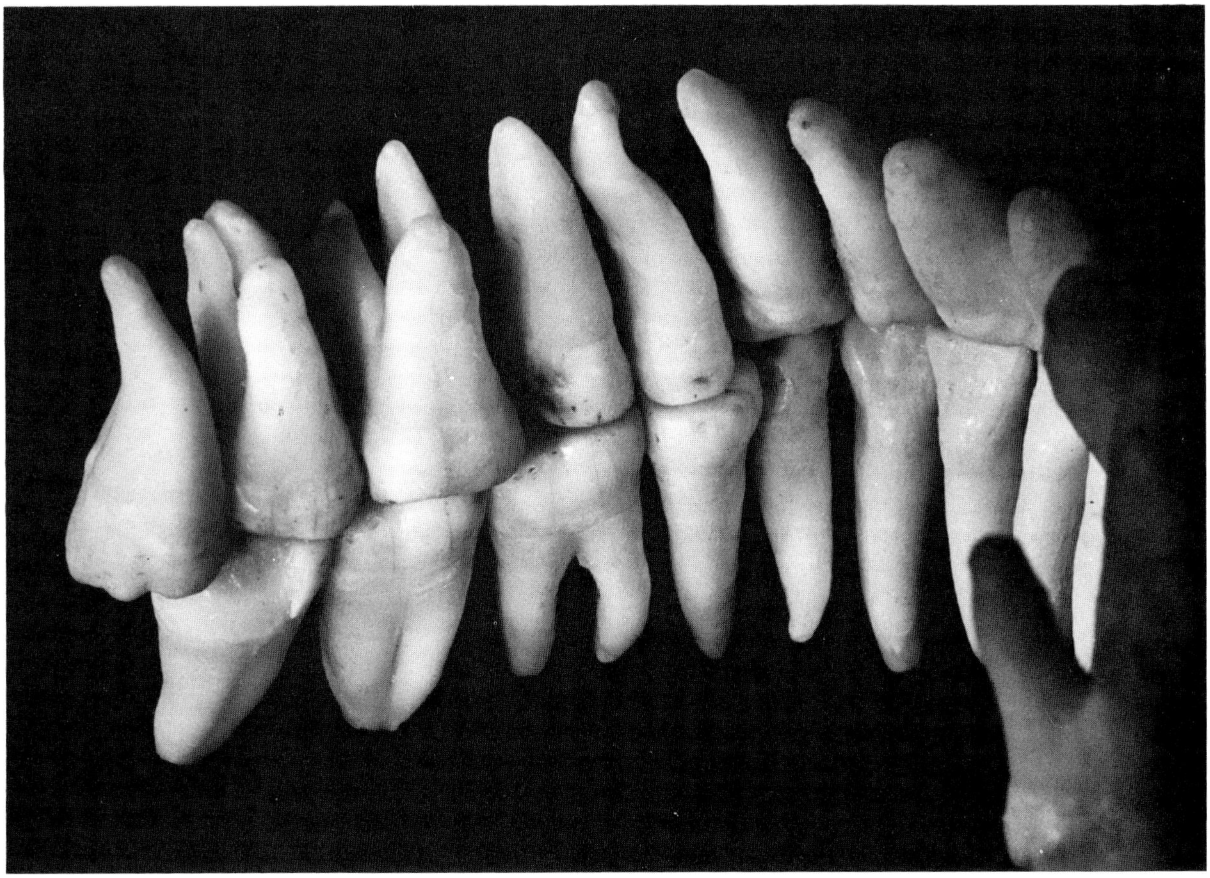

Abbildung 179c

Linguale Seitenansicht der Zahnreihe, von oben betrachtet.

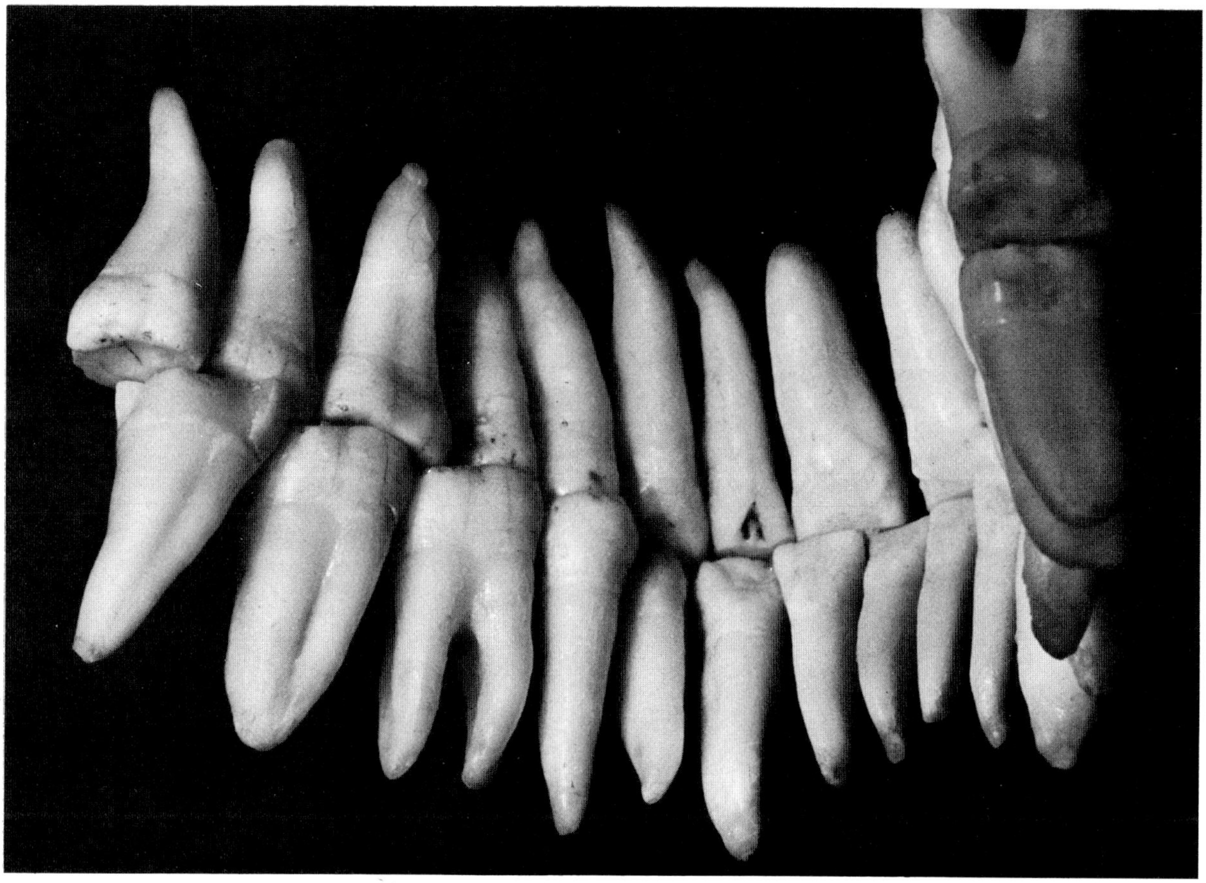

Abbildung 179d

Linguale Seitenansicht der Zahnreihe, von unten betrachtet.

Zusammenfassung

In diesem Kapitel wurde das Altern der Zahnreihe nur an Schädeln ohne jeden Zahnverlust gezeigt. Dies ist allerdings in der heutigen Zeit eine Rarität. Viele Menschen beenden ihr Leben, ohne einen eigenen Zahn mehr zu besitzen.
Der Schädel und der kraniofaziale Komplex des vollständig oder teilweise zahnlosen Menschen wurde wissentlich in diesem Kapitel nicht behandelt. Dieser Stoff ist zu weitläufig, um hier besprochen zu werden; abgesehen davon, hat dies (im konstruktiven Sinne) nichts mit der Entwicklung des menschlichen Gebisses zu tun.

9

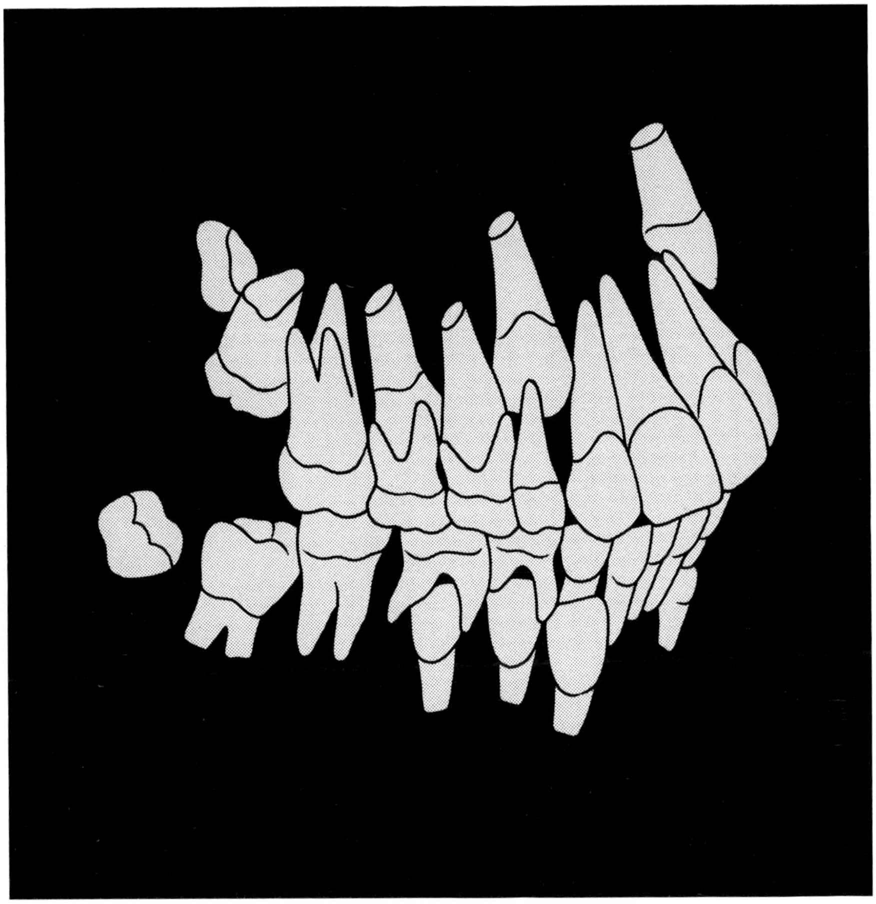

Charakteristiken der Entwicklung des Alveolarfortsatzes

Die Entwicklung des Alveolarfortsatzes hängt hauptsächlich von dem Vorhandensein von Zähnen ab. Andererseits aber hängt die Befestigung der Zähne im Kiefer wiederum von der unterstützenden Funktion des Alveolarfortsatzes ab. Ihre Abhängigkeit voneinander zeigt sich in der Morphologie des alveolären Knochens während der verschiedenen Entwicklungsstadien, wobei allerdings allgemeine und spezifische Faktoren stark mitspielen. Bei Kleinkindern besteht das Skelett hauptsächlich aus feinem spongiösem Knochen mit einer sehr hohen Aktivität an Knochenablagerung und Umwandlungen; dies gilt auch für den Alveolarfortsatz. In späteren Jahren wird dann nach und nach dichtere, lamelläre Knochensubstanz aufgebaut, und eine interne Umwandlung beginnt mit der Entwicklung sekundärer Osteone. Örtliche Veränderungen im Alveolarfortsatz finden gleichzeitig mit der Entwicklung der Zähne statt. Diese örtlichen Veränderungen überlagern das Wachstumsmuster der skelettalen Struktur und beeinflussen den Bau der alveolären Knochen. Aufgrund dieser Veränderungen hat die alveoläre Knochenstruktur eine andere Mikromorphologie als die sonst in anderen Teilen des Körpers übliche[21].
Während der ganzen Lebenszeit ist der Alveolarknochen poröser als die Knochen in anderen Teilen der Kiefer[2,18,20]. Diese Porosität scheint durch die sehr intensive Gefäßbildung sowie durch die Bewegungen der sich entwickelnden Zähne innerhalb des Knochens verursacht zu sein. Alveolarknochen haben ihren Ursprung in einer dünnen Schicht von feinsten nadelförmigen Teilchen im mesenchymalen Gewebe, das die Zahnfollikel umgibt[56,57,58]. Der eigentliche Alveolarfortsatz beim Kind wird durch ausgedehnte vertikale Knochenablagerungen gebildet, verbunden mit der Entwicklung der knöchernen Alveolen für die durchbrechenden Milchzähne. Gleichzeitig erhöht sich die alveoläre Breite durch Knochenablagerungen, die hauptsächlich an den lingualen Oberflächen im Unterkiefer und palatinal im Oberkiefer stattfinden. Hinzu kommt, daß die intermaxilläre Naht zur Verbreiterung im Oberkiefer beiträgt. Die Länge des alveolären Bogens nimmt hauptsächlich im posterioren Bereich der Kiefer zu. Im Unterkiefer finden Knochenablagerungen speziell am Lingualtuber neben der Wurzel des Processus coronoideus statt; auch im Oberkiefer findet eine Aktivität im Tuberbereich statt.
Das allgemeine Wachstum in Länge und Höhe der beiden Alveolarkämme schreitet so lange fort, bis die Zahnreihe vollständig ist[12]. Variationen können vorkommen, hauptsächlich das vertikale Wachstum betreffend. Dies vermutlich im Zusammenhang mit der Gesamtheit aller Faktoren, die die vertikale Entwicklung des Splanchnocraniums kontrollieren.
Dieses Kapitel wird mit Illustrationen eröffnet, die die allgemeinen morphologischen Veränderungen aufzeigen, die zur Bildung der Nische einerseits und der Alveole, die die Wurzel aufnimmt, andererseits führen. Zusätzlich werden die Charakteristiken der Entwicklung des Alveolarfortsatzes im Frontzahnbereich besprochen. Zum Schluß werden die Veränderungen erklärt, die der Durchbruch der Molaren verursacht. Besondere Aufmerksamkeit ist den Veränderungen gewidmet, die in der Morphologie des Alveolarkammes und den angrenzenden Oberflächen des Periostes vorkommen.

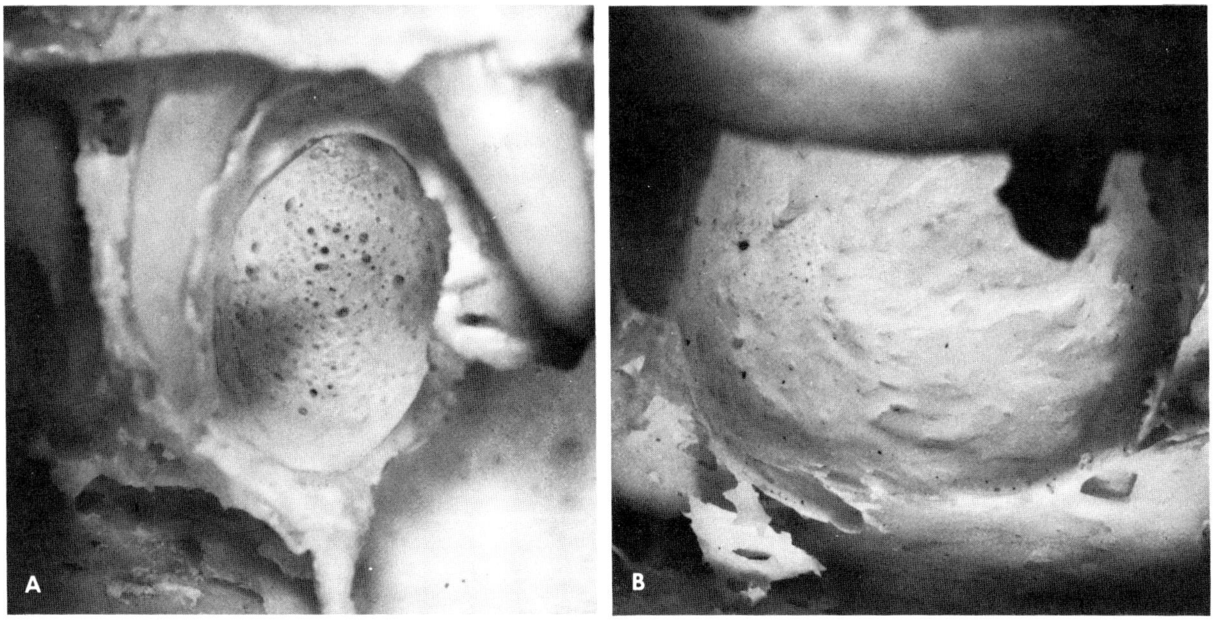

Abbildung 180

Allgemeine Merkmale bei der Entwicklung der knöchernen Nischen und der Alveolen

Die Entwicklung der Knochennischen und der Alveolen in Verbindung mit dem Aufbau eines unteren Prämolaren. In 180B bis 180D wurden die Zähne entfernt.

A Erstes Stadium. Keine Reste eines unteren Prämolaren in der Nische feststellbar. Die äußeren Oberflächen der Nischen sind aus feinem gitterförmigen Knochen aufgebaut.
B Zweites Stadium. Die Nischenwand besteht aus dichtem Knochen.
C Drittes Stadium. Eine vertikale Vergrößerung der knöchernen Höhle, verbunden mit der Wurzelentwicklung. Am Fundus hat sich noch kein neuer Knochen gebildet.
D Viertes Stadium. Der Zahn bricht durch; feine spongiöse Knochenablagerungen am Fundus und Entwicklung der Alveole durch Knochenablagerung rund um die Wurzel.

Die Morphogenese des Knochens, der einen sich entwickelnden Zahn umgibt, und seine späteren Veränderungen entsprechen völlig seinem Aufbau. Vier verschiedene Phasen können festgestellt werden, jede davon mit ihrer eigenen Morphologie.
Die erste Phase ist charakterisiert durch den gleichzeitigen Aufbau der knöchernen Nische und der Zahnkrone, die zweite Phase durch die Vollendung des Knochenaufbaues, die dritte Phase durch die vertikale Vergrößerung der Knochenhöhle bei gleichzeitiger Wurzelentwicklung und die vierte Phase durch die Ausbildung der Alveole in Verbindung mit dem Durchbruch des Zahnes. (Da die Entwicklung des Prämolaren sozusagen gesondert stattfindet, ist er bestens für die Demonstration der morphologischen Veränderungen geeignet.)
Vor der Kalzifikation der Zahnkronen vergrößern sich die Zahnkeime äußerst schnell[32]. Diese Vergrößerung entspricht der schnellen Vergrößerung der Dimension der knöchernen Nische durch die Resorption ihrer inneren Wände (Abb. 180A). Zu diesem Zeitpunkt besteht die Oberfläche der Nischenwand aus porösem feinem spongiösen Knochen. Die zweite Phase ist erreicht, wenn die Zahnkrone fertig ausgebildet ist (Abb. 180B). Die Umwandlung der Nischenwände schreitet nun langsamer fort. Die ursprünglich feine Spongiosa verdichtet sich immer mehr. Der Umfang der Verdickung und der Verdichtung der Nischenwände hängt hauptsächlich von dem Zeitraum ab, der für den Aufbau der Nischenwände zur Verfügung steht. Wenn die Zeit nur kurz ist und die Entwicklung daher schnell vor sich geht – wie dies zum Beispiel bei der Entwicklung der Milchzähne der Fall ist –, ist noch feine gitterartige Knochenstruktur vorhanden. Die dickeren und dichteren Wände bilden sich dann während des Aufbaus der Prämolaren und bleibenden Molaren. Der Fundus dagegen bleibt ein relativ stabiler Bereich und verändert seine räumliche Stellung erst beim Beginn des aktiven Zahndurchbruches.

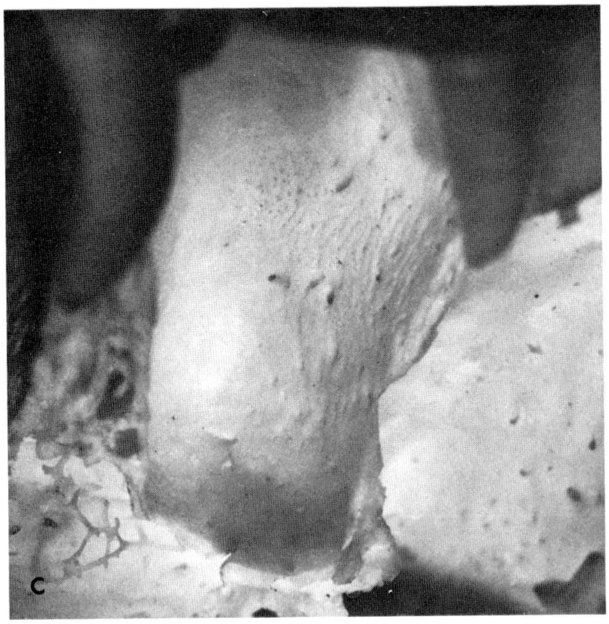

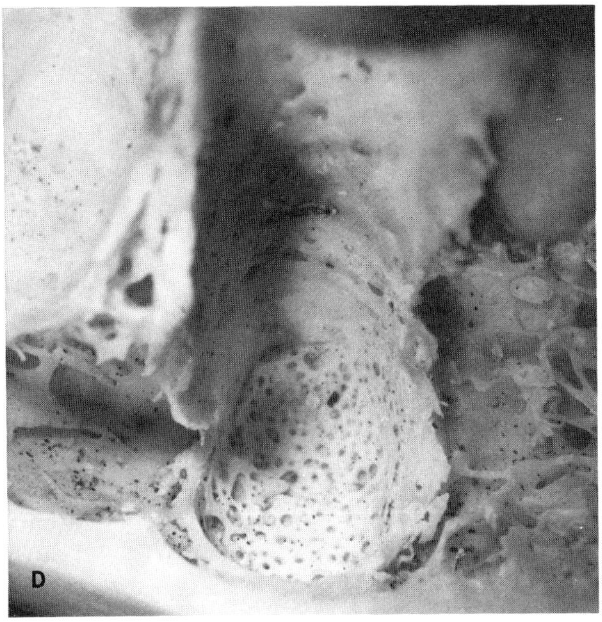

Abbildung 180 (Fortsetzung)

Die dritte Phase (Abb. 180C) beginnt mit der Einleitung der Wurzelbildung. Die Knochenoberfläche okklusal der Zahnkrone (ganz besonders im Bereich des Gubernakularkanals) wird resorbiert. Zur Abstützung des Zahnes finden Knochenablagerungen rund um die Wurzel statt. Zu dieser Zeit entfaltet sich das initiale Desmodont. Am Boden des Fundus ist noch kein neuer Knochenaufbau feststellbar.

Die vierte Phase (Abb. 180D) ist durch den aktiven Durchbruch des Zahnes charakterisiert; feiner spongiöser Knochenaufbau findet am Alveolenfundus statt. Diesem Knochenaufbau folgt eine Rekonstruktion des Knochens in diesem Bereich, wobei die ursprünglichen Wände und der ursprüngliche Fundus während dieses Reorganisationsprozesses verschwinden. Nun bildet sich die eigentliche Aveole, und zwar durch Knochenaufbau rund um die Wurzel. Daraus resultiert eine Verschmälerung des Platzes für das Periodontium.

Die obige Ausführung über das Entstehen der knöchernen Nischen und der Alveolen ist kurz und vereinfacht; in Wirklichkeit sind die Knochenablagerungen und das Bild der Knochenresorption wesentlich komplizierter. Eine Rolle spielt die Relation zwischen der Größe der Zahnkrone und dem Durchmesser der Wurzel, ebenso ob der Zahn eine oder mehrere Wurzeln aufweist oder in welcher Richtung die Durchbruchsbewegung geschieht. Manchmal durchstoßen die Zähne während ihrer Durchbruchsbewegung die dichte lamelläre bukkale Kortikalis, manchmal verursachen sie örtliche Veränderungen im Knochen. Einige Teile der anfänglichen Alveolenwände können erhalten bleiben, als Teil der Trabekel, die die Alveolen mit der bukkalen und lingualen Kortikalis nach dem Durchbruch verbinden.

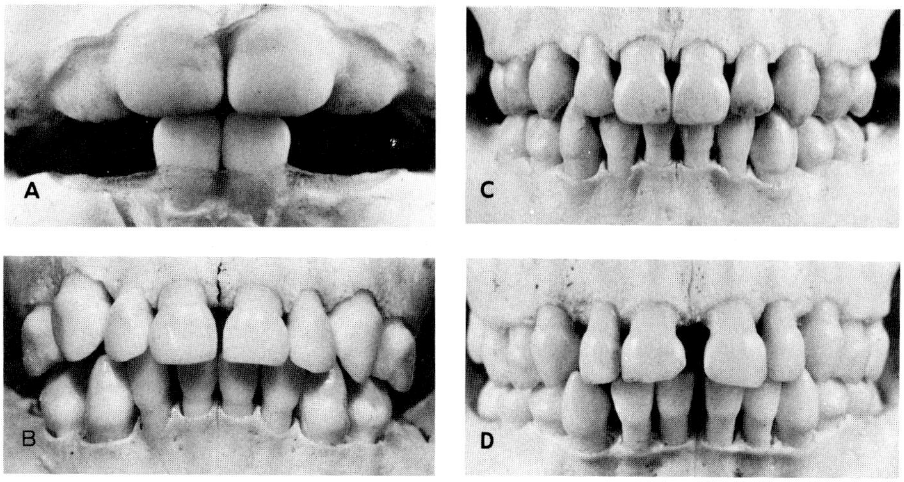

Abbildung 181

Die Gestaltung des Alveolarfortsatzes im Frontzahnbereich (labiale Ansicht)

Die Illustrationen der Abbildung 181 wurden von vierzehn ausgewählten Fällen übernommen, um so die sukzessiven Veränderungen bei den Entwicklungen im Frontzahnbereich besser zeigen zu können. Die meisten dieser Fälle wurden schon in dem einen oder anderen Kapitel vorgeführt, jedoch konnten neue hinzugefügt werden, um ein besseres Allgemeinbild zu erhalten. Abbildung 181A zeigt den Alveolarkamm zum Zeitpunkt, da die mittleren Milchschneidezähne zum Teil durchgebrochen sind (ungefähr im Alter von acht Monaten). Die Veränderungen, die in einer vollständigen Milchzahnreihe entstehen, sind in den Abbildungen 181B bis 181D deutlich gemacht. Der Kamm des Alveolarfortsatzes zieht sich allmählich zurück, er wird dabei etwas rauher, die Wurzeln werden mehr und mehr entblößt. Die Morphologie der äußeren Oberflächen des Alveolarknochens spiegelt die Form der Milchzahnwurzeln wider.

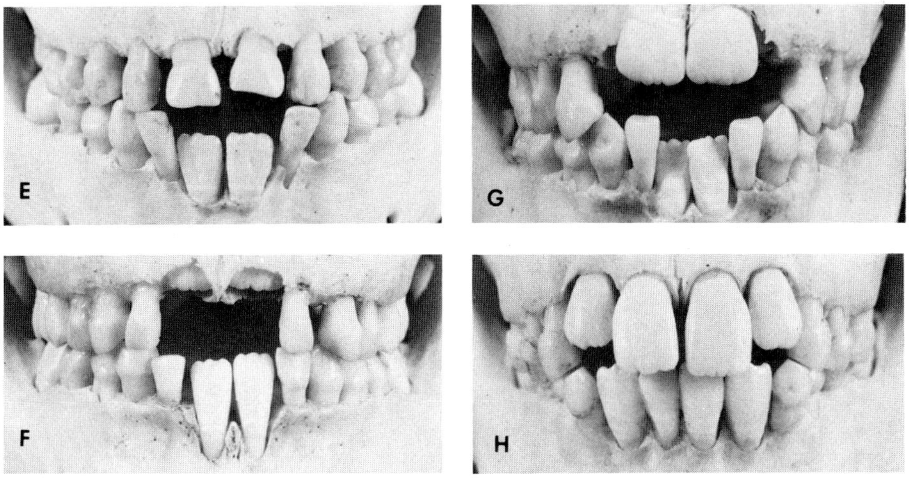

Abbildung 181 (Fortsetzung)

Die frühe Phase der ersten Wechselgebißperiode ist aus der Abbildung 181 E zu ersehen. Beachten Sie ganz besonders die Senkung des Alveolarkammes, verbunden mit dem Verlust der unteren mittleren Schneidezähne und gleichzeitigem Durchbruch der bleibenden. Beachten Sie ebenfalls, daß eine fast exzessive Resorption der bukkalen Alveolarwand der seitlichen Milchschneidezähne stattgefunden hat. Es ist dies wahrscheinlich darauf zurückzuführen, daß die durchbrechenden bleibenden mittleren Schneidezähne die seitlichen Milchschneidezähne verdrängten, was zu einer starken Knochenresorption der Alveolen im Zervikalbereich führte (siehe auch Abb. 181 G). Wenn genügend Platz für den Durchbruch der unteren mittleren Schneidezähne vorhanden ist (Abb. 181 E und 181 F) ist eine solche exzessive Resorption im Bereich der benachbarten Zähne nicht feststellbar. Die Abbildungen 181 F und 181 G demonstrieren, daß der örtlich zur Verfügung stehende Platz die morphologischen Veränderungen, die mit dem Zahnwechsel verbunden sind, doch stark beeinflußt.
In der Abbildung 181 F sieht man die durchbrechenden oberen bleibenden Schneidezähne. Die oberen mittleren Schneidezähne der Milchbezahnung wurden vor dem Tode verloren oder waren zumindestens sehr locker und nur noch durch Gingivalgewebe gehalten. Es bedarf noch viel Resorption an der bukkalen Kortikalis, um den großen Kronen der bleibenden Schneidezähne den Durchbruch zu ermöglichen. Das Ausmaß der entstehenden Resorption kann in der Abbildung 181 G ersehen werden[24]. Hier ist schon verhältnismäßig viel bukkaler kortikaler Knochen resorbiert, während neuer Knochen sich schon zur Abstützung der durchbrechenden Zähne gebildet hat.
Die erste Wechselgebißperiode endet mit dem vollständigen Durchbruch der oberen seitlichen Schneidezähne, also mit einem Stadium, das in der Abbildung 181 H noch nicht erreicht ist.

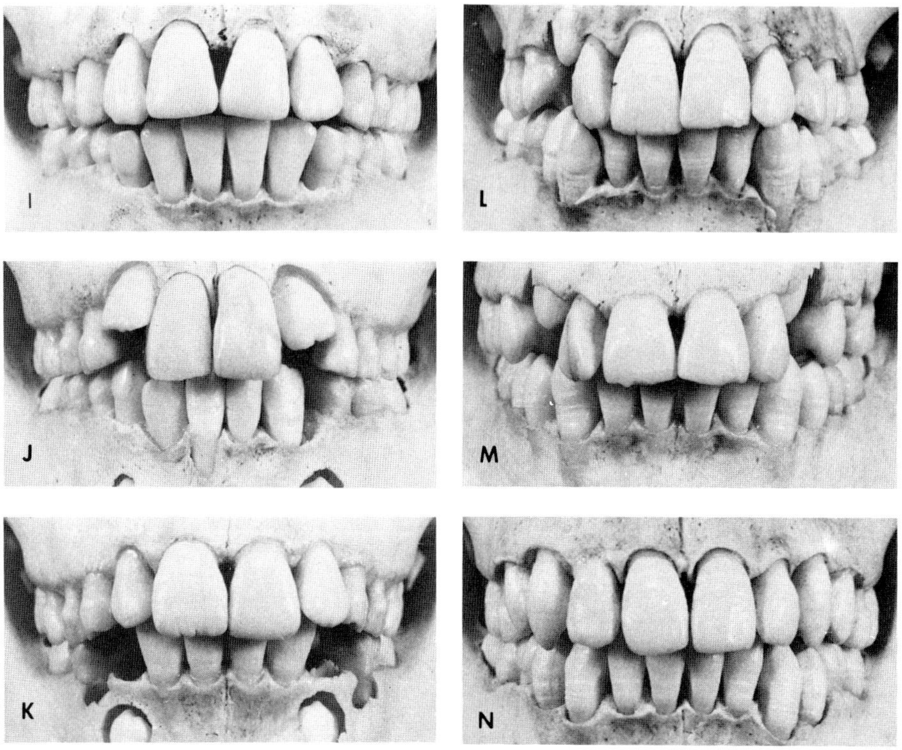

Abbildung 181 (Fortsetzung)

Nach Beendigung der ersten Wechselgebißperiode schwächt sich das Maß der Veränderungen im Frontzahnbereich ab. Die Kammlinie des Alveolarrandes wird glatt und verdickt sich sehr stark (Abb. 181H bis 181N).
Einige Merkmale der Veränderungen, die mit dem Durchbruch der bleibenden Eckzähne im Zusammenhang stehen, sind in den Abbildungen 181K bis 181M ersichtlich. Die unteren Milcheckzähne der Abbildung 181K waren sicher noch zu Lebzeiten vorhanden, wie man aus den Überresten der entsprechenden Alveolen schließen kann. Beachten Sie die poröse Knochenstruktur zwischen den beiden Perforationen an der bukkalen Kortikalis, genau über den Kronen der bleibenden Eckzähne. Sie deutet auf eine intensive Resorption kurz vor dem Durchbruch der bleibenden Eckzähne hin. In der Abbildung 181L sind die unteren Eckzähne voll in einer bukkalen Position durchgebrochen. Obwohl im allgemeinen die Eckzahnalveole etwas tiefer als bei den Schneidezähnen liegt, ist dies allerdings bei diesem Schädel am linken unteren Eckzahn besonders stark ausgeprägt. Die Knochenstruktur, die den durchbrechenden rechten oberen Eckzahn der Abbildung 181L ebenso wie den oberen Eckzahn der Abbildung 181M umgibt, ist vergleichbar mit der die Schneidezähne der Abbildung 181G umgebenden.
Alveoläre bukkale Wände werden zum größten Teil bei Durchbruch der Zähne entfernt, und der Kamm wird dünner.
Der Kieferkamm und die Bezahnung eines jüngeren Menschen kann auf der Abbildung 181N betrachtet werden. Der rechte obere Eckzahn hat am Zahnhals eine verhältnismäßig weite Alveole, was ein Zeichen ist, daß er erst vor kurzem die Okklusionsebene erreicht hat.

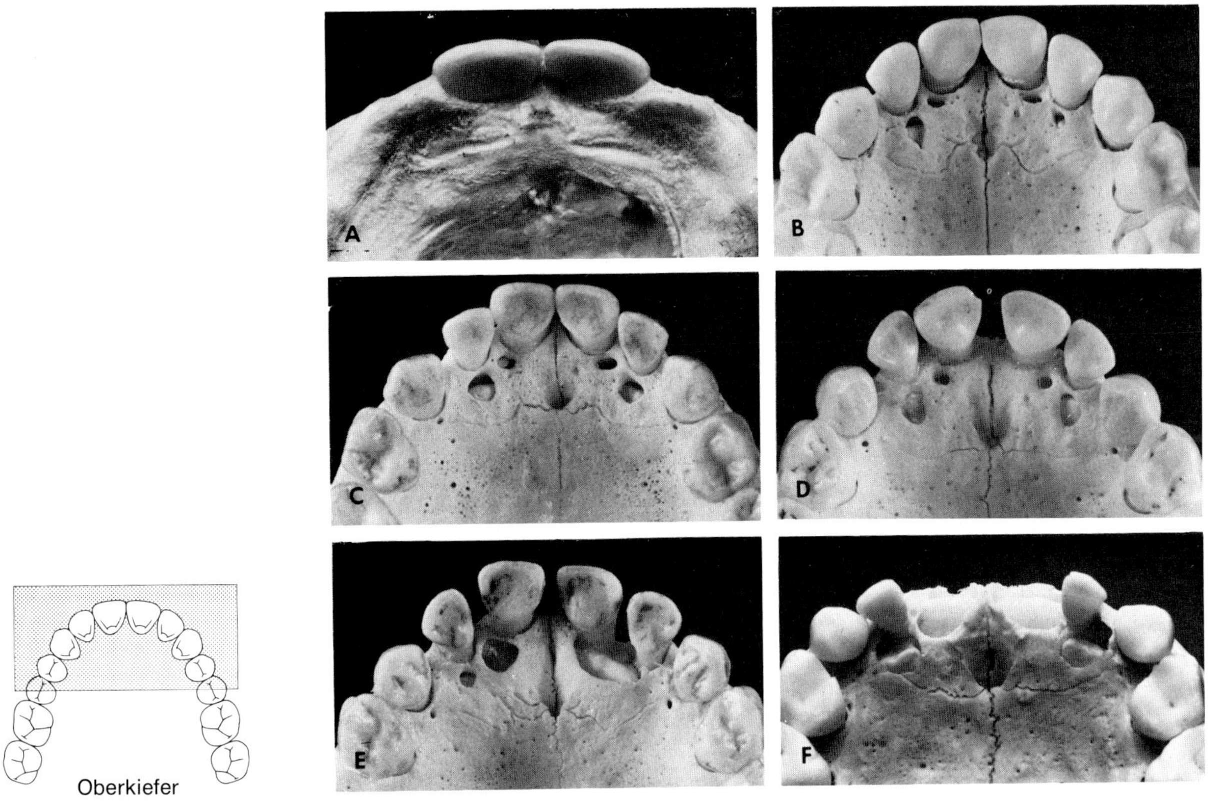

Abbildung 182

Die Bildung des Alveolarfortsatzes im Frontzahnbereich des Oberkiefers (okklusale Ansicht)

Diese Fotografien des Frontzahnbereiches des Oberkiefers (Abb. 182) entsprechen den Aufnahmen der Abbildungen 181. Die sich entwickelnde Milchbezahnung, wobei erst der mittlere Schneidezahn durchgebrochen ist, ist in der Abbildung 182A illustriert. Spätere Stadien im Wachstum der Milchbezahnung sind aus den Abbildungen 182B bis 182E ersichtlich.

Die sich vergrößernden Öffnungen, die palatinal der Milchschneidezähne auf den Abbildungen 182B bis 182G beobachtet werden können, bilden jeweils den Abschluß der Gubernakularkanäle, die die sich bildenden Zahnkeime der bleibenden Zähne mit der äußeren alveolären Oberfläche verbinden. Gubernakularkanäle sind für alle nachfolgenden Frontzähne und für die bleibenden ersten, zweiten und dritten Molaren vorhanden. Der Kanal enthält das Gubernakularleitband, ein verbindendes Fasergewebe, das die Zahnfollikel mit den sich entwickelnden Zähnen, umgeben von der Lamina propria der Mundschleimhaut, verbindet[51]. Der Durchmesser der Kanäle beträgt 1 bis 2,5 mm für die Frontzähne, jedoch nur ungefähr 1 mm für die Molaren[27]. Die Öffnungen der Gubernakularkanäle vergrößern sich durch Resorption, bis die bleibenden Zähne durch sie hindurch durchbrechen können. In einer vollständigen Milchbezahnung befinden sich die Ausgänge der Gubernakularkanäle für die Frontzähne in beiden Kiefern einige Millimeter lingual des zervikalen Alveolarkammes der entsprechenden Zähne der Milchbezahnung. Die Gubernakularkanäle der Prämolaren enden meistens neben den distalen Wurzeln ihrer Vorgänger oder in der inneren Alveolenwand. Dies findet man manchmal auch bei Eckzähnen vor (Abb. 182J, auf der linken Seite). Normalerweise finden sich Kanalöffnungen der Eckzähne an der palatinalen Oberfläche in unmittelbarer Nähe der Kronen der Milchbezahnung (Abb. 182H und 182K). In der Abbildung 182E haben sich die Gubernakularöffnungen der linken mittleren und seitlichen Schneidezähne miteinander verbunden. Es ist dadurch sehr viel parodontale Abstützung für den seitlichen Milchschneidezahn während des Durchbruchs des mittleren Milchzahnes verlorengegangen. Es ist aber auch möglich, daß gleichzeitig der seitliche und mittlere Schneidezahn verlorengehen, was auf einen späteren Engstand schließen läßt.

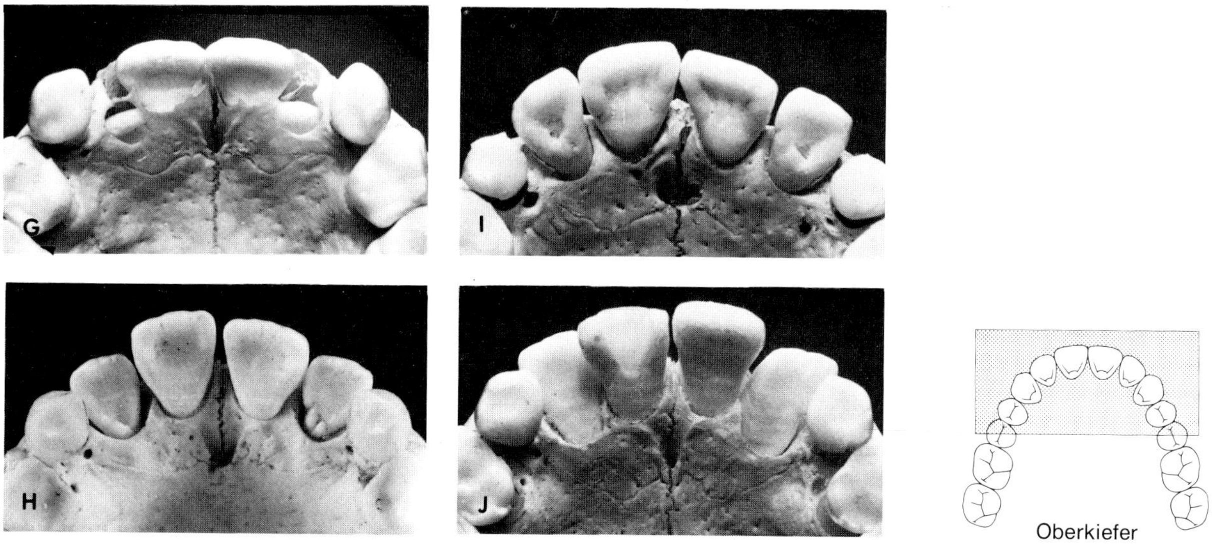

Abbildung 182 (Fortsetzung)

Einen normaleren Fall von Schneidezahndurchbruch illustriert die Abbildung 182F. Die mittleren Schneidezähne der Milchbezahnung sind nicht mehr vorhanden, und die Gubernakularkanäle haben sich als Durchgang für die Kronen der mittleren Schneidezähne erweitert. Beachten Sie, daß auch die Kanalöffnung des bleibenden seitlichen Schneidezahnes verbreitert ist. Die Stellung der bleibenden seitlichen Schneidezähne ist palatinaler als die der mittleren. Auf der Abbildung 182G haben die mittleren Schneidezähne den Alveolarkamm durchbrochen. Die Öffnung des Gubernakularkanales des seitlichen Schneidezahnes ist auf der linken Seite mit der Alveole des mittleren Schneidezahnes verschmolzen; auf der rechten Seite ist die Situation fast die gleiche. Das Nichtvorhandensein eines Diastemas und die Verschmelzung der Gubernakularöffnungen ist ein weiteres Anzeichen für einen späteren Engstand.

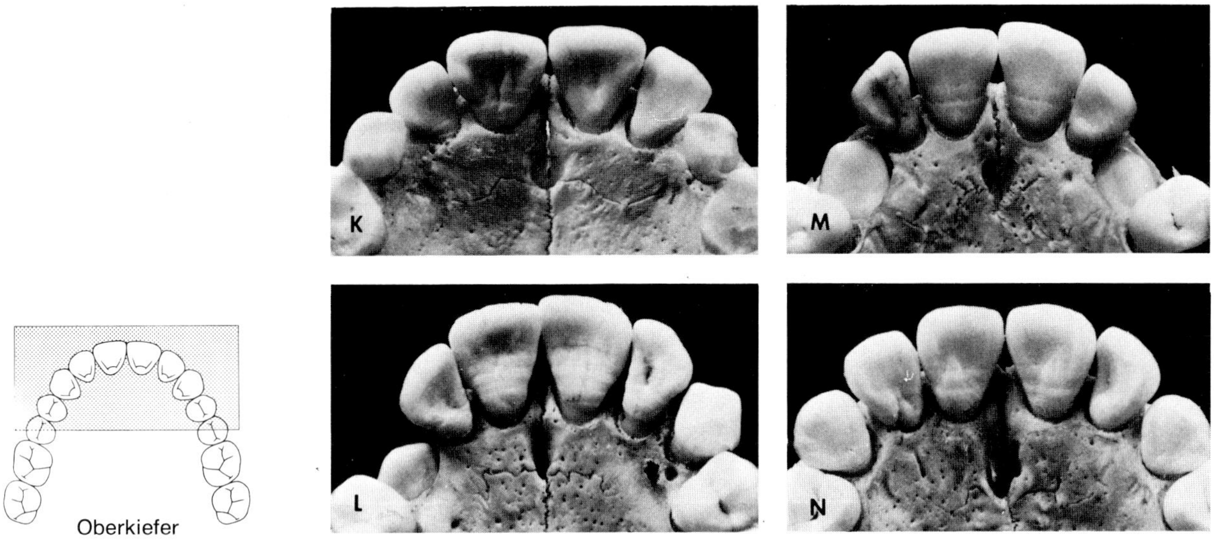

Abbildung 182 (Fortsetzung)

Die Abbildungen 182L bis 182N illustrieren Teile des Durchbruchprozesses der bleibenden Eckzähne. Beachten Sie auf der Abbildung 182M, um wieviel der Alveolarfortsatz reduziert wurde, um den Durchgang für die Zahnkronen zu schaffen: eine Reduktion, die einen Zusammenbruch des oberen Teiles der distalen Alveolenwand des seitlichen Schneidezahnes zur Folge hatte. Beachten Sie hierzu den Unterschied zwischen der linken und der rechten Seite auf der Abbildung 182L. Sehr viel Knochenresorption in der Distalwand der Alveole des seitlichen Schneidezahnes ist beidseitig auf der Abbildung 182M feststellbar. Diese temporäre Reduzierung des Alveolarknochens wird wieder ausgeglichen, wenn die Eckzähne vollständig durchgebrochen sind und der Alveolarkamm wieder in seinen normalen Konturen aufgebaut wird.

Beachten Sie auch die Vielzahl der Variationen in der Morphologie des Foramen incisivum und die Mediopalatinalsutur. Auf den meisten Abbildungen kann man Anfänge einer prämaxillären Knochennaht feststellen.

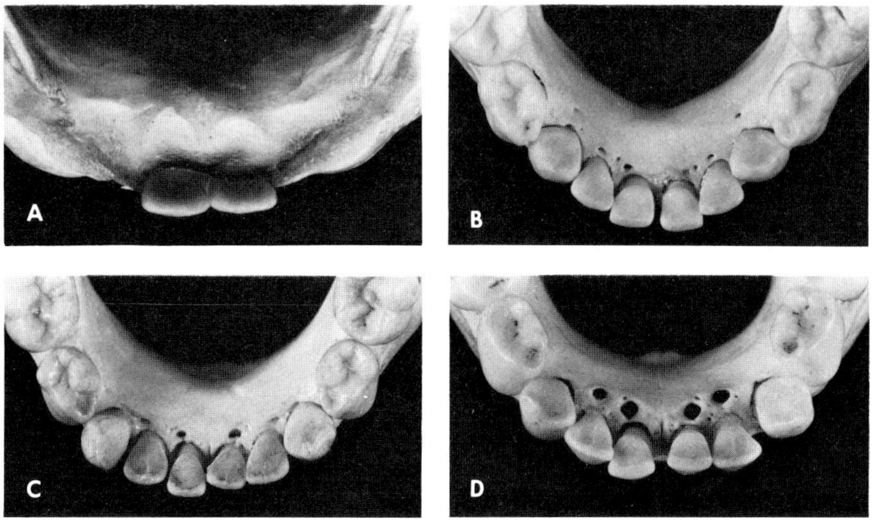

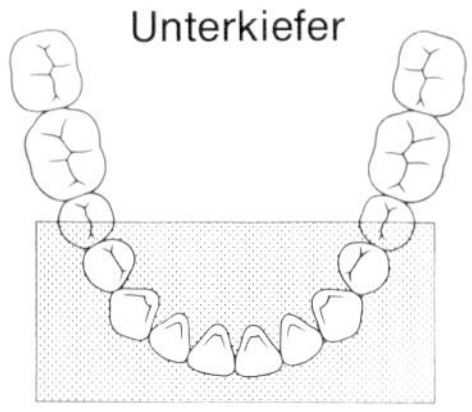

Abbildung 183

Die Bildung des Alveolarfortsatzes im Frontzahnbereich des Unterkiefers (okklusale Ansicht)

Eine Anzahl von Charakteristiken, vergleichbar mit denen, die für den Oberkieferbereich angegeben wurden, treten in den Abbildungen 183 wieder auf; gleichzeitig aber sind auch unterschiedliche Merkmale erkennbar. Auf der Abbildung 183A zeigen wir Teile eines Unterkiefers eines Kindes im Alter von ungefähr acht Monaten. Nur die beiden unteren mittleren Schneidezähne sind erschienen. Noch ist kein Gubernakularkanal für die Milchzähne feststellbar, die vor ihrem Durchbruch sehr nahe der Oberfläche des Knochens eingebettet sind.

Kleine Gubernakularöffnungen können auf der Abbildung 183B lingual der Schneidezähne festgestellt werden. Beachten Sie auch, daß sich die Gubernakularöffnung des rechten Eckzahnes an der Alveole befindet; das gleiche kann man auch auf der Fotografie 183A beobachten. Wenn man die Abbildungen 183B bis 183D vergleicht, ergibt sich, daß die Öffnungen durch Resorption stetig größer werden.

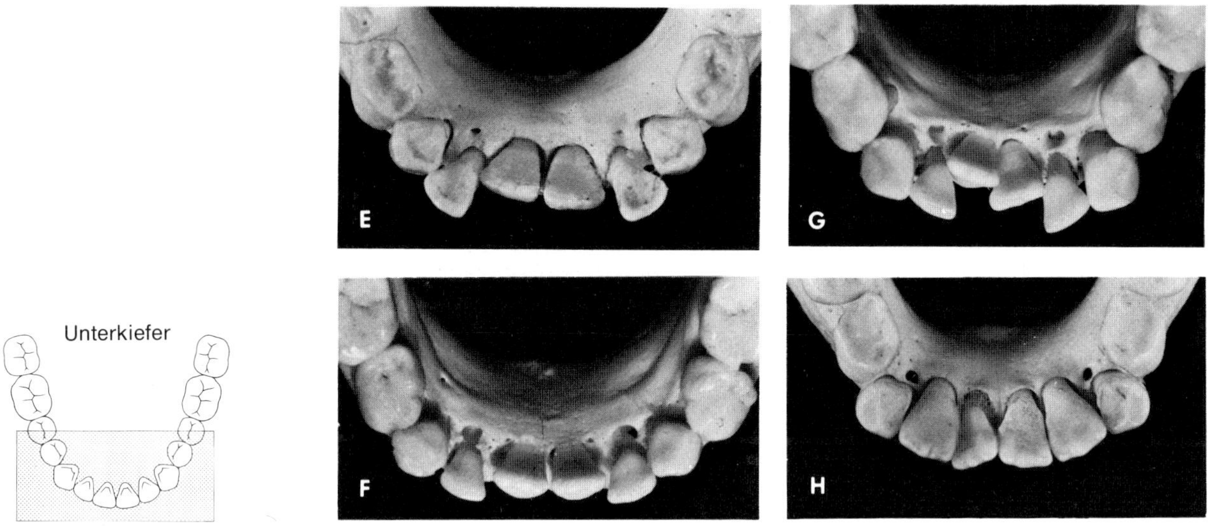

Abbildung 183 (Fortsetzung)

In der Abbildung 183E sind die mittleren Schneidezähne der Milchbezahnung nicht mehr vorhanden und die bleibenden mittleren Schneidezähne schon teilweise durchgebrochen. Gleichzeitig mit dem Durchbruch der bleibenden Schneidezähne wurde auf der Lingualseite Knochen resorbiert, was zu einer temporären Verringerung der Kieferkammhöhe geführt hat. Die bleibenden Frontzähne brechen in einer etwas labialeren Neigung durch als die Milchzähne[26].

Die Veränderungen in der Morphologie des Alveolarkammes bei gleichzeitigem Verlust der seitlichen Milchschneidezähne sowie der Durchbruch der Nachfolger kann auf den Abbildungen 183F bis 183H betrachtet werden. Beachten Sie, daß keine Gubernakularöffnung lingual des linken Milcheckzahnes beobachtet werden kann; der Kanal endet direkt in der Alveolenwand. Abbildung 183H zeigt die vollständig durchgebrochenen unteren Schneidezähne. Der Kieferkamm im Bereich der Schneidezähne ist fertig aufgebaut, und es gibt keine Anzeichen für die übliche Knochenveränderung, die normalerweise beim Durchbruch der unteren Schneidezähne entsteht. Breite Gubernakularkanäle können an den Eckzähnen beobachtet werden.

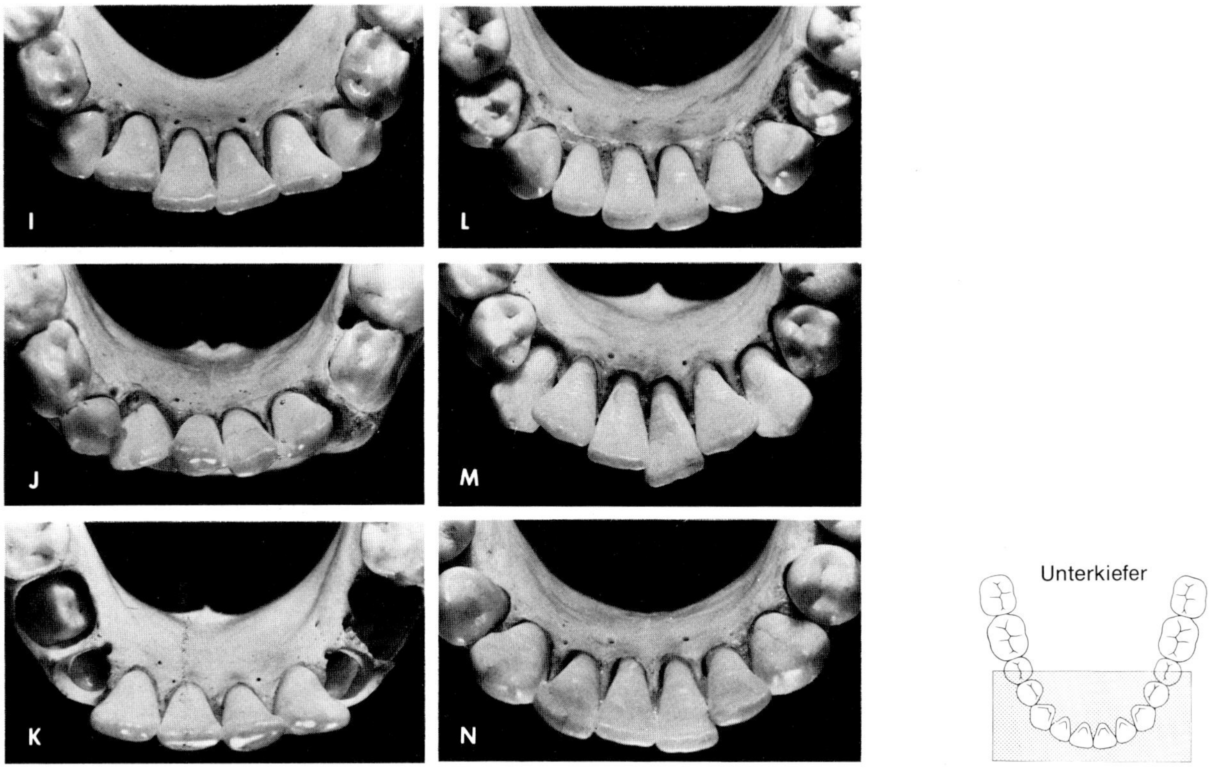

Abbildung 183 (Fortsetzung)

Der Einfluß eines vorzeitigen Milcheckzahnverlustes kann auf der Abbildung 183J betrachtet werden. Die Abbildungen 183K bis 183N illustrieren den Durchbruch der bleibenden Eckzähne sowie einige Merkmale beim Verlust der ersten Milchmolaren und dem Durchbruch der Nachfolger. Auf der Abbildung 183K fehlen die Milcheckzähne und die ersten Molaren; die bleibenden Zähne sind schon sichtbar. Betrachtet man die Morphologie des Alveolarkammes, so scheint es, daß der Verlust dieser Zähne erst nach dem Tode stattgefunden hat, daß sie also zu Lebzeiten noch im Kiefer waren.

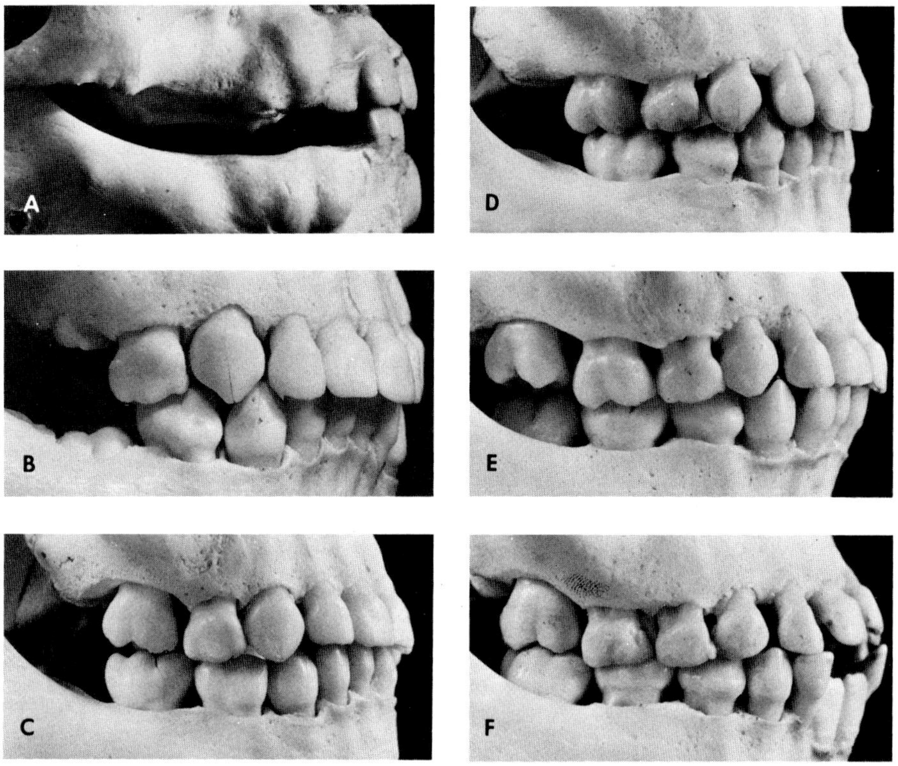

Abbildung 184

Die Bildung des Alveolarfortsatzes im Seitenzahnbereich (bukkale Ansicht)

Eine Auswahl von vierzehn Fotografien in Lateralansicht zeigt verschiedene nacheinanderfolgende Entwicklungsphasen mit den Veränderungen in der Morphologie des Alveolarfortsatzes, die in Verbindung mit dem Durchbruch und dem Verlust der Seitenzähne stehen. Die Ausbuchtung am Knochen, bedingt durch die darin eingeschlossenen Eckzähne und Molaren, kann man deutlich auf der Abbildung 184A erkennen. Auf der Abbildung 184B sind die Frontzähne, die ersten Molaren und die Eckzähne der Milchbezahnung durchgebrochen. Auf der Abbildung 184C sind die zweiten Milchmolaren erschienen. Die Stellung des zweiten Milchmolaren im Oberkiefer gibt zu erkennen, daß er sich im Durchbruchsprozeß befindet und seine Neigung mit dem weiteren Wachstum noch verändern wird. Beachten Sie den weiten Krater, in welchem der Zahn durchbrechen kann. Die bukkale Kortikalis ist in diesem Bereich sehr porös und wahrscheinlich von feiner gitterartiger Struktur. Dies läßt auf eine schnelle Knochenapposition in diesem Bereich schließen. Die Konturen der alveolären bukkalen Oberflächen auf den Abbildungen 184B bis 184D deuten die Lage der Milchzahnwurzeln an. Auf der Abbildung 184D ist die Milchbezahnung vollständig, und in der Tuberregion des Oberkiefers hat in dorsaler Richtung ein starkes Knochenwachstum stattgefunden. Aus diesem Grunde ist auch die Beziehung zwischen der vorderen Begrenzung des Ramus mandibularis und dem zweiten Milchmolaren wesentlich verändert. Diese Veränderungen haben für den nötigen Platz im Zahnbogen gesorgt, den die ersten bleibenden Molaren für ihren Durchbruch benötigen. Auf der Abbildung 184E ist der erste bleibende Molar schon fast durchgebrochen, und auch hier ist ein weiter Periodontalspalt sichtbar. Die graduellen Veränderungen in der Knochenstruktur im oberen Molarenbereich können deutlich auf den Abbildungen 184C bis 184F erkannt werden, wenn man sie miteinander vergleicht. Die Unterschiede der ersten Molaren in okklusaler Beziehung sind den Abbildungen 184F und 184G zu entnehmen.

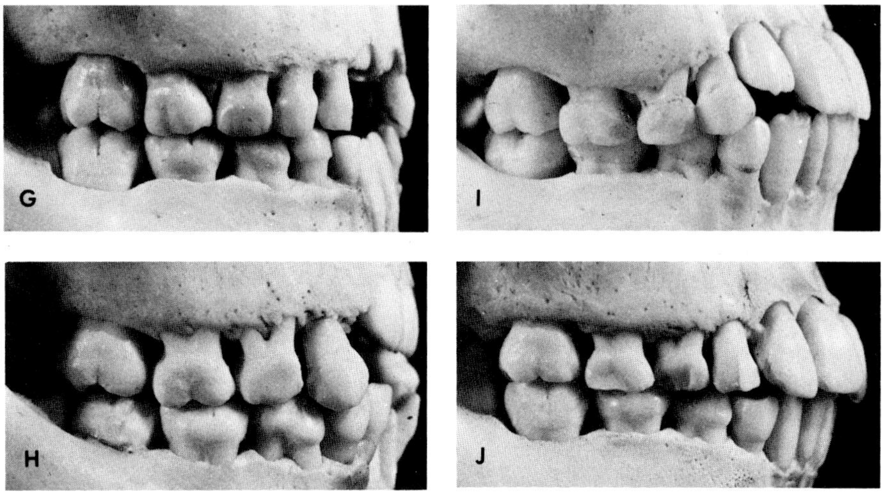

Abbildung 184 (Fortsetzung)

Graduelle Abrasion der Milchzähne ist deutlich erkennbar, wenn man die verschiedenen Entwicklungsstadien, die auf nebenstehender Seite betrachtet werden können, miteinander vergleicht. Beachten Sie auch, daß die Eckzahnwurzeln und die der Molaren immer mehr freigelegt werden. Dies ist das Ergebnis des ständigen Zahndurchbruches[10,12], aber auch der Alveolarkammresorption[19]. Diese Wurzelentblößung bei den Milchmolaren reicht bis zur Bifurkation. Beachten Sie auch die bemerkenswerte Porosität an der bukkalen Kortikalis, dort, wo sich Zähne befinden, die in kurzer Zeit verlorengehen (Abb. 184J und 184K).

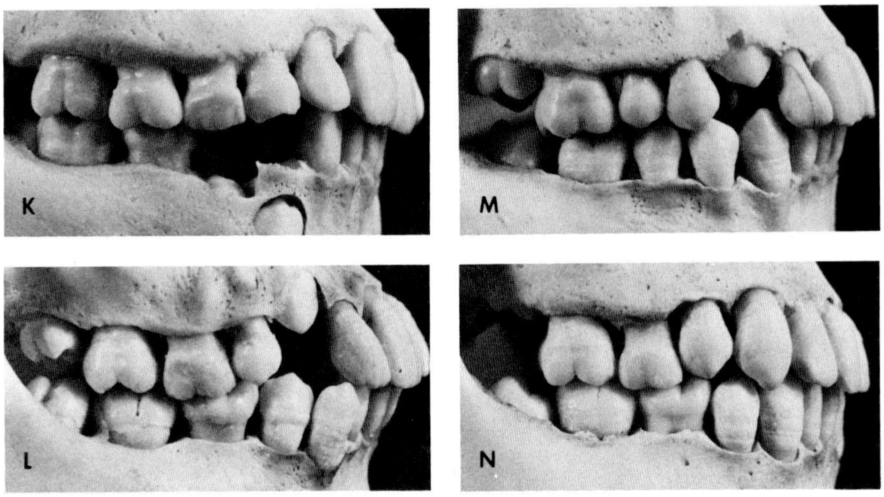

Abbildung 184 (Fortsetzung)

Wie bereits erwähnt, ergeben sich große Varianten in bezug auf Verlust der Seitenzähne und Durchbruch ihrer Nachfolger.
Auf der Abbildung 184L bricht der obere Eckzahn gerade durch. Beachten Sie, wieviel Knochen in diesem Bereich resorbiert werden mußte. Die zweiten Milchmolaren sind noch vorhanden, die zweiten bleibenden Molaren brechen durch.
Auf der Abbildung 184M sind alle Milchzähne verlorengegangen; der obere Eckzahn ist im Begriff durchzubrechen. Auf der Abbildung 184N dagegen ist der Eckzahn bereits vollständig durchgebrochen, während die zweiten Milchmolaren noch vorhanden sind. Beachten Sie den weiten Periodontalspalt um den ersten Prämolaren auf der letzten Abbildung.

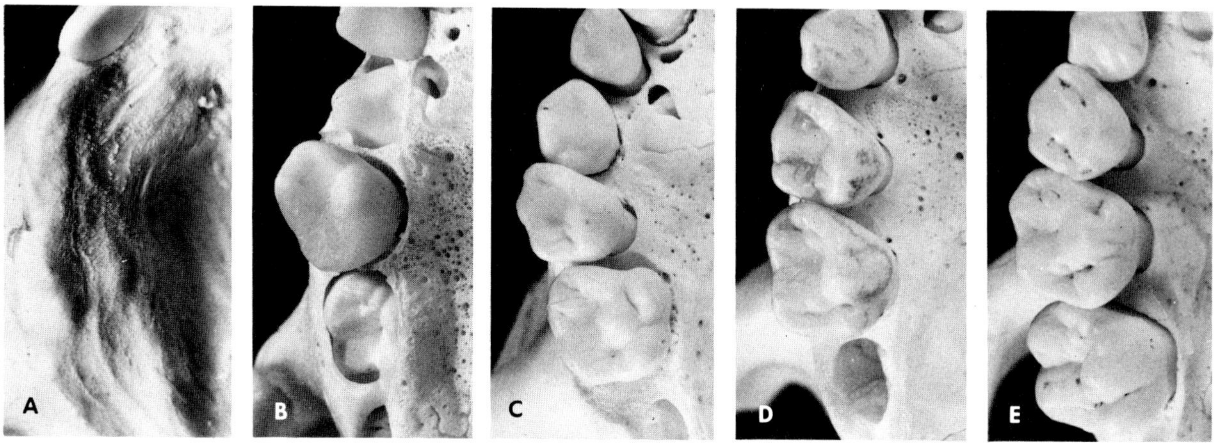

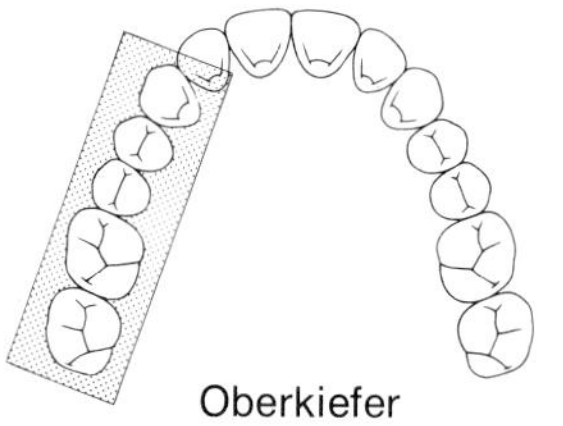

Abbildung 185

Die Bildung des Alveolarfortsatzes im Seitenzahnbereich des Oberkiefers (bukkale Ansicht)

Fünfzehn Fotografien des seitlichen Oberkiefers von okklusal illustrieren die Veränderungen in der Entwicklung des Seitenzahnbereiches. Auf der Abbildung 185A kann schon durch die Form des Knochens eines acht Monate alten Kindes die Lage des ersten Milchmolaren eruiert werden. Auf der Abbildung 185B ist der erste Milchmolar bereits durchgebrochen, und der Eckzahn steht kurz vor seinem Durchbruch. Beachten Sie die Weite des zervikalen Periodontalraumes sowie die poröse Struktur des Knochens. Eine große Öffnung für den zweiten Milchmolaren ist sichtbar; jedoch muß sich der obere Zahnbogen im Tuberbereich noch stark vergrößern, um diesen Zahn beherbergen zu können. Auch muß ausgedehnte Resorption stattfinden, besonders auf der palatinalen Oberfläche, bevor dieser Zahn durchbrechen kann.

Auf der Abbildung 185C sind alle Milchzähne durchgebrochen, und die Struktur des Knochens unterscheidet sich auffallend von der auf der Abbildung 185B sichtbaren. Es scheint, daß sich dichtere, lamelläre Schichten gebildet haben, ein Prozeß, der auch in anderen Skeletteilen stattfindet. Das ist ein Anzeichen dafür, daß sich Wachstum und Umwandlung im palatinalen Bereich nach dem vollständigen Durchbruch der Milchbezahnung verlangsamen.

Auf der Abbildung 185D sieht man die Krone des ersten bleibenden Molaren; die für den Durchbruch bestimmte Öffnung ist vergrößert. Beachten Sie die kleinen Öffnungen der Gubernakularkanäle der bleibenden Eckzähne und Prämolaren. Diese Kanäle der Prämolaren enden meistens an den Innenwänden der entsprechenden Milchmolarenalveolen. Die Stellung der Öffnung kann sich aber bei dem Umwandlungsprozeß und der Resorption, die vor dem Verlust der Milchzähne stattfindet, noch stark verändern.

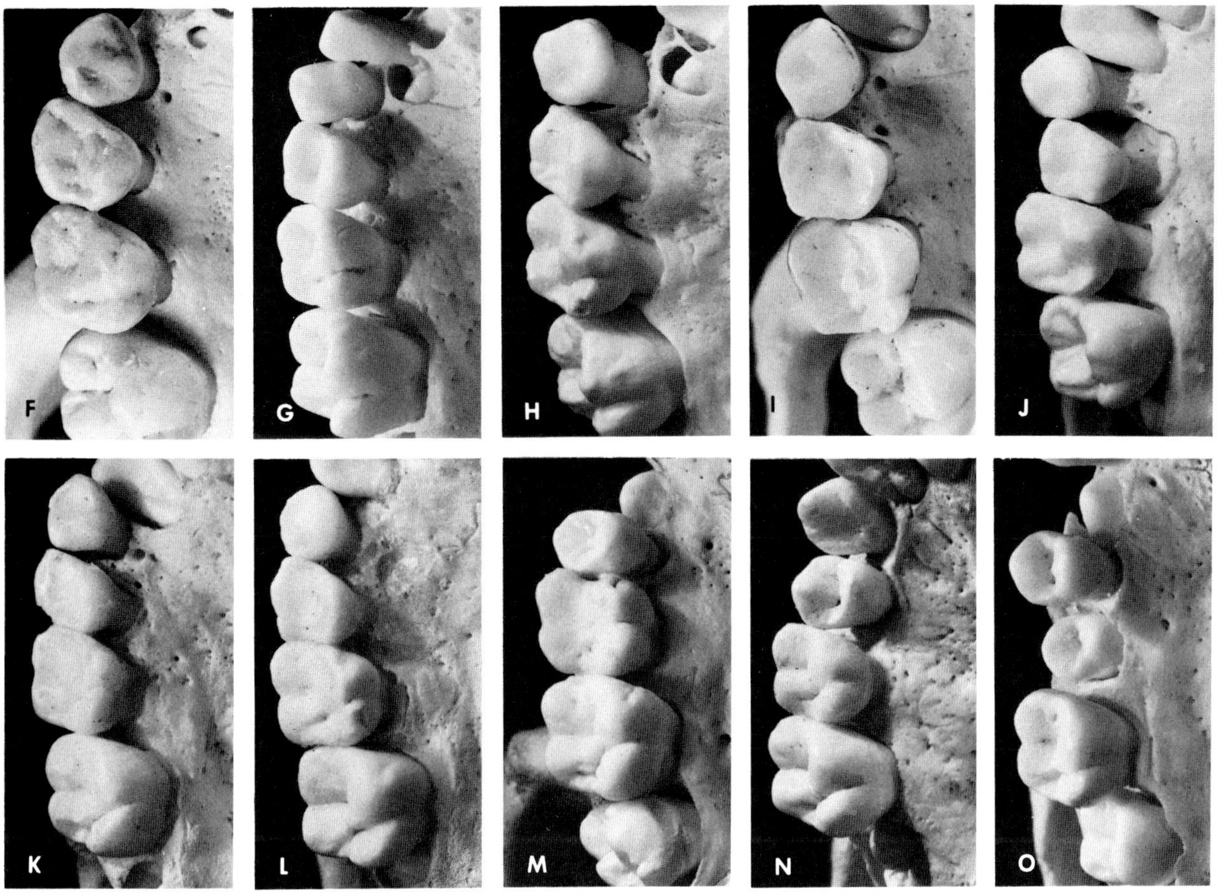

Abbildung 185 (Fortsetzung)

Die Abbildungen 185F bis 185N zeigen die stufenweise Entblößung der palatinalen Wurzeloberflächen der Milchzähne. Auf der Abbildung 185J kann man sehr starke Resorption feststellen. Es scheint, daß die palatinale Wurzel des ersten Milchmolaren jegliche knöcherne Stützung verloren hat. Auf der Abbildung 185M ist der erste Prämolar durchgebrochen, aber sein Periodontalspalt ist am Zahnhals noch sehr weit offen. Auf der Abbildung 185O ist der zweite Prämolar teilweise durchgebrochen. Es ist möglich, daß der zweite Milchmolar zu Lebzeiten noch vorhanden war, aber nur noch von Zahnfleischfasern gehalten wurde. Beachten Sie das Ausmaß des mesialen Schubes, der noch stattfinden muß, um das Diastema vollständig zu schließen. Zwischen dem ersten Prämolaren und dem nur zum Teil durchgebrochenen Eckzahn ist kein Diastema vorhanden.

Die typische Vergrößerung der Gubernakularöffnungen, wie man sie im Frontzahnbereich antrifft, findet man weder an den Eckzähnen noch an den Prämolaren. Dies beruht wahrscheinlich auf der unterschiedlichen räumlichen Beziehung der Prämolaren und Eckzähne zu ihren Vorgängern. Im Seitenzahnbereich liegen die bleibenden Zähne über respektive unter den Milchzähnen, im Gegensatz zum Frontzahnbereich, wo die bleibenden Zähne entweder palatinal oder lingual der Milchzähne zu finden sind.

Beachten Sie abschließend die typische okklusale und approximale Abrasion, die während der Funktion an den Milchzähnen auftritt.

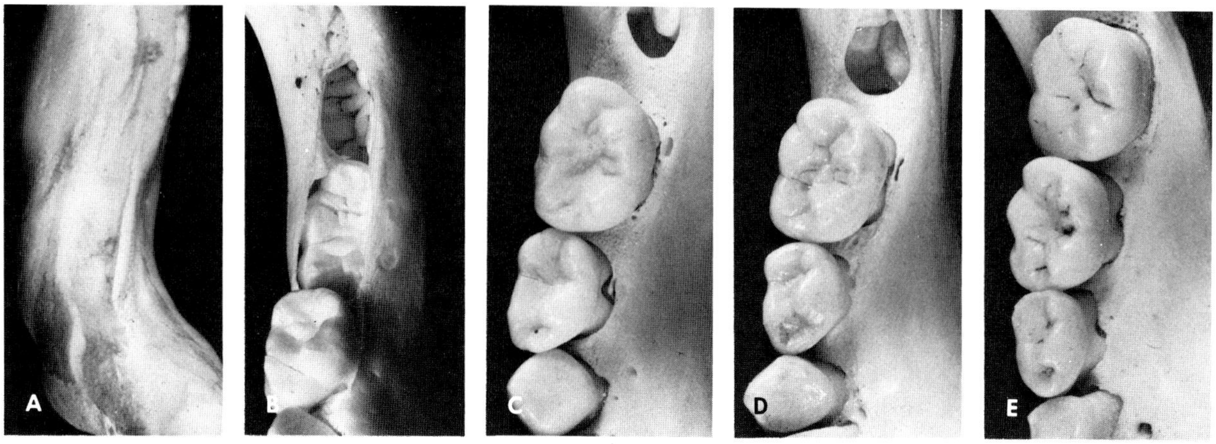

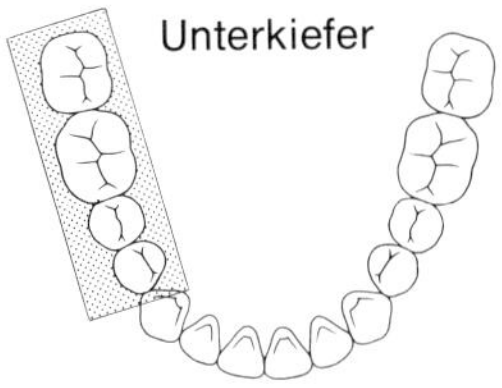

Abbildung 186

Die Bildung des Alveolarfortsatzes im Seitenzahnbereich des Unterkiefers (okklusale Ansicht)

Auf der Abbildung 186A ist eine dünne Schicht Knochen sowie ausgetrocknetes Periost über der Rinne, die die Milcheckzähne und Molaren enthält, gut zu erkennen.
Auf der Abbildung 186B ist der erste Molar der Milchbezahnung durchgebrochen, während die Kronen des zweiten Milchmolaren und des ersten bleibenden Molaren in der großen Öffnung zu erkennen sind. Beachten Sie auch an der Distalseite der Öffnung für den bleibenden Molaren die kleine Einbuchtung, in die sich die Zahnleiste für die Entwicklung des bleibenden zweiten und dritten Molaren erstreckt. Dank der erheblichen vertikalen Entwicklung der Kiefer sowie des dorsalen Wachstums der Zahnleiste konnten sich die sich aufbauenden bleibenden zweiten und dritten Molaren gut in Knochen einbetten.

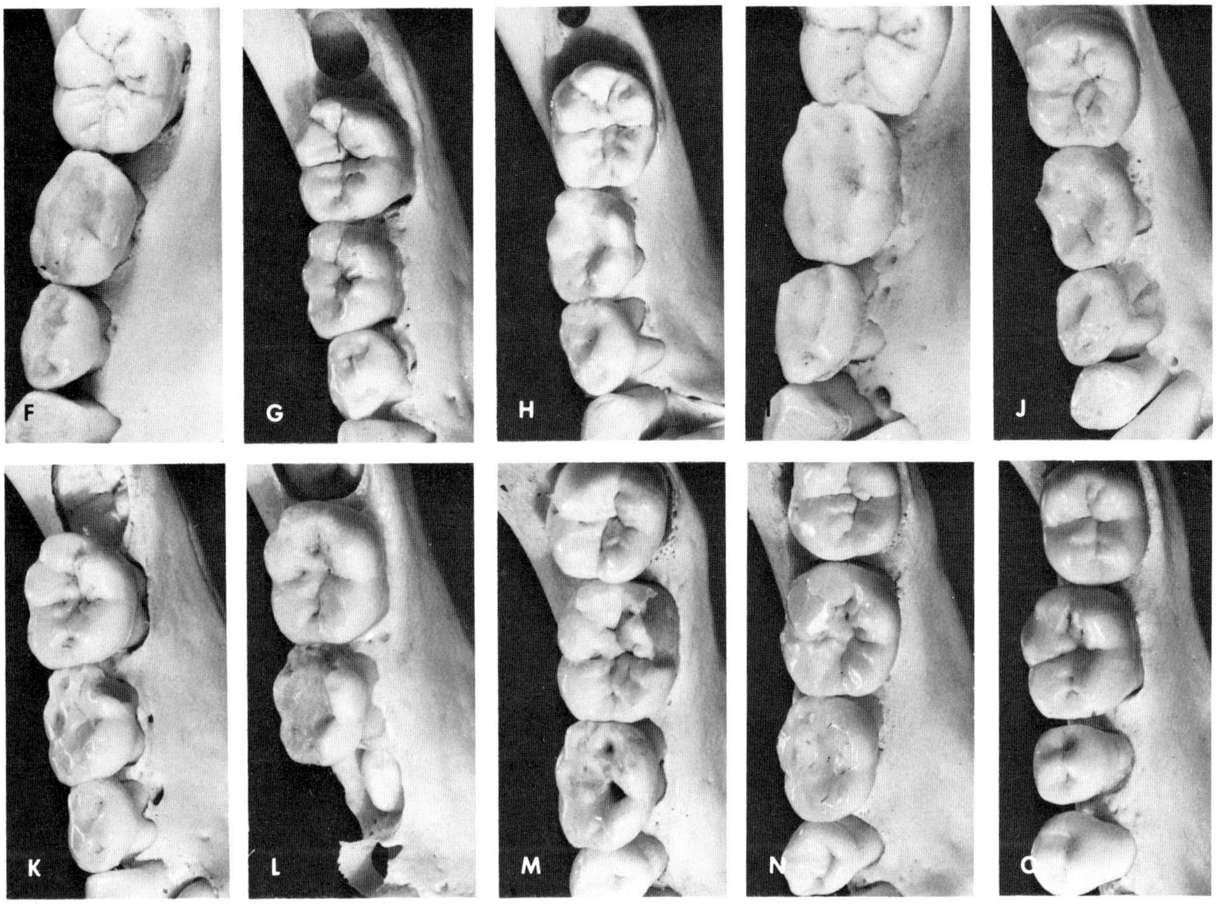

Abbildung 186 (Fortsetzung)

Auf der Abbildung 186C sind die Milchmolaren vollständig durchgebrochen. Kleinere Gubernakularöffnungen sind an der Lingualseite des Alveolarkammes sichtbar. In den meisten Fällen allerdings enden die Gubernakularöffnungen der Prämolaren lingual im Periodontalspalt ihrer Vorgänger. Auf der Abbildung 186E ist der bleibende erste Molar teilweise durchgebrochen. Beachten Sie das Vorhandensein von porösem Knochen am Zahnhals. Das ist das typische Anzeichen des Aufbaues von Knochenstruktur, um den Periodontalspalt nach dem Durchbruch größerer Zahnkronen einzuengen.

Abbildungen 186F bis 186N zeigen die Veränderungen, die durch die Resorption an der lingualen Seite des Alveolarkammes entstehen, sobald die Milchmolaren verlorengegangen sind. Wie bereits ausgeführt, bestehen Variationen im Resorptionsbild während des Zahnwechsels der Seitenzähne. In der Abbildung 186L wurden der Eckzahn und der erste Molar der Milchbezahnung sicher erst nach dem Tode verloren; dies kann man aus der Struktur des Alveolarkammes ableiten. Auf der Abbildung 186O ist der zweite Prämolar erst vor kurzem durchgebrochen. Dies ergibt sich aus den beiden Lücken zwischen den nebeneinanderstehenden Zähnen sowie dem verhältnismäßig großen Periodontalspalt. Beachten Sie, daß im Vergleich der bukkalen Kortikalis (siehe Abb. 184) mit der lingualen Kortikalis des Unterkiefers letztere wesentlich solider erscheint. Diese Beobachtung wird durch Studien der verschiedenen Knochendichte in menschlichen und tierischen Kiefern bestätigt und scheint in Zusammenhang mit dem Wachstumsbild dieses Knochen zu stehen[2,20].

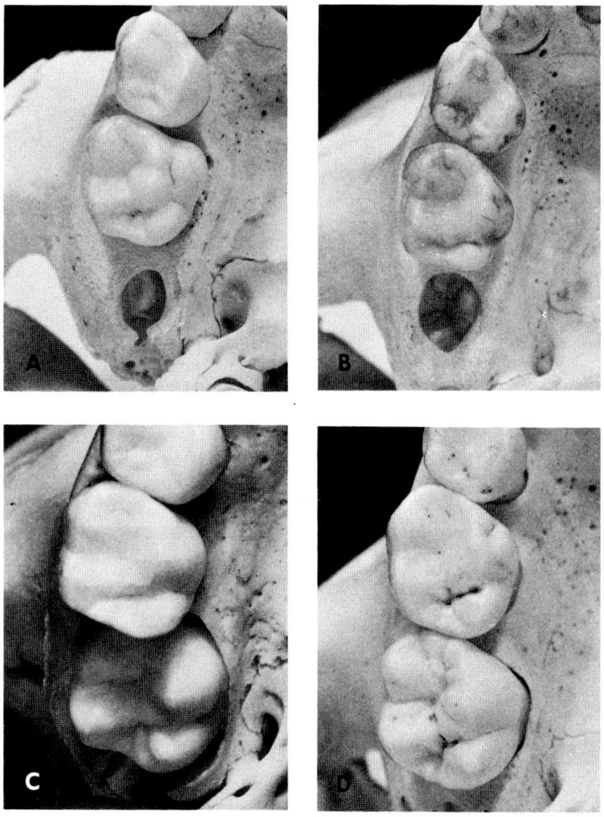

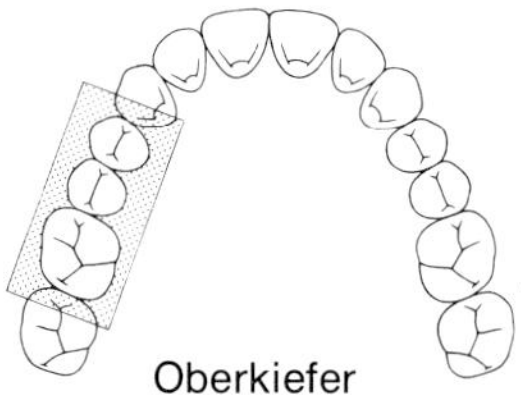

Abbildung 187

Der Durchbruch des ersten bleibenden Molaren (okklusale Ansicht)

Der Durchbruch der oberen und unteren ersten bleibenden Molaren ist ein sehr wichtiges Ereignis in der Entwicklung des Gebisses. Beim Menschen ist der erste bleibende Molar der größte Zahn in beiden Kiefern. Seine Entwicklung und sein Durchbruch sind immer mit einem starken dorsalen Knochenwachstum des Alveolarfortsatzes verbunden[51]. Dieser Teil des Alveolarfortsatzes befindet sich im Tuberbereich des Oberkiefers sowie an den lingualen Tubern des Unterkiefers. Die Verkalkung der Krone des ersten bleibenden Molaren beginnt bereits bei der Geburt; seine Okklusalflächen sind im Oberkiefer in die distale und im Unterkiefer in die mesiale Richtung gerichtet.
Die sich ergebenden Veränderungen im oberen Tuberbereich kann man auf den Abbildungen 187A bis 187D beobachten. Abbildung 187A, die die anfängliche vollständige Milchbezahnung darstellt, zeigt eine ziemlich kleine Gubernakularöffnung. Ein Teil der Okklusalfläche der Zahnkrone ist schon sichtbar. Der Knochen, der den sich aufbauenden Molaren umgibt, ist vom Typ der feinen spongiösen Struktur; ein Anzeichen, daß schnelle Veränderungen eintreten. Beachten Sie den Unterschied im Aussehen dieses Knochens zum Beispiel im Vergleich mit dem palatinalen Knochen, der eine glatte und gleichmäßige Oberfläche zeigt, die deutlich auf lamelläre Knochenstruktur hinweist. Sehr viel Knochensubstanz muß resorbiert werden, bevor der erste bleibende Molar durchbrechen kann. Die Furche, distal der Gubernakularöffnung (Abb. 187A), deutet schon die Stelle an, an welcher sich die knöchernen Nischen für den bleibenden zweiten und dritten Molaren bilden werden. Abbildung 187B zeigt eine verhältnismäßig große Gubernakularöffnung sowie eine stark aufrechte Stellung des darunterliegenden Zahnes. Abbildung 187C zeigt den Zahn in der aktiven Phase seines Durchbruches. Die Zahnkrone hat bereits den Alveolarkamm passiert. Beachten Sie den Überschuß an Periodontalraum im Bereich der Zahnkrone. Im Laufe des weiteren Durchbruches muß noch viel Knochen aufgebaut werden, um die Alveole enger zu gestalten. Auf der Abbildung 187D ist der Durchbruch beendet, und der Molar hat seine distale Stellung neben dem zweiten Milchmolaren eingenommen. Die Verbreiterung der Zahnbogen, die zur Unterbringung der ersten bleibenden Molaren benötigt wird, dauert einige Jahre, und das Wachstumsausmaß ist ganz verschieden. Bei jüngeren Kindern kann man die ausgedehnte Entwicklung der Tuber als sogenannte „Molarenfelder" gut abtasten, lange bevor ihr effektives Erscheinen zu bemerken ist.

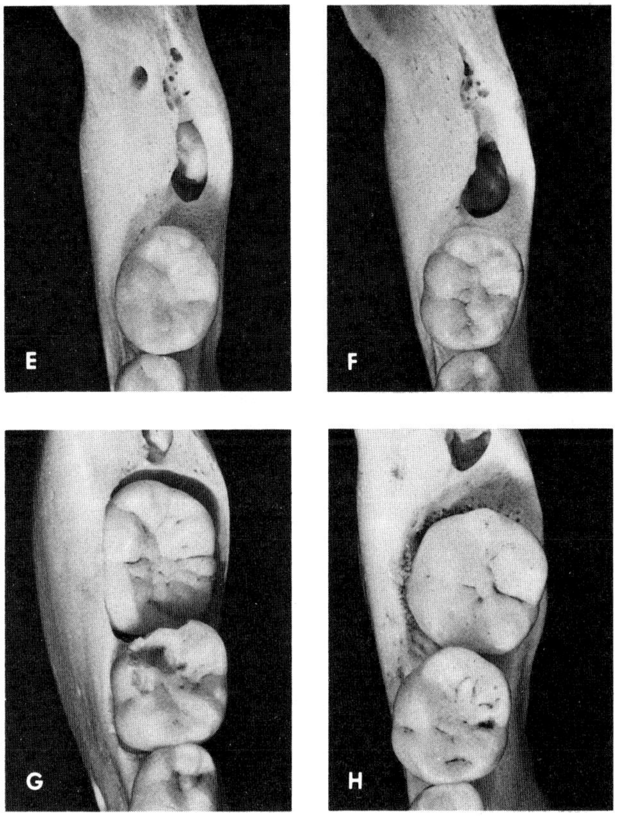

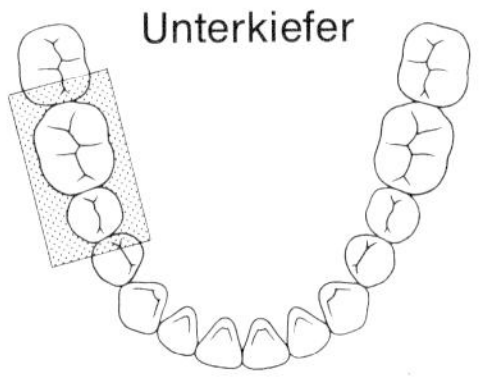

Abbildung 187 (Fortsetzung)

Im Unterkiefer ist die Situation mit der im Oberkiefer zu vergleichen. Die Charakteristiken der Entwicklungsunterschiede beziehen sich primär auf Unterschiede in der topographischen Relation. Abbildung 187E erlaubt eine okklusale Betrachtung der kleinen Gubernakularöffnung des ersten rechten unteren bleibenden Molaren in der frühen Milchbezahnung. Beachten Sie auch die distale Furche am Kamm bei der Gubernakularöffnung; diese Furche führt an die Stelle, wo sich die knöchernen Nischen der zweiten und dritten Molaren aufbauen werden. Abbildung 187F zeigt ein wesentlich weiter fortgeschrittenes Stadium der Entwicklung; die Gubernakularöffnung ist breiter, es muß aber noch starke Resorption eintreten, bevor die Zahnkrone den Alveolarkamm durchbrechen kann, wie dies bereits in der Abbildung 187G geschehen ist.

Der aktive Durchbruch des ersten bleibenden Molaren ist in der Abbildung 187H fast beendet. In nächster Nähe des Molaren befindet sich eine Zone mit stark porösem Knochen. Dies ist besonders feiner spongiöser Knochen, der sich schnell gebildet hat, um den Zahn sofort nach dem Durchbruch abzustützen und gleichzeitig den Periodontalraum einzuengen.

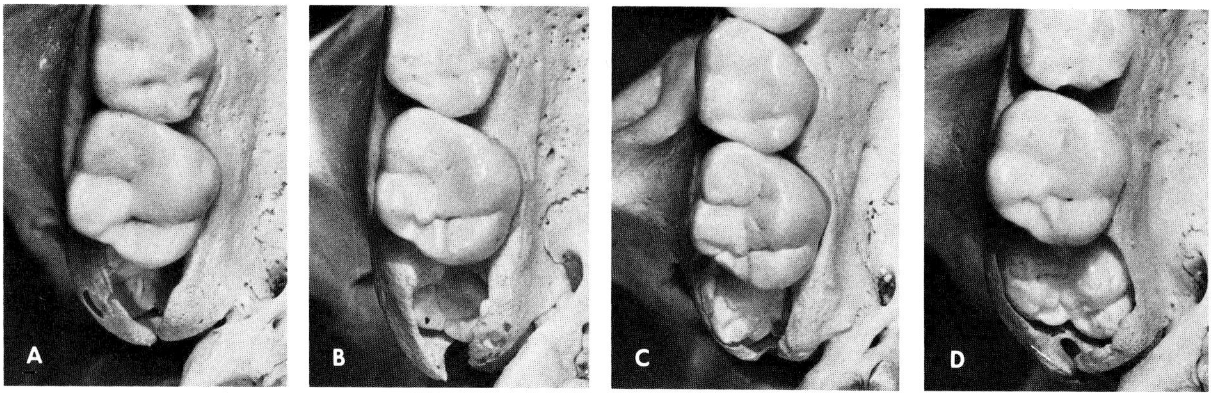

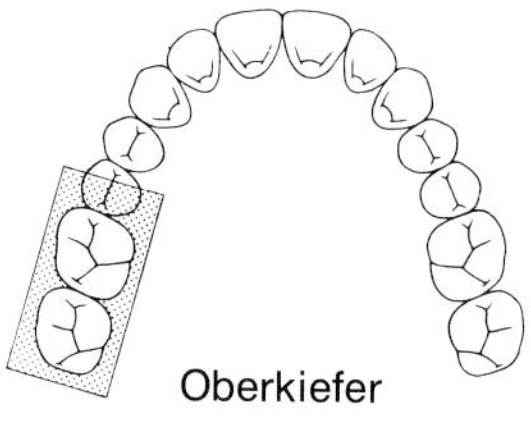

Abbildung 188

Der Durchbruch des zweiten bleibenden Molaren (okklusale Ansicht)

Die Umwandlung und das Wachstum der maxillären Tuber in Verbindung mit dem Aufbau und anschließendem Durchbruch des oberen zweiten bleibenden Molaren kann, von okklusal, auf den Abbildungen 188A bis 188H betrachtet werden. Auf der Abbildung 188A ist die Krone des oberen zweiten Molaren noch teilweise hinter dem vollständig durchgebrochenen ersten Molaren versteckt. Dies ist übrigens eine ähnliche Situation, wie vorher bereits für den ersten Molaren beschrieben (siehe Abb. 187). Die gubernakuläre Öffnung für den zweiten Molaren ist groß und weit. Die bukkale Knochenplatte in unmittelbarer Nähe des zweiten Molaren ist dünn und vielfach perforiert. Die dorsale Wand ist vollständig und die Furche, in der die Zahnleiste lag, immer noch sichtbar. Die knöcherne Nische für den dritten Molaren ist immer noch klein. Die Abbildungen 188B bis 188D, miteinander verglichen, zeigen die stetige Vergrößerung der gubernakulären Öffnung und die verhältnismäßig starke Vergrößerung des Tubers. Auf der Abbildung 188D ist die Okklusalfläche des zweiten Molaren schon fast von der bedeckenden Knochenschicht befreit. Das Ausmaß der erforderlichen Resorption, damit der große zweite Molar einwandfrei durchbrechen kann, kann leicht abgeschätzt werden, wenn man die Abbildungen 188A bis 188D miteinander vergleicht.

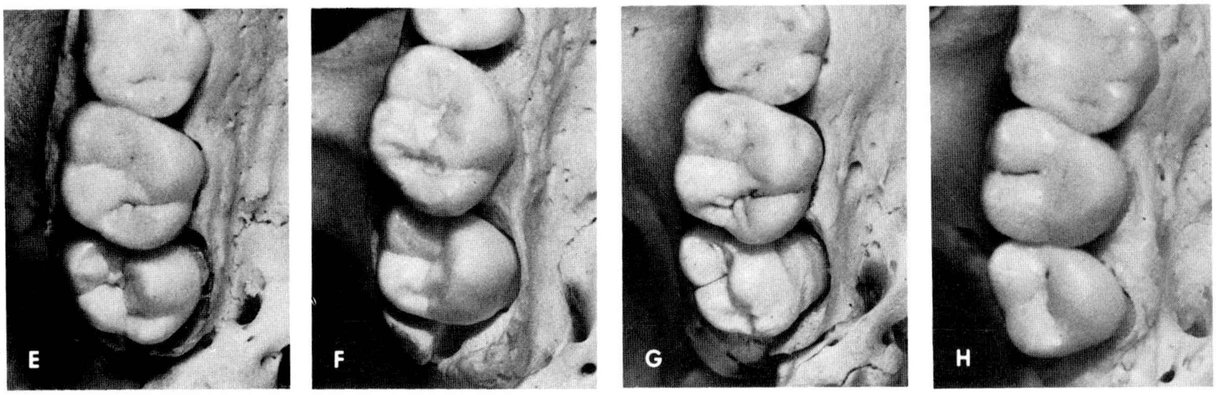

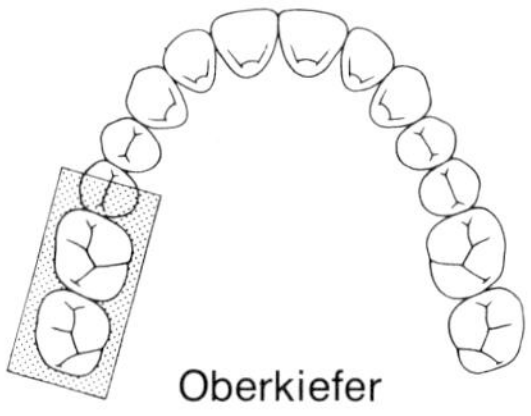

Abbildung 188 (Fortsetzung)

Die Abbildungen 188E bis 188G zeigen den Durchbruch des zweiten Molaren. Beachten Sie den breiten zervikalen Periodontalraum. Wie bereits vorher erwähnt, beginnt die Verengung des Periodontalspaltes kurz nach dem Durchbruch und dauert bis zur Erreichung der endgültigen Morphologie an. (Abb. 188H. Beachten Sie, daß in diesem Exemplar der dritte Molar schon durchgebrochen ist.)

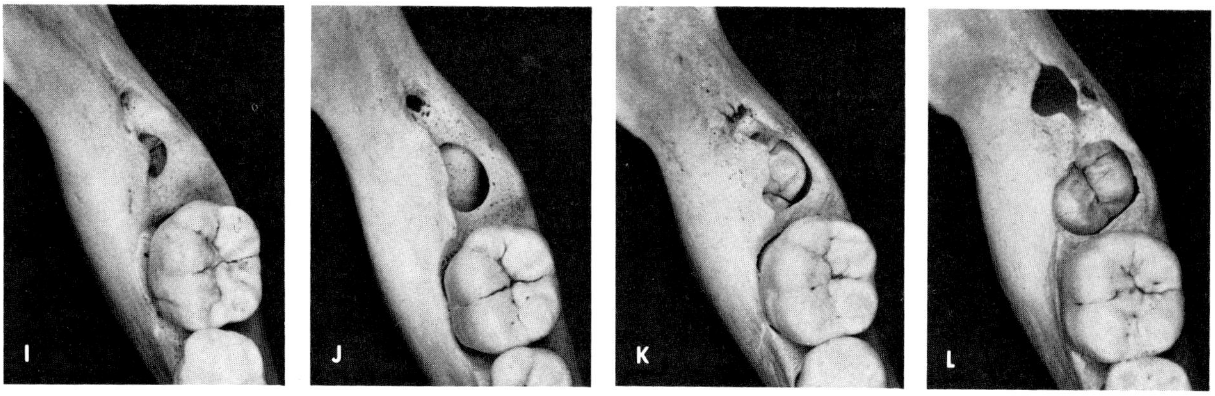

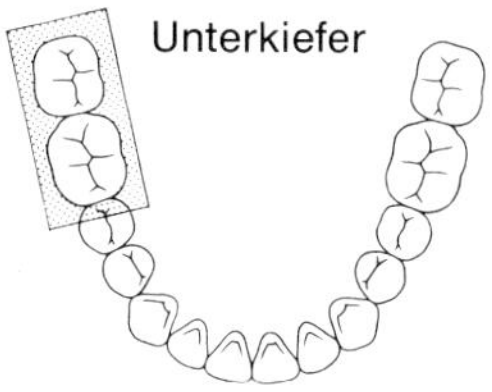

Abbildung 188 (Fortsetzung)

Die Entwicklungen im Bereich der unteren zweiten bleibenden Molaren kann auf den Abbildungen 188J bis 188P betrachtet werden. Auf der Abbildung 188J ist ein erster bleibender Molar sichtbar, der in der ersten Wechselgebißperiode durchgebrochen war. Die Gubernakularöffnung für den zweiten Molaren ist noch sehr klein. Beachten Sie die Furche für die Knochenleiste, die sich vom bukkalen und lingualen Kamm verengend gegen die noch kleine Delle vorschiebt, die bereits angibt, wo sich die knöcherne Nische des dritten Molaren bilden wird. Normalerweise ist in diesem Bereich die periostale Oberfläche von Natur aus stark resorptiv. So kann die Knochenresorption, die für den Durchbruch der Zahnkrone notwendig ist, nicht nur auf dem die Okklusalfläche bedeckenden Knochen stattfinden, sondern auch auf der periostalen Oberfläche.

Aus den Abbildungen 188J bis 188M kann man die immer größer werdenden gubernakulären Öffnungen für den zweiten Molaren genau betrachten. Die distal des ersten Molaren gelegene knöcherne Brücke, die die distale Wand der Alveole für die distale Wurzel des Zahnes bildet, ist schon teilweise resorbiert. Zuerst wird der distale, dann der mesiale Teil der Zahnkrone vom Knochen befreit. Häufig brechen die mesialen Höcker des zweiten Molaren bereits vor den distalen Höckern durch das Zahnfleisch.

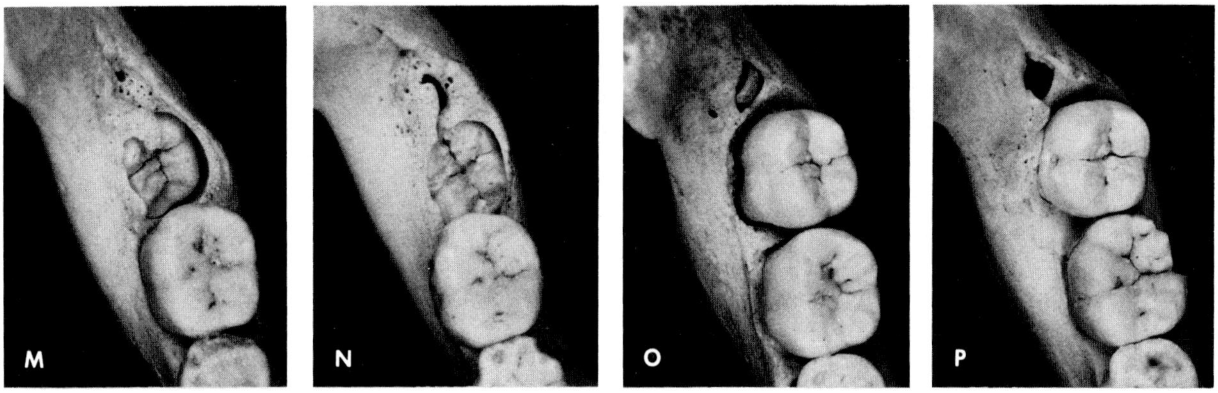

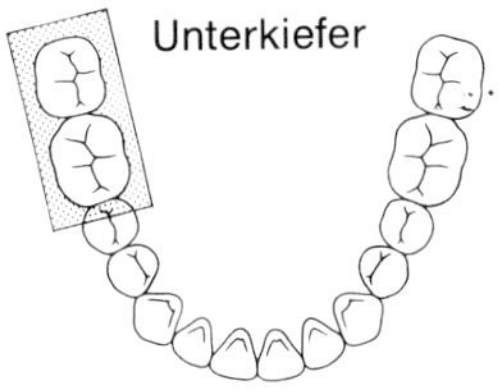

Abbildung 188 (Fortsetzung)

Es ist anzunehmen, daß diese Phänomene einen Zusammenhang mit dem Ausmaß und dem Zeitpunkt des Seitenzahndurchbruches haben; aber auch das Ausmaß des dorsalen Wachstumsschubes des Ramus mandibularis und die damit verbundene Ummodellierung des Knochens spielen hier eine Rolle. Abbildung 188O zeigt einen vor kurzem durchgebrochenen Molaren mit seinem noch weiten Periodontalspalt. Beachten Sie, daß die distale Wand der Alveole des ersten Molaren noch vorhanden ist und die Morphologie des interdentalen Knochens „repariert" wird. Die Entwicklung der knöchernen Nische für den dritten Molaren weist sehr starke Variationen auf. Dies ist anscheinend unabhängig von dem Durchbruchsstadium des zweiten Molaren. Diese Beobachtungen stimmen mit den großen Unterschieden überein, die bei dem Zeitpunkt des Durchbruches, der Nichtanlage oder Reduktionsform und der abnormalen Stellung der dritten Molaren so häufig zu finden sind.

Zusammenfassung

Der Durchbruchsprozeß der Zähne ist sehr kompliziert[11,58], und nur Teile dieses Vorganges können an skelettalem Material gezeigt werden. Der Mechanismus, der die örtlichen Veränderungen am Alveolarfortsatz in Verbindung mit dem Aufbau und dem Durchbruch der Zähne kontrolliert, ist noch nicht einwandfrei bekannt. Allgemein nimmt man an, daß es die intensiven Gefäßbildungen und die poröse Struktur der Alveolarknochen sind, die die rapiden Anpassungen erst erlauben, die für das Erscheinen und den Durchbruch der Zähne notwendig werden. Andererseits aber ist es gerade diese intensive Vaskularisierung, die den Alveolarknochen unter pathologischen Bedingungen anfälliger für die Resorption macht.

Literaturverzeichnis

1. Angle, E. H.: The upper first molar as a basis of diagnosis in orthodontia; Dental Items of Interest 28, 421-439, 1906
2. Atkinson, P. J., Woodhead, C.: Changes in human mandibular structure with age; Arch. Oral Biol. 13, 1453-1464, 1968
3. Avery, J. K.: A study of the amelogenic region of the developing teeth of pigs; J. Dent. Res. 31, 500, 1952
4. Baum, A. T.: Age and sex differences in the dento facialchanges following orthodontic treatment, and their significance in treatment planning; Am. J. Orthod. 47, 355-370, 1961
5. Baume, L. J.: Observations concerning the histogenesis of the epithelial attachment; J. Periodontol. 23, 71-84, 1952
6. Baume, L. J.: Physiological tooth migration and its significance for the development of occlusion. I. The biogenetic course of the deciduous dentition; J. Dent. Res. 29, 123-132, 1950
7. Baume, L. J.: Physiological tooth migration and its significance for the development of occlusion. II. The biogenesis of accessional dentition; J. Dent. Res. 29, 331-337, 1950
8. Baume, L. J.: Physiological tooth migration and its significance for the development of occlusion. III. The biogenesis of the successional dentition; J. Dent. Res. 29, 338-348, 1950
9. Björk, A.: The Face in Profile; Lund, Berlingska Bok Tryckeriet, 1947
10. Björk, A., Skieller, V.: Facial development and tooth eruption. An implant study at the age of puberty; Am. J. Orthod. 62, 339-383, 1972
11. Bodegom, J. C.: Experiments on tooth eruption in miniature pigs; Doctoral Thesis, U. Nijmegen, 1969
12. Brash, J. C.: The growth of the alveolar bone and its relation to the movements of the teeth, including eruption; Int. J. Orthod. 14, 196-223, 283-293, 398-405, 487-504, 1928
13. Broadbent, B. H.: Ontogenic development of occlusion; Angle Orthod. 11, 223-241, 1941
14. Brodie, A. G.: On the growth pattern of the human head, from the third month to the eighth year of life; Am. J. Anat. 68, 209-262, 1941
15. Clinch, L.: Variations in the mutual relationship of the maxillary and mandibular gum pads in the new born child; Int. J. Orthodontia and Dentistry for Children 20, 359-372, 1934
16. Cox, N. H., Van der Linden, F. P. G. M.: Facial harmony; Am. J. Orthod. 60, 175-183, 1971
17. Dempster, W. T., Adams, W. J., Duddles, R. A.: Arrangement in the jaws of the roots of the teeth; J. Am. Dent. Assoc. 67, 779-797, 1963
18. Duterloo, H. S.: Nieuwe inzichten in aspecten van de gerontologie van het aangezicht; Ned. Tijdschr. Tandheelkd. 78, 174-185, 1971
19. Duterloo, H. S., Jansen, H. W. B.: Surface studies of bone remodeling concomitant with shedding and eruption of teeth; J. Dent. Res. 54, 669, 1975
20. Duterloo, H. S., Atkinson, P. J., Woodhead, C., Strong, M.: Bone density changes in the mandibular cortex of the rhesus monkey Macaca Mulatta; Arch. Oral Biol. 19, 241-248, 1974
21. Enlow, D. H.: Alveolar Bone. In International Prosthodontic Workshop on Complete Denture Occlusion; Lang, B. R., Kelsey, C. (eds.). Ann Arbor, University of Michigan School of Dentistry, 1973
22. Enlow, D. H., Bang, S.: Growth and remodeling of the human maxilla; Am. J. Orthod. 51, 446-464, 1965

23. Enlow, D. H., Harris, D. B.: A study of the postnatal growth of the human mandible; Am. J. Orthod. 50, 25-50, 1964
24. Falck, F., Fränkel, R.: Die labiale Alveolenwand unter dem Einfluß des durchbrechenden Schneidezahnes; Fortschr. Kieferorthop. 34, 37-47, 1973
25. Fanning, E. A.: Effect of extraction of deciduous molars on the formation and eruption of their successors; Angle Orthod. 32, 44-53, 1962
26. Fränkel, R., Falck, F.: Zahndurchbruch und Vererbung beim Deckbiß; Fortschr. Kieferorthop. 28, 175-182, 1967
27. Freund, G.: Über die Zahnleistenkanäle und ihre Bedeutung für die Ätiologie der Follikularzysten und der Zahnretention; Acta. Anat. 21, 141-154, 1954
28. Friel, S.: The development of ideal occlusion of the gum pads and the teeth; Am. J. Orthod. 40, 196-227, 1954
29. Garn, S. M., Rohmann, C. G.: Intraction of nutrition and genetics in the timing of growth and development; Pediatr. Clin. N. Am. 13, 353-379, 1966
30. Holdaway, R. A.: Changes in relationship of points A and B during orthodontic treatment; Am. J. Orthod. 42, 176-193, 1956
31. Hurme, V. O.: Ranges of normalcy in the eruption of permanent teeth; J. Dent. Child. 16, 11-15, 1949
32. Kraus, B. S., Jordan, R. E.: The Human Dentition Before Birth; Philadelphia, Lea & Febiger, 1965
33. Lavelle, C. L. B.: Odontometric comparisons between maxillary premolars and molars of different ethnic groups; Hum. Biol. 45, 123-135, 1973
34. Lundstrom, A. F.: Malocclusion of the teeth regarded as a problem in connection with the apical base; Int. J. Orthod. 11, 591-602, 724-731, 793-812, 933-941, 1022-1042, 1109-1133, 1925
35. McNamara, J. A. jr., Van der Linden, F. P. G. M.: 1970, nonpublished data
36. Miles, A. E. W.: Structural Aspects of Aging; Bourne, G. H. (ed.). London, Pitman Medical, 1961
37. Moore, A. W.: The mechanism of adjustment to wear and accident in the dentition and periodontium; Angle Orthod. 26, 50-58, 1956
38. Moorrees, C. F. A.: The Dentition of the Growing Child: A Longitudinal Study of Dental Development Between 3 and 18 Years of Age; Cambridge, Harvard University Press, 1959
39. Moorrees, C. F. A., Chadha, J. M.: Available space for the incisors during dental development; Angle Orthod. 35, 12-22, 1965
40. Moorrees, C. F. A., Chadha, J. M.: Crown diameters of corresponding tooth groups in the deciduous and permanent dentition; J. Dent. Res. 41, 466-470, 1962
41. Murphy, T. R.: A biometric study of the helicoidal occlusal plane of the worn Australian dentition; Arch. Oral Biol. 9, 255-267, 1964
42. Murphy, T. R.: The relationship between attritional facets and the occlusal plane in aboriginal Australians; Arch. Oral Biol. 9, 269-280, 1964
43. Murphy, T. R.: Pro-extraction records in full denture construction; Brit. Dent. J. 116, 391-395, 1964
44. Murphy, T. R.: The progressive reduction of tooth cusps as it occurs in natural attrition; Dent. Pract. 19, 8-14, 1968
45. Ortiz, M. H., Brodie, A. G.: On the growth of the human head from birth to the third month of life; Anat. Rec. 103, 311-334, 1949
46. Peck, H., Peck, S.: An index for assessing tooth shape deviations as applied to the mandibular incisors; Am. J. Orthod. 61, 384-401, 1972
47. Richardson, A. S., Castaldi, C. R.: Dental development during the first two years of life; J. Can. Dent. Assoc. 33, 418-429, 1967
48. Robert, B., Robert, L.: Aging of Connective Tissues: General Considerations. In Aging of Skin. Frontiers of Matrix Biology. Bd. I. Basel, Karger, 1973
49. Schour, I.: Early human tooth development with special reference to the relationship between the dental lamina and the lip-furrow band; J. Dent. Res. 9, 699-717, 1929
50. Schwartz, R.: Practical Dental Anatomy and Tooth Carving; London, Henry Kimpton, 1935
51. Scott, J. H., Dixon, A. D.: Anatomy for Students of Dentistry; 3. Aufl., Edinburgh, Churchill Livingstone, 1972
52. Seipel, C. M.: Variation of Tooth Position; Lund, Hakan Ohlssons Boktryckeri, 1946
53. Steiner, C. C.: Cephalometrics for you and me; Am. J. Orthod. 39, 729-755, 1953

54. Stoller, A. E.: The normal position of the maxillary first permanent molar; Am. J. Orthod. 40, 4, 259-271, 1954
55. Tallgren, A.: Changes in adult face height due to aging, wear, and loss of teeth and prosthetic treatment; Acta Odontol. Scand. 15, 1-22, 1957
56. Ten Cate, A. R.: Developmental Aspects of the Periodontium; In Developmental Aspects of Oral Biology, H. C. Slavkin, L. A. Bavetta, Academic Press, New York, 1972, 309-324
57. Ten Cate, A. R.: The Development of the Periodontium; In Biology of the Periodontium, A. H. Melcher, W. H. Bowen, Academic Press, New York, 1969, 53-89
58. Ten Cate, A. R.: The Mechanism of Tooth Eruption; In Biology of the Periodontium, A. H. Melcher, W. H. Bowen, Academic Press, New York, 1969, 91-103
59. Van der Linden, F. P. G. M.: Theoretical and practical aspects of crowding in the human dentition; J. Am. Dent. Assoc. 89, 139-153, 1974
60. Van der Linden, F. P. G. M.: Interrelated factors in the morphogenesis of teeth, the development of the dentition and craniofacial growth; Schweiz. Mnschr. Zahnheilkd. 80, 518-526, 1970
61. Van der Linden, F. P. G. M., McNamara, J. A. jr., Burdi, A. R.: Tooth size and position before birth; J. Dent. Res. 51, 71-74, 1972
62. Zander, H. A., Hürzeler, B.: Continuous cementum apposition; J. Dent. Res. 37, 1035-1044, 1958

Übersicht über das Skelettmaterial

Geschätztes Alter	Schädel-Nr.	Abbildungen und Seitenzahl
7. pränataler Monat	1	1(4); 2(5); 3(6); 4(7); 5(8); 6(9); 7(10); 8(11);
Neonatal (bei der Geburt)	2	9(16); 10(17); 21 A,B(28)
8 Monate	3	11(18); 12(19); 21 C,D(28); 22(30); 23(31); 24a,b(32,33); 25a,b(34,35); 26 A bis F(34); 27 A bis D(37)
16 Monate	4	13(20); 14(21); 21 E,F(28)
20 Monate*	5	15(22); 16(23); 21 G,H(29)
28 Monate	6	17(24); 18(25); 21 I,J(29)
30 Monate	7	19(26); 20(27); 21 K,L(29); 28(38); 29(39); 30a,b(40,41); 31 a,b(42,43); 32a,b(44,45); 33a,b(46,47); 34 A bis F(48); 35 A bis D(49); 36 A bis F(50); 37(51)
4 Jahre	8	38(56); 39(57); 40(58); 41(59); 42(60); 43(61); 44(62); 45(63); 46a,b(64,65); 47a,b(66,67); 48a,b(68,69); 49a,b(70,71); 50 A bis F(72); 51 A bis D(73)
6 Jahre	9	54(80); 55(81); 58 A,F(84); 59(86); 60(87); 61 a,b(88,89); 62a,b(90,91); 63a,b(92,93); 64a,b(94,95); 65 A bis F(96); 66 A bis F(97); 67 A bis F(98); 68 A bis F(99); 69(100); 70(101); 71 a,b(102,103); 72a,b(104,105); 73a,b(106,107); 74a,b(108,109); 75a,b(110,111); 75c,d(112,113); 89 A bis F(138)
6 Jahre	10	58 C,D(84); 90 A bis F(139)
7 Jahre	11	58 E,F(84); 91 a bis F(140)
8 Jahre	12	58 G,H(85); 92 A bis F(141)
8 Jahre	13	58 I,J(85); 93 A bis F(142)
8 Jahre	14	56(82); 57(83); 58 K,L(85); 76(114); 77(115); 78a,b(116,117); 79a,b(118,119); 80a,b(120,121); 81 a,b(122,123); 82(124); 83(125); 84a,b(126,127); 85a,b(128,129); 86a,b(130,131); 87a,b(132,133); 88a,b(134,135); 88c,d(136,137); 94 A bis F(143)

* Freundlicherweise von Dr. Paul W. Stöckli, Professor für Orthodontie und Kinderzahnmedizin des zahnärztlichen Institutes der Universität Zürich, Schweiz, zur Verfügung gestellt.

Geschätztes Alter	Schädel-Nr.	Abbildungen und Seitenzahl
9 Jahre	15	95 (148); 96 (149); 97 (150); 98 (151); 99 (152); 100 (153); 101 (154); 102 (155); 103 (156); 104 (157); 132 A, B (192)
9 Jahre	16	105 (158); 106 (159); 107 (160); 108 (161); 109 (162); 110 (163); 111 (164); 112 (165); 113 (166); 114 (167); 132 C, D (192)
$9^1/_2$ Jahre	17	115 (168); 116 (169); 117 (170); 118 (171); 119 (172); 120 (173); 121 (174); 122 (175); 123 (176); 124 (177); 125 (178); 126 (179); 127 a, b (180, 181); 128 a, b (182, 183); 129 a, b (184, 185); 130 a, b (186, 187); 131 a, b (188, 189); 131 c, d (190, 191); 132 E, F (192)
$10^1/_2$ Jahre	18	133 (198); 134 (199); 137 A, B (202); 138 (204); 139 A bis F (205)
$10^1/_2$ Jahre	19	137 C, D (202); 140 (206); 141 A bis F (207)
$10^1/_2$ Jahre	20	137 E, F (202); 142 (208); 143 A bis F (209)
$10^1/_2$ Jahre	21	137 G, H (203); 144 (210); 145 A bis F (211)
$11^1/_2$ Jahre	22	135 (200); 136 (201); 137 I, J (203); 146 (212); 147 (213)
Jüngere Erwachsene	23	148 (218); 149 (219); 150 (220); 151 (221); 152 (222); 153 (223); 154 (224); 155 (225); 156 (226); 157 (227); 158 a, b (228, 229); 159 a, b (230, 231); 160 a, b (232, 233); 161 a, b (234, 235); 162 a, b (236, 237); 162 c, d (238, 239)
Ältere Erwachsene	24	163 (244); 164 (245); 165 (246); 166 (247); 167 (248); 168 (249); 169 (250); 170 (251); 171 (252); 172 (253); 173 (254); 174 (255); 175 a, b (256, 257); 176 a, b (258, 259); 177 a, b (260, 261); 178 a, b (262, 263); 179 a, b (264, 265); 179 c, d (266, 267)

Sachregister

N

O

P

R

S

quintessenz bibliothek

Gabka / Harnisch / Witt

Röntgenatlas des Kiefer- und Gesichtsschädelbereiches

Technik und Auswertung normaler und pathologischer Röntgenbilder unter besonderer Berücksichtigung der Zahnheilkunde sowie der klinischen Gesichts- und Kieferchirurgie

Dieser Atlas, der die röntgenologischen Möglichkeiten im Gesichtsschädelbereich darstellen und therapeutische Ergebnisse vermitteln soll, ist auf der klinischen Visite für Allgemein- und Zahnmediziner in enger Zusammenarbeit mit dem Radiologen konzipiert worden. Dabei hat sich ergeben, daß viele Studenten der Allgemeinmedizin im Gegensatz zu ihren zahnmedizinischen Kollegen über die pathologischen Zustände im Gesichtsschädelbereich unzureichend orientiert sind. Das gleiche gilt in geringerem Maße auch für Radiologen, die sehr selten mit Krankheitsbildern aus dem Bereich des Gesichtsschädels konfrontiert werden.
Es ist daher das Anliegen der Autoren, eine große Zahl von häufigen Krankheitsbildern zu zeigen. Um einen umfassenden Überblick zu geben, wurden darüber hinaus jedoch auch selten auftretende pathologische Veränderungen im Gesichtsschädelbereich dargestellt.
Während im ersten Kapitel die Anatomie der im Gesichtsschädelbereich häufig verwendeten Röntgenbilder interpretiert und gleichzeitig eine begrenzte Zahl von Aufnahmetechniken gezeigt wird, sind die weiteren Kapitel nach klinischen Gesichtspunkten gegliedert. So werden nach Einführung in die zahnärztliche Röntgenologie (Prof. Dr. Dr. D. Herrmann) bestimmte Anomalien des Gesichtsschädelskeletts abgehandelt. Eingehend befassen sich die Autoren mit Knochenveränderungen bei Entzündungen im Gesichtsschädelbereich und mit den Nebenhöhlenerkrankungen der Nase. Auch die radiogene Osteomyelitis bzw. die septisch verlaufende Strahlennekrose nach kurativer Bestrahlung von malignen Tumoren werden eingehend abgehandelt. Einen breiten Raum nimmt die röntgenologische Darstellung der Geschwülste im Gesichtsschädelbereich sowie die der operativen Gesichtsorthopädie und der rekonstruktiven Gesichtsschädelplastiken ein.
Dieser Röntgenatlas ist aus der Praxis für die Praxis geschrieben worden. Er soll ein Bindeglied zwischen Zahn- und Allgemeinmedizin sein und ist eine Fundgrube radiologischer Erkenntnisse für alle Ärzte und Zahnärzte sowie Studenten der Medizin und Zahnmedizin. Darüber hinaus wendet er sich speziell an Fachärzte für Hals-Nasen-Ohren-Heilkunde, für Ophthalmologie, für Neurochirurgie, für Mund-, Kiefer- und Gesichtschirurgie und nicht zuletzt an alle Radiologen. Ihnen erläutert hier ein bekannter Röntgendiagnostiker die röntgenologische Anatomie des Schädels, speziell des Gesichtsskeletts, einschließlich der Aufnahmetechnik.
Das Buch soll aufgrund seiner Konzeption den Ärzten und Zahnärzten, die in diesem topografisch interessanten Bereich arbeiten, ein täglicher Wegweiser sein.

580 Seiten mit 327 Abbildungen, zum Teil in Abbildungsserien, Kunstdruckpapier, Format 17,5 × 24,5 cm, Ganzleinen mit Goldprägung, Schutzumschlag, 386,– DM inkl. Mehrwertsteuer, zuzüglich Versandkosten.
Quintessenz Verlags-GmbH, Ifenpfad 2-4, D-1000 Berlin 42